*Die Berliner Medizinische Gesellschaft –
ihre Geschichte von 1844 bis heute*

Gabriele Laschinski und Ivar Roots

DIE BERLINER MEDIZINISCHE GESELLSCHAFT – IHRE GESCHICHTE VON 1844 BIS HEUTE

Unter Mitarbeit von Eberhard Neumann-Redlin von Meding, Helmut Hahn und Heinz Zeichhardt

Berlin 2024

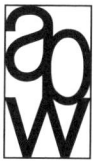

ABW · WISSENSCHAFTSVERLAG

ABW Wissenschaftsverlag GmbH
Am Hirschsprung 43
14195 Berlin
Deutschland
www.abw-verlag.de

AUTOREN
Prof. Dr. med. Ivar Roots
Berliner Medizinische Gesellschaft e. V.
Luisenstraße 58/59
10117 Berlin

Dr. med. Gabriele Laschinski
Berliner Medizinische Gesellschaft e. V.
Luisenstraße 58/59
10117 Berlin

EINBANDGESTALTUNG UND LAYOUT
Eta Friedrich, Berlin

SATZ
L42 AG, Berlin

DRUCK UND BINDUNG
Media-Print Informationstechnologie,
Paderborn

ISBN 978-3-940615-70-1
Printed in Germany

P220010

Bibliografische Information der Deutschen Bibliothek
Die Deutsche Bibliothek verzeichnet diese Publikation in der Deutschen Nationalbibliografie; detaillierte bibliografische Daten sind im Internet über http://d-nb.de abrufbar.

Dieses Werk ist urheberrechtlich geschützt. Die dadurch begründeten Rechte, insbesondere die der Übersetzung, des Nachdrucks, des Vortrags, der Entnahme von Abbildungen und Tabellen, der Funksendung, der Mikroverfilmung oder der Vervielfältigung auf anderen Wegen und der Speicherung in Datenverarbeitungsanlagen, bleiben, auch bei nur auszugsweiser Verwertung, vorbehalten. Eine Vervielfältigung dieses Werkes oder von Teilen dieses Werkes ist auch im Einzelfall nur in den Grenzen der gesetzlichen Bestimmungen des Urheberrechtsgesetzes der Bundesrepublik Deutschland vom 9. September 1965 in der jeweils geltenden Fassung zulässig. Sie ist grundsätzlich vergütungspflichtig. Zuwiderhandlungen unterliegen den Strafbestimmungen des Urheberrechtsgesetzes.

© 2024 ABW Wissenschaftsverlag GmbH

Die Wiedergabe von Gebrauchsnamen, Handelsnamen, Warenbezeichnungen usw. in diesem Werk berechtigt auch ohne besondere Kennzeichnung nicht zu der Annahme, dass solche Namen im Sinne der Warenzeichen- und Markenschutz-Gesetzgebung als frei zu betrachten wären und daher von jedermann benutzt werden dürften.

Produkthaftung: Der Verlag und der Autor/Herausgeber/Bearbeiter/Übersetzer haben sich um Vollständigkeit, Richtigkeit und sonstige Fehlerfreiheit des Werkes und der in ihm enthaltenen Angaben, Hinweise und Empfehlungen nach Maßgabe des derzeitigen wissenschaftlichen/medizinischen/technischen Kenntnisstands gewissenhaft bemüht. Gleichwohl kann eine absolute Freiheit von derartigen Unvollkommenheiten und Unrichtigkeiten nicht garantiert werden. Eine Haftung für eventuelle Körper-, Sach- oder Vermögensschäden, die auf einer unsachgemäßen Handhabung des Buches oder auf einer ungeprüften praktischen Anwendung der in ihm enthaltenen Angaben, Hinweise und Empfehlungen adäquat ursächlich beruhen, über die durch das deutsche Schadensersatz- und Produkthaftungsrecht gesetzlich gezogenen Grenzen hinaus wird weder vom Verlag noch vom Autor usw. übernommen.

Der Verlag empfiehlt, Dosierungsanweisungen und Applikationsformen im Einzelfall anhand der Produktinformation der jeweiligen Hersteller und anderer Literaturstellen auf ihre Richtigkeit zu überprüfen.

INHALT

9 **VORWORT**

1844

11 **DER ANFANG**

14 **GESELLSCHAFT FÜR WISSENSCHAFTLICHE MEDIZIN**

FRIEDRICH KÖRTE 22

23 **VEREIN BERLINER ÄRZTE**

1860

27 **GRÜNDUNG DER BERLINER MEDIZINISCHEN GESELLSCHAFT**

1860–1882

32 **DIE GESELLSCHAFT UNTER V. GRAEFE (1860–1870) UND V. LANGENBECK (1871–1882)**

Sitzungslokal 33

34 **WISSENSCHAFTLICHE SITZUNGEN (VERHANDLUNGEN)**

36 **WISSENSCHAFTLICHE THEMEN**

Innere Medizin, Infektionskrankheiten, Neurologie 37
Chirurgie 41

ALBRECHT V. GRAEFE 44

Gynäkologie 47
Beiträge von Virchow 48
Höhepunkte 49

50 **STANDESPOLITISCHE THEMEN**

Die Kontroverse um das Verbot der Kurpfuscherei 51

53 **FRAGEN DES ÖFFENTLICHEN GEMEINWOHLS**

55 **DIE BERLIN MEDIZINISCHE GESELLSCHAFT ALS BERATUNGSINSTANZ FÜR DIE ÖFFENTLICHKEIT**

BERNHARD V. LANGENBECK 58

1882–1902

60 **DIE VIRCHOW-ÄRA**

Vereinslokal / Erteilung der Korporationsrechte 63

68 **WISSENSCHAFTLICHE SITZUNGEN**

68 **WISSENSCHAFTLICHE THEMEN**

EINE WISSENSLÜCKE WIRD GEFÜLLT 70

Die große Zeit der Bakteriologie 71

DIE DRAMATISCHE DEBATTE UM DAS BEHRING'SCHE DIPHTHERIESERUM 76

Gynäkologie, Neurologie 80
Chirurgie 82

DIE ERKRANKUNG VON KRONPRINZ FRIEDRICH WILHELM (1831–1888) 86

Dermatologie, Radiologie 90
Höhepunkte 93

94 **BERUFSPOLITISCHE ANGELEGENHEITEN**

96 **DIE 25-JAHR-FEIER**

REDEN VON VIRCHOW UND FRÄNKEL BEI DER 25-JAHR-FEIER 97

RUDOLF VIRCHOW 99

102 **DAS LANGENBECKHAUS**

1902–1914

106 VOM ENDE DER ÄRA VIRCHOW BIS ZUM BEGINN DES ERSTEN WELTKRIEGS

Aufnahme von Ärztinnen *109*
Virchow-Denkmal *110*
Finanzierung des Virchow-Hauses *112*

115 WISSENSCHAFTLICHE SITZUNGEN

ERNST V. BERGMANN *120*

122 WISSENSCHAFTLICHE THEMEN

Syphilis *123*
Innere Medizin *125*
Radiologie *129*
Chirurgie *131*
Pharmakologie, Höhepunkte *133*

134 FRAGEN DES ÖFFENTLICHEN GEMEINWOHLS

135 STANDESPOLITISCHE FRAGEN

HERMANN SENATOR *136*
50-JAHR-FEIER 1910 *138*

1914–1933

141 VOM ERSTEN WELTKRIEG BIS ZUM ENDE DER WEIMARER REPUBLIK

142 KRIEGSZEIT

JOHANNES ORTH *147*

148 DIE NACHKRIEGSZEIT

150 FINANZEN

155 WISSENSCHAFTLICHE THEMEN

Innere Medizin *156*

FRIEDRICH KRAUS *158*

Chirurgie *161*
Gynäkologie *166*
Radiologie *167*
Neurologie/Psychiatrie *167*
Pharmakologie *168*
Höhepunkte *169*

170 ÖFFENTLICHES GESUNDHEITSWESEN UND STANDESPOLITISCHE FRAGEN

ALFRED GOLDSCHEIDER *172*

1933–1945

174 DIE NATIONALSOZIALISTISCHE PERIODE

181 VORSTAND UNTER DEM »FÜHRERPRINZIP« 1933–1945

Vorsitzender v. Eicken *182*

CARL OTTO V. EICKEN *186*

Vorsitzender Siebeck *187*

RICHARD SIEBECK *189*

Vorsitzender Umber *190*

FRIEDRICH UMBER *192*

Die Kommissionen 1933–1945 *194*
Resümee *198*

199 MITGLIEDER

202 DAS 75-JÄHRIGE JUBILÄUM DER GESELLSCHAFT

203 WISSENSCHAFTLICHE SITZUNGEN

»Politische« Themen *206*
Die Referenten *211*

214 WISSENSCHAFTLICHE THEMEN

Die letzte Sitzung der Gesellschaft vor Kriegsende *222*

INHALT

223 **DAS LANGENBECK-VIRCHOW-HAUS – VON DER PLANUNG BIS 1945**

224 **PLANUNG UND BAU**
Gesellschaft bürgerlichen Rechts *228*
Baubeginn *229*

231 **ZEIT DER WEIMARER REPUBLIK**
Vertrag mit
Fa. Siemens & Halske *235*

238 **ZEIT DES NATIONALSOZIALISMUS**
Durch Zweiten Weltkrieg
abgewendeter Verlust des Hauses *241*

244 **DIE BIBLIOTHEK**
Die Bibliothek
im Langenbeck-Haus *246*
Die Bibliothek im
Langenbeck-Virchow-Haus *249*

254 **DIE BIBLIOTHEKARE**
1860–1863 Hermann Epenstein *254*
1863–1864 Moritz Meyer *255*
1864–1870 August Hirsch *255*
1870–1893 Friedrich Falk *257*
1894–1909 Carl Anton Ewald *257*
1909–1912 Julius Pagel *258*
1912–1933 Hans Kohn *259*
1933–1945 Otto Stahl *260*

261 **DIE VERHANDLUNGEN DER BERLINER MEDIZINISCHEN GESELLSCHAFT**

1950–2023

264 **VON DER WIEDERBELEBUNG DER GESELLSCHAFT BIS HEUTE**

265 **DER NEUANFANG**
GEORG MYLIUS *269*

273 **DIE GESELLSCHAFT UNTER DEM VORSITZENDEN HEUBNER** *(1951–1954)*
Wissenschaftliche Veranstaltungen *274*
Medizinische Themen *276*
WOLFGANG HEUBNER *280*

281 **DIE GESELLSCHAFT UNTER DEM VORSITZENDEN V. KRESS** *(1954–1973)*
100-Jahr-Feier *282*
HANS FREIHERR V. KRESS *284*
Medizinische Themen *285*
Albrecht-v.-Graefe-Vortrag *290*
GEORG HENNEBERG *291*

292 **DIE GESELLSCHAFT UNTER DEM VORSITZENDEN HERKEN** *(1974–1981)*
Albrecht-v.-Graefe-Medaille *294*
HANS HERKEN *295*

296 **DIE GESELLSCHAFT UNTER DEM VORSITZENDEN HABERMEHL** *(1981–1994)*
Langenbeck-Virchow-Haus *299*
KARL-OTTO HABERMEHL *300*

301 **DIE GESELLSCHAFT UNTER DEN VORSITZENDEN RIECKEN** *(1995–1997)* **UND SCHULTHEISS** *(1997–2000)*
ERNST-OTTO RIECKEN *302*
HEINZ-PETER SCHULTHEISS *303*

303 **DIE GESELLSCHAFT UNTER DEM VORSITZENDEN HAHN** *(2000–2014)*
Langenbeck-Virchow-Haus *306*
Eingliederung der
Dr.-Friedrich-Sasse-Stiftung *308*
150-Jahr-Feier *308*
HELMUT HAHN *310*

311 **DIE GESELLSCHAFT UNTER DEM VORSITZENDEN ROOTS** *(2014–2023)*

    Corona-Epidemie *312*
    Virchow-Jubiläum *314*
    Dr.-Friedrich-Sasse-Medaille *314*
    Darstellung der Geschichte der
    Berliner Medizinischen Gesellschaft *315*

        IVAR ROOTS *317*

318 **DIE GESELLSCHAFT UNTER DER VORSITZENDEN SPIES** *(2023–)*

        CLAUDIA SPIES *318*

319 **DAS LANGENBECK-VIRCHOW-HAUS NACH DEM ZWEITEN WELTKRIEG**

329 **ANHANG**

331 **VORSTAND**

    Gesellschaft für wissenschaftliche Medizin (1844–1860) *331*
    Verein Berliner Ärzte (1858–1860) *331*
    Berliner Medizinische Gesellschaft (1860–1889) *332*
    Berliner Medizinische Gesellschaft (1890–1921) *334*
    Berliner Medizinische Gesellschaft (1922–1945) *336*
    Berliner Medizinische Gesellschaft (1950–2023) *338*
    Vorstand, biographische Daten *340*

349 **NAMENSINDEX**

358 **ABBILDUNGSNACHWEIS**

VORWORT

In den ersten Jahrzehnten des 19. Jahrhunderts nahm die moderne Medizin ihren Anfang. Naturwissenschaftliches Denken verdrängte zunehmend die alten naturphilosophischen Vorstellungen. In dieser historischen Phase des völligen Neubesinnens, was Krankheiten eigentlich sind, wurde 1844 in Berlin die *Gesellschaft für wissenschaftliche Medizin* gegründet. In ihren Statuten findet sich die neue Geisteshaltung: *„Die Mitglieder stellen sich die Aufgabe, sichere, auf Thatsachen gegründete Beobachtungen zu machen … Vage Hypothesen und unsichere Reminiszenzen aus der Praxis sind als unwissenschaftlich … ausgeschlossen."* 1860 fusionierte die Gesellschaft mit dem *Verein Berliner Ärzte*, und es entstand die später weltberühmte *Berliner Medizinische Gesellschaft*. So erfüllte sich der Wunsch der Berliner Ärzteschaft, in einer kraftvollen Vereinigung repräsentiert zu sein. Deren Geschichte über nunmehr 180 Jahre ist hier aufgezeichnet.

Berlin vermochte über Jahrzehnte hinweg medizinische Talente anzuziehen, die sich hier in seltener Dichte drängten und gegenseitig stimulierten. Die *Berliner Medizinische Gesellschaft* war das Forum, vor dem sie ihre wissenschaftlichen Ergebnisse darstellten. Das Urteil der Gesellschaft hatte Gewicht, ihre Berichte wurden in Fachzeitschriften rund um den Globus abgedruckt. Den beiden Vorsitzenden ALBRECHT V. GRAEFE und BERNHARD V. LANGENBECK ist es zu verdanken, dass sich die neue Gesellschaft bereits eine solide wissenschaftliche Reputation im In- und Ausland erworben hatte, bevor der große RUDOLF VIRCHOW 1882 die Leitung bis zu seinem Tode 1902 übernahm. Seine Ära überstrahlte alle anderen Epochen.

Mit dem Heranwachsen weiterer medizinischer Zentren, vor allem in den USA, verminderte sich über die Jahre die internationale Bedeutung der *Berliner Medizinischen Gesellschaft*. Dazu trugen auch der Erste Weltkrieg und dessen politische und wirtschaftliche Folgen für Deutschland maßgeblich bei. Der schwerste Schlag wurde jedoch von den Nationalsozialisten geführt, die mit der Verdrängung jüdischer Mediziner – zu dieser Gruppe gehörten mehr als 60 % der Mitglieder – einen nicht zu kompensierenden Aderlass verursachten. Wir sehen es als ein Glück für die Gesellschaft, dass alle drei Vorsitzenden der NS-Zeit ihr Amt in einer achtbaren Form ausübten.

Der Neubeginn erfolgte fünf Jahre nach Kriegsende im Westteil von Berlin, WOLFGANG HEUBNER war der erste Vorsitzende. Das seinerzeit partnerschaftlich mit der *Deutschen Gesellschaft für Chirurgie* im neoklassizistischen Stil erbaute und 1915 eröffnete Vereinshaus, das LANGENBECK-VIRCHOW-HAUS, lag im Ostteil der Stadt gegenüber der Charité und gelangte erst 2002 wieder in die Verfügung der Eigentümergesellschaften. Parallel zur Geschichte unserer Gesellschaft gibt es auch eine bewegte Geschichte dieses prachtvollen Hauses. 2003 ermöglichte ein segensreicher Vertrag mit Firma B. BRAUN MELSUNGEN die umfassende Sanierung und Gestaltung des Hauses zu einem modernen Kongresszentrum.

Wir haben den Rednern hier viel Platz eingeräumt, denn der frühere hohe Rang unserer Gesellschaft gründete sich von Anbeginn auf die Exzellenz ihrer Vortragenden. Diese Forscher und Kliniker, die bis zum Ersten Weltkrieg mit ihren oft bahnbrechenden Erkenntnissen die moderne Medizin von Berlin aus maßgeblich formten, sind inhärenter Teil der Geschichte der Gesellschaft. In der Rückschau wird die Gesellschaft zu einem Kulturgut ganz besonderer Art.

Wir danken unserem Verleger vom ABW Wissenschaftsverlag Berlin, Herrn Dr. KOLJA BEDÜRFTIG, der Lektorin Frau SASKIA BEHLE sowie Frau STEPHANIE SÄNGER für die stimulierende und sehr angenehme Zusammenarbeit. Auch unserer Designerin, Frau ETA FRIEDRICH, sei herzlich gedankt für die graphische Gestaltung des Buches. Hocherfreut waren wir über die historischen Informationen aus dem Archiv des Siemens Historical Institute, Berlin, die uns dessen Leiter, Herr Dr. FLORIAN KIUNTKE, und Frau Dr. CLAUDIA SALCHOW zukommen ließen.

Gabriele Laschinski
Ivar Roots

Berlin, April 2024

1844
DER ANFANG

»Zu den charakteristischen Eigenthümlichkeiten unserer Zeit gehören unstreitig die gelehrten Gesellschaften.«

So heißt es in der »Allgemeinen Medicinischen Central-Zeitung« vom 23. Februar 1848; und da – so der Autor weiter – sich diese Gesellschaften vor allem in größeren Städten entwickelten, könne es nicht verwundern, in Berlin »... *eine grosse Zahl verschiedener geselliger Kreise zu finden, worin Jeder nach seinen Ansprüchen und seinen Tendenzen Befriedigung sucht und findet.«*[1]

Von den medizinischen Vereinigungen, die Berlin 1848 aufzuweisen hatte, war die von CHRISTOPH WILHELM HUFELAND (1762–1836) im Jahr 1810 gestiftete *medizinisch chirurgische Gesellschaft* die größte und für lange Zeit einflussreichste. 1833 nahm sie den Namen ihres Gründers an, sie hatte zu diesem Zeitpunkt 187 ortsansässige Mitglieder.[2] HUFELANDs Absicht war gewesen, den Austausch von Wissen und Erfahrung vor allem unter den praktisch tätigen Medizinern der preußischen Hauptstadt zu fördern. Gleichzeitig sollte die Gesellschaft auch ein kollegialer Treffpunkt sein. Den Mitgliedern stand eine Bibliothek zur Verfügung. Beitreten konnte jeder Arzt, der die Ziele der Gesellschaft unterstützte.

Letzteres war bei der gleichfalls seit 1810 bestehenden *Gesellschaft für Natur- und Heilkunde* nicht der Fall. Hier versuchte man, wissenschaftliche Belehrung und Geselligkeit in Harmonie zu vereinen – ein Ziel, das sich ohne eine gewisse Einmütigkeit unter den Anwesenden kaum erreichen lässt. Die Mitglieder wurden deshalb aus einem engen Kreis Gleichgesinnter durch Ballotage erwählt. Die Gesellschaft besteht bis zum heutigen Tage.

---

[1] Tagesgeschichte. Allgemeine Medicinische Central-Zeitung 1848, Vol. 17, p. 117–119
[2] D. v. HANSEMANN: HUFELAND und die HUFELANDische Gesellschaft. Berliner Klinische Wochenschrift 1910, Vol. 47, p. 243–248

DER ANFANG

Das wohl breiteste Spektrum von Zwecken verfolgte der 1840 gegründete *Verein der Wundärzte*: Kollegialität, freundschaftlicher Verkehr, Wissenschaft und gegenseitiger Erfahrungsaustausch wurden wie in anderen Gesellschaften gefördert. Zusätzlich nahm der Verein die Rechte der Wundärzte wahr und unterstützte hilfsbedürftige Mitglieder bzw. deren Hinterbliebene.

Die 1844 entstandene *Gesellschaft für Geburtshülfe* würde man heute als Fachgesellschaft bezeichnen. Auch sie hatte sich der Förderung der Wissenschaft unter den Mitgliedern und der Kollegialität verschrieben, während sich die im gleichen Jahr gegründete *Gesellschaft für wissenschaftliche Medizin*, die uns noch näher beschäftigen wird, ausschließlich der Wissenschaft widmete. Beide Gesellschaften waren die Keimzellen für heute noch bestehende Vereinigungen, nämlich die *Gesellschaft für Gynäkologie und Geburtshilfe in Berlin* bzw. die *Berliner Medizinische Gesellschaft*.

Daneben gab es kleinere Vereinigungen auf kollegial-freundschaftlicher Basis, die sich um einzelne Medizinerpersönlichkeiten, wie den königlichen Leibarzt AUGUST WILHELM V. STOSCH (1783–1860), bildeten. V. STOSCH stiftete 1825 die *Gesellschaft für practische Medicin*. Deren Mitgliederzahl war auf 12 begrenzt. Sie trafen sich alle zwei Wochen in gemieteten Räumen zu einem Vortrag und anschließender Besprechung aktueller medizinischer Fragen. Neben Universitätsprofessoren gehörte auch eine Reihe erfahrener Hausärzte diesem Kreis an.[3]

In diesem geistigen Umfeld entstanden die beiden Wurzeln der *Berliner Medizinischen Gesellschaft*, nämlich die *Gesellschaft für wissenschaftliche Medizin* und der *Verein Berliner Ärzte*. Diese beiden Vereinigungen verfolgten anfangs unterschiedliche Interessen und Ziele und entwickelten sich für eine Reihe von Jahren nebeneinander, bevor sie 1860 zum größten ärztlichen Verein in Deutschland verschmolzen, der *Berliner Medizinischen Gesellschaft*. Doch wenden wir uns zuerst den beiden Gründergesellschaften zu.

---

[3] Dr. CASPER: v. STOSCH'sche Gesellschaft für practische Medicin in Berlin. Wochenschrift für die gesammte Heilkunde 1836, p. 49–55

GESELLSCHAFT FÜR WISSENSCHAFTLICHE MEDIZIN

Die Anfangszeit der Gesellschaft liegt im Dunklen. Aus dem Vortrag von Schriftführer BERNHARD FRÄNKEL anlässlich des 25-jährigen Jubiläums der *Berliner Medizinischen Gesellschaft* 1885 wissen wir, dass die *Gesellschaft für wissenschaftliche Medizin* am 5. Dezember 1844 von 18 »jüngeren« Ärzten gegründet wurde. FRIEDRICH KÖRTE (1818–1914) war der erste Vorsitzende, JULIUS MÜNTER (1815–1885) Schriftführer und Kassenwart. Zu den Gründungsmitgliedern gehörten außerdem GUSTAV WEGSCHEIDER (1819–1893), LEO KLEIN (1815 oder 1816–1896), LOUIS POSNER (1815–1868), LUDWIG TRAUBE (1818–1876) und SIEGFRIED REIMER (1815–1860). FRÄNKEL standen die alten Aufzeichnungen der Gesellschaft noch als Informationsquelle zur Verfügung, sie gingen bei der Besetzung Berlins nach dem Zweiten Weltkrieg verloren[4].

»*Die im Jahre 1844 hauptsächlich aus der Mitte früherer Hallenser Studienfreunde gegründete Gesellschaft für wissenschaftliche Medicin vereinigte einen anfangs kleinen, später in schneller Progression anwachsenden Kreis strebsamer Aerzte. Denn ungefähr damals begann in den jüngeren Kreisen der Hauptstadt jene frischere, selbständige Bewegung, welche für die Entwicklung der Medicin überhaupt einen so nachhaltigen Einfluss gewonnen hat. ... In der Gesellschaft für wissenschaftliche Medicin fanden alle diese Bestrebungen zunächst ihren Mittelpunkt ...*«[5] schrieb VIRCHOW in seinem Nachruf auf den früh verstorbenen REIMER, der über Jahre Kassenführer der Gesellschaft war.

Die Gesellschaft war streng wissenschaftlich ausgerichtet, ihr Zweck war die Förderung der gesamten Medizin vom wissenschaftlichen Standpunkt aus. »*Die Mitglieder stellen sich die Aufgabe, sichere, auf Thatsachen gegründete Beobachtungen zu machen*«, heißt es im Statut, und »*Vage Hypothesen und unsichere Reminiszenzen aus der Praxis sind als unwissenschaftlich von vornherein ausgeschlossen.*«

---

[4] B. FRÄNKEL: Geschichte der Berliner medicinischen Gesellschaft während der ersten 25 Jahre ihres Bestehens. Verhandlungen der Berliner Medizinischen Gesellschaft 1884/85, Band XVI, Teil I, p. 218–232

[5] RUDOLF VIRCHOW: SIEGFRIED REIMER. Ein Nachruf. Deutsche Klinik 1860, Vol. 12, p. 305–309

DER ANFANG 15

Dementsprechend konzentriert und straff war das Regime. Man tagte alle drei Wochen montags von 19:00 bis 21:00 Uhr in einer Gaststätte. Namentlich bekannt sind uns aus den späteren Jahren HAPPOLDT's Hotel (Alte Grünstraße 1, unfern Petrikirche) und ARNIM's Hotel (Unter den Linden 44). Wer dreimal unentschuldigt fehlte, galt als ausgeschieden. Jedes Mitglied war verpflichtet, Vorträge zu halten. Über Neuaufnahmen wurde durch Ballotage entschieden.

Unter diesen strengen Prämissen wuchs die Gesellschaft nur langsam. Anfang 1846 zählte sie 25 Mitglieder, darunter auch RUDOLF VIRCHOW (1821–1902). Der medizinischen Öffentlichkeit blieb sie unbekannt.

»Dass Sie von dem innern Leben und Wirken der hies. Gesellschaft für wissenschaftliche Medicin bis zum heutigen Tage in Ihrer Zeitung nichts mitgetheilt haben, ist sicher weder Ihre Schuld, noch aber die Ihres Correspondenten. Hat doch dieser selbst erst und zwar nur durch einen in der letzten Sitzung zufällig anwesenden Gast die Existenz einer solchen Gesellschaft ermittelt. Nichts destoweniger besteht dieselbe bereits seit drei Jahren ...« heißt es in der »Allgemeinen Medicinischen Central-Zeitung« vom 5. Januar 1848.

»Warum jedoch eine Gesellschaft literarisch wirksamer Aerzte sich in das Geheimniss tiefer Verborgenheit zurückzieht, während sie in ihrer Devise ›die wissenschaftliche Medicin‹ führt, ist allerdings wenig erklärlich« fährt der Autor fort, um am Ende der Reportage über die Sitzung zu dem Schluss zu kommen: *»Die Art und Weise der Vortragenden und des Vorgetragenen berechtigen zu der Behauptung, dass die Gesellschaft für wissenschaftliche Medicin gar nicht Ursache hat, sich in ihrer bisherigen Dunkelheit fernerhin zu bewegen. Vielmehr muss man wünschen, dass sie Anstalt treffe, mit ihren Arbeiten an das Licht zu treten u. nicht blos zu Gunsten ihrer Mitglieder, sondern zu Gunsten der Wissenschaft überhaupt thätig sei.«*[6]

Dazu bot sich bald Gelegenheit. Die revolutionären Ereignisse im März 1848 ließen auch die Ärzteschaft nicht unberührt. Auf Initiative der *Gesellschaft für Geburtshülfe* bildeten verschiedene ärztliche Vereine eine Kommission, die eine Generalversammlung der Ärzte Berlins zwecks Beratung von Reformbestrebungen im medizinischen Bereich einberief, zum ersten Mal

---

6 Tagesgeschichte. Allgemeine Medicinische Central-Zeitung, 5. Jan. 1848, 17. Jahrgang, p. 7–8

1 »Die medicinische Reform«, Ausgabe vom 18. August 1848. In diesem Heft erschien das erste Protokoll einer Sitzung der *Gesellschaft für wissenschaftliche Medizin.*

> **Freitag** **№ 7.** **den 18. August.**
> **Berlin.** **1848.**
>
> # Die medicinische Reform.
>
> Dieses Blatt erscheint jeden Freitag. Post-ämter und Buchhand-lungen nehmen Be-stellungen an.
>
> Eine Wochenschrift
> herausgegeben von
> **R. Virchow** und **R. Leubuscher.**
>
> Preis vierteljährlich 20 Sgr. Einzelne Num-mern 2 Sgr. Inserate die Zeile 2 Sgr.
>
> Die Herren Abonnenten werden darauf aufmerksam gemacht, dass die „medicinische Reform" durch die Post bezogen werden kann und die Post-Anstalten Bestellungen darauf annehmen.
>
> **Die öffentliche Gesundheitspflege.**
>
> Wir haben in einem früheren Artikel zu zeigen gesucht, dass aus der Bedeutung des Staats als der solidarisch verpflichteten, sittlichen Einheit aller gleich Berechtigten der Begriff der gleichmässigen Berech-tigung Aller auf gesundheitsgemässe Existenz folge. Die Bestrebungen des Staats, diese Berechtigung zu realisiren, gehören zum grossen Theil in die öffent-liche Gesundheitspflege. Wollen wir nun diese zeit-gemäss, also demokratisch organisiren, wie es von den General-Versammlungen der Aerzte Berlins, Schle-siens und des Regierungsbezirks Merseburg schon ausgesprochen ist, so müssen wir uns zunächst über
>
> der Existenz positiv entzogen oder negativ vorent-halten werde. Diese Möglichkeit ist das Recht der Einzelnen, die Pflicht der Gesammtheit, denn in ei-nem solidarischen Verbande ist das Recht des einen „selbstredend" die Pflicht des anderen.
> Daraus folgt unmittelbar, dass die Gesammtheit auch von den Einzelnen wiederum die Mittel ihrer Existenz verlangen darf. Wir meinen damit nicht etwa, dass alle Einzelnen (nach ihren Kräften) die Mittel zur Existenz aller Einzelnen aufbringen müs-sen, was sich von selbst versteht, sondern dass der Staat, die sittliche Einheit der Einzelnen, zu seiner Existenz als Ganzes unter gewissen Umständen jede Aufopferung der Einzelnen fordern darf. Bei dem

am 9. Juni 1848. Begleitet und dokumentiert wurden diese Aktivitäten durch die von Virchow und Rudolf Leubuscher (1821–1861) herausgegebene Wochenschrift »Die medicinische Reform«.[7]

Auch die *Gesellschaft für wissenschaftliche Medicin* beteiligte sich an den Diskussionen. Die »Wahrnehmung ärztlicher Interessen« wurde als Gesell-schaftszweck – neben der Förderung der Wissenschaft in der Medizin – aner-kannt und im Statut ergänzt. Die Sitzungen der Gesellschaft waren vorüber-gehend öffentlich, die Protokolle wurden in der »Medicinischen Reform« abgedruckt. Den Anfang macht das Protokoll vom 14. August 1848 (Abb. 1).[8]

---

[7] C. Posner: Zur Geschichte des ärztlichen Vereinswesens in Berlin. Berliner Klinische Wochenschrift 1893, Vol. 30, p. 1230–1231, 1257, 1270–1271

[8] Die medicinische Reform. Eine Wochenschrift herausgegeben von R. Virchow und R. Leubuscher. No. 7, 18. August 1848

In dieser wie in fast allen anderen wissenschaftlichen Sitzungen des Jahres 1848 ging es um die Cholera. Nach 1831/32 und 1837 erlebte Berlin die dritte Choleraepidemie seiner Geschichte. Bis Ende November forderte die Seuche fast 1600 Opfer. Die Letalität war mit etwas über 66 % sogar noch höher als bei den vorangegangenen Epidemien.[9]

Über die Krankheit wusste man damals noch wenig. Das Zusammentragen von Beobachtungen, die Frage, ob es sich um eine Lokal- oder eine Allgemeinerkrankung handelt, sowie Berichte über Therapieversuche nehmen deshalb breiten Raum ein. Anfang September berichtete VIRCHOW über 70 Sektionen von Choleratoten. Auf seinen Vorschlag bildete die Gesellschaft eine Kommission, die das Material über die Epidemie systematisch sammelte. Auch auf den Inhalt einer etwas verunglückten staatlichen Aufklärungsschrift für die Bevölkerung versuchte man – erfolglos – Einfluss zu nehmen.

Als VIRCHOW durch seine politische Aktivität beim Kultusministerium in Ungnade gefallen war und seine Stelle als Prosektor an der Charité verloren hatte, setzte sich die Gesellschaft für ihn ein. In einer Extrasitzung wurde ein Schreiben an den Minister ausgehandelt; es wurde jedoch nicht abgeschickt, da die ministerielle Verfügung inzwischen zurückgenommen worden war.[10]

Allein, VIRCHOW nahm einen Ruf nach Würzburg an, und damit ging der Gesellschaft nicht nur einer der emsigsten Referenten verloren; VIRCHOW stellte auch die Publikation der »Medicinischen Reform« ein, in der die Gesellschaft ihre Protokolle veröffentlichte. Inzwischen wurde allerdings über die Sitzungen auch in der »Allgemeinen Medicinischen Central-Zeitung« regelmäßig berichtet, deren Redakteur POSNER geworden war. Ab 1850 war die von ALEXANDER GÖSCHEN (1813–1875), ebenfalls Mitglied, herausgegebene »Deutsche Klinik« Publikationsorgan der Gesellschaft.

Damit war ein entscheidender Schritt in die Öffentlichkeit getan. Ansonsten blieb man vorläufig möglichst unter sich. Als Ende 1849 LEUBUSCHER den Antrag stellt, die Gesellschaft für einen größeren Kreis zu öffnen und auch die Ballotage aufzugeben, wird dies abgelehnt. »*Unbedingte Oeffentlichkeit wurde*

---

[9] SCHNITZER: Statistische Bemerkungen über die Choleraepidemie der Jahre 1831/32, 1837 und 1848 zu Berlin. Allgemeine Medicinische Central-Zeitung 1848, Vol. 17, 23. Dez. 1848, p. 815

[10] Tagesgeschichte. Allgemeine Medicinische Central-Zeitung 1849, Vol. 18, p. 237–238, 256

nicht beliebt« stellt die »Allgemeine Medicinische Central-Zeitung« fest.[11] Die Diskussion über die Modalitäten, nach denen korrespondierende Mitglieder ernannt werden, macht ebenfalls deutlich, dass sich die Gesellschaft an einem hohen Standard orientierte: Der Kandidat hatte ein Werk vorzulegen und 10 Mitglieder mussten seinen Antrag unterstützen, bevor er überhaupt zur Ballotage zugelassen wurde. Dies war bereits ein Kompromiss, einige der Herren lehnten die Aufnahme von korrespondierenden Mitgliedern ganz ab.[12]

Von 1850 bis zu ihrem Ende 1860 hielt die Gesellschaft mit bewundernswerter Regelmäßigkeit ihre Sitzungen ab, durchschnittlich 17 pro Jahr. Die Stringenz, mit der bei den Mitgliedern auf wissenschaftliche Ausrichtung, Qualifikation und aktive Mitarbeit geachtet wurde, führte dazu, dass sich das Niveau der Vorträge an den Spitzenleistungen der jeweiligen Disziplin orientierte.

Einige der Ärzte, die vor der Gesellschaft häufiger vortrugen, sind später weltberühmt geworden: Der Chirurg BERNHARD V. LANGENBECK (1810–1887) sprach Ende 1849 über die Gefahren der Äther- und Chloroformnarkose; die beiden Narkosegase waren erst seit 2–3 Jahren in medizinischem Gebrauch. VIRCHOW referierte trotz 7-jähriger »Emigration« nach Würzburg insgesamt mehr als 40-mal vor der Gesellschaft. Neben aktuellen Befunden aus der Pathologie sind es Themen wie Geschwulstlehre, hämorrhagische Krankheiten und der Zusammenhang zwischen Schädelentwicklung und Hirn- und Gesichtsbildung, die er analysiert, ordnet, systematisiert.

TRAUBE trug seine vielbeachteten Arbeiten über Fieber, die Beziehungen zwischen Herz- und Nierenkrankheiten und verschiedene Beobachtungen aus der Pathophysiologie von Herz und Lunge hier zum ersten Mal vor. ALBRECHT V. GRAEFE (1828–1870) nahm 2- bis 3-mal jährlich das Wort, um über interessante Fälle, neue Operationsmethoden oder Erkenntnisse zum Sehprozess zu berichten. Höhepunkte sind sicher seine Referate im Juni 1853 über die Schieloperation und im Februar 1857 sowie April 1858 über die Therapie des Glaukoms durch Iridektomie, eine Technik, die er entwickelt hatte.

Auch Gastreferenten fanden sich ab und an ein. So sprach 1856 MAX SCHULTZE (1825–1874) aus Halle über seine Untersuchungen der Geruchs-

---

[11] Tagesgeschichte. Allgemeine Medicinische Central-Zeitung 1849, Vol. 18, p. 816
[12] Sitzung der Gesellschaft für wissenschaftliche Medicin in Berlin vom 12. Mai 1851. Deutsche Klinik 1851, Vol. 3, p. 268

DER ANFANG

nervenendigung in der Nasenschleimhaut, und der Kieler Ordinarius für Chirurgie, FRIEDRICH ESMARCH (1823–1908), trug 1858 über die Operation der Blasenscheidenfistel vor.

Ende 1850 hatte die Gesellschaft 60 ordentliche Mitglieder, Ende 1856 war die Zahl 100 erreicht. Es nahmen jährlich ca. 30–55 Gäste an den Sitzungen teil. Bekanntheit und Wertschätzung der Gesellschaft in der medizinischen Öffentlichkeit stiegen. Das zeigte sich nicht zuletzt auch an dem stetigen Zustrom von wissenschaftlichen Schriften, die der Gesellschaft zur Bewertung eingereicht und in den Sitzungen von Referenten besprochen wurden. 1853 kommt sogar ein Schreiben von LOUIS STROMEYER (1804–1876), dem Nachfolger von v. LANGENBECK in Kiel, mit der Anregung, die Gesellschaft möge untersuchen, ob eine Schwäche der äußeren Inspirationsmuskulatur die Entstehung einer Skoliose begünstige.[13]

Offenbar wurde die Gesellschaft inzwischen als ein Gremium gesehen, das wissenschaftliche Fragen entscheiden konnte. Dazu passt auch, dass im Oktober 1855 die *New York Academy of Medicine* den damals unter etablierten Gesellschaften üblichen gegenseitigen Austausch von Publikationen anbot. KÖRTE musste ablehnen, da die Verhandlungen seiner Gesellschaft bislang nicht als gesonderte Publikation, sondern nur in Zeitschriften erschienen waren.[14]

Mitte 1855 kam von KÖRTE der Antrag, eine eigene Bibliothek zu gründen. In der nächsten Sitzung verliest er ein Schreiben der HIRSCHWALD'schen Buchhandlung, die der Gesellschaft für diesen Fall aus ihrem umfangreichen medizinischen Verlagsprogramm je ein Exemplar als Geschenk zusagt. Das Angebot wurde dankend angenommen, zumal die Gesellschaft bereits eine große Anzahl von Schriften besaß, die zur Besprechung eingesandt worden waren.[15] Auch die eventuelle Anschaffung wichtiger Werke wurde angesprochen. Das Vermögen der Gesellschaft bestand zu diesem Zeitpunkt aus 245 Thalern und war überwiegend in Aktien der Berlin-Potsdamer Ei-

---

[13] Sitzungen der Gesellschaft für wissenschaftliche Medicin in Berlin vom 21. Februar und 23. Mai 1853. Deutsche Klinik 1853, Vol. 5, p. 182–184 u. 323–325

[14] Sitzung der Gesellschaft für wissenschaftliche Medicin in Berlin vom 29. Oktober 1855. Deutsche Klinik 1856, Vol. 8, p. 131–132

[15] Sitzungen der Gesellschaft für wissenschaftliche Medicin in Berlin vom 4. Juni und 2. Juli 1855. Deutsche Klinik 1856, Vol. 8, p. 22–23 und 46–47

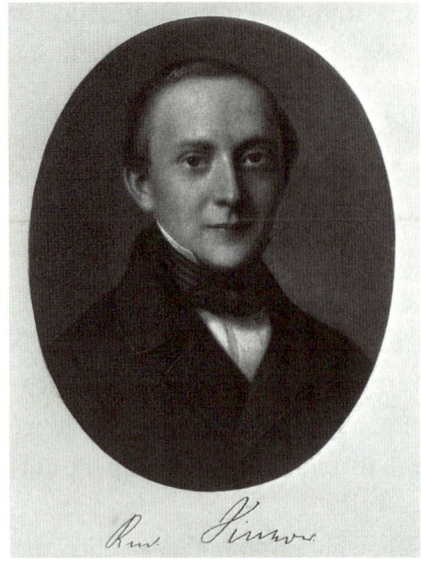

2 Jugendbildnis von Rudolf Virchow, aus: Rudolf Virchow: Briefe an seine Eltern, 1839–1864. Herausgegeben von Marie Rabl, geb. Virchow. Leipzig, W. Engelmann, 1907.

senbahngesellschaft angelegt; finanzielle Mittel waren also vorhanden. Die Bibliothek wurde provisorisch in der Wohnung des Vorsitzenden aufgestellt.

Ende 1856 kehrte Virchow als Ordinarius für Pathologie nach Berlin zurück und nahm von da an wieder an den Sitzungen teil (Abb. 2). Bei der nächsten Vorstandswahl im November 1857 wurde er – auf Vorschlag von Körte – zum Vorsitzenden gewählt, Körte wurde sein Stellvertreter. Virchow sagt in der ersten Sitzung, die er als Vorsitzender leitet, dass ihm wegen seiner vielfachen Verpflichtungen Bedenken gekommen seien, die Wahl anzunehmen. Doch hätte es Körte abgelehnt, das Amt wieder zu übernehmen.[16]

Virchow unterzog sich den übertragenen Aufgaben, er wurde noch zweimal (1858 und 1859) wiedergewählt. Doch fällt auf, dass er – als im November 1858 zum ersten Mal über die Vereinigung mit dem *Verein Berliner Ärzte* diskutiert wird – keine wesentlichen Hindernisse dagegen sieht, während sich v. Graefe als Vorsitzender des *Vereins Berliner Ärzte* wegen der verschiedenen Ausrichtungen der beiden Gesellschaften ablehnend ausspricht[17].

---

[16] Sitzung der Gesellschaft für wissenschaftliche Medicin in Berlin vom 7. Dezember 1857. Deutsche Klinik 1858, Vol. 10, p. 103

[17] Sitzung der Gesellschaft für wissenschaftliche Medicin in Berlin vom 15. November 1858. Deutsche Klinik 1859, Vol. 11, p. 103

VIRCHOWS Amtsführung war untadelig. Er ließ sich kaum vertreten, in nahezu jeder zweiten Sitzung trug er selbst vor, an den Diskussionen beteiligte er sich rege. Die Gesellschaft entwickelte unter ihm einen solchen Arbeitseifer, dass sie sogar später nach der Konstituierung der *Berliner Medizinischen Gesellschaft* noch zweimal tagte, um noch anstehende Themen zu erledigen. Die letzte Sitzung schloss mit einer erregten, von VIRCHOW angestoßenen Diskussion über die Quecksilbertherapie der Syphilis. Doch er selbst war nicht bis zum Schluss dabei:

»Durch amtliche Geschäfte verhindert, der Sitzung der Gesellschaft länger beizuwohnen, richtet Hr. VIRCHOW, seit 3 Jahren der Vorsitzende der Gesellschaft, einige Worte des Abschiedes an dieselbe. Herr KRIEGER schildert die Verdienste, welche Hr. VIRCHOW sich um die Gesellschaft als deren Vorsitzender und zugleich thätigstes Mitglied erworben habe, und auf seine Aufforderung erhebt sich die Gesellschaft in der Anerkennung dieser Verdienste ihres Vorsitzenden von ihren Sitzen.«[18]

So blieb es REIMER, dem Kassenführer, vorbehalten, die Gesellschaft zu vorgerückter Stunde am 16. Juli 1860 für immer zu schließen. REIMER verstarb nur wenige Tage später völlig unerwartet. Sein Tod hat sich glücklicherweise für die nun gegründete *Berliner Medizinische Gesellschaft* nicht als böses Omen erwiesen.

---

[18] Sitzung der Gesellschaft für wissenschaftliche Medicin in Berlin vom 16. Juli 1860. Deutsche Klinik 1860, Vol. 12, p. 452–454

FRIEDRICH KÖRTE (1818–1914), DER ERSTE VORSITZENDE

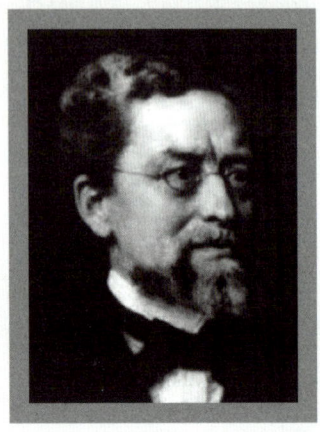

3   FRIEDRICH KÖRTE 1875, Gemälde von ERNST HILDEBRAND (1833–1924), Öl auf Leinwand (70 × 54 cm), Ausschnitt, im Besitz der Sammlung Stiftung Stadtmuseum Berlin.

FRIEDRICH KÖRTE wurde 1818 in Aschersleben (Harz) geboren. Er ließ sich nach dem Medizinstudium als praktischer Arzt in Berlin nieder und genoss bald großes Ansehen; er trug den Ehrentitel »Geheimer Sanitätsrat«.

KÖRTE und VIRCHOW verbanden lebenslange Freundschaft und die Liebe zur Wissenschaft. Die beiden hatten sich 1844 bei der Sektion eines an Croup gestorbenen Kindes kennengelernt, das KÖRTE tracheotomiert hatte. Als Inhaber einer ausgedehnten Praxis konnte er zwar nur wenig wissenschaftlich arbeiten; doch sorgte er bei seiner vielfältigen Gremientätigkeit dafür, dass sich die wissenschaftliche Denkweise durchsetzte.

Der Vorsitz in der *Gesellschaft für wissenschaftliche Medizin* war nur das erste in einer Reihe ehrenvoller Ämter in KÖRTES langem Leben, zu denen auch das des ersten Vorsitzenden der neu gegründeten Ärztekammer Berlin-Brandenburg gehörte (1888). In der *Berliner Medizinischen Gesellschaft* war er bis 1869 stellvertretender Vorsitzender.

Als Versammlungsleiter scheint KÖRTE ein Naturtalent gewesen zu sein. Das wenige, was wir von ihm in dieser Funktion wissen, zeigt ihn als einen energischen Vorsitzenden, der die Zügel fest in der Hand hat und seine Sichtweise dezidiert zum Ausdruck bringt. Die Redelust der Vortragenden versucht er anfangs noch, durch mahnende Worte zu zügeln.[19] Gut 40 Jahre später wird der erfahrene Routinier für die Sitzungen der Ärztekammer beantragen, das Stenographieren aufzugeben, da zu befürchten sei, die Aussicht, die eigenen langatmigen Ergüsse gedruckt zu sehen, werde den Redeeifer der Delegierten nur noch steigern (der Antrag wurde abgelehnt).

---

[19] Tagesgeschichte. Gesellschaft für wissenschaftliche Medicin, Sitzung vom 12. Dezember. Allgemeine Medicinische Central-Zeitung 1853, Vol. 22, p. 808

DER ANFANG

Doch auch der Begabteste braucht für den Umgang mit Notfällen Erfahrung. Ein solcher Notfall trat im Herbst 1855 ein. Wieder wütete die Cholera in Berlin und die *Gesellschaft für wissenschaftliche Medizin* hatte zu einer öffentlichen Sitzung eingeladen. Dabei wünschte auch ein Sanitätsrat STRAHL das Wort, um über »das Wesen der Cholera« vorzutragen, und kündigte ein Referat für die nächste Sitzung an.

Diese Sitzung, die eigentlich auch eine öffentliche hätte sein sollen, lässt KÖRTE kurzerhand ausfallen. Inzwischen war er nämlich von verschiedenen Seiten darüber aufgeklärt worden, dass STRAHLS Vortrag *»zur Ausbeutung für industrielle Zwecke«* bestimmt war – soll heißen: Sanitätsrat STRAHL wollte für seine Hauspillen gegen Cholera Werbung machen. Um ähnliche Peinlichkeiten künftig zu vermeiden, fasste die Gesellschaft den Entschluss, »*dass Niemand, der mit Geheimmitteln kurire, in dieser Gesellschaft zu einem Vortrage zugelassen werden solle.*«[20]

KÖRTE wurde 1891, anlässlich seines 50-jährigen Doktorjubiläums, Ehrenmitglied der *Berliner Medizinischen Gesellschaft*. Das Ehrenmitglied hatte einen berühmten Sohn, den Chirurgen WERNER KÖRTE (1853–1937).

VEREIN BERLINER ÄRZTE

Der *Verein Berliner Ärzte* wurde 1858 gegründet. Er trat mittelbar die Nachfolge einer älteren Organisation an, die sich nach Erfüllung ihrer Aufgabe aufgelöst hatte.

Es handelt sich um die im Oktober 1849 zunächst als *Freie Association der Aerzte der Spandauer Vorstadt* ins Leben gerufene und nach wenigen Monaten umbenannte *Association Berliner Aerzte*. Der Association gehörten nicht weniger als ca. hundert der 400–500 praktischen Ärzte Berlins an. Ihr Zweck war Förderung des ärztlichen Gemeinsinns, Wahrung der Standesehre und

---

[20] Sitzung der Gesellschaft für wissenschaftliche Medicin in Berlin vom 8. October 1855. Deutsche Klinik 1856, Vol. 8, p. 123

Wahrnehmung der Interessen der Mitglieder dem Publikum gegenüber, d.h. das Geltendmachen von Liquidationen gegenüber säumigen, aber zahlungsfähigen Schuldnern.

Die schlechte Zahlungsmoral der Klienten wurde damals für manchen Arzt existenzbedrohend. Doch viele Ärzte scheuten vor rechtlichen Schritten zurück, auch, weil das Selbstbild des Arztes sich nicht mit merkantilen Aspekten vertrug. Über die Association rümpfte so mancher Kollege die Nase. Diese Haltung trug dazu bei, dass sich bei einem Teil der Bevölkerung verkehrte Ansichten über die Ansprüche der Ärzte bildeten, wie der Kassierer der Association in seinem Jahresbericht 1852 schildert: »... *während einige meinen, die Aerzte seien ex officio zu Helfern des Publikums bestellt, glauben andere, dass die Herren Doctoren so reichlich mit Glücksgütern gesegnet seien, dass eine Bezahlung für geleistete Hilfe nicht nothwendig wäre.*«[21]

Der Verein konnte eine respektable Erfolgsbilanz für diesen Teil seiner Tätigkeit vorweisen: Es gelang, 30–40 % der ausstehenden Beträge einzuziehen.[22] Daneben nahm in den ersten Jahren die Planung einer Rentenkasse für Arztwitwen breiten Raum ein. Das Vorhaben, an dem sich auch die *Gesellschaft für wissenschaftliche Medizin* finanziell beteiligt hatte, musste schließlich aufgegeben werden, da es nicht gelang, die erheblichen Kosten für die vorbereitenden Kalkulationen aufzubringen.

Bei den anfangs monatlichen Sitzungen wurden bald auch Vorträge über allgemein interessierende medizinische Themen mit anschließender Diskussion gehalten. Wiederholt kamen Fälle von Kurpfuscherei zur Sprache, und bezüglich der illegal geburtshilflich tätigen Wickelfrauen, deren Eingreifen mehrfach zu einem tödlichen Ausgang geführt hatte, machte der Verein dem Polizeipräsidium Vorschläge zum Abstellen dieser Unsitte. Ansonsten kam man bald überein, sich um Kurpfuscherei und Scharlatanerie nicht zu kümmern: »... *das Publikum habe nun einmal die Neigung sich täuschen zu lassen und jeder Versuch, es davon abzubringen, mache das Uebel nur ärger.*«[23]

Ab Mitte der 1850er Jahre finden sich nur noch wenige Notizen über die Vereinstätigkeit in der medizinischen Presse. Ende 1857 wurde ein Büro un-

---

[21] Tagesgeschichte. Allgemeine Medicinische Central-Zeitung 1852, Vol. 21, p. 235
[22] Tagesgeschichte. Allgemeine Medicinische Central-Zeitung 1854, Vol. 23, p. 680
[23] Tagesgeschichte. Allgemeine Medicinische Central-Zeitung 1853, Vol. 22, p. 702–703

ter der Leitung eines Rechtsanwalts gegründet, welches das Eintreiben von Forderungen als Dienstleistung für alle Ärzte Berlins übernahm. Die Association wurde am 6. Januar 1858 aufgelöst.

Aus dem Stamm der Mitglieder konstituierte sich am 31. März 1858 der *Verein Berliner Ärzte*. Wie schon die Association war auch der Verein der Förderung der Kollegialität und der Wahrung der ärztlichen Würde verpflichtet; an die Stelle der Verfolgung konkreter wirtschaftlicher Interessen trat aber jetzt die »*Förderung wissenschaftlicher praktischer Bestrebungen*«. Bei der Gründung hatte der *Verein Berliner Ärzte* 115 Mitglieder. Vorsitzender wurde der Augenarzt ALBRECHT V. GRAEFE (1828–1870).

Das Statut sah vor, dass die Mitglieder an jedem Mittwochabend zusammenkamen, wobei für das erste Treffen im Monat ausschließlich wissenschaftliche Vorträge und Besprechungen vorgesehen waren. Die anderen Abende sollten der kollegialen Geselligkeit dienen. Man traf sich z. B. im »Lysius'schen Local«, Kommandantenstraße 73. Da der Verein keine eigenen Räumlichkeiten hatte und auf Gaststätten angewiesen war, wechselte der Versammlungsort oft. Dies scheint der Ausbildung von Geselligkeit hinderlich gewesen zu sein, denn schon bald bürgerte sich die Praxis ein, bereits in jeder 2. Woche eine wissenschaftliche Sitzung abzuhalten; im ersten Jahr waren es derer bereits 22. Die Sitzungsprotokolle wurden in der »Allgemeinen Medicinischen Central-Zeitung« veröffentlicht.[24]

Die Themen kamen überwiegend aus den Bereichen Chirurgie/Orthopädie, Innere Medizin und Augenheilkunde. Sie orientierten sich an den Interessen der niedergelassenen Ärzte. Deshalb standen meist konkrete Fälle im Mittelpunkt, während wissenschaftlich-abstrakte Erörterungen selten waren. Die Referenten gehörten zum Besten, was Berlin damals zu bieten hatte: THEODOR BILLROTH (1829–1894), V. LANGENBECK, ROBERT WILMS (1824–1880), REMAK, TRAUBE und nicht zuletzt der Vorsitzende, V. GRAEFE, sprachen regelmäßig.[25]

Zweimal kamen Gäste zu Wort. Beide waren Reisende in Sachen Wissenschaft, die überall auf der Welt vor fachkundigem Publikum ihre Präsenta-

---

[24] Tagesgeschichte. Allgemeine Medicinische Central-Zeitung 1858, Vol. 27, p. 197
[25] Tagesgeschichte. Allgemeine Medicinische Central-Zeitung 1859, Vol. 28, p. 254–256

tionen hielten. In Berlin besuchten sie auch andere Gesellschaften, auch die *Gesellschaft für wissenschaftliche Medizin*:

Im April 1859 demonstrierte FRANÇOIS-GERMAIN LEMERCIER (1818–1882) eine Reihe von klassisch-anatomischen Modellen, die von LOUIS AUZOUX (1797–1880) in Paris gefertigt worden waren. AUZOUX, ein Schüler von GUILLAUME DUPUYTREN (1777–1835), hatte Pappmaché als Material für die Modellherstellung entdeckt. Seine naturgetreuen Nachbildungen konnten auseinandergenommen werden – die vorgeführte Schnecke z. B. bestand aus 700 Einzelteilen – und wurden für den universitären Unterricht in alle Welt verschickt.[26]

Noch eindrucksvoller dürfte der Besuch von EUGÈNE GROUX (1833–1878) im Juli des gleichen Jahres gewesen sein. Der gebürtige Hamburger hatte eine Fissura sterni congenita. Er führte an sich Experimente zur Beobachtung der Herztätigkeit vor.[27]

Es war der Wunsch nach einem festen Sitzungslokal, der schon im ersten Jahr zu Sondierungsgesprächen mit der *Gesellschaft für wissenschaftliche Medizin* bezüglich eines Zusammenschlusses führte. Gemeinsam hoffte man, die entsprechenden wirtschaftlichen Voraussetzungen herstellen zu können – allerdings würden die Mitglieder einen ziemlich hohen Jahresbeitrag zahlen müssen. Im Februar 1860 traten die Verhandlungen durch Bildung einer Kommission in eine konkrete Phase.

Die letzte Sitzung des *Vereins Berliner Ärzte* fand am 23. Mai 1860 statt. Sie endete mit einem Beitrag von v. GRAEFE über die Symptome einer zentralen Sympathikusreizung an den Augen.

---

[26] Tagesgeschichte. Allgemeine Medicinische Central-Zeitung 1859, Vol. 28, p. 232
[27] Tagesgeschichte. Allgemeine Medicinische Central-Zeitung 1859, Vol. 28, p. 430

1860
GRÜNDUNG DER BERLINER MEDIZINISCHEN GESELLSCHAFT

1860

Die *Berliner Medizinische Gesellschaft* entstand 1860 durch Fusion der beiden größten ärztlichen Vereine Berlins: Die ältere *Gesellschaft für wissenschaftliche Medicin* hatte – im Dezember 1858 – 131 ordentliche Mitglieder, der *Verein Berliner Ärzte* kurz vor der Vereinigung 175. Die neue Gesellschaft zählte »nur« 208 Gründungsmitglieder,[1] da viele Mitglied in beiden Vereinen waren. Sie war damit die mit Abstand größte ärztliche Gesellschaft Berlins. Deren ältester, der seit 1810 bestehenden HUFELANDIschen Gesellschaft, gehörten zum damaligen Zeitpunkt 55 Ärzte an,[2] der 1855 gegründeten *Gesellschaft für Heilkunde* 58, davon 29 ortsansässige.[3] Auch mit diesen beiden Vereinen bestanden personelle Überschneidungen.

Die Idee zu einer Vereinigung war schon wenige Monate nach Gründung des *Vereins Berliner Ärzte* aufgekommen. Im November 1858 stellt KÖRTE in einer Sitzung der *Gesellschaft für wissenschaftliche Medicin* den Antrag, eine Kommission zur Untersuchung eines Zusammenschlusses zu ernennen. In der anschließenden Diskussion äußerte sich v. GRAEFE, der Vorsitzende des *Vereins Berliner Ärzte*, wegen der Differenzen in den Zwecken und Statuten der Gesellschaften negativ, während VIRCHOW und einige andere die Schwierigkeiten für überwindbar hielten.[4] Über diesen ersten Anlauf schreibt die »Allgemeine Medicinische Central-Zeitung« im Januar 1859:

»Ueber die in der Gesellschaft für wissenschaftliche Medicin angeregte Frage, ob es nicht rathsam und im Interesse beider Theile wünschenswerth sei, eine Verschmelzung dieser Gesellschaft mit dem Verein Berliner Aerzte herbeizuführen, hat sich der letztere zwar zustimmend ausgesprochen, jedoch unter der Voraus-

---

[1] Verhandlungen der Berliner medicinischen Gesellschaft aus dem Gesellschaftsjahr 1884/85, Band XVI, Mitgliederverzeichnis 1860–1885, ausgezählt

[2] Tagesgeschichte. Verhandlungen der HUFELANDischen Gesellschaft.
Sitzung vom 27. Januar. Allgemeine Medicinische Central-Zeitung 1860, Vol. 29, p. 78–79

[3] Tagesgeschichte. Allgemeine Medicinische Central-Zeitung 1860, Vol. 29, p. 181

[4] Sitzung der Gesellschaft für wissenschaftliche Medicin in Berlin vom 15. November 1858, Deutsche Klinik 1859, Vol. 11, p. 103

setzung, dass die Vereinigung im Stande sei, eine grössere und allgemeinere Institution in's Leben zu rufen, als jede der bestehenden Gesellschaften in ihrer gegenwärtigen Sonderung darbiete. Namentlich solle dabei die Gewinnung eines permanent geöffneten, mit Journalzimmer und Bibliothek ausgestatteten ärztlichen Gesellschaftslocals in Aussicht genommen werden. Die für diesen Zweck zu beanspruchenden Mittel würden, nach den aufgestellten Berechnungen, nicht unbedeutend sein, und deshalb erschien es dem Verein der Aerzte nothwendig, sich erst darüber zu vergewissern, ob eine grössere Anzahl hiesiger Collegen sich bereit finden werde, sich zur Zahlung eines auf zehn Thaler normirten Jahresbeitrages zu verstehen. Nur wenn diese Maasregel, deren gleichzeitige Ausführung in der Gesellschaft für wissenschaftliche Medicin beantragt wurde, ein zufriedenstellendes Resultat ergebe, sei es rathsam, weitere Schritte zu thun, welche ohne gesicherte finanzielle Basis als fruchtlos erscheinen müssten.«[5]

Ein »zufriedenstellendes Resultat« ergab die Mitgliederbefragung nicht, was angesichts der Tatsache, dass der projizierte Mitgliedsbeitrag nach heutigem Kaufwert 300 € betrug, nicht sehr verwundert. Damit war der erste, finanziell vielleicht etwas zu ambitionierte Versuch gescheitert.

Im Januar 1860 stellte JOSEPH BERGSON (1812–1902) in beiden Vereinen gleichzeitig den Antrag, eine Generalversammlung zur Entscheidung der Vereinigungsfrage einzuberufen. Unter dem Vorsitz von EDUARD WALDECK (1807–1875), eines niedergelassenen Arztes, berieten am 24. April die Mitglieder beider Vereine gemeinsam das Statut. Es wurde am Ende einer zweiten Sitzung am 20. Juni angenommen und die Versammlung erklärte die Konstituierung der *Berliner Medizinischen Gesellschaft* als erfolgt. Den provisorischen Vorsitz übertrug sie WALDECK zur Einberufung einer Generalversammlung und Vornahme der Wahlen.

Die Wahlversammlung tagte am 3. Oktober 1860 in ARNIM's Hotel, Unter den Linden 44 (Abb. 4).

»Bei der grossen Zahl der anwesenden Mitglieder wurde jedoch das Wahlgeschäft nur zum Theil vollendet. Nachdem zunächst Hr. VIRCHOW zum Vorsitzenden erwählt worden, die Annahme dieser Stellung jedoch entschieden ablehnte, fiel die Wahl auf Hrn. V. GRAEFE als Vorsitzenden und auf die Herren

---

[5] Tagesgeschichte. Allgemeine Medicinische Central-Zeitung 1859, Vol. 28, p. 61–62

4 Hotel Imperial, vormals ARNIM's Hotel, Unter den Linden 44, um 1885.
In diesem Hotel fanden 1860 die ersten Vorstandswahlen der *Berliner Medizinischen Gesellschaft* statt. Zur Bestimmung der Lokalisation: An der Stelle der niedrigen Gebäude ganz im Hintergrund befindet sich heute die Staatsbibliothek.

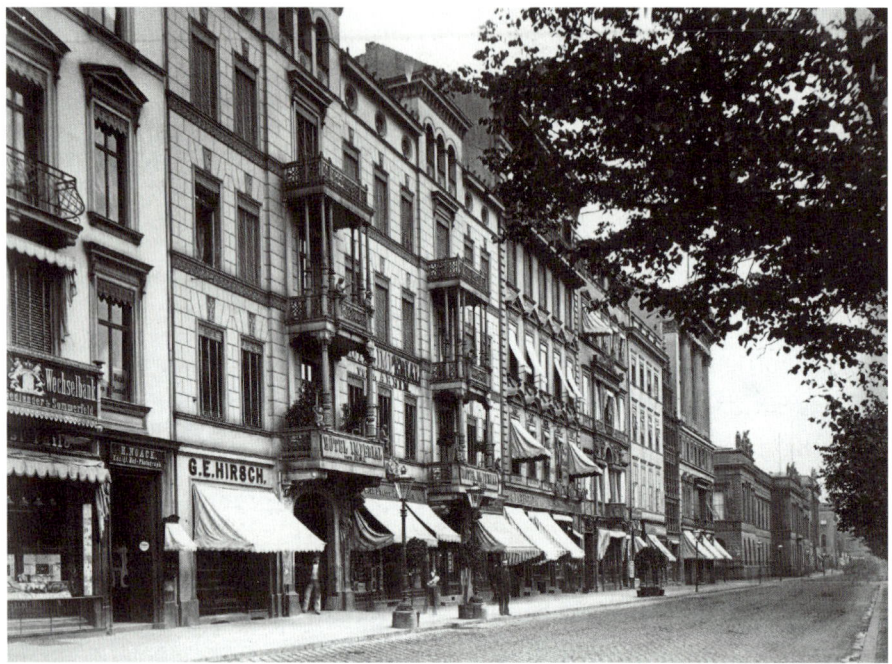

LANGENBECK und KÖRTE als Stellvertreter desselben. Zu Schriftführern wurden die Herren POSNER und SIEGMUND gewählt.«[6]

Am 31. Oktober 1860 trat die Gesellschaft zu ihrer ersten wissenschaftlichen Sitzung zusammen. Dieser Tag gilt in der überlieferten Historiographie der Gesellschaft als der Stiftungstag. Bei der zweiten Sitzung am 7. November wurde der Vorstand vervollständigt (Schriftführer SCHWEIGGER und GURLT, Kassenführer KLEIN, Bibliothekar EPENSTEIN), und es wurden 12 Mitglieder für die Aufnahmekommission gewählt.[7] Am 21. November folgte die Verabschiedung des Reglements für die wissenschaftlichen Zusammenkünfte.

---

[6] Tagesgeschichte. Allgemeine Medicinische Central-Zeitung 1860, Vol. 29, p. 654–655
[7] Tagesgeschichte. Allgemeine Medicinische Central-Zeitung 1860, Vol. 29, p. 718

GRÜNDUNG DER BERLINER MEDIZINISCHEN GESELLSCHAFT

Die Entschiedenheit und Schnelligkeit, mit der die neue Gesellschaft etabliert wurde, sprechen dafür, dass sie ein Bedürfnis erfüllte. Auch zeigen Statut und Sitzungsreglement die Intention, aus der Gesellschaft eine für die Berliner Ärzteschaft tragende Körperschaft zu machen, d.h. eine professionell organisierte Vereinigung größeren Zuschnitts von beträchtlichem Ansehen und Gewicht. Dafür hatten beide Gründervereine auf geliebte Einrichtungen verzichtet – die *Gesellschaft für wissenschaftliche Medicin* z.B. auf die Ballotage und der *Verein Berliner Ärzte* auf den Ehrenrat.

Der Gesellschaftszweck berücksichtigt die Anliegen beider Vereine, wobei die Wissenschaft – wohl nicht zufällig – an erster Stelle steht:

»*§ 2. Die Berliner medicinische Gesellschaft hat den Zweck, wissenschaftliche Bestrebungen auf dem Gesammtgebiete der Medicin zu fördern, ein collegiales Verhältniss unter ihren Mitgliedern zu erhalten und die ärztlichen Standes-Interessen zu wahren.*«

Mitglied konnte jeder in Berlin und Umgebung ansässige Arzt werden. Über die Aufnahme entschieden die Mitglieder der Aufnahmekommission durch mündliche Stimmabgabe. Der Jahresbeitrag betrug 5 Thaler. Als Gäste durften auswärtige Besucher jederzeit an den Versammlungen teilnehmen, Berliner Ärzte nur dreimal. Der Vorstand und alle anderen Gremien wurden jährlich neu gewählt.

1860–1882

DIE GESELLSCHAFT UNTER V. GRAEFE UND V. LANGENBECK

Sitzungslokal

Wo die Gesellschaft tagte, ist für die ersten Jahre nicht lückenlos darstellbar. Laut Berliner Adressbuch führte sie ein Nomadendasein im Zentrum Berlins. Sie kam für unterschiedlich lange Zeitdauer in Gasthöfen Unter den Linden 44, Friedrichstraße 46, Zimmerstraße 20, Mohrenstraße 20 und Taubenstraße 34 unter. Ab 1878 kann der Wanderweg anhand der Mietzahlungen im Kassenbuch genau verfolgt werden.

Die erste Vorstandswahl und möglicherweise die ersten Verhandlungen fanden im Hotel ARNIM statt. Das Hotel gehörte zu den besten Adressen Berlins und verfügte über einen von dem Theaterarchitekten EDUARD TITZ (1820–1890) Ende der 1850er Jahre erbauten Festsaal, den MAX REINHARDT 1901 für sein »Kleines Theater« umbauen ließ. Es ist zumindest möglich, dass die Gesellschaft in jenem schönen Saal tagte.

In den 1870er Jahren hatte die Gesellschaft für längere Zeit, wenn auch nicht ununterbrochen, im Hotel Zum Norddeutschen Hof in der Mohrenstraße 20 ihren Standort. Das Gebäude lag auf der südlichen Seite der Mohrenstraße in der Mitte des Blocks zwischen Friedrich- und Charlottenstraße. Die Jahresmiete belief sich auf 1800 Mark und ist von 1878 bis Oktober 1883 in einem noch vorhandenen Kassenbuch dokumentiert.

In den Protokollen ist immer wieder von Kommissionen die Rede, die mit der Suche nach einem neuen Sitzungslokal beauftragt werden. Die Notwendigkeit hierfür ergab sich schon aus dem Wachsen der Gesellschaft; 10 Jahre nach der Vereinigung hatte sie ca. 300 Mitglieder, weitere 10 Jahre später (1880) etwa 450. Aber auch Unzufriedenheit mit der Lokalität mag beim Wunsch nach einem Wechsel eine Rolle gespielt haben. Denn die Gasthöfe waren vor allem für Vergnügungsveranstaltungen eingerichtet, nicht für Wissenschaftler, die zu ihren Sitzungen Patienten einbestellten und Präparate aus dem Sektionssaal, teils größerer Dimension, mitbrachten und herumreichten. Es kam auch vor, dass unmittelbar nach der Versammlung der Gesellschaft ein anderer Veranstalter den Saal beanspruchte, was dem Vorsitzenden jegliche zeitliche Flexibilität nahm.

Zudem mussten Räumlichkeiten für die immer umfangreicher werdende Bibliothek und ein Lesezimmer gemietet werden. Angemessene und einer konzentrierten Arbeitsatmosphäre zuträgliche Räume zu beschaffen, wurde so mit der Zeit immer schwieriger.

WISSENSCHAFTLICHE SITZUNGEN (VERHANDLUNGEN)

Die Bestimmungen über die Durchführung der wissenschaftlichen Sitzungen lassen einiges über die gefestigte Erfahrung der Verfasser und deren Ehrgeiz durchblicken:

»§ *1. Die Sitzungen finden im Winter alle Wochen, im Sommer alle 14 Tage, Mittwoch Abends statt. Eine jede Sitzung dauert 1½ Stunden. Nach Ablauf dieser Zeit hat der Vorsitzende das Recht, ohne Fragestellung an die Versammlung die Sitzung, wenn es ihm im allgemeinen Interesse zu liegen scheint, um ¼ Stunde, also bis auf 1¾ Stunden zu verlängern. Ist auch dann die Tagesordnung nicht erschöpft, so hat der Vorsitzende entweder die Sitzung zu schließen, oder den Willen der Versammlung durch sofortige Abstimmung zu erfragen. Die Sitzungen werden um 7½ Uhr präcise eröffnet.«*[1]

Im Jahre 1861 hatte Berlin fast 550.000 Einwohner und 625 Ärzte.[2] Außer der Charité und den Universitätskliniken standen dem allgemeinen Publikum konfessionelle Krankenhäuser (Jüdisches Krankenhaus, ELISABETH-Krankenhaus, Krankenhaus BETHANIEN, ST. HEDWIG-Krankenhaus, LAZARUS-Krankenhaus) zur Verfügung. Die ersten städtischen Einrichtungen, die Krankenhäuser Am Friedrichshain und Moabit, wurden Mitte der 1870er Jahre eröffnet. Daneben gab es viele private Kliniken. Aus dem Kreis der in diesen Institutionen tätigen Ärzte kamen Mitglieder und Vortragende.

---

[1] Tagesgeschichte. Allgemeine Medicinische Central-Zeitung 1860, Vol. 29, p. 751–752
[2] Bemerkungen zu der Zusammenstellung der statistischen Verhältnisse des ärztlichen Personals und der Apotheken in Preussen für das Jahr 1861.
Allgemeine Medicinische Central-Zeitung 1863, Vol. 32, p. 301–304

Zu den Sitzungen wurden von den Referenten längere (30 Min.) bzw. kürzere Vorträge (15 Min.) angemeldet. In späteren Jahren gab es eine Warteliste und eine Wartezeit von mehreren Monaten. Die Tagesordnung legte der Vorsitzende fest. Sie war den Teilnehmern im Vorhinein bekannt. Patientenvorstellungen und Demonstrationen von frischen Operations- bzw. Sektionspräparaten waren häufig nicht planbar und wurden vor der Tagesordnung in sehr konzentrierter Form abgehandelt.

Die Themen umfassten das ganze Spektrum der Medizin. Die Spezialisierung war noch nicht weit fortgeschritten, so dass der gut ausgebildete Mediziner einem Vortrag aus einer Spezialdisziplin durchaus folgen und ggf. auch mitdiskutieren konnte. Im Jahre 1860 gab es in Berlin nur eine medizinische Fachgesellschaft, nämlich die 1844 gegründete *Gesellschaft für Geburtshülfe*. Für alle anderen Fachgebiete bot die *Berliner Medizinische Gesellschaft* das Forum für die Bekanntgabe und Diskussion der neuesten Erkenntnisse aus Klinik und Forschung.

Im Laufe der nächsten 20 Jahre wurden in Berlin die *Gesellschaft für Psychiatrie und Nervenkrankheiten* (1867), die *Berliner Physiologische Gesellschaft* (1875) und der *Verein für Innere Medizin* (1881) gegründet. Im Zusammenhang mit der Gründung des internistischen Vereins durch FRIEDRICH THEODOR V. FRERICHS (1819–1885) und ERNST V. LEYDEN (1832–1910) kam es zu Irritationen, die zu einer bedrohlichen Krise für die *Berliner Medizinische Gesellschaft* hätten werden können. Jedenfalls gab V. LANGENBECK in der Sitzung am 3. März 1881 eine längere Erklärung ab.[3]

Offenbar hatten nämlich die Zeitungen den Gründern die Klage in den Mund gelegt, die Schaffung einer eigenen Gesellschaft wäre notwendig gewesen, da die Innere Medizin vernachlässigt und von der Chirurgie an den Rand gedrängt werde. Dies wurde als ein indirekter Vorwurf gegen die *Berliner Medizinische Gesellschaft* aufgefasst. V. LANGENBECK belegte anhand der Vortragsstatistik der vergangenen fünf Gesellschaftsjahre, dass die Zahl der Beiträge aus der Inneren Medizin die aus der Chirurgie bei weitem übertraf.

---

[3] V. LANGENBECK: Das Verhältniss der Berliner medicinischen Gesellschaft zur inneren Medicin. Verhandlungen der Berliner medicinischen Gesellschaft 1880/81, Band XII, Teil I, p. 76–79

»Im Gegentheil habe ich es oft empfunden, dass von uns Chirurgen immerhin eine regere Betheiligung an den Vorträgen hätte entwickelt werden können.«

Die Erklärung v. LANGENBECKS wurde vor einem übervollen Sitzungssaal mit großer Zustimmung aufgenommen. Ein Exodus der Internisten aus der Gesellschaft, der sich verheerend ausgewirkt hätte, erfolgte nicht.

WISSENSCHAFTLICHE THEMEN

Die Gesellschaft tagte über die ersten 22 Jahre ihres Bestehens im Mittel 25-mal im Jahr. Bei jeder Sitzung wurden in der Regel zwei Vorträge gehalten, dazu kamen ggf. noch kurze, spontane Beiträge außerhalb der Tagesordnung. Die Fülle der Themen, die in den ersten 75 Jahren abgehandelt wurden, ist an anderer Stelle dargestellt.[4] Hier und in den entsprechenden Abschnitten der anderen Kapitel kann nur durch Nennung weniger Themen und Redner skizzenhaft angedeutet werden, wo die Medizin in dem jeweiligen Zeitabschnitt stand, wie die Idee der naturwissenschaftlich orientierten Medizin das Denken befruchtete und die Entwicklung der modernen Medizin immer stärkere Dynamik gewann.

Als die Gesellschaft entstand, waren Äther- und Chloroformnarkose bereits seit mehr als einem Jahrzehnt bekannt und hatten der Chirurgie neue Möglichkeiten eröffnet. Zwar konnten sich die Lehren aus den Arbeiten (1847/48) eines IGNAZ SEMMELWEIS (1818–1865) noch nicht allgemein durchsetzen, doch sollte Mitte der 1860er Jahre die Entwicklung antiseptischer Operationstechniken durch den Engländer JOSEPH LISTER (1827–1912) der Chirurgie einen weiteren Schub verleihen. Kurz bevor VIRCHOW den Kommandostab der Gesellschaft übernahm, hielt ROBERT KOCH (1843–1910) seinen berühmten Vortrag über die Entdeckung des Tuberkelbazillus – aber vor der *Berliner Physiologischen Gesellschaft* (24. März 1882). Das sind die medizinhistorischen Eckpunkte für die Zeit der ersten beiden Vorsitzenden, v. GRAEFE (1860–1870) und v. LANGENBECK (1871–1882).

---

[4] Das Entstehen der modernen Medizin. Vorträge vor der Berliner Medizinischen Gesellschaft von 1860 bis 1935. Ausgewählt vom Geheimen Medizinalrat OTTO SOLBRIG, herausgegeben und kommentiert von GABRIELE LASCHINSKI und IVAR ROOTS. ABW Wissenschaftsverlag, 2018

Innere Medizin, Infektionskrankheiten, Neurologie

Die überwiegende Mehrzahl der Vorträge kam aus dem Gebiet der Inneren Medizin, wobei sich Kinderheilkunde und Neurologie noch nicht verselbständigt hatten. Von den Referenten ist an erster Stelle LUDWIG TRAUBE (1818–1876) zu nennen, der bis 1872 über 40 Beiträge lieferte. TRAUBE gehörte zur ersten Medizinergeneration, die in der auf naturwissenschaftlicher Methodik fußenden »Berliner Schule« von JOHANN LUKAS SCHÖNLEIN (1793–1864) und JOHANNES MÜLLER (1801–1858) ausgebildet worden war. Er trug sowohl klinische Fälle als auch Ergebnisse seiner experimentalpathologischen Studien vor, sprach u.a. über die Herzwirkung von Digitalis,[5] Cyankali, Kohlendioxid und Nikotin, die Regulation der Herztätigkeit[6] (das Reizleitungssystem des Herzens wurde erst Anfang des 20. Jahrhunderts entdeckt), über Fieber und antifebrile Mittel[7] und über die zentralnervöse Regulation von Atmung und Kreislauf,[8] – dabei stets darauf bedacht, die im Labor gewonnenen Beobachtungen mit den Erfahrungen aus Klinik und Therapie zu korrelieren.

Über die Fieberlehre sprach auch HERMANN SENATOR (1834–1911) wiederholt, z.B. 1875 über die antifebrile Wirkung von Salicylsäure.[9] Der damals in der Charité tätige junge BERNHARD NAUNYN (1839–1925) teilte 1868 seine tierexperimentellen Ergebnisse über die vermehrte Harnstoffausscheidung bei Fieber mit.[10] EDWIN KLEBS (1834–1913), seinerzeit Assistent von VIRCHOW, berichtete über seine Versuche zur Kohlenmonoxidvergiftung.[11] Weitere Themen, die immer wieder erörtert wurden, waren chronische

---

[5] TRAUBE: Zur Theorie der Digitalis-Wirkung. Allgemeine Medicinische Central-Zeitung 1861, Vol. 30, p. 745–748

[6] TRAUBE: Ueber den Antheil des regulatorischen Herznervensystems an der Arbeit des Herzens. Allgemeine Medicinische Central-Zeitung 1864, Vol. 33, p. 333–336

[7] TRAUBE: Zur Fieberlehre. Allgemeine Medicinische Central-Zeitung 1863, Vol. 32, p. 409–414, 425–427, 809–814

[8] TRAUBE: Ueber die pathologischen und therapeutischen Folgerungen aus seinen neuesten physiologischen Untersuchungen über die Funktion der vitalen Nervencentra. Allgemeine Medicinische Central-Zeitung 1864, Vol. 33, p. 9–11, 18–19, 42–44

[9] SENATOR: Ueber die antifebrile Wirkung der Salicylsäure. Verhandlungen der Berliner medicinischen Gesellschaft 1875/76, Band VII, Teil I, p. 4–6

[10] NAUNYN: Ueber das Verhalten der Harnstoffausscheidung beim Fieber. Verhandlungen der Berliner medicinischen Gesellschaft 1867/68, Band II, Teil II, p. 140–145

[11] Dr. KLEBS: Ueber Kohlenoxyd-Vergiftung. Berliner Klinische Wochenschrift 1864, Vol. 1, p. 81–82

Nierenerkrankungen, Herzhypertrophie sowie Phosphorwirkungen und die Phosphorvergiftung (Streichholzköpfchen waren ein gängiges Suizidmittel).

Infektionskrankheiten standen unter den Gesundheitsrisiken ganz vorn. AUGUST HIRSCH (1817–1894), einer der ersten Epidemiologen, berichtete über die Untersuchungen, die er im Auftrag der preußischen Regierung in Epidemiegebieten vornahm, so 1865 über die Meningitis cerebrospinalis im Regierungsbezirk Danzig, 1874 über einen Choleraausbruch an der Weichsel und 1879 über die Pestepidemie in Astrachan. 1866 sprach er über die jüngste Choleraepidemie in Berlin, der innerhalb weniger Monate über 6000 Menschen, d.h. fast 1 % der Einwohner, erlagen.[12] Die epidemiologische Sektion der Gesellschaft befasste sich eingehend mit der Frage, inwieweit ein Zusammenhang mit dem Grundwasserspiegel bestehe. Ferner veröffentlichte sie eine Liste von Desinfektionsmitteln mit Hinweisen zu deren Anwendung. Empfohlen wurden Wärme, Chlorkalk, Natrium- und Kaliumpermanganat; mit Einschränkungen empfohlen Carbolsäure, Schwefelsäure und Chlorzink.[13]

Die immer wiederkehrenden Ausbrüche von Diphtherie und Typhus wurden dazu genutzt, Beobachtungen über diese Krankheiten zu ergänzen und zu präzisieren. Heftige Diskussionen gab es zur Frage der Abgrenzung zwischen Krupp und Diphtherie. Therapeutisch war man noch weitgehend machtlos. CARL HÜTER (1838–1882) erläuterte 1866 die Besonderheit der Tracheotomie bei Kindern; die Hauptindikation dieses Eingriffs stellte die Luftnot bei Krupp oder Diphtherie dar.[14]

Bei der Syphilis waren es die Manifestationen der angeborenen Form bei Säuglingen, über die man sich klar zu werden suchte. Beispiele für Organschäden bei Spätsyphilis wurden immer wieder als klinische Fälle, öfter noch als Sektionsmaterial, demonstriert. Im Mai 1879 äußerte EMANUEL MENDEL (1839–1907), Leiter einer privaten Klinik für Nervenkranke, die Ansicht, dass es einen Zusammenhang zwischen Syphilis und Dementia paralytica gäbe. Diese – im Übrigen nicht von ihm stammende – Hypothese fand unter sei-

---

[12] HIRSCH: Cholera-Epidemie des Jahres 1866 in Berlin.
Verhandlungen der Berliner medicinischen Gesellschaft 1865/66, Band I, Teil II, p. 311–314

[13] Bericht der epidemiologischen Section der Berliner medicinischen Gesellschaft über die Cholera-Frage. Berliner Klinische Wochenschrift 1867, Vol. 4, p. 296–297

[14] C. HUETER: Practische Notizen zur Operation der Tracheotomie.
Verhandlungen der Berliner medicinischen Gesellschaft 1865/66, Band I, p. 174–190

nen Berliner Kollegen, darunter auch WERNICKE und C. WESTPHAL, zu jenem Zeitpunkt keine Unterstützer, umso mehr jedoch Jahre später (s. S. 81).[15]

Mit den Erscheinungsformen der Lungentuberkulose aus Sicht des Pathologen befasste sich VIRCHOW 1865.[16] Der Franzose JEAN-ANTOINE VILLEMIN (1827–1892) hatte 1865 gezeigt, dass Tuberkulose auf Tiere übertragen werden kann. Doch die wissenschaftliche Welt interpretierte seine Ergebnisse teilweise anders, denn da man histologisch keine pathognomonischen Zeichen für das Vorhandensein einer Tuberkulose hatte, konnte zur Frage ihrer Übertragbarkeit lange Zeit keine Einigkeit erzielt werden. LOUIS WALDENBURG (1837–1880), dirigierender Arzt an der Charité, berichtete der Gesellschaft 1867 von eigenen Versuchen und seinem Schluss, dass die Tuberkulose nicht durch ein spezifisches Agens erzeugt werde.[17] Der junge JOHANNES ORTH (1847–1923) wiederum, damals Assistent von VIRCHOW, äußerte sich 1875, wenn auch sehr vorsichtig, im gegenteiligen Sinne – und hatte damit recht.[18]

KOCHs große Entdeckung (März 1882) löste Begeisterung und eine regelrechte Aufbruchsstimmung aus, wie sie aus den Worten von PAUL GUTTMANN (1834–1893), Chefarzt am Krankenhaus Moabit, herausklingen:

»M.H.! Gleich nach R. KOCH's Entdeckung der Tuberkelbacillen habe ich mich, wie so Viele und vielleicht auch nicht Wenige unter Ihnen, mit dem Nachweise dieser Mikroorganismen beschäftigt, zunächst im Inhalte phthisischer Cavernen, deren Brösel zuweilen grosse Massen dieser Bacillen enthalten, demnächst in den Sputis der Phthisiker. Ueber die Methoden dieses Nachweises und über das Vorkommen dieser Bacillen in den phthisischen Sputis möchte ich mir heute einige Worte erlauben.«[19]

---

[15] E. MENDEL: Syphilis und Dementia paralytica. Verhandlungen der Berliner medicinischen Gesellschaft 1878/79, Band X, Teil I, p. 132–135, Teil II, p. 182–198

[16] RUDOLF VIRCHOW: Ueber das Verhalten abgestorbener Theile im Inneren des menschlichen Körpers, mit besonderer Beziehung auf die käsige Pneumonie und die Lungentuberkulose. Verhandlungen der Berliner medicinischen Gesellschaft 1865/66, Band I, p. 241–271

[17] Verhandlungen der Berliner medicinischen Gesellschaft 1867/68, Band II, Teil II, p. 51–61

[18] JOHANNES ORTH: Ueber Tuberculose. Verhandlungen der Berliner medicinischen Gesellschaft 1874/75, Band VI, Teil I, p. 59–63, Teil II, p. 135–151

[19] P. GUTTMANN: Ueber den Nachweis der Tuberkelbacillen und ihr Vorkommen in den phthisischen Sputis, mit Demonstrationen von Präparaten. Verhandlungen der Berliner medicinischen Gesellschaft 1881/82, Band XIII, Teil I, p. 213–217

Dies war ein aktueller, vor der Tagesordnung eingeschobener Beitrag mit Präparatedemonstration im Juli 1882, also nur wenige Monate nach dem legendären Vortrag von KOCH!

Großes Interesse bestand an neurologischen Fragestellungen. In den ersten Jahren gehörte der ebenfalls aus der Schule von MÜLLER und SCHÖNLEIN hervorgegangene ROBERT REMAK (1815–1865) zu den eifrigsten Rednern. REMAK hatte sich ab Mitte der 1850er Jahre hauptsächlich mit der Anwendung von konstantem Strom bei Nerven- und Muskelerkrankungen beschäftigt. Sein temperamentvolles Eintreten für den galvanischen Strom zu therapeutischen Zwecken verschaffte ihm unter den Kollegen einige Zustimmung.[20]

Im April 1870 stellte EDUARD HITZIG (1838–1907) Elektrostimulationsversuche am Frontallappen bei Hunden vor, die er zusammen mit GUSTAV THEODOR FRITSCH (1838–1927) durchgeführt hatte. Sie zeigten erstmals, dass es in der Großhirnrinde definierte Zentren für bestimmte motorische Funktionen gibt, lange bevor WILDER PENFIELD (1891–1976) Mitte des 20. Jahrhunderts die Projektionsfelder auf den motorischen Cortex in Gestalt seines berühmten Homunculus aufzeichnete.[21]

Von den großen Namen der Neurologie referierten: MORITZ HEINRICH ROMBERG (1795–1873), Leiter der Universitäts-Poliklinik und Mitbegründer der Neurologie, über die Theorie der Valleix-Druckpunkte (N. ischiadicus); CARL WESTPHAL (1833–1890), Leiter der Charité-Klinik für Geistes- und Nervenkranke, mehrfach über Rückenmarkserkrankungen; CARL WERNICKE (1848–1905), niedergelassener Nervenarzt, u. a. über Symptomatologie und Lokalisation von Hirntumoren.

---

[20] Prof. REMAK: Ueber vitale Wirkungen des constanten Stroms.
Berliner Klinische Wochenschrift 1864, Vol. 1, p. 269–270, 271–272
[21] HITZIG: Ueber die elektrische Erregbarkeit des Grosshirns.
Verhandlungen der Berliner medicinischen Gesellschaft 1869–71, Band III, Teil I, p. 156–160

Chirurgie

In der Chirurgie, die damals auch die Augen- sowie die heutige Hals-Nasen-Ohrenheilkunde einschloss, nahmen Themen der Knochenchirurgie und der Orthopädie einen breiten Raum ein. Einige Beiträge befassten sich mit Fällen von Knochen-, Gelenk- oder Wirbelsäulen-»Caries« und deren Behandlungsmöglichkeiten. Dass es sich bei diesen Knochenaffektionen um eine Manifestation der Tuberkulose handelt, wurde von einigen vermutet. Das Vorgehen war teils konservativ, teils operativ. Neben anderen stellten HEIMANN WOLFF BEREND (1809–1873) und MICHAEL MORITZ EULENBURG (1811–1887), beide Leiter von orthopädischen Instituten, Patienten und Behandlungsmethoden vor. EULENBURG demonstrierte im Dezember 1866 eine Vorrichtung, mit deren Hilfe die kranke Wirbelsäule des Patienten in Horizontallage ruhig gehalten wurde, um eine Ausheilung zu ermöglichen und die gefürchtete Deformierung zu verhindern. Die meisten Patienten waren Kinder unter 5 Jahren, die in der Regel 1–1½ Jahre in dieser Konstruktion lagen.[22]

Von den knapp vierzig Vorträgen, die v. LANGENBECK bis 1880 hielt, war die Mehrzahl durch lehrreiche Fälle aus seiner Klinik inspiriert: Operationen von Tumoren und Gaumenspalten, Fuß-, Hand- und Hüftgelenksresektionen, Rhinoplastik, Kehlkopfextirpation und Nervennaht (1880). Daneben sprach er über Operationstechniken, 1873 beispielsweise über die Operation in künstlicher Blutleere, ein Verfahren, das FRIEDRICH ESMARCH (1823–1908), Kiel, im gleichen Jahr auf dem Chirurgenkongress vorgestellt hatte.[23]

JULIUS WOLFF (1836–1902), der bei v. LANGENBECK gelernt hatte und später der erste Professor für Orthopädie an der Charité wurde, trug seit 1868 wiederholt über seine grundlegenden experimentellen Arbeiten zu Knochenwachstum und -architektur vor.[24] Ein anderer LANGENBECK-Schüler

---

[22] EULENBURG: Demonstration eines zur Behandlung des POTT'schen Dorsal- und Lumbal-Wirbelleidens empfohlenen Apparats. Berliner Klinische Wochenschrift 1867, Vol. 4, p. 98–102 u. 112–115

[23] B. v. LANGENBECK: Ueber die ESMARCH'sche Constriction der Glieder zur Erzeugung künstlicher Blutleere bei Operationen. Verhandlungen der Berliner medicinschen Gesellschaft 1873/74, Band V, Teil II, p. 21–23

[24] JULIUS WOLFF: Die Architectur der spongiösen Knochensubstanz. Verhandlungen der Berliner medicinschen Gesellschaft 1869–1871, Band III, Teil II, p. 74–77

und Nachfolger seines Lehrers als Leiter der Chirurgie im Jüdischen Krankenhaus, JAMES ISRAEL (1848–1926), machte im Juni 1878 Mitteilung über die von ihm entdeckte Aktinomykose, deren Haupterreger (Actinomyces israeli) heute seinen Namen trägt. ISRAEL meinte, es mit einer Pilzerkrankung zu tun zu haben.[25]

Ein dritter Schüler von LANGENBECK, der damals erst 27-jährige THEMISTOKLES GLUCK (1853–1942), sprach 1881 fast futuristisch über Transplantation, Regeneration und entzündliche Neubildung.[26] GLUCK, ein leidenschaftlicher Experimentator, hatte bei VIRCHOW im Rahmen einer Preisaufgabe der Berliner Fakultät tierexperimentell über Nervenregeneration und Nervennaht gearbeitet und war dafür ausgezeichnet worden. Seine systematischen Versuche zur Überbrückung von Nervendefekten erwiesen sich als wegweisend.

Der neu berufene Leiter der chirurgischen Charité-Klinik, HEINRICH ADOLF V. BARDELEBEN (1819–1895), berichtete im Januar 1870 über seine Erfahrungen mit der äußeren Anwendung von Carbolsäure. V. BARDELEBEN war 1868 bei LISTER in Edinburgh gewesen, um dessen Methode der antiseptischen Wundbehandlung zu studieren. In der Diskussion stellte sich heraus, dass auch in der chirurgischen Universitätsklinik unter V. LANGENBECK bereits seit zwei Jahren nach dieser Methode gearbeitet wurde.[27] Die großen chirurgischen Kliniken Berlins führten das »System LISTER« somit umgehend nach seiner Publikation 1867 ein und verbesserten es fortlaufend durch eigene Untersuchungen.

Unter dem Vorsitzenden V. GRAEFE nahm die Augenheilkunde einen prominenten Platz in den Verhandlungen ein. Dies lag auch daran, dass der von HERMANN V. HELMHOLTZ (1821–1894) 1851 beschriebene Augenspiegel dem Fach eine neue Dimension eröffnet hatte. Erstmals konnten pathologische Veränderungen am Augenhintergrund beobachtet werden, was zu einer so raschen Folge wichtiger Entdeckungen führte wie in kaum einem anderen Fach, darunter nicht wenige durch V. GRAEFE.

---

[25] Verhandlungen der Berliner medicinischen Gesellschaft 1878/79, Band X, Teil I, p. 3–11
[26] Verhandlungen der Berliner medicinischen Gesellschaft 1880/81, Band XII, Teil II, p. 200–219
[27] Verhandlungen der Berliner medicinischen Gesellschaft 1869–1870, Band III, Teil I, p. 124–131, Teil II, p. 79–82

In den 10 Jahren seines Vorsitzes hielt v. GRAEFE vor der Gesellschaft über 30 Vorträge. Den Anfang machte im Dezember 1860 ein Referat über die Stauungspapille, deren Erstbeschreiber v. GRAEFE ist.[28] Im Juni 1867 demonstrierte er bei einer BASEDOW-Patientin das Zurückbleiben des Oberlids bei Blicksenkung, das später nach ihm benannte »GRAEFE-Zeichen«,[29] und er beschrieb das ophthalmologische Bild von Aderhauttuberkeln bei Miliartuberkulose.[30] Weitere Themen waren infektiöse Augenentzündungen, Wirkungen von Opium sowie Extrakten aus Belladonna und Physostigma venenosum, Auswirkungen von Infektionserkrankungen wie Diphtherie, Meningitis cerebrospinalis und Cholera sowie von Allgemeinerkrankungen wie Diabetes auf die Augen, einige Fälle von Cysticercus und immer wieder Operationsmethoden (Glaukom, Katarakt) und Operationsinstrumente.

Von den zahlreichen Schülern, die v. GRAEFE bereits in jungen Jahren hatte, sprachen RICHARD LIEBREICH (1830–1917), JULIUS HIRSCHBERG (1843–1925) und KARL SCHWEIGGER (1830–1905) vor der Gesellschaft. SCHWEIGGER wurde später v. GRAEFES Nachfolger als Direktor der Universitätsaugenklinik; er war 1860–1867 Schriftführer der Gesellschaft.

---

[28] A. V. GRAEFE: Ueber Complication von Sehnervenentzündung mit Gehirnkrankheiten. Archiv für Ophthalmologie 1860, Bd.VII, Abt. 2, p. 58–71
[29] A. VON GRAEFE: Ophthalmologische Mittheilungen. Berliner Klinische Wochenschrift 1867, Vol.4, p. 319–321
[30] Verhandlungen der Berliner medicinischen Gesellschaft 1867/68, Band II, Teil II, p. 47–48

ALBRECHT V. GRAEFE (1828–1870)

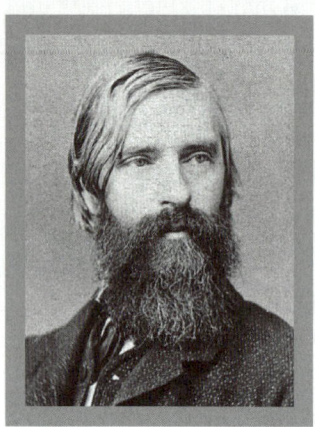

5   ALBRECHT V. GRAEFE

ALBRECHT V. GRAEFE wurde in Berlin als Sohn des Gründungsdirektors der chirurgischen Universitätsklinik, CARL FERDINAND V. GRAEFE (1787 1840), geboren. Er habilitierte sich 1852 und eröffnete eine private Augenklinik. 1866 wurde er Professor für Augenheilkunde an der Berliner Universität, 1868 erhielt er die Leitung der augenärztlichen Abteilung in der Charité.

In Berlin von der ersten Riege der wissenschaftlichen Medizin ausgebildet (SCHÖNLEIN, DU BOIS-REYMOND, VIRCHOW, MÜLLER), erkannte V. GRAEFE das Potential des HELMHOLTZschen Augenspiegels sofort. V. GRAEFE sind eine Reihe von Entdeckungen (Stauungspapille bei Hirntumor, Embolie der Arteria centralis retinae als Erblindungsursache etc.) sowie neue Operationstechniken (u. a. Iridektomie bei Glaukom) zu verdanken. Seine Klinik in der Karlstraße (heute Reinhardtstraße) wurde schnell weit über Deutschland hinaus bekannt und zog Patienten genauso an wie Studenten und Ärzte, die bei ihm in die Lehre gehen wollten. Durch ihn und seine Schüler wurde Berlin zu einem Zentrum der Augenheilkunde.

Von den Zeitgenossen wird V. GRAEFE als sanft, von hinreißender Beredsamkeit, als Lichtgestalt beschrieben. Er wurde bewundert und verehrt. Offenbar umgab ihn eine messianische Aura, die selbst einen so selbstherrlichen Mann wie FERDINAND LASSALLE (1825–1864) beeindruckte; der soll zu V. GRAEFE einmal gesagt haben: »*GRAEFE! Sie sind kein Mensch! Sie sind ein Heiliger und mit Heiligen streite ich nicht!*«[31]

---

[31] WOLFGANG HANUSCHIK: Augenarzt der Armen und Pionier der Augenheilkunde. Zum 150. Todestag von ALBRECHT VON GRAEFE. Berliner Ärzte, 2008, p. 28–29

Die entscheidende Rolle, welche die integrierende Persönlichkeit dieses außergewöhnlichen Arztes für die Gesellschaft gespielt hat, schildert JULIUS HIRSCHBERG (1843–1925), einer seiner Schüler:

»Die Berliner medizinische Gesellschaft verdankt ihr Aufblühen zum grossen Teil der Persönlichkeit ihres ersten Vorsitzenden. Seine unbeschreibliche Liebenswürdigkeit, sein unfehlbarer Takt, wo es galt, einander widerstreitende Interessen auszugleichen und zu versöhnen, seine lebhafte Teilnahme an allen wissenschaftlichen und kollegialen Bestrebungen, die unerschöpfliche Fülle seines eignen Wissens und Könnens, die bahnbrechenden Entdeckungen und neuen Erfahrungen, die er selber mitteilte, stets bereit und gefällig, wenn einmal Mangel an Material eintrat, in die Bresche zu treten, aber immer denen, die gern etwas mitteilen wollten, den Vortritt gewährend, seine freundliche Beteiligung sogar an den kollegialen Nachsitzungen beim Glas Bier, das er kaum vertragen konnte, — alles dies kam zusammen, um dem ersten Vorsitzenden die grösste Beliebtheit bei den Ärzten Berlins zu sichern. Wer dies mit erlebt hat, wird es niemals vergessen können.«[32]

Obwohl er schwer an Tuberkulose erkrankt war und den Vorsitz häufiger nicht wahrnehmen konnte, wurde v. GRAEFE Jahr für Jahr wiedergewählt. Seine letzte längere Abwesenheit erstreckte sich von Januar bis zum 15. Dezember 1869, als er erstmals wieder an einer Sitzung teilnahm. Er hatte der Generalversammlung im Juni brieflich mitgeteilt, dass er noch bis zum Winter auf seine Gesundheit Rücksicht nehmen müsse; die Gesellschaft solle deshalb in ihrem eigenen Interesse bei der Erneuerung des Vorstandes nicht auf ihn »reflectiren«. Dennoch fiel ihm die absolute Mehrheit der Stimmen zu.

V. GRAEFE starb am 20. Juli 1870. Am Vortag hatte Frankreich Preußen den Krieg erklärt. Bei der Sitzung am Abend führte v. LANGENBECK den Vorsitz. Das Protokoll besteht nur aus drei Sätzen.

»Der Vorsitzende gedenkt in bewegten Worten des schweren Verlustes, den die Gesellschaft und die ganze medicinische Wissenschaft durch das Hinscheiden des Herrn v. GRÄFE erlitten hat. Unter dem niederdrückenden Einfluss dieser Trauerkunde und bei der Schwere der jetzt sich verbreitenden äusseren Ereignis-

---

[32] J. HIRSCHBERG: ALBRECHT VON GRAEFE. In: Männer der Wissenschaft. Eine Sammlung von Lebensbeschreibungen zur Geschichte der wissenschaftlichen Forschung und Praxis. Hrsg. Dr. JULIUS ZIEHEN. Heft 7, p. 42, Leipzig, WILHELM WEICHER, 1906

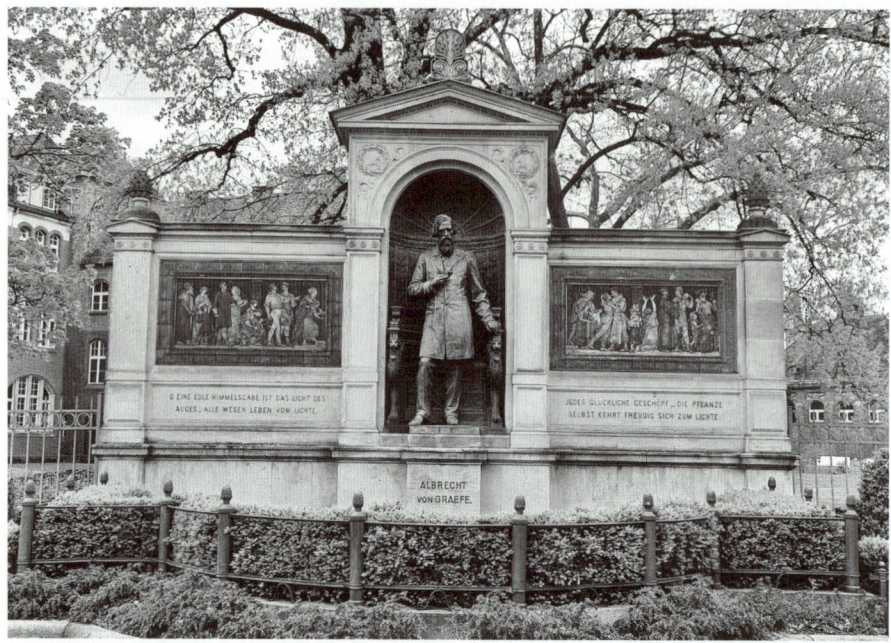

6 Denkmal für ALBRECHT V. GRAEFE, errichtet 1882 an der Luisen-, Ecke Schumannstraße.

se werde zum Eintreten in wissenschaftliche Verhandlungen sicherlich Allen die nöthige Sammlung fehlen. Mit Zustimmung der Versammlung schliesst der Vorsitzende die Sitzung und vertagt den Wiederbeginn auf eine spätere, ruhigere Zeit.«[33]

Die Niedergeschlagenheit der Anwesenden scheint greifbar. Zum ersten Mal kapitulierte die *Berliner Medizinische Gesellschaft* vor widrigen äußeren Umständen. Die nächste Sitzung fand am 30. November 1870 statt. Ruhig war die Zeit zwar noch nicht, die stellvertretenden Vorsitzenden (V. LANGENBECK, V. BARDELEBEN) waren noch im Feld. Doch die Gesellschaft wurde von ihren Schriftführern zusammengerufen und nahm ihre Arbeit wieder auf.

Für V. GRAEFE wurde 1882 ein Denkmal in der Luisen-, Ecke Schumannstraße in der Nähe seiner früheren Wirkungsstätten errichtet, ein Gemeinschaftswerk der Architekten MARTIN GROPIUS (1824–1880) und HEINO

---

[33] Verhandlungen der Berliner medicinischen Gesellschaft 1869–71, Band III, Teil II, p. 155

SCHMIEDEN (1835–1913) sowie des Bildhauers RUDOLF SIEMERING (1835–1905). Die Initiative für diese Ehrung ging von der *Deutschen Ophthalmologischen Gesellschaft* und u. a. auch von der *Berliner Medizinischen Gesellschaft* aus. Planung und Finanzierung lagen in der Hand eines internationalen Komitees (Abb.6). Durch die reichlich geflossenen Spenden stand für die Ausführung ein Betrag von 70.000 Mark zur Verfügung.[34] Die *Berliner Medizinische Gesellschaft* spendete 500 Thaler (ca. 1.500 Mark).[35]

Gynäkologie

Die führenden Berliner Gynäkologen waren zwar Mitglieder der Gesellschaft, traten aber selten als Redner auf. EDUARD MARTIN (1809–1875), Leiter der gynäkologischen Klinik der Charité und der Universitätsfrauenklinik, sprach im April 1871 über Kindbettfieber. Dessen Ausbreitung im Winter 1870/71 war nach seiner Ansicht darauf zurückzuführen, dass viele Ärzte jetzt zusätzlich in Lazaretten und Baracken bei der Versorgung verwundeter Soldaten aus dem Deutsch-Französischen Krieg halfen; wenn diese Kollegen anschließend geburtshilflich tätig waren, konnten sie Infektionen auf die Gebärenden übertragen. Eine wirksame Therapie gab es nicht, die Erkrankung verlief etwa bei einem Drittel der Fälle letal.[36]

Interessanterweise hatte MARTIN bereits im Juni 1860 in einer der letzten Sitzungen der *Gesellschaft für wissenschaftliche Medizin* über eine Epidemie von Puerperalfieber berichtet. Er hatte damals mit einer Verschärfung der Hygienemaßnahmen reagiert. Dazu gehörte auch, dass Praktikanten, die im Sektionssaal gewesen waren, für 24 Stunden keine gynäkologischen Unter-

---

[34] Enthüllung des A. v. GRÄFE-Denkmals 22. Mai 1882.
Centralblatt für praktische Augenheilkunde 1882, Vol.6, p. 155–157
[35] Sitzung vom 3. Juli 1872.
Verhandlungen der Berliner medicinischen Gesellschaft 1871–1873, Band IV, Teil II, p. 63–65
[36] EDUARD MARTIN: Ueber das Kindbettfieber.
Verhandlungen der Berliner medicinischen Gesellschaft 1869–71, Band III, Teil I, p. 252–262

suchungen machen durften. So war es MARTIN gelungen, die Epidemie in seinem Verantwortungsbereich schnell einzudämmen.[37]

Die geburtshilfliche Klinik der Charité stand bis 1877 unter der Leitung von JULIUS VICTOR SCHÖLLER (1811–1883). Dort wurden die Lehren von SEMMELWEIS erst ab 1874 stärker berücksichtigt, so jedenfalls ADOLF GUSSEROW (1836–1906) in seinem Referat 1882. Bald nach GUSSEROWS Amtsübernahme 1879 sank die Mortalität dank konsequenter Asepsis auf knapp 1%.[38]

KARL SCHRÖDER (1838–1887), der Nachfolger von MARTIN, berichtete 1877 über seine außerordentlich guten Ergebnisse mit der LISTERSCHEN Methode bei Ovariotomie: Es starben nur 2 seiner 17 Patientinnen. Der Vortrag löste eine Diskussion über den Ersatz von Carbolsäure durch ein weniger toxisches Mittel aus, da Vergiftungen, auch mit letalem Ausgang, bisweilen vorkamen.[39]

Beiträge von Virchow

VIRCHOW trug während der Amtszeit seiner beiden Vorgänger, V. GRAEFE und V. LANGENBECK, für seine Verhältnisse selten vor. Er besuchte, wie seine vielen Diskussionsbeiträge zeigen, die Verhandlungen jedoch recht häufig. In der ersten Sitzung im Oktober 1860 hielt er ein längeres Referat über das Lungenemphysem, andere Themen waren pathologische Befunde bei Pest, Übertragung der Perlsucht (Tuberkulose) der Haustiere durch die Nahrung und die Bildung von Knochengewebe im menschlichen Körper. Auch demonstriert er ab und an einen interessanten Sektionsbefund.

VIRCHOW präsentierte eine Reihe von »Kuriositäten«, darunter die Siamesischen Zwillinge, die »zweiköpfige« Nachtigall, den russischen Haarmenschen, einen Hermaphroditen. Dies geschah nicht aus Sensationslust, sondern um das Entstehen dieser außergewöhnlichen Fälle zu analysieren.

---

[37] Sitzung der Gesellschaft für wissenschaftliche Medicin in Berlin vom 4. Juni 1860. Deutsche Klinik 1860, Vol. 12, p. 381–382

[38] GUSSEROW: Ueber Puerperalfieber.
Verhandlungen der Berliner medicinischen Gesellschaft 1881/82, Band XIII, Teil II, p. 123–132

[39] SCHRÖDER: Ueber die LISTER'sche Methode bei der Ovariotomie.
Verhandlungen der Berliner medicinischen Gesellschaft 1876/77, Band VIII, Teil I, p. 61–69

Ohne die Hilfe heutiger bildgebender Verfahren war es auch für VIRCHOW häufig nicht einfach, die genauen anatomischen Verhältnisse zu ermitteln. Da es sich fast ausschließlich um Personen handelte, die mit der Zurschaustellung ihrer körperlichen Besonderheiten ihren Lebensunterhalt verdienten, musste ihnen die Gesellschaft für diesen »Auftritt« ggf. eine Gage zahlen.

Während des Deutsch-Französischen Krieges machte VIRCHOW, angeregt durch seine Tätigkeit bei der Errichtung des Barackenlazarettes auf dem Tempelhofer Feld, längere Ausführungen über die zweckmäßige Einrichtung von Spitälern. Dabei war ein wesentlicher Punkt die Verhinderung von Infektionen durch geschickte bauliche Konstruktion.[40] Als Sozialhygieniker sprach er 1872 über die Sterblichkeitsstatistik Berlins und nahm dabei Gelegenheit, den Kollegen wegen ihrer nachlässig ausgefüllten Totenscheine ins Gewissen zu reden.[41]

Höhepunkte

Zu den wissenschaftlichen Höhepunkten dieser Periode gehören die Entdeckung der schlafinduzierenden Wirkung von Chloralhydrat durch LIEBREICH und die erste Beschreibung eines Erregers bei einer menschlichen Infektionskrankheit durch OBERMEIER.

Der Pharmakologe OSKAR LIEBREICH (1839–1908) war noch chemischer Assistent am VIRCHOWschen Institut, als er am 2. Juni 1869 seinen Vortrag über die hypnotische Wirkung von Chloralhydrat hielt. Zur Illustration zeigte er vier schlafende Kaninchen. LIEBREICH hatte an verschiedenen Tierspezies systematische Untersuchungen zu Wirkung und Toxizität von Chloralhydrat unternommen und anschließend sehr vorsichtig das Mittel bei wenigen, ausgesuchten Patienten angewendet und sich von dessen schlafinduzierender Wirkung überzeugt.[42] Nur einen Monat später berichtete V. LANGENBECK über den dramatischen Fall einer Patientin mit frischer Oberarmfraktur, die

---

[40] RUDOLF VIRCHOW: Ueber Lazarette und Baracken.
Verhandlungen der Berliner medicinischen Gesellschaft 1869/71, Band III, Teil I, p. 210–243
[41] VIRCHOW: Ueber die Sterblichkeitsverhältnisse Berlins.
Verhandlungen der Berliner medicinischen Gesellschaft 1871/73, Band IV, Teil I, p. 149–168
[42] OSCAR LIEBREICH: Das Chloral, ein neues Hypnoticum und Anästheticum.
Verhandlungen der Berliner medicinischen Gesellschaft 1869/71, Band III, Teil I, p. 57–63

im Delirium tremens die Rettung ihres Armes gefährdete und mithilfe von Chloralhydrat über diese schwierige Phase gebracht wurde.[43] Chloralhydrat setzte sich schnell durch und wird noch heute angewendet.

OTTO OBERMEIER (1843–1873) arbeitete bei VIRCHOW, als er seine wichtige Entdeckung machte. In einer kurzen Mitteilung, die vor der Tagesordnung eingeschoben wurde, teilte er am 26. Februar 1873 mit, wie er im Blut von Recurrens-Kranken fadenförmige Gebilde gefunden hatte, und zwar nur während der Fieberperioden, niemals zwischen den Anfällen und nach der Krankheit. Die Fäden (heute: Borrelia recurrentis) waren bei 450- bis 500-facher Vergrößerung sichtbar.[44] OBERMEIER starb wenige Monate später, nachdem er sich – auf der Jagd nach dem Choleraerreger – in seiner Wohnung bei der Untersuchung von Patientenmaterial infiziert hatte.

STANDESPOLITISCHE THEMEN

Die Behandlung standespolitischer Anliegen war in der Satzung der Gesellschaft verankert. Da die Ärzteschaft noch kein offizielles Sprachrohr gegenüber dem Staat hatte, versuchten ärztliche Vereinigungen diese Lücke zu füllen. Als deren Dachorganisation wurde 1873 der *Deutsche Ärztevereinsbund* gegründet, dem die *Berliner Medizinische Gesellschaft* 1874 auf Antrag von BERNHARD FRÄNKEL (1836–1911) beitrat.[45] FRÄNKEL vertrat die Gesellschaft in der Regel auch auf den jährlich stattfindenden Ärztevereinsbundstagen.

Bereits 1859 hatte sich die *Gesellschaft für wissenschaftliche Medizin* an einer Petition an den Prinzregenten bezüglich der Verbesserung der Stellung der Ärzte in der Armee beteiligt.[46] Dabei ging es um die Besoldung und Aufstiegsmöglichkeiten der Militärärzte und auch um deren soziale Stellung im

---

[43] BERNHARD V. LANGENBECK: Ueber die Anwendung des Chloralhydrats bei Delirium potatorum. Verhandlungen der Berliner medicinischen Gesellschaft 1869/71, Band III, Teil I, p. 64–67

[44] Verhandlungen der Berliner medicinischen Gesellschaft 1871/73, Band IV, Teil II, p. 102–103

[45] Sitzung vom 22. April 1874, TOP 2.
Verhandlungen der Berliner medicinischen Gesellschaft 1873/74, Band V, Teil I, p. 95

[46] Sitzung der Gesellschaft für wissenschaftliche Medicin in Berlin vom 4. Juli 1859. Deutsche Klinik 1859, Vol. 11, p. 429.

Vergleich zu den Offizieren. Auf Anregung von VIRCHOW wurden Anfang 1860, 1861 und 1862 in der Gesellschaft abgestimmte Petitionen an das Abgeordnetenhaus gerichtet.[47]

Wiederholt (1862, 1867, 1874, 1879) wurden beim zuständigen Ministerium Eingaben mit der Bitte um Revision der seit 1815 unverändert bestehenden Medizinaltaxe gemacht. Sie diente zwar seit Einbeziehung der Ärzte in die Gewerbeordnung (1869) nur noch bei Streitfällen vor Gericht als Grundlage für die Berechnung der Forderungen. Dennoch war die Bedeutung der Taxe nicht gering, denn erstens war die Zahl der strittigen Fälle nicht klein, und zweitens beeinflusste, wie FRÄNKEL als Sprecher der Tax-Kommission ausführte, eine von der obersten Landesbehörde erlassene Taxe auch unumstrittene Honorare und, noch wichtiger, das Ansehen der Ärzte:

»*In einer Zeit, wo die Verbindung zwischen Arbeit und Geld immer mehr betont wird, ist es unabweislich, dass die Höhe des Lohnes auf die Qualität der Leistung Rückschlüsse ziehen lässt, und dass die Stellung der Aerzte demnach wesentlich beeinflusst wird von der Taxirung ihrer Arbeit seitens des Staates. Es ist deshalb die Taxfrage eine Standesfrage im eminenten Sinne des Wortes, …*«[48]

Die Ärzte mussten sich noch einige Jahre gedulden. Die Medizinaltaxe von 1815 wurde erst 1897 durch die neue Preußische Gebührenordnung für approbierte Ärzte und Zahnärzte abgelöst.

Die Kontroverse um das Verbot der Kurpfuscherei

Eine Schlüsselrolle hat die *Berliner Medizinische Gesellschaft* bei der Formulierung der für die Ärzte relevanten Passagen in der Gewerbeordnung von 1869 gespielt. Nachdem der erste Entwurf vorlag, wählte die Gesellschaft auf Antrag von FRÄNKEL im April 1868 eine Kommission, um »*unter Zuziehung von 2 rechtskundigen Sachverständigen zu untersuchen, ob und wie weit der dem Reichstage des Norddeutschen Bundes vorgelegte Gewerbegesetz-Entwurf die Interessen unseres Standes fördert oder benachtheiligt …*«[49] Der Kommission

---

[47] Tagesgeschichte. Allgemeine Medicinische Central-Zeitung 1862, Vol. 31, p. 69–70
[48] Bericht der Tax-Commission und Beschlussfassung über die Vorlage derselben. Berichterstatter B. FRÄNKEL. Verhandlungen der Berliner medicinischen Gesellschaft 1878/79, Band X, Teil I, p. 106–127
[49] Verhandlungen der Berliner medicinischen Gesellschaft 1867/68, Band II, Teil II, p. 105

gehörten mit VIRCHOW und WILHELM LOEWE (1814–1886) auch zwei Mitglieder des preußischen Abgeordnetenhauses an.

Die Kommission legte nach mehrmaligen Diskussionen in der Gesellschaft im März 1869 den Entwurf einer Petition an den Reichstag vor, der in einer bis nach 10 Uhr dauernden Sitzung (ein einmaliger Vorgang) verabschiedet wurde.[50] Die Petition und eine ausführliche Begründung wurden in gedruckter Form an jeden Abgeordneten versandt. Der Text erschien in den medizinischen Zeitungen zusammen mit der Aufforderung an die Kollegen, sich der Petition anzuschließen.[51]

Das Gesetz wurde wenige Monate später verabschiedet und berücksichtigte die Vorschläge der *Berliner Medizinischen Gesellschaft* nahezu vollständig. Zu den von der Gesellschaft durchgesetzten Änderungen gehörte, dass Ärzte von nun an ihr Honorar frei mit dem Patienten vereinbaren durften. Ferner konnten sie nicht unter Strafandrohung zu ärztlichen Leistungen gezwungen werden, wie es bislang der Fall gewesen war. Im Gegenzug wurde das Verbot der Kurpfuscherei aufgehoben, künftig durften auch Personen ohne entsprechende Ausbildung kurativ tätig sein. Das Führen des Titels »Arzt« war jedoch an die Approbation gebunden.

»Das Publikum gewönne in dieser Weise bei der Wahl Dessen, dem es seine Gesundheit anvertrauen will, die Möglichkeit, zwischen Geprüften und Ungeprüften zu unterscheiden... Mehr als diese Möglichkeit zu bieten, ist nicht Sache des Staats, heisst das Publikum in der Freiheit seiner Wahl mit Unrecht beschränken und ihm Vertrauen zu einer bestimmten Klasse von Personen anbefehlen ... Wir halten diesen Standpunkt für richtig, weil das Verbot der Medicinal-Pfuscherei lediglich den Schutz der Gesundheit der Staats-Angehörigen bezweckt. Als Privilegium für die Aerzte ist es weder gegeben, noch wird es von uns als solches betrachtet.« So heißt es in der den Abgeordneten überreichten Begründung der Gesellschaft.

Diese Begründung trägt eindeutig die Handschrift des Liberalen VIRCHOW. Ob sie die mehrheitliche Meinung der Ärzteschaft wiedergab, ist zweifelhaft. Denn auch die wissenschaftliche Deputation für das Medizinalwesen – also

---

[50] Tagesgeschichtliche Notizen. Berliner Klinische Wochenschrift 1869, Vol. 6, p. 147
[51] Petition der Berliner medizinischen Gesellschaft, die Gewerbe-Ordnung betreffend. Berliner Klinische Wochenschrift 1869, Vol. 6, Beilage zu No. 15

das Beratergremium des zuständigen Ministeriums – hatte sich mit 9 gegen
2 Stimmen für die Beibehaltung des Kurpfuschereiverbots ausgesprochen.[52]
Ihr gehörten mit v. LANGENBECK, VIRCHOW, v. BARDELEBEN, MARTIN, WIL-
HELM GRIESINGER (1817–1868) und KARL FRIEDRICH SKRZECZKA (1833–
1902) sechs Mitglieder der *Berliner Medizinischen Gesellschaft* an. Die Mehrzahl von ihnen hatte VIRCHOW offenbar nicht überzeugen können. Wie es
ihm dann schließlich doch gelang, die Gesellschaft hinter sich zu bringen, ist
nicht dokumentiert.

In den kommenden Jahrzehnten wird man der *Berliner Medizinischen
Gesellschaft* wiederholt vorwerfen, dass sie für die Aufhebung des Kurpfuschereiverbots verantwortlich war. Auch in der Gesellschaft selbst formierte
sich eine starke Gruppe für die Wiedereinführung des Verbots. Als 1880 die
Delegierten zum Deutschen Ärztetag eine Weisung erhalten sollten, wie dieser Punkt zu diskutieren sei, entstand eine heftige, über 4 Abende geführte
Debatte. Am Ende setzte sich wieder die »VIRCHOW-Partei« durch.

FRAGEN DES
ÖFFENTLICHEN GEMEINWOHLS

Es lag im Selbstverständnis der *Berliner Medizinischen Gesellschaft*, dass sie sich
für die Gesundheit der Bevölkerung verantwortlich fühlte und als Experten-
gremium zu aktuellen Fragen Stellung bezog. So hatte sie während der Choleraepidemie 1866 eine Liste von Desinfektionsmitteln mit Gebrauchsanwei-
sung publiziert. Anfang 1864 stellte THEODOR RIEDEL (gest. 1878) den Antrag:

*»Die Gesellschaft wolle geeignete Schritte thun, damit das Berliner Publikum
vor der durch den Genuss trichinenhaltigen Fleisches drohenden Gesundheits-
und Lebensgefahr sicher gestellt und von einer übertriebenen und masslosen
Trichinenfurcht befreit werde.«*[53]

---

[52] EDUARD GRAF: Das ärztliche Vereinswesen in Deutschland und der Deutsche Ärztever-
einsbund. Festschrift dem 10. Internationalen Medizinischen Congress gewidmet vom
Geschäftsausschuss des Deutschen Ärztevereinsbundes und im Auftrage desselben.
Leipzig, Verlag von F. C. W. VOGEL, 1890, p. 38–39

[53] Berliner medicinische Gesellschaft. Sitzung vom 13. Januar 1864.
Allg. Med. Central-Zeitung 1864, Vol. 33, p. 57–60

Die Trichinose war 1860 von dem Dresdener Pathologen FRIEDRICH ALBERT V. ZENKER (1825–1898) als für den Menschen gefährliche Krankheit beschrieben worden. Einer der schlimmsten Ausbrüche dieses Übels, bei dem von den 158 Erkrankten 26 starben, hatte Ende 1863 in der sächsischen Kleinstadt Hettstedt stattgefunden und auch die Berliner Bevölkerung in Schrecken versetzt.[54] Dies war der Auslöser für RIEDELS Antrag.

Die Gesellschaft wählte eine Kommission (VIRCHOW, REMAK, RIEDEL, V. RECKLINGHAUSEN, GURLT, KLEBS, PAASCH), die bereits vier Wochen später eine Aufklärungsschrift für das breite Publikum vorlegte. Der Bericht der Kommission über öffentliche Schlachthäuser, der gedruckt den zuständigen Behörden übergeben wurde, kam in der Sitzung Mitte Juli zur Sprache. Er empfiehlt die Einrichtung öffentlicher Schlachthäuser, zu deren Benutzung die Schlächter verpflichtet werden müssten, denn nur so lasse sich eine systematische Fleischbeschau durchsetzen.[55]

VIRCHOW setzte sich 1864 in der Stadtverordnetenversammlung für die Eröffnung eines von der Stadt betriebenen Schlachthauses ein, blieb jedoch erfolglos. Der Zentrale Vieh- und Schlachthof wurde erst 1881 in Lichtenberg eröffnet. Das Projekt war bis dahin an den Kosten gescheitert und durch die Lobbyarbeit der Schlächter hintertrieben worden.

Am 24. November 1875 verabschiedete die Gesellschaft auf Antrag von FRÄNKEL vorsorglich eine Resolution, die das neue Impfgesetz stützen sollte, gegen das von Seiten der Impfgegner immer wieder heftige Angriffe über den Petitionsausschuss versucht wurden:

»Die Berliner medicinische Gesellschaft hält, auch nach Erwägung aller dagegen geltend gemachten Gründe, die zwangsweise Einführung der Vaccination und Revaccination für einen wesentlichen Fortschritt auf dem Gebiete der öffentlichen Gesundheitspflege und würde es als ein beklagenswerthes Ereigniss betrachten, wenn das deutsche Volk der Wohlthat des Impfgesetzes vom 8. April 1874 wieder beraubt werden sollte.«[56]

---

[54] BERNHARD RUPPRECHT: Die Trichinenkrankheit im Spiegel der Hettstädter Endemie. Hettstädt, Verlag von JULIUS HÜTTIG, 1864

[55] Bericht der zur Beratung der Trichinen-Frage niedergesetzten Commission der medicinischen Gesellschaft zu Berlin über öffentliche Schlachthäuser. Berichterstatter: Dr. A. C. FEIT. Berlin, Druck und Verlag GEORG REIMER, 1864

[56] Verhandlungen der Berliner medicinischen Gesellschaft 1875/76, Band VII, Teil I, p. 26–28

Die Pockenimpfung gab es seit 1802 in Berlin, 1834 wurde die Zweitimpfung eingeführt. Obligatorisch geimpft wurden jedoch nur bestimmte Personengruppen, u. a. Soldaten. Die konsequente Befolgung dieser Vorgabe führte dazu, dass im Deutsch-Französischen Krieg 1870/71 das deutsche Heer nicht einmal 300 Soldaten durch Pocken verlor, das französische jedoch 23.400.[57] Mit den französischen Kriegsgefangenen kamen die Pocken nach Berlin und führten zu der ersten schweren Pockenepidemie seit Einführung der Impfung: Von Januar 1871 bis Juli 1872 starben ca. 6.500 Menschen, d. h. etwa 0,8 % der Einwohner. Bei den Nichtgeimpften betrug die Letalität ca. 42 %.[58] Als Reaktion darauf machte das Reichsimpfgesetz von 1874 die zweimalige Impfung gegen Pocken zur Pflicht.

DIE BERLINER MEDIZINISCHE GESELLSCHAFT ALS BERATUNGSINSTANZ FÜR DIE ÖFFENTLICHKEIT

Durch ihre rege Tätigkeit und die damit verbundene Präsenz in den medizinischen Zeitschriften sowie die Qualität der Beiträge wurde die *Berliner Medizinische Gesellschaft* im deutschsprachigen Raum von der Fachwelt bereits nach wenigen Jahren als führende medizinische Gesellschaft Deutschlands wahrgenommen, mehr und mehr auch im Ausland. Es ist bezeichnend, dass bei fast jeder Sitzung Gäste aus dem In- und Ausland anwesend waren.

Auch die Öffentlichkeit und die staatlichen Behörden sahen die Gesellschaft zunehmend als Institution. Das zeigte sich schon 1864, als der Turnlehrerverein um ein Gutachten zum Turnunterricht für Mädchen bat. Der Verein hatte dessen Einführung beim Ministerium beantragt. In bewährter Manier beauftragte die Gesellschaft eine Kommission, die innerhalb von zwei Wochen eine positive Stellungnahme abgab, welche – nach Befürwortung durch das Plenum – beim Ministerium eingereicht wurde.[59]

---

[57] DR. WERNER: Die Schutzpockenimpfung in der preussischen Armee.
Deutsche Medicinische Wochenschrift 1896, Vol. 22, p. 311–314

[58] GUTTSTADT: Die Pockenepidemie in Berlin 1871/72.
Verhandlungen der Berliner medicinischen Gesellschaft 1871/73, Band IV, Teil II, p. 84–87

[59] Berliner medicinische Gesellschaft, Sitzung vom 17. Februar 1864.
Berliner Klinische Wochenschrift 1864, Vol. 1, p. 115

Der Magistrat von Berlin bat die Gesellschaft Ende 1871 um Mithilfe bei der Ermittlung der Taubstummen, Blinden und Geisteskranken der Stadt. Die eingesetzte Kommission revidierte den vom Magistrat entworfenen Fragebogen für die Taubstummenstatistik und schickte ihn – mit dem Einverständnis des Plenums – zurück mit der Zusicherung, es stünde eine genügend große Anzahl an Ärzten bereit, die entsprechenden Erhebungen vorzunehmen.[60]

Selbst Arznei- und Lebensmittelproben wurden der Gesellschaft zur Prüfung vorgelegt. Im Protokoll der Sitzung vom 17. Dezember 1873 heißt es: *»Von Herrn* KEPPEL *in Kempten sind der Gesellschaft Proben der von ihm hergestellten condensirten Milch mit der Bitte, dieselbe einer Prüfung zu unterwerfen, übersandt worden. Der Herr Vorsitzende hält es, in Anbetracht der Wichtigkeit des Gegenstandes für angemessen, dass die Gesellschaft ausnahmsweise diesem Gesuche willfahre und wird nach kurzer Diskussion auf seinen Vorschlag den Herren* HENOCH, LIEBREICH, MARTIN *und* PERL *die Prüfung jenes Fabricates übertragen.«*[61]

Im Juni 1877 überreichte der Club der Landwirte den Staatsbehörden eine Petition, in der er um Einrichtung einer Kontrollstation für Lebensmittel nachsuchte. Die Landwirte baten die *Berliner Medizinische Gesellschaft*, ihr Ansinnen bei den Behörden zu unterstützen. Die beauftragte Kommission legte dem Plenum im Oktober eine Resolution zur Abstimmung vor, über die man ausführlich diskutierte. Interessant ist nur die Bemerkung von HIRSCH, Referent der Kommission, am Schluss der Debatte:

»... die von den verschiedenen Rednern erhobenen Bedenken seien auch in der Commission laut geworden, und man habe die Anträge nur gestellt, weil von städtischen Beamten mitgetheilt worden sei, ein Votum der Berliner medicinischen Gesellschaft würde für die von den städtischen Behörden zu ergreifenden Massregeln von Bedeutung sein.«[62]

Das »British Medical Journal« fragte im Januar 1878 bei der Gesellschaft an, ob Apollinaris, ein in England beliebtes Tafelgetränk, ein natürliches Mi-

---

[60] Sitzung vom 20. März 1872.
Verhandlungen der Berliner medicinischen Gesellschaft 1871/73, Band IV, Teil II, p. 18–19
[61] Sitzung vom 17. Dezember 1873.
Verhandlungen der Berliner medicinischen Gesellschaft 1873/74, Band V, Teil I, p. 43–44
[62] Sitzung vom 24. Oktober 1877.
Verhandlungen der Berliner medicinischen Gesellschaft 1877/78, Band IX, Teil I, p. 12–17

neralwasser sei oder nicht. Bereits in der Sitzung der folgenden Woche wurde mitgeteilt, die Verwaltung des Apollinarisbrunnens wünsche von der Gesellschaft ein Gutachten über die Qualität des Brunnens.

»*In der an diesen Antrag sich knüpfenden Discussion wird ein Eingehen auf denselben als unzweckmässig bezeichnet, weil es klar sei, dass ein solches Votum nur geschäftlich ausgenutzt werden solle ... worauf Herr* LIEBREICH *sich erbietet, eventuell einen Vortrag über Mineralwässer zu halten, ohne sich dabei speciell auf das geforderte Gutachten einzulassen ... Herr v.* LANGENBECK *wird eine in diesem Sinne gehaltene Antwort an die Verwaltung des Apollinarisbrunnens abfassen.*«[63]

Anders würde man heute wohl auch nicht vorgehen. Die Gesellschaft war sich ihres Einflusses wohl bewusst und ihres guten Rufes. Missbrauch ihres Namens konnte sie nicht dulden.

Diese Erfahrung musste auch CONSTANTIN LENDER (1828–1888) machen. Der Berliner Arzt war Mitglied der Gesellschaft und ein Verfechter der Ozontherapie. Im Oktober 1873 hielt er einen Vortrag über die Anwendung von Ozon zur Desinfektion im Krankenzimmer. In der Diskussion wurde er von LIEBREICH darüber belehrt, dass Ozon schnell zerfalle und die zur Desinfektion nötige Konzentration in der Zimmerluft nicht erreicht werde; es wäre außerdem reizend für die Respirationsorgane.[64] Trotz dieser Ausführungen erschien in der Presse eine Notiz, die den Eindruck erweckte, LIEBREICH stimme mit den Theorien von LENDER überein.

Dies war kein Einzelfall, wie GUSTAV AUGUST SIEGMUND (1820–1902) einige Jahre später ausführte, als LENDER wieder einen Vortrag halten wollte: »*Jedesmal, wenn Herr* LENDER *in einer Versammlung gesprochen habe, brächten die Zeitungen darüber Berichte, als sei die Versammlung mit seinen Ausführungen einverstanden gewesen und jeder, der mit der Frage des Ozons in irgend eine Berührung komme, laufe Gefahr, hinterher als Parteigänger für die therapeutische Anwendung des Ozons betrachtet zu werden.*«

---

[63] Berliner medicinische Gesellschaft. Sitzung vom 30. Januar 1878.
Berliner Klinische Wochenschrift 1878, Vol. 15, p. 275
[64] Sitzung vom 29. Oktober 1873. LENDER: Demonstration neuer Ozon-Apparate und Präparate. Verhandlungen der Berliner medicinischen Gesellschaft 1873/74, Band V, Teil I, p. 32–35

SIEGMUND stellte deshalb den Antrag: »*Die Gesellschaft ertheilt Herrn LENDER zu dem von ihm angekündigten Vortrage das Wort, verwahrt sich aber dagegen, dass hieraus eine Uebereinstimmung gefolgert werde mit den therapeutischen Grundsätzen des Herrn LENDER, insbesondere mit denen über die Heilwirkung des Ozon.*«[65] Über der ausführlichen Diskussion dieses Antrags wurde der Vortrag nie gehalten.

Nach seiner Emeritierung 1882 ging v. LANGENBECK nach Wiesbaden. Als die Ära v. LANGENBECKS zu Ende ging, hatte die *Berliner Medizinische Gesellschaft* knapp 500 Mitglieder, eine respektable Bibliothek, kaum finanzielle Rücklagen und keine feste Bleibe, aber eine solide wissenschaftliche Reputation.

BERNHARD V. LANGENBECK (1810–1887)

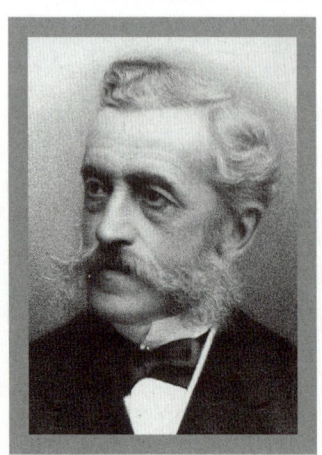

7 BERNHARD V. LANGENBECK, Lithographie von GEORG ENGELBACH um 1860

BERNHARD V. LANGENBECK war der Sohn eines Geistlichen. Er wurde nahe Cuxhaven geboren, studierte in Göttingen Medizin, habilitierte sich 1838 für Physiologie und pathologische Anatomie und wurde 1842 Ordinarius für Chirurgie in Kiel. 1848 kam er als Nachfolger des plötzlich verstorbenen JOHANN FRIEDRICH DIEFFENBACH (1792–1847) an die Chirurgische Universitätsklinik in der Ziegelstraße nach Berlin. Für seine Verdienste als Generalstabsarzt wurde er 1864 geadelt.

In die Amtszeit von v. LANGENBECK fallen zwei Ereignisse, die der Chirurgie völlig neue Möglichkeiten eröffnen sollten: die Einführung der Narkose und die der LISTERSCHEN Antisepsis. Beide Neuerungen führte v. LAN-

---

[65] Sitzung vom 29. März 1876.
Verhandlungen der Berliner medicinischen Gesellschaft 1875/76, Band VII, Teil I, p. 108–111

GENBECK umgehend in seiner Klinik ein, wie er überhaupt neuen wissenschaftlichen Entwicklungen gegenüber aufgeschlossen war. Als begnadeter Lehrer hinterließ er die bedeutendste deutsche Chirurgenschule.

V. LANGENBECK war 1872 einer der Gründungsväter der *Deutschen Gesellschaft für Chirurgie* und von 1872 bis 1885 deren Präsident; diese Gesellschaft hat ihm möglicherweise noch mehr zu verdanken. Bei der *Berliner Medizinischen Gesellschaft* war er seit der Gründung 1860 dabei, bis zum Tod von v. GRAEFE als stellvertretender Vorsitzender, anschließend bis 1882 als Vorsitzender. In dieser Zeit hat er durch seine vornehme, zurückhaltende, stets freundliche und sachliche Art den Ton der Gesellschaft maßgeblich geprägt.

»Wenn LANGENBECK als Gelehrter und als Praktiker Grosses geleistet hat, so sind wir, die wir mit ihm persönlich zusammengewirkt haben, die wir viele Jahre hindurch ihn in seinem täglichen Thun und Treiben haben verfolgen können, es ihm vor allen Dingen schuldig, zu bezeugen, dass er das Muster eines Mannes war, wie wir ihn uns denken und wie wir wünschen, dass die junge Generation derer viele hervorbringen möchte. Er war ein Gentleman in der schönsten Bedeutung des Wortes. Ich kann erklären, dass in allen den oft schwierigen Verhältnissen, in denen ich mit ihm in anderen Kreisen zusammengewirkt habe, ich niemals in meinem Vertrauen getäuscht worden bin; immer habe ich ihn auf Seiten der wahrhaft liberalen und entschieden männlichen Auffassung stehen sehen«, so VIRCHOW in seinem Nachruf vor der Gesellschaft.[66]

Die Gesellschaft machte v. LANGENBECK 1879 zu ihrem Ehrenmitglied und 1882 zum Ehrenvorsitzenden, ein Titel, der für ihn geschaffen wurde.

Anlässlich v. LANGENBECKS 70. Geburtstag am 9. November 1880 beauftragte die Gesellschaft RUDOLF SIEMERING, eine Marmorbüste des Jubilars für die neu erbaute chirurgische Universitätsklinik anzufertigen. Bei LANGENBECKS Abschiedsvorlesung im Juli 1882 war jedoch nur ein Modell fertig, das v. BARDELEBEN als Vertreter der Gesellschaft in dem übervollen, festlich geschmückten Hörsaal übergab.[67] Ein Gipsabdruck der Büste war in der Bibliothek der Gesellschaft aufgestellt.

---

[66] Sitzung vom 12. Oktober 1887.
Verhandlungen der Berliner medicinischen Gesellschaft 1887, Band XVIII, Teil I, p. 133–136
[67] Tagesgeschichtliche Notizen. Berliner Klinische Wochenschrift 1882, Vol. 19, p. 504

1882–1902
DIE VIRCHOW-ÄRA

DIE VIRCHOW-ÄRA

Mit folgender Rede leitete VIRCHOW am 25. Oktober 1882 seine Amtszeit als Vorsitzender der *Berliner Medizinischen Gesellschaft* ein, die fast 20 Jahre dauern sollte; es ist die bisher längste in der Geschichte der Gesellschaft. In dieser Zeit verschaffte VIRCHOW der Gesellschaft Weltgeltung.

»M.H.! Sie haben in der vorigen Sitzung mir das ehrenvolle Amt des ersten Vorsitzenden zu übertragen geruht. Ich muss bekennen, dass ich längere Zeit hindurch einigermassen schwankend gewesen bin, ob ich diese Ehre annehmen dürfe. Ihnen wird bekannt sein, dass ein ziemliches Quantum von namentlich abendlichen Lasten auf mir ruht. Der Mittwoch ist gerade der Tag, an dem eine der Deputationen, denen ich amtlich angehöre, die für das Veterinärwesen, ihre Abendsitzungen zu halten pflegt. Ich bin also in der Lage, im Voraus Ihre Nachsicht in Anspruch nehmen zu müssen. Dann aber muss ich sagen: es ist mir eigentlich etwas widerstrebend, in eine Stellung einzutreten, die genau genommen meiner Auffassung nach nicht mit der hohen Würde eines Ehrenmitgliedes, welche Sie mir einst übertrugen, vereinbar ist. Wenn ich mich trotzdem schliesslich auf die beredten Einwirkungen meines Herrn Nachbars (Herr B. FRÄNKEL) habe bestimmen lassen, meinen Widerspruch aufzugeben, so geschieht es in der That nur, weil ich glaube, es wäre vielleicht eine kurze Uebergangszeit günstig, um die Angelegenheiten der Gesellschaft wieder in einen mehr regelmässigen Fluss zu leiten ...

... Ich will Ihnen nicht verhehlen, dass ich eine Art von Bedingung an meinen Eintritt geknüpft habe, nämlich die, dass Sie mir einen baldigen Austritt gewähren, und dass Sie sich vielleicht im Laufe des Jahres entschliessen, rigorosere Bestimmungen in Bezug auf die Dauer des Präsidiums in Ihr Statut aufzunehmen ...

... Bei alle Dem, m.H., habe ich mit einer gewissen Befriedigung gesehen, dass Sie sich nach einer so langen Zeit meiner noch erinnert haben. Es gab einmal eine Zeit, als ich von dem Präsidium der früheren Gesellschaft für wissenschaftliche Medicin freiwillig zurücktrat, um die Gründung dieser Gesellschaft nicht blos zu erleichtern, sondern überhaupt möglich zu machen. Ich habe seit dieser Zeit nie Veranlassung gehabt, diesen Entschluss zu bedauern, aber ich habe eben davon

auch die lebhafte Erinnerung, wie nützlich es ist, wenn ein Vorsitzender nicht zu lange auf seiner Stelle bleibt.

Auf der anderen Seite, m.H., wünsche ich allerdings sehr lebhaft durch meine Betheiligung an der Arbeit der Gesellschaft alle Mitglieder zu derselben Activität im Dienste der Corporation heranzuziehen. Gewiss wird Niemand verkennen können, dass so vortrefflich die Partikular-Gesellschaften sind, die ärztliche Welt nothwendigerweise eines grösseren Zusammenhaltes, eines eigentlichen Mittelpunktes bedarf, um energisch nicht bloß nach aussen, sondern auch nach innen zu wirken. Ich habe es immer als einen besonderen Vorzug dieser Gesellschaft angesehen, dass sie durch die Einwirkung, welche sie auf ihre eigenen Mitglieder ausübt, das collegiale Gefühl, welches gerade in Berlin so entwickelt ist, immer aufrecht erhalten hat...

Seien Sie überzeugt, m.H., dass ich dieses Gefühl für die Corporation und für die Erhaltung des collegialen Geistes als die grösste und wesentlichste Aufgabe betrachte, welche diese Gesellschaft zu leisten hat, und dass ich, solang ich an dieser Stelle stehe, alles daran setzen werde, dem auch gebührend Ausdruck zu geben. Was die wissenschaftliche Seite der Thätigkeit anbetrifft, so leben wir in einer solchen Fluth des Zuströmens neuer Beobachtungen, dass in dieser Beziehung eine weitere Anregung schwerlich nothwendig sein wird, sollte ich hier und da vielleicht einen Versuch machen, noch ein wenig directer in die Gestaltung der Tagesordnung einzugreifen, so seien Sie überzeugt, dass ich wenigstens mit Gerechtigkeit und ohne Voreingenommenheit meines Amtes walten werde. Ich danke Ihnen von Herzen, m.H., und nehme das Amt an.«[1]

In keiner anderen Periode ihrer Geschichte wurde die Gesellschaft so stark durch ihren Vorsitzenden geprägt. VIRCHOW führte die Geschäfte mit ruhiger, sicherer Hand. Ungeachtet seiner vielen Verpflichtungen hat er die meisten Sitzungen selbst geleitet. Ab 1887 war der Chirurg ERNST V. BERGMANN (1836–1907), Leiter der Chirurgischen Universitätsklinik, einer der stellvertretenden Vorsitzenden, ein weiterer Stabilitätsfaktor, bis er selbst das Amt des Vorsitzenden nach VIRCHOWS Tod übernahm.

Den Versuch, die Wiederwahl des Vorsitzenden im Statut einzuschränken, hat VIRCHOW im folgenden Jahr tatsächlich gemacht; allerdings fand sein

---

[1] Rede von RUDOLF VIRCHOW in der Sitzung vom 25. Oktober 1882.
Verhandlungen der Berliner medicinischen Gesellschaft 1882/83, Band XIV, Teil I, p. 3–4

DIE VIRCHOW-ÄRA | 63

Vorschlag keine Mehrheit.[2] Eine wichtige Neuerung jedoch, die 1886 in die Satzung aufgenommen wurde, war die Einführung eines aus neun Mitgliedern bestehenden Ausschusses:

»Das neue Organ der Gesellschaft soll einestheils, wie in den Statuten ausgesprochen, den Vorstand unterstützen und dazu beitragen, dass die Willensbildung der Gesellschaft in möglichst breiter Weise im Vorstand zur Geltung kommt, andererseits aber auch mehr wie bisher die Möglichkeit gewähren, hervorragende und verdiente Mitglieder durch ein Ehrenamt auszuzeichnen«, berichtet die »Berliner Klinische Wochenschrift«.[3]

Auch für die Stadt Berlin waren die letzten 20 Jahre des 19. Jahrhunderts eine sehr dynamische Zeit. Durch ständigen Zuzug wuchs die Einwohnerzahl von ca. 1,2 Mio. (1882) auf 1,9 Mio. (1902). Mit dem Krankenhaus Am Urban und dem KAISER-UND-KAISERIN-FRIEDRICH-Kinderkrankenhaus wurden 1890 zwei weitere große städtische Einrichtungen des Gesundheitswesens eröffnet. 1882 gab es in Berlin 970 Ärzte[4], zwanzig Jahre später waren es fast 2.500.[5]

Die Mitgliederzahl der *Berliner Medizinischen Gesellschaft* stieg im bezeichneten Zeitraum von knapp 500 auf 1.200. Daneben etablierten sich neu die Berliner Fachgesellschaften für Dermatologie (1886), Chirurgie (1886), Laryngologie (1889), Augenheilkunde (1893) und Otologie (1901).

Vereinslokal / Erteilung der Korporationsrechte

Durch die steigende Mitgliederzahl wurde das Problem des Vereinslokals nicht kleiner. Im Norddeutschen Hof in der Mohrenstraße war man offenbar an eine Grenze gelangt, wie die »Berliner Klinische Wochenschrift« vom 19. Februar 1883 berichtete:

»Schon längst ist der Sitzungssaal der Berl. med. Gesellschaft bei der stets wachsenden Zahl ihrer Mitglieder zu klein und die fast regelmässig sich geltend

---

[2] Generalversammlung vom 31. October 1883.
Verhandlungen der Berliner medicinischen Gesellschaft 1883, Band XV, Teil I, p. 1–3

[3] Tagesgeschichtliche Notizen. Berliner Klinische Wochenschrift 1886, Vol. 23, p. 508

[4] Medicinal-Kalender für den preussischen Staat auf das Jahr 1883.
Zitiert nach Berliner Klinische Wochenschrift 1882, Vol. 19, p. 704

[5] Reichs-Medicinal-Kalender für Deutschland 1903, Teil II, Verlag von GEORG THIEME, Leipzig, 1903, p. 679

machende Ueberfüllung bringt die grössten Unannehmlichkeiten mit sich. Abhülfe ist sehr schwer zu schaffen, weil es sich immer um den Verbleib der Bibliothek handelt, die jetzt in demselben Hause untergebracht ist und den Mitgliedern vor und während der Sitzung offensteht. Man wird indessen von der gemeinsamen Unterbringung des Sitzungssaales und der Bibliothek in einem Hause Abstand zu nehmen gezwungen sein und muss suchen, letztere möglichst in der Nachbarschaft eines event. Sitzungssaales zu placieren. Vorläufig soll nun ein Versuch mit der gut 300 Personen fassenden Aula des FRIEDRICH-WILHELMS-Gymnasiums – Kochstraße/Ecke Friedrichstraße – gemacht werden, wohin die nächste Sitzung der Gesellschaft berufen werden wird.«[6]

Dieser Versuch verlief wohl nicht zufriedenstellend, denn in der Sitzung vom 6. Juni 1883 wurde der Vorstand ermächtigt, ein Lokal in der Dorotheenstr. 57 zu mieten.[7] Es befand sich in unmittelbarer Nähe der Kriegsakademie (Nr. 58/59). Die Bibliothek wurde im Vorderhaus im ersten Stock installiert.[8]

Doch war der Standort keinesfalls ideal, denn da die Räume am Abend für Vergnügungsveranstaltungen genutzt wurden, wartete man nur ungeduldig darauf, dass die Herren Mediziner den Saal frei machten. Tatsächlich erscheint »ANTON's Saal«, wie sich das Etablissement nannte, in einem Berlinführer von 1874 unter den »Ball- (und Concert-)Localen« mit einer bezeichnenden Charakterisierung:

»Wir dürfen hier einige Locale nicht unerwähnt lassen, in denen die leichtere Damenwelt heimisch, und die durch eine geschmackvolle Prachtentfaltung vielseitiges Interesse mit Recht in Anspruch nehmen.«[9]

Die Eindrücke dieser wissenschaftsfernen Umgebung haben sich so nachhaltig im kollektiven Gedächtnis der Gesellschaft eingeprägt, dass noch mehr als ein Vierteljahrhundert später SENATOR bei der 50-Jahr-Feier die Erinnerung an das Sitzungslokal heraufbeschwor, das allabendlich »*...als*

---

[6] Tagesgeschichtliche Notizen, Berliner Klinische Wochenschrift 1883, Vol. 20, p. 124

[7] Sitzung vom 6. Juni 1883. Debatte über Veränderung des Sitzungslocals.
Verhandlungen der Berliner medicinischen Gesellschaft 1882/83, Band XIV, Teil I, p. 191–192

[8] Sitzung vom 20. Juni 1883.
Verhandlungen der Berliner medicinischen Gesellschaft 1882/83, Band XIV, Teil I, p. 198

[9] GRIEBEN's Reisebibliothek No. 6: Berlin, Potsdam und Umgebungen. Illustrirter Wegweiser für 1874. 25. Auflage, neu bearbeitet und ergänzt von C. JACOB. Berlin, 1874,
Verlag von ALBERT GOLDSCHMIDT, p. 47

DIE VIRCHOW-ÄRA

Vergnügungslokal nicht gerade für die ganze Welt, sondern nur für eine Hälfte diente.«[10]

Eine gedeihliche Arbeitsatmosphäre war hier schwer herzustellen. Bereits Anfang März 1884 autorisierte die Gesellschaft deshalb den Vorstand, wegen Erbauung eines Vereinshauses in Verhandlung zu treten bzw. für eine geeignete Lokalität, so man sie denn fände, eine Jahresmiete bis zu 3.000 Mark zuzusagen.[11] Derzeit zahlte man 2.400 Mark jährlich. Der dringende Wunsch nach einem Wechsel konnte jedoch nicht sofort erfüllt werden. Erst im Folgejahr und nachdem die Gesellschaft eine Kommission mit der Suche nach einem neuen Tagungsort beauftragt hatte, gelang es durch Entgegenkommen des kaiserlichen Postfiskus, für die Sitzungen im imposanten Postgebäude Oranienburger Straße/Ecke Artilleriestraße unterzukommen. Die Bibliothek blieb vorerst, wo sie war.[12]

Die Möglichkeit, ein Haus für die Gesellschaft zu erwerben, war bereits gründlich erörtert worden; es hatte sich allerdings keine Gelegenheit dazu geboten. Wir erfahren von dieser Diskussion nicht aus den Protokollen, sondern aus der Festrede des Vorsitzenden anlässlich des 25. Stiftungstages am 28. Oktober 1885, und zwar aus einem besonderen Grund.

VIRCHOW: »*Unser College, Geh. Sanitätsrath Dr. EULENBURG hat zur Feier des Tages der Gesellschaft 10.000 Mark geschenkt, um als Grundstock für die künftige Erwerbung eines solchen Hauses zu dienen. Ich spreche ihm hier öffentlich unseren besonderen Dank aus und wünsche, dass er sehr viele Nachfolger finden möge.«*[13]

MICHAEL MORITZ EULENBURG (1811–1887) war Gründungsmitglied der *Berliner Medizinischen Gesellschaft* und Inhaber eines Instituts für Orthopädie und Heilgymnastik in der Friedrichstraße. Um sein großzügiges Geschenk in Besitz nehmen zu können, beantragte der Vorstand umgehend die Erteilung

---

[10] HERMANN SENATOR: Festrede zum 50jährigen Stiftungsfest der Berliner medizinischen Gesellschaft. Verhandlungen der Berliner medizinischen Gesellschaft 1910, Band XLI, Teil II, p. 284–292

[11] Sitzung vom 5. März 1884.
Verhandlungen der Berliner medizinischen Gesellschaft 1883/84, Band XV, Teil I, p. 160–162

[12] Sitzung vom 30. September 1885.
Verhandlungen der Berliner medizinischen Gesellschaft 1884/85. Band XVI, Teil I, p. 192

[13] Fest-Sitzung vom 28. October 1885.
Verhandlungen der Berliner medizinischen Gesellschaft 1884/85, Band XVI, Teil I, p. 218–223

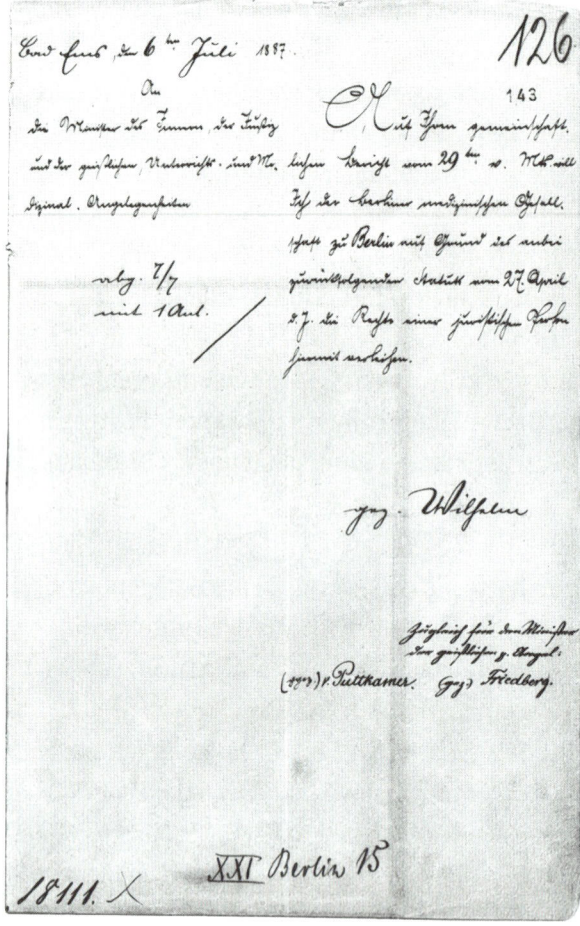

8 Urkunde zur Erteilung der Corporationsrechte an die *Berliner Medizinische Gesellschaft*, 1887

»Bad Ems,
den 6. Juli 1887

An die Minister des Innern, der Justiz und der geistlichen, Unterrichts- und Medizinal-Angelegenheiten

Auf Ihren gemeinschaftlichen Bericht vom 29. vo. Monats will ich der Berliner medicinischen Gesellschaft zu Berlin auf Grund des anbei zurückfolgenden Statuts vom 27. April d.J. die Rechte einer juristischen Person hiermit erteilen.

Gez. Wilhelm

Zugleich für den Minister der juristischen Angeleg.
Ggez. v. Puttkammer
Gez. Friedberg«

der »Corporationsrechte« bei den zuständigen Behörden. Kaiser Wilhelm I. unterzeichnete die Urkunde, welche der Gesellschaft nunmehr die Rechte einer juristischen Person verleiht, am 6. Juli 1887 (s. Abb. 8).

Die Kaufkraft der von Eulenburg gestifteten Summe betrug auf heutige Verhältnisse übertragen nicht weniger als 73.000 €.[14] Die Jahreseinnahmen der Gesellschaft lagen etwa im gleichen Bereich und wurden nahezu vollständig für die Geschäftsführung ausgegeben; nennenswerte finanzielle

---

[14] Kaufkraftäquivalente historischer Beträge in deutschen Währungen, Stand: Januar 2021. www.bundesbank.de

Rücklagen waren deshalb nicht vorhanden. Der Weg zu einem eigenen Haus schien weit.

Ende September 1887 starb BERNHARD V. LANGENBECK. Bereits in der ersten Oktobersitzung sprach VIRCHOW von der Idee, für v. LANGENBECK ein Denkmal in Berlin zu errichten. Dieser Gedanke wurde von der *Deutschen Gesellschaft für Chirurgie* aufgenommen. Bei der von beiden Gesellschaften ausgerichteten Gedenkfeier am 3. April 1888 in der Philharmonie stand jedoch bereits fest, dass anstelle eines Monuments ein Vereinshaus, ein LANGENBECK-Haus, gebaut werden sollte. Beide Gesellschaften würden zu diesem Haus beitragen und Spenden einsammeln, Besitzerin sollte jedoch die chirurgische Gesellschaft sein, denn sie hatte Mitglieder in ganz Deutschland und auch eine bessere finanzielle Basis. Die *Berliner Medizinische Gesellschaft* sollte den Status einer bevorzugten Mieterin erhalten.

Mit der ersten offiziellen Sitzung im fertiggestellten LANGENBECK-Haus am 26. Oktober 1892 endete – 32 Jahre nach ihrer Gründung – für die Gesellschaft die Zeit des Umherziehens. Sie hatte jetzt eine feste Adresse, einen modernen Sitzungssaal, schöne, in die Zukunft ausgelegte Bibliotheksräume, ein Zimmer für den Vorstand und eine Wohnung für den Bibliotheksangestellten. Zwei Jahre später erhielt sie ein eigenes Telefon (Amt III. Nr. 1464). Zur Geschichte des LANGENBECK-Hauses s. S. 102–105.

Vollständig zufrieden scheint man in der Gesellschaft dennoch nicht gewesen zu sein. Jedenfalls findet sich unter dem Protokoll vom 10. Juli 1901 folgende Notiz:

»Es wurde einstimmig beschlossen, ein ›VIRCHOW-Haus‹ zu bauen und diesen Beschluss Herrn VIRCHOW zum 80. Geburtstag durch Vorstand und Ausschuss zu übermitteln«.[15]

Dieses damals noch visionäre Projekt wurde 1915 vollendet, s. LANGENBECK-VIRCHOW-HAUS (s. S. 223 ff.).

---

[15] Sitzung vom 10. Juli 1901.
Verhandlungen der Berliner medizinischen Gesellschaft 1901, Band XXXII, Teil I, p. 174–175

WISSENSCHAFTLICHE SITZUNGEN

Seit der Verlegung der Sitzungen ins Postgebäude (1885) und erst recht mit der Unterbringung im Langenbeck-Haus hatte die Gesellschaft die »leichtlebige« Atmosphäre der Vergnügungslokale hinter sich gelassen. Patientenvorstellungen konnten jetzt würdevoller, Präparatedemonstrationen mit mehr Muße und unter hygienisch besseren Bedingungen stattfinden. Eigene Mikroskope besaß die Gesellschaft seit 1881.

Für den großen Saal im Langenbeck-Haus wurde 1898 ein Projektionsapparat angeschafft. Er kostete 3.000 Mark (ca. 20.000€) und durfte nur von den Mitgliedern der siebenköpfigen Kommission bedient werden, die bereits über einschlägige Erfahrung verfügten und mit Erhaltung und Bedienung des Apparates beauftragt worden waren. Dennoch kam der Wunsch aus dem Auditorium, einen Mechaniker mit der Projektion zu betrauen, was zeigt, wie abschreckend imposant diese technische Neuerung manchem erschien.[16]

WISSENSCHAFTLICHE THEMEN

Virchow hielt in seiner Zeit als Vorsitzender fast 100 fachliche Vorträge. Darunter waren generelle Themen (u.a. Nephritis arthritica, syphilitische Gelenkaffektionen, Schwanzbildung beim Menschen, Krupp und Diphtherie, Fettembolie und Eklampsie, Myxödem, Veränderung des Skeletts durch Akromegalie, Rachitis und Hirnanomalie, Menschen- und Rindertuberkulose). Die große Mehrzahl seiner Beiträge befasste sich aber mit Sektions- oder anderen Präparaten, die besonders lehrreich oder eindrucksvoll waren, oder auch mit einem Thema der laufenden bzw. vorangegangenen Sitzung im Zusammenhang standen. Hinzu kamen noch seine zahlreichen Kommentare bei Diskussionen, die mitunter die Länge von kurzen Vorträgen annahmen.

---

[16] Sitzung vom 23. November 1898.
Verhandlungen der Berliner medicinischen Gesellschaft 1898, Band XXIX, Teil I, p. 254–255

Neben VIRCHOW beherbergte Berlin noch andere namhafte Anatomen bzw. Pathologen. Seit 1883 war WILHELM V. WALDEYER (1836–1921) Direktor des Instituts für Anatomie. Im Frühjahr 1885 fasste er zusammen, was sich seit den Tagen von REMAK auf dem Gebiet der Embryologie an neuen Erkenntnissen und Anschauungen durchgesetzt hatte.[17] Einige Jahre später setzte v. WALDEYER die Kollegen darüber ins Bild, wie sich die neuere Forschung nach den spektakulären Arbeiten von CAMILLO GOLGI (1843–1926), SANTIAGO RAMON Y CAJAL (1852–1934), ALBERT V. KÖLLIKER (1817–1905) u. a. die Struktur des Zentralnervensystems vorstellte. Dabei definierte er die Nerveneinheit und schlug den Namen »Neuron« vor; der Begriff setzte sich durch.[18]

Der Prosektor im Krankenhaus Am Urban, CARL BENDA (1857–1932), berichtete im November 1900 über seine Beobachtung, dass Akromegalie mit der Vermehrung gekörnter Zellen im Hypophysenvorderlappen einhergeht.[19] Das war die Entdeckung des eosinophilen Adenoms des Hypophysenvorderlappens. VIRCHOW griff in einem Kommentar sofort das Neuartige dieses Befundes auf.[20]

In der Inneren Medizin bildeten sich erste Spezialisierungen heraus. CARL ANTON EWALD (1845–1915), leitender Arzt der Frauensiechenanstalt und später Chefarzt am KAISERIN-AUGUSTA-Hospital, war ein Experte für Magen-Darm-Erkrankungen. 1885 setzte er sich in einem Vortrag für die frühzeitige Punktion bei Aszites ein; die überwiegende Mehrheit der deutschen Kliniker punktierte damals nur bei vitaler Indikation. Einer der Gründe für diese Zurückhaltung, die Gefahr einer Peritonitis, war durch die antiseptische Arbeitsweise praktisch entfallen.[21] Anfang 1886 sprach EWALD erneut, diesmal über Diagnostik und Therapie von Magenkrankheiten. Zusammen mit dem jungen ISMAR BOAS (1858–1938) hatte er das sog. Probefrühstück entwickelt

---

[17] WALDEYER: Die neueren Forschungen im Gebiete der Keimblattlehre.
Verhandlungen der Berliner medicinischen Gesellschaft 1884/85, Band XVI, Teil II, p. 98–142

[18] WALDEYER: Ueber einige neuere Forschungen im Gebiete der Anatomie des Centralnervensystems.
Verhandlungen der Berliner medicinischen Gesellschaft 1891, Band XXII, Teil II, p. 154–156

[19] C. BENDA: Beiträge zur normalen und pathologischen Histologie der menschlichen Hypophyse.
Verhandlungen der Berliner medicinischen Gesellschaft 1900, Band XXXI, Teil II, p. 436–451

[20] Sitzung vom 28. November 1900.
Verhandlungen der Berliner medicinischen Gesellschaft 1900, Band XXXI, Teil I, p. 222–223

[21] C. A. EWALD: Ueber frühzeitige Punction bei Ascites.
Verhandlungen der Berliner medicinischen Gesellschaft 1884/85, Band XVI, Teil II, p. 88–97

und funktionelle Untersuchungen bei Patienten vorgenommen. EWALD stellte damit für die Magenverdauung einen standardisierten Test vor, der unter definierten Bedingungen zu chemisch messbaren Ergebnissen führte.[22]

EINE WISSENSLÜCKE WIRD GEFÜLLT

Gelegentlich betätigte sich VIRCHOW als wissenschaftlicher Richtungsweiser. Am 2. Februar 1887 wies er auf eine bisher weitgehend unbeachtete Krankheit hin und appellierte energisch an die Gesellschaft, sich an der Aufklärung von deren Ursache zu beteiligen:

»M.H.! Ich habe eine Angelegenheit auf die Tagesordnung gestellt, von der ich selber nicht sagen kann, dass ich über grosse eigene Erfahrungen disponirte, die aber, wie mir scheint, bis jetzt in Deutschland so wenig Aufmerksamkeit gefunden hat, dass aus diesem Grunde hauptsächlich ich von dieser Stelle aus einen allgemeinen Weckruf ergehen lassen möchte.«

Es handelt sich um das Myxödem, von dem zum damaligen Zeitpunkt erst 3 Fälle in Deutschland bekannt waren. *»Alle drei Fälle sind, wie auch die Mehrzahl der ausländischen, ohne Autopsie, aber sie ergeben wenigstens, dass auch bei uns eine derartige Krankheit vorkommt, und ich denke, wir werden nun wohl einsetzen müssen, um einigermaassen an der Arbeit theilzunehmen, welche ein so wichtiges Gebiet in Anspruch nehmen darf.«*[23]

Aus VIRCHOWS Referat geht hervor, dass die Funktion der Schilddrüse unbekannt war. Man hatte das Zusammentreffen von Cretenismus und endemischem Kropf beobachtet und wusste, dass sich Strumen unter Jodeinwirkung zurückbilden. THEODOR KOCHER (1841–1917) hatte 1876 in Bern die erste Strumektomie bei Kropf vorgenommen und wenige Jahre später die sog. »Cachexia strumipriva« nach vollständiger Entfernung beschrieben. Für VIRCHOW scheint auch klar, dass der 1840 von CARL V. BASEDOW (1799–1854)

---

[22] C. A. EWALD: Zur Diagnostik und Therapie der Magenkrankheiten.
Verhandlungen der Berliner medicinischen Gesellschaft 1885/86, Band XVII, Teil II, p. 1–18

[23] RUDOLF VIRCHOW: Ueber Myxoedem.
Verhandlungen der Berliner medicinischen Gesellschaft 1887, Band XVIII, Teil II, p. 1–16

beschriebene Symptomenkomplex mit einer vergrößerten, hyperplastischen Drüse einhergeht, während beim Myxödem eher eine Atrophie vorliege.

»Ich will zugestehen, dass noch viel zu thun ist. Auch finde ich, dass nach keiner Seite hin ein Abschluss gewonnen ist, aber ich muss wenigstens erklären, dass das, was vorliegt, doch immerhin so bemerkenswerth erscheint, dass es wohl verdiente, dass alle Mitglieder unseres Standes in ihrer Praxis einigermaassen die Augen offen hielten, damit das Material ein wenig schneller vorwärts gebracht und die Möglichkeit einer Prüfung der Einzelheiten etwas beschleunigt würde. Das ist das, m.H., was ich wünsche.«

Der Aufruf hatte Erfolg; einmal auf das Phänomen aufmerksam gemacht, fanden die Ärzte Fälle auch in ihrem Patientengut: In der folgenden Sitzung stellte SENATOR einen Fall von Myxödem vor, wieder zwei Wochen später war es LANDAU und nach weiteren zwei Wochen SIEGFRIED ROSENBERG. Als EWALD 1894, also nur 7 Jahre später, über die Therapie des Myxödems spricht, ist für ihn die Behandlung mit tierischen Schilddrüsenpräparaten bereits *»gesicherter Besitz unseres therapeutischen Rüstzeuges«*.[24]

Weitere häufiger angesprochene Themen aus der Inneren Medizin waren die damals unheilbare perniziöse Anämie und die Leukämie, die VIRCHOW bereits als junger Mann (1845) beschrieben und später mit ihrem Namen versehen hatte.

Die große Zeit der Bakteriologie

Breiten Raum nahmen nach wie vor die Infektionskrankheiten ein. Es sind sogar hauptsächlich die Infektionen, die in dieser Periode das medizinische Denken bestimmen. Denn die Bakteriologie hatte sich als Methode etabliert, als Wissenschaft rief sie noch so manchen Kritiker auf den Plan.

---

[24] C. A. EWALD: Ueber einen durch Schilddrüsentherapie geheilten Fall von Myxödem nebst Erfahrungen über anderweitige Anwendung von Thyreoideapräparaten. Verhandlungen der Berliner medicinischen Gesellschaft 1894, Band XXV, Teil II, p. 284–306

1882–1902

Von den drei großen Namen der Infektiologie, EMIL V. BEHRING (1854–1917), PAUL EHRLICH (1854–1915) und ROBERT KOCH (1843–1910), trug keiner während der VIRCHOW-Ära vor der Gesellschaft vor. EHRLICH war Mitglied und gelegentlich bei den Sitzungen anwesend. Mit dem charakterlich und im persönlichen Umgang schwierigen V. BEHRING ließen sich freundschaftlich kollegiale Beziehungen nicht herstellen. KOCH wurde möglicherweise durch sein kühles Verhältnis zu VIRCHOW abgehalten. Nach seiner Rückkehr aus Indien (1884) wollte er einen Vortrag nicht übernehmen, war aber immerhin bereit, in einem kleineren Kreis über seine Untersuchungen zur Cholera zu sprechen. Vortrag und anschließende Diskussion gingen den Mitgliedern gedruckt zu.[25]

Am 4. August 1890 erwähnte KOCH bei seinem Vortrag auf dem 10. Internationalen Medizinischen Kongress in Berlin, dass er ein Mittel gefunden habe, welches Tuberkulose bei Meerschweinchen zum Stillstand bringe. Weitere Ausführungen mit einem Therapieregime zur Anwendung beim Menschen folgten in einer Sonderausgabe der »Deutschen Medizinischen Wochenschrift« vom 13. November 1890. Die so geweckten Hoffnungen waren riesig und wurden durch die Laienpresse noch zusätzlich angefacht.

Anfangs standen nur begrenzte Mengen des neuen Heilmittels »Tuberkulin« zur Verfügung. B. FRÄNKEL sprach bereits am 17. Dezember 1890 über seine klinischen Erfahrungen vor der Gesellschaft.

»Meine Herren! Es war eigentlich meine Absicht, über das KOCH'sche Mittel mich erst dann zu äussern, wenn ich eine gewisse Anzahl von Heilungen damit erzielt haben würde. Der auch von unserem Vorsitzenden getheilte Wunsch, das Jahr nicht zu Ende gehen zu lassen, ohne dass auch diese Gesellschaft über die KOCH'sche Entdeckung verhandelt hätte, hat mich diese Absicht aufgeben lassen.«[26]

Mit welcher Schnelligkeit und Energie Neuerungen damals in die Praxis eingeführt wurden, lässt uns heute nur staunen. Im Falle des Tuberkulins wurde dieser Prozess noch beschleunigt durch den Enthusiasmus der Ärzte,

---

[25] Sitzung vom 15. Oktober 1884.
Verhandlungen der Berliner medicinischen Gesellschaft 1883/84, Band XV, Teil I, p. 277
[26] B. FRÄNKEL: Ueber die Anwendung des KOCH'schen Mittels bei Tuberculose.
Verhandlungen der Berliner medicinischen Gesellschaft 1890, Band XXI, Teil II, p. 278–291

DIE VIRCHOW-ÄRA

denen kein wirksames Mittel gegen Tuberkulose zur Verfügung stand, und den immensen Druck des erwartungsvollen Publikums.

In den folgenden sieben Sitzungen, also bis Mitte Februar, beschäftigte sich die Gesellschaft fast ausschließlich mit Tuberkulin. Im Rahmen der Diskussion über den Vortrag von FRÄNKEL trugen alle führenden Kliniker Berlins ihre Daten und Erfahrungen zusammen. Alle therapierelevanten Aussagen im KOCHschen Artikel wurden erörtert und kritisch hinterfragt. Aufgrund von Sektionsbefunden sprach VIRCHOW den Verdacht aus, dass in ungünstigen Fällen Krankheitsprozesse durch Tuberkulin aktiviert werden und eine Miliartuberkulose entstehen könne.[27]

Nachdem jeder zu Wort gekommen und sämtliches Material gesichtet war, hatte der Referent – wie in den Sitzungen der Gesellschaft üblich – das letzte Wort; FRÄNKEL fasste das Ergebnis zusammen und beantwortete die noch offenen Fragen. Vor ihm lag eine schwierige Aufgabe. Es war nicht zu verkennen, dass sich eine große Portion Skepsis in den anfänglichen Optimismus eingeschlichen hatte. Man hatte vor allen Dingen feststellen müssen, dass die Anwendung von Tuberkulin auch Gefahren in sich trug. Insgesamt war FRÄNKELS Resümee jedoch positiv.

Eine weitere Diskussion gab es zu Tuberkulin in der Gesellschaft nicht. Das Mittel wurde von den meisten Klinikern innerhalb kurzer Zeit aufgegeben, da es die therapeutischen Erwartungen nicht erfüllte. Zurück blieb die tiefe Enttäuschung einer großen Hoffnung, die z.T. KOCH persönlich angelastet wurde. Solange die Erinnerung daran noch lebendig war, wurden medizinische Neuerungen mit sehr viel mehr Reserve als vordem aufgenommen.

Auch in die Wahrnehmung der Bevölkerung hatten die Bakterien Eingang gefunden. Der letzte, schwere Choleraausbruch im August 1892 in Hamburg verbreitete in Deutschland einen solchen Schrecken, dass v. BERGMANN sich veranlasst sah, die Gesellschaft Anfang September zu einer Sondersitzung in das noch nicht vollständig fertige LANGENBECK-Haus zu laden. Die Epidemie blieb glücklicherweise auf Hamburg beschränkt.[28]

---

[27] Verhandlungen der Berliner medicinischen Gesellschaft 1891, Band XXII, Teil I, p. 8–16, 18–58, 65–78, 81–130
[28] Ausserordentliche Sitzung vom 7. September 1892.
Verhandlungen der Berliner medicinischen Gesellschaft 1892, Band XXIII, Teil I, p. 215–219

Vereinzelte Typhusfälle kamen das ganze Jahr über in Berlin vor. Epidemien unterschiedlichen Ausmaßes, die Stadt oder auch nur einige Bezirke betreffend, waren immer wiederkehrende Ereignisse. Über den Typhusausbruch 1888, der vor allem die östlichen Stadtteile betraf, berichtete auf Bitte von VIRCHOW der Direktor der Inneren Abteilung des Krankenhauses Friedrichshain, PAUL FÜRBRINGER (1849–1930), im Sommer des Folgejahres. Von den 510 offiziell gemeldeten Fällen hatte er 155 in seiner Klinik behandelt, davon starben ca. 10 %.[29]

In der anschließenden Diskussion war man sich über die Behandlung weitgehend einig. Da man wusste, dass nur die Fäkalien infektiös sind, wurden die Kranken in den Kliniken nicht isoliert. Die Therapie bestand in einer kräftigenden Diät, Beachten der Hygiene und ggf. fiebersenkenden Maßnahmen, dafür standen Kaltwasserbäder oder Medikamente (z. B. Antipyrin, Chinin) zur Verfügung. Das Typhusdelirium wurde mit Chloral oder Morphium behandelt.[30]

Die Herkunft der Keime blieb ein Rätsel. Immer wieder wurden Trinkwasser und Kanalisation verdächtigt, und vor allem zu letzterer hatte VIRCHOW ein besonderes Verhältnis. Denn zusammen mit Stadtbaurat JAMES HOBRECHT (1825–1902) leitete er die Baukommission für die Berliner Kanalisation, mit deren Errichtung in den 1870er Jahren begonnen wurde. Die Abwässer wurden auf landwirtschaftlich genutzte Rieselfelder in der Umgebung Berlins verbracht. Das Projekt war in der Berliner Bevölkerung höchst umstritten, vereinzelte Gegenstimmen wurden sogar in der Gesellschaft laut. Bereits im Sommer 1864, also in der Planungsphase, hatte sich EDUARD LICHTENSTEIN (1818–1882) kritisch zur Entfernung von Fäkalien aus dem großstädtischen Wertstoffzyklus geäußert. Seinem Antrag auf Einrichtung einer Kommission gab die Gesellschaft nicht statt.[31] Später behaupteten wiederholt einzelne Ärzte, die Rieselfelder wären die Quelle von Typhus-

---

[29] PAUL FÜRBRINGER: Ueber die Typhusbewegung im Krankenhaus Friedrichshain während der letzten Berliner Epidemie.
Verhandlungen der Berliner medicinischen Gesellschaft 1889, Band XX, Teil II, p. 113–120
[30] Sitzung vom 19. Juni 1889.
Verhandlungen der Berliner medicinischen Gesellschaft 1889, Band XX, Teil I, p. 175–183
[31] EDUARD LICHTENSTEIN: Ueber die Kanalisirung grosser Städte.
Berliner medicinische Gesellschaft, Sitzung vom 25. Mai 1864. Allg. Med. Central-Zeitung 1864, Vol. 33, p. 364–368

infektionen. Die Diskussionen hierüber zeigen einen exzellent vorbereiteten, auch in den Details kenntnisreichen VIRCHOW.[32] Die Sterblichkeit an Typhus hatte allerdings in der Berliner Einwohnerschaft seit Einleitung der Sanitätsmaßnahmen kontinuierlich abgenommen.[33]

Mit regelmäßig auftretenden Diphtherieepidemien waren vor allem die Pädiater konfrontiert. EDUARD HENOCH (1820–1910) berichtete im Oktober 1884 über die Statistik der Charité-Kinderstation der zurückliegenden beiden Jahre: von den 319 aufgenommenen Kindern waren 208 gestorben.[34] Zwischen 1883 und 1888 gab es in ganz Berlin jährlich ca. 4.000–9.000 Erkrankungen mit einer Letalität von 24–31 %.[35] Die bisweilen auch im späteren Verlauf der Erkrankung auftretenden Lähmungen führte MENDEL auf ein diphtherisches Gift zurück.[36]

---

[32] R. VIRCHOW: Ueber die Erzeugung von Typhus und anderen Darmaffectionen durch Rieselwässer. Verhandlungen der Berliner medicinischen Gesellschaft 1893, Band XXIV, Teil II, p. 1–16, Teil I, p. 40–47, 51–63

[33] THEODOR WEYL: Beeinflussen die Rieselfelder die öffentliche Gesundheit? Verhandlungen der Berliner medicinischen Gesellschaft 1895, Band XXVI, Teil II, p. 323–332, Teil I, p. 207–219, 221–225

[34] HENOCH: Klinische Mittheilungen über Diphtherie. Verhandlungen der Berliner medicinischen Gesellschaft 1883/84, Band XV, Teil I, p. 288–290

[35] VIRCHOW: Graphische Aufzeichnungen über Diphtherie und Typhus in Berlin. Sitzung vom 12. März 1890. Verhandlungen der Berliner medicinischen Gesellschaft 1890, Band XXI, Teil I, p. 72–75

[36] MENDEL: Zur Lehre von den diphtherischen Lähmungen. Sitzung vom 11. Februar 1885. Verhandlungen der Berliner medicinischen Gesellschaft 1884/85, Band XVI, Teil I, p. 93–100

DIE DRAMATISCHE DEBATTE UM DAS BEHRINGSCHE DIPHTHERIESERUM

Der Erreger der Diphtherie, Corynebacterium diphtheriae, wurde 1884 im Kaiserlichen Gesundheitsamt in Berlin von FRIEDRICH LÖFFLER (1852–1915) isoliert. LÖFFLER stellte seinen Fund noch im gleichen Jahr auf dem Kongress für Innere Medizin vor, doch begegnete die Fachwelt seiner Entdeckung mit Skepsis. 1888 wiesen ÉMILE ROUX (1853–1933) und ALEXANDRE YERSIN (1863–1943) in Paris das Diphtherietoxin nach.[37] Der nächste, entscheidende Schritt für die Therapie wurde von EMIL V. BEHRING getan: In einer Ende 1890 zusammen mit SHIBASABURO KITASATO (1853–1931) publizierten Arbeit zeigte er, dass sich Tiere gegen das Toxin immunisieren lassen, und ferner, dass diese Immunität auf der Fähigkeit des Serums beruht, toxische Substanzen der Bakterien unschädlich zu machen, eine Eigenschaft, die über das Serum auf andere Lebewesen übertragen werden kann.[38]

Damit war der Weg zu einem wirksamen Heilmittel aufgezeigt. Das von V. BEHRING selbst entwickelte Diphtherieserum stand erst im Sommer 1894 für die Therapie zur Verfügung. In der Zwischenzeit arbeitete in Berlin HANS ARONSON (1865–1919), Assistent am KAISER-UND-KAISERIN-FRIEDRICH-Kinderkrankenhaus und ab 1893 Leiter der bakteriologischen Abteilung der Firma SCHERING, nach den BEHRINGschen Prinzipien an einem eigenen Serum. Er konnte schon bald erste Erfolge vorweisen und sprach im Mai 1893 vor der Gesellschaft über seine Immunisierungsversuche bei Tieren.[39] Da ARONSON jedoch Einzelheiten der Herstellung vorläufig noch nicht mitteilen wollte, handelte er sich von VIRCHOW eine Rüge ein:

»Ich möchte bemerken, dass, wenn ich gewusst hätte, dass es sich hier darum handelte, uns mit einem Geheimniss des Herrn ARONSON bekannt zu machen, ich den Vortrag nicht angenommen haben würde. Für die Zukunft muss ich schon

---

[37] ADOLF BAGINSKY: Zur Aetiologie der Diphtherie.
Verhandlungen der Berliner medicinischen Gesellschaft 1892, Band XXIII, Teil II, p. 1–8

[38] EMIL BEHRING: Ueber das Zustandekommen der Diphtherie-Immunität und der Tetanus-Immunität bei Thieren. Deutsche Medizinische Wochenschrift 1890, Vol. 16, p. 1113–1114, Sonderdruck

[39] HANS ARONSON: Experimentelle Untersuchungen über Diphtherie und die immunisirende Substanz des Blutserums.
Verhandlungen der Berliner medicinischen Gesellschaft 1893, Band XXIV, Teil II, p. 88–109

sagen: wenn einer der Herren wieder wünschen sollte, uns über künftige Dinge, die sie erst untersuchen und feststellen wollen, Vorträge zu halten, so würde es bei mir auf einigen Widerstand stossen. Wir sind nicht in der Lage, die bösen Erfahrungen, die wir vor nicht allzu langer Zeit einmal gemacht haben, zum zweiten Mal hier durchzuprobiren.«[40] VIRCHOW spielte hier auf Tuberkulin an.

In den Folgemonaten gelang ARONSON die Herstellung eines im Tierversuch wirksamen Serums, das im KAISER-UND-KAISERIN-FRIEDRICH-Kinderkrankenhaus ab Mitte März 1894 versuchsweise eingesetzt wurde. Der Assistenzarzt der Diphtherieabteilung, OTTO KATZ (1866–1957), stellte die Ergebnisse der ersten klinischen Anwendung am 27. Juni 1894 der Gesellschaft vor. In den drei Monaten, in denen das Serum gespritzt wurde, hatte sich die Letalität im Vergleich zum Vorjahreszeitraum halbiert – und dies ungeachtet der Tatsache, dass bei den ersten Kranken die richtige Dosierung noch unbekannt war und den Ärzten bisweilen das Serum ausging.[41] Kritiker im Auditorium gaben allerdings zu bedenken, dass die herrschende Diphtherieepidemie besonders milde und die niedrige Sterberate deshalb nicht dem Serum zuzuschreiben wäre.[42]

Mitte Oktober kam es wegen des ARONSONschen Serums zwischen BEHRING und VIRCHOW zu einem Schlagabtausch. In der Zeitschrift »Die Zukunft« behauptete BEHRING, VIRCHOW wolle sich das Diphtherieserum auf das eigene »Gewinnkonto« setzen, da ARONSON anfangs unter seiner Leitung gearbeitet habe. Neben dieser Unterstellung enthält der Artikel zahlreiche herabsetzende und intellektuell unredliche Äußerungen über VIRCHOW.[43] Dieser sah sich genötigt, bei der nächsten Sitzung der Gesellschaft bezüglich des Serums eine richtigstellende Erklärung abzugeben.[44] Einer solchen hätte es wohl nicht bedurft, denn die Gesellschaft kannte VIRCHOWs ehrenhafte

---

[40] Sitzung vom 14. Juni 1893.
Verhandlungen der Berliner medizinischen Gesellschaft 1893, Band XXIV, Teil I, p. 164–167

[41] OTTO KATZ: Zur Antitoxinbehandlung der Diphtherie.
Verhandlungen der Berliner medizinischen Gesellschaft 1894, Band XXV, Teil II, p. 104–114

[42] Sitzung vom 25. Juli 1894.
Verhandlungen der Berliner medizinischen Gesellschaft 1894, Band XXV, Teil I, p. 186–197

[43] EMIL BEHRING: Das neue Diphtheriemittel. Die Zukunft 1894, Band 9,
Hrsg. MAXIMILIAN HARDEN, p. 97–109, 249–264

[44] Tagesgeschichtliche Notizen. Berliner Klinische Wochenschrift 1894, Vol. 31,
p. 1013–1014

Haltung den Verdiensten anderer gegenüber, und die Diffamierung ihres verehrten Vorsitzenden nahm sie übel, wie die flammende Rede von RICHARD RUGE (1835–1905) vor der Tagesordnung am 31. Oktober 1894 deutlich macht:

»… *Jeder Einzelne von uns fühlt sich getroffen, Jeder sagt sich: Tua res agitur. Wir können deshalb nicht so ganz stillschweigend über die Sache hinweggehen. Herr* BEHRING *hat das Glück gehabt, einen therapeutischen Fund zu thun, von dem er sich Grosses verspricht. Er selbst und wir wohl auch, sind nicht der Meinung, dass es sich hier um einen blossen Glücksfall handelt: es ist vielmehr das Resultat einer ernsthaften und andauernden wissenschaftlichen Arbeit gewesen. Jeder Mensch, der wissenschaftlich arbeiten will, kann dies aber nur mit Erfolg thun, wenn er auf den Schultern seiner Vorgänger steht, wenn er auf der Höhe der Wissenschaft sich hält.*

Wenn auch Herr BEHRING *sagt, ein Schüler von* VIRCHOW *hätte niemals dieses Heilserum finden können, so ist es mir doch keinen Augenblick zweifelhaft, dass auch er selbst, wenn auch unbewusst, ein Schüler von* VIRCHOW *ist. (Zustimmung.) Denn es ist unmöglich, dass ein Mensch heute auf der Höhe der wissenschaftlichen Medicin stehen kann, der nicht* VIRCHOW'S *Arbeiten genau kennt und genau verfolgt hat. (Zustimmung.)*

… Meine Herren, es ist unmöglich, die Entrüstung, die uns Alle ergriffen hat, ganz todt zu schweigen. Es ist uns ebenso bei dieser Gelegenheit wieder das Bedürfniss gekommen, demonstrativ darzulegen, dass wir eine unvertilgbare Dankbarkeit und Verehrung für RUDOLPH VIRCHOW *haben, den wir mit Stolz an unserer Spitze sehen. (Beifall.) …*«[45]

Wenige Wochen später hielt ein Assistent von VIRCHOW, DAVID PAUL HANSEMANN (1858–1920), einen Vortrag über Diphtherie und das BEHRINGsche Diphtherieheilserum. HANSEMANN ließ keinen Zweifel daran, dass es für ihn weder wissenschaftliche Gründe noch ausreichend praktische Erfahrungen gäbe, dem Diphtherieserum eine spezifische Heilwirkung beim Menschen zuzusprechen.[46] Die erregte Diskussion über seinen Vortrag war eine der Sternstunden der Gesellschaft.

---

[45] Sitzung vom 31. Oktober 1894.
Verhandlungen der Berliner medicinischen Gesellschaft 1894, Band XXV, Teil I, p. 208–209
[46] DAVID HANSEMANN: Mittheilungen über Diphtherie und das Diphtherie-Heilserum.
Verhandlungen der Berliner medicinischen Gesellschaft 1894, Band XXV, Teil II,
p. 185–206

Möglicherweise war HANSEMANN in seinem Urteil voreingenommen: als Pathologe wegen BEHRINGS abfälliger Äußerungen über die »*doctrinären Anschauungen der pathologischen Anatomie*« und als VIRCHOW-Schüler wegen BEHRINGS polemischer Angriffe auf seinen Chef in der Presse. Doch VIRCHOW zeigte einmal mehr, wie wenig er sich von persönlichen Anwürfen in seinem rationalen Urteil beeinflussen ließ. In einer an Dramatik kaum zu überbietenden Sitzung schilderte er, wie er nach einer zweimonatigen Abwesenheit Ende September nach Berlin zurückkam, die Wochenrapporte des Kinderkrankenhauses einsah und mit Schrecken feststellte, dass die Todesfälle ab der dritten Augustwoche sprunghaft angestiegen waren. Vom Direktor des Krankenhauses (BAGINSKY) erfuhr er, dass SCHERING aufgrund eines Unglücksfalls seit dieser Zeit kein Serum mehr liefern konnte und das teure BEHRINGSche Präparat wegen Geldknappheit nicht beschafft worden war. VIRCHOW sorgte umgehend für den Kauf des Serums und mit dessen Anwendung sank die Letalität sofort wieder drastisch.

»Für mich war es gegenüber diesen Zahlen ... unmöglich, eine solche Verschiedenheit als nichts bedeutend zurückzuschieben ... für mich war es dadurch ausreichend bewiesen, dass das Heilserum eine günstige Wirkung entfaltet, ... Alle die theoretischen Betrachtungen, die sich sonst an die blossen Thierexperimente und an die anatomischen Verhältnisse knüpfen, müssen zurücktreten gegenüber diesen, wenn ich so sagen soll, brutalen Zahlen, die so eindringlich sprechen, dass sie meiner Meinung nach alle Widersprüche zurückschlagen ... ich halte es für eine Pflicht jedes aufmerksamen Arztes, dieses ihm dargebotene Mittel in Anwendung zu bringen. ...«[47]

VIRCHOW warf hier seine ganze Autorität als führende Persönlichkeit der deutschen Medizin für das Diphtherieserum in die Waagschale. Ein paar Skeptiker blieben, denen die statistische Beweisführung nicht ausreichend, die Ungefährlichkeit des Serums nicht erwiesen bzw. das Konzept wissenschaftlich nicht schlüssig erschien. In seinem Schlusswort beklagte HANSEMANN, dass die Bakteriologen mit der Begründung der Diskussion ferngeblieben wären, die Gesellschaft stelle nicht das geeignete Forum dar:

---

[47] Sitzung vom 5. December 1894.
Verhandlungen der Berliner medicinischen Gesellschaft 1894, Band XXV, Teil I, p. 232–242

> »*Dem gegenüber möchte ich doch noch besonders betont wissen, dass ich gerade die medicinische Gesellschaft für das geeignete Forum halte, eine solche Frage zu discutiren. Denn die Erfahrung hat uns doch das gezeigt: alle die wichtigen Fragen, die die Medicin bewegt haben, sind durch unsere Gesellschaft gegangen, sind hier zum Theil bestätigt und auch zum Theil widerlegt worden.*«[48]

Gynäkologie, Neurologie

Häufiger als früher wurden unter VIRCHOW Themen aus Gynäkologie und Geburtshilfe behandelt. Außer dem Direktor der Universitätsfrauenklinik, ROBERT V. OLSHAUSEN (1835–1915), waren es hauptsächlich die Leiter von gynäkologischen Privatkliniken, die vor der Gesellschaft berichteten. Dazu gehörte der brillante Operateur ALFRED DÜHRSSEN (1862–1933), der mehrfach vaginale Operationstechniken vorstellte, so 1894 eine Methode der vaginalen Laparotomie.[49] Ein diagnostisches Problem der damaligen Zeit, die Extrauteringravidität, kam immer wieder zur Sprache, auch Myome und Gebärmutterkrebs.

Mit einem heiklen Thema, den strafrechtlichen Aspekten von Abtreibung und Tötung des Kindes aus mütterlicher Indikation, befasste sich die Gesellschaft Anfang 1902. DÜHRSSEN umriss in seinem Diskussionsbeitrag die juristisch prekäre Situation:

> »*Es giebt keine Gesetze, die den Arzt bei der Einleitung des künstlichen Aborts oder der Embryotomie straflos erklären, es giebt nur Commentare … Aber auch die Commentare können zu einer Verurtheilung der Aerzte führen, da sie den Arzt nur in Fällen für straflos erklären, die in Wirklichkeit … fast nie vorkommen, nämlich dann, wenn er durch seinen Eingriff direct das Leben der Mutter rettet.*«[50]

---

[48] Sitzung vom 19. December 1894.
Verhandlungen der Berliner medicinischen Gesellschaft 1894, Band XXV, Teil I, p. 261–284
[49] DÜHRSSEN: Ueber eine Methode der vaginalen Laparotomie.
Verhandlungen der Berliner medicinischen Gesellschaft 1894, Band XXV, Teil I, p. 57
[50] R. KOSSMANN: Indication und Recht zur Tödtung des Fötus. Verhandlungen der Berliner medicinischen Gesellschaft 1902, Band XXXIII, Teil I, p. 49–53, 55–63, 76–80, 87–91

DIE VIRCHOW-ÄRA | 81

Wenige Monate später ging es um die Frage, ob bei tuberkulösen Arbeiterfrauen in schlechten wirtschaftlichen Verhältnissen die Schwangerschaft abgebrochen werden sollte. Grundlage war ein Referat von CARL HAMBURGER (1870–1944), der als niedergelassener Arzt und Augenarzt Studien auf dem – neuen – Gebiet der Sozialhygiene betrieb.[51]

Von den Neurologen lieferte EMANUEL MENDEL (1839–1907) die meisten Beiträge. Er war Leiter einer großen neurologischen Privatpoliklinik und Professor für forensische Psychiatrie. 1891 erläuterte er in einem Vortrag über Apoplexia cerebri, wie er aufgrund von Druckversuchen herausgefunden hatte, weshalb die meisten Blutungen aus einem der Äste der Arteriae corporis striati erfolgten.[52] Die Versuche fanden sogar bei dem kritischen VIRCHOW Lob und Anerkennung. Auch hatte MENDEL die Genugtuung, dass sich fast 20 Jahre, nachdem er zum ersten Mal in der Gesellschaft über den Zusammenhang zwischen Syphilis und Tabes dorsalis gesprochen hatte, ein Meinungsumschwung anbahnte, ohne dass neue Erkenntnisse vorlagen. Sehr zum Verdruss von VIRCHOW, der diese Wankelmütigkeit als unwissenschaftlich bezeichnete:

»*Es kann ja sein, dass man das Richtige trifft: es ist so eine Art von Würfelspiel. Man sucht sich aus der grossen Zahl von ätiologischen Möglichkeiten eine heraus, und da findet man, dass die Syphilis ganz ausgezeichnet schön passt.*«[53]

Der Nervenarzt ALFRED MOLL (1862–1939) hatte in Paris bei JEAN-MARTIN CHARCOT (1825–1893) die Hypnosetechnik kennengelernt und sprach 1887 über Hypnose generell[54] und 1889 über seine therapeutischen Erfahrungen.[55] Der Gegenstand erwies sich als schwer objektivierbar, und bei der folgenden Aussprache blieben die Ansichten recht weit voneinander entfernt, was VIR-

---

[51] C. HAMBURGER: Ueber die Berechtigung und Nothwendigkeit bei tuberculösen Arbeiterfrauen die Schwangerschaft zu unterbrechen.
Verhandlungen der Berliner medicinischen Gesellschaft 1902, Band XXXIII, Teil II, p. 292–311, Teil I, p. 168–175

[52] E. MENDEL: Ueber die Apoplexia cerebri sanguinea. Verhandlungen der Berliner medicinischen Gesellschaft 1891, Band XXII, Teil II, p. 65–80, Teil I, p. 193–197

[53] Sitzung vom 6. Juli 1898. Fortsetzung der Discussion über den Vortrag von Herrn SILEX: Ueber tabische Sehnerven-Atrophie.
Verhandlungen der Berliner medicinischen Gesellschaft 1898, Band XXIX, Teil I, p. 204–212

[54] MOLL: Der Hypnotismus in der Therapie.
Verhandlungen der Berliner medicinischen Gesellschaft 1887, Band XVIII, Teil I, p. 159–165

[55] MOLL: Therapeutische Erfahrungen auf dem Gebiete des Hypnotismus.
Verhandlungen der Berliner medicinischen Gesellschaft 1889, Band XX, Teil I, p. 129–138

CHOW nach Schluss der Debatte zu der Bemerkung veranlasste, man möge das Thema erst wieder aufgreifen, »... wenn eine Reihe von schärfer formulirten Sätzen vorliegen wird, die auf den Erfahrungen grösserer Reihen von Einzelfällen beruhen und die uns die Möglichkeit gewähren, Gesammtresultate zu formuliren.«[56]

Chirurgie

Unter den Chirurgen gehörte der vielseitige THEMISTOKLES GLUCK, Assistent von v. BERGMANN und später Leiter der chirurgischen Abteilung im KAISER-UND-KAISERIN-AUGUSTA-Kinderkrankenhaus, zu den eifrigsten Referenten. GLUCK beschäftigte sich u.a. mit dem Ersatz von Muskel-, Sehnen-, Nerven- und Knochendefekten und präsentierte 1885 Hohlschienen aus Stahl, die – an Bruchfragmente geschraubt – die Kontinuität des Knochens wieder herstellten.[57] Auch frühe Endoprothesen aus Elfenbein hat er entwickelt sowie Knochenzement aus feinpulverigem Kolophonium mit einem Zusatz von Bimsstein oder Gips.[58]

Der Gelenkersatz heilte komplikationslos ein und führte funktionell zu befriedigenden Ergebnissen. Unglücklicherweise war der Grund für den Eingriff in allen Fällen eine Gelenktuberkulose gewesen, die sich bald wieder bemerkbar machte und die Entfernung der Prothese erzwang. Dies brachte GLUCK und seine Methode bei den Kollegen in Misskredit. Schließlich konnte man nicht ahnen, dass das Verfahren bei Tuberkulose unter den damaligen Bedingungen zum Scheitern verurteilt war.[59]

JULIUS WOLFF, der in dieser Zeit seine grundlegenden Arbeiten über Knochenwachstum und -struktur publizierte, erläuterte 1883 anhand von Langzeituntersuchungen, wie sich Gelenkentzündungen bei Kindern und Jugendlichen auf die Entwicklung der Knochen der betroffenen Extremität aus-

---

[56] Sitzung vom 8. Mai 1889.
Verhandlungen der Berliner medicinischen Gesellschaft 1889, Band XX, Teil I, p. 148–156
[57] Sitzung vom 4. März 1885.
Verhandlungen der Berliner medicinischen Gesellschaft 1884/85, Band XVI, Teil I, p. 114
[58] THEMISTOKLES GLUCK: Die Invaginationsmethode der Osteo- und Arthroplastik.
Verhandlungen der Berliner medicinischen Gesellschaft 1890, Band XXI, Teil II, p. 130–154
[59] DIETER WESSINGHAGE: Themistokles Gluck: Von der Organextirpation zum Gelenkersatz.
Deutsches Ärzteblatt 1995, Band 92, A-2180–2184

DIE VIRCHOW-ÄRA

wirken.⁶⁰ Seine Darstellungen der normalen und pathologischen Knochenarchitektur waren in der Wandelhalle des LANGENBECK-Hauses ausgestellt.

Klumpfußoperationen, Knochentumoren sowie Knochen- und Gelenkinfektionen wurden immer wieder zur Sprache gebracht. Der Schwerpunkt der Aufmerksamkeit lag jedoch inzwischen auf der Weichteilchirurgie. 1882 führte der Leiter des LAZARUS-Krankenhauses, CARL LANGENBUCH (1846–1901), die erste Gallenblasenextirpation bei einem Patienten mit Gallensteinen durch. LANGENBUCH stand mit seiner Ansicht, die Gallenblase wäre ein entbehrliches Organ, damals weitgehend allein. Vor der Gesellschaft sprach er 1885 und nochmals Anfang 1887 über seine Methode, nachdem er bereits 12 Kranke operiert hatte, von denen 2 an Komplikationen, die nicht direkt mit dem Eingriff zusammenhingen, gestorben waren.⁶¹ Die Ergebnisse der Konkurrenzmethode, der Cholezystotomie, bei der die Steine durch Schnitt entfernt wurden, waren deutlich schlechter, denn es kam häufiger zu Peritonitis und Fistelbildung. Dennoch setzte sich die Gallenblasenentfernung nur langsam durch.⁶²

Der Ileus war eine Indikation, die mehr und mehr in die Zuständigkeit der Chirurgie wanderte. Ende 1884 berichtete HERMANN SENATOR (1834–1911), Leiter des AUGUSTA-Hospitals, über eigene Erfahrungen mit dem KUSSMAUL-schen Verfahren der Magenausspülung, welches wenige Wochen vorher publiziert worden war. SENATOR urteilte, die Magenausspülung bei Ileus habe palliative, manchmal auch kurative Wirkung.⁶³ Zum sonstigen therapeutischen Arsenal gehörten Einläufe, Abführmittel (Rizinus- und Krotonöl), die Gabe von Quecksilber oder Opiaten.

SENATORS Ausführungen waren für den Leiter der Chirurgischen Klinik der Charité, ADOLF V. BARDELEBEN (1819–1895), Anlass für eigene Untersuchungen, über die er wenige Monate später vortrug. Sein Fazit: In keinem der von ihm beobachteten Fälle von Ileus brachte die Magenausspülung Heilung.

---

60 JULIUS WOLFF: Ueber trophische Störungen bei primären Gelenkleiden. Verhandlungen der Berliner medicinischen Gesellschaft 1882/83, Band XIV, Teil II, 147–187

61 LANGENBUCH: Ueber Operationen an der Gallenblase mit Demonstrationen. Verhandlungen der Berliner medicinischen Gesellschaft 1887, Band XVIII, Teil I, p. 8–11

62 FRIEDRICH TRENDELENBURG: Die ersten 25 Jahre der Deutschen Gesellschaft für Chirurgie. Berlin, Verlag von JULIUS SPRINGER, 1923, p. 260–264

63 SENATOR: Ueber die Behandlung des Ileus mit Magenausspülung. Verhandlungen der Berliner medicinischen Gesellschaft 1884/85, Band XVI, Teil I, p. 42–45

Da sie dem Kranken aber so gut wie immer große Erleichterung verschaffte und auch für den Arzt scheinbar Besserung eintrat, erfolgte der Entschluss zum chirurgischen Eingriff u. U. zu spät. Bei fortgeschrittener Peritonitis war der Patient verloren.[64]

Die Therapieergebnisse waren so schlecht, dass die wiederholte Diskussion des Themas nicht verwundert. EDUARD GOLTDAMMER (1842–1891), Leiter der Inneren Abteilung des Krankenhauses Bethanien, behandelte ausschließlich konservativ mit strenger Diät und hohen Opiatdosen und konnte so 15 von 50 Ileuskranken retten.[65] Die große Schwierigkeit bestand darin, die Fälle, in denen die Operation indiziert war, mit den damaligen diagnostischen Mitteln rechtzeitig zu erkennen – so WERNER KÖRTE (1853–1937), Chef der Chirurgie im Krankenhaus Am Urban, in seinem Vortrag 1891.[66]

ERNST V. BERGMANN gilt als ein Pionier der Hirnchirurgie. Im Dezember 1888 stellte er einen Patienten vor, bei dem er einen großen Abszess im Temporallappen eröffnet hatte. Hirnabszesse wurden selten behandelt, weil die Diagnose so schwierig war.[67]

Im Jahre 1898 standen V. BERGMANN für seinen Vortrag über Hirnschussverletzungen bereits die ersten Röntgenaufnahmen zur Verfügung. Kugeln aus Schusswaffen mit geringer Durchschlagskraft, so sein Rat, sollte man nicht im Hirn suchen, sondern nur die Wunde vor weiterer Infektion schützen. Die Geschosse würden problemlos einheilen.[68] Anfang 1901 präsentierte V. BERGMANN einen Mann, dem er einen Tumor aus dem Frontallappen, und eine junge Frau, der er eine Zyste im Kleinhirnbereich entfernt hatte. Der Referent schätzte den Anteil der damals operablen Fälle auf einen Fall von 25.[69]

---

[64] A. BARDELEBEN: Ueber Ileus.
Verhandlungen der Berliner medicinischen Gesellschaft 1884/85, Band XVI, Teil II, p. 173–186

[65] E. GOLTDAMMER: Ueber Ileus.
Verhandlungen der Berliner medicinischen Gesellschaft 1889, Band XX, Teil II, p. 29–44

[66] WERNER KÖRTE: Beitrag zur Lehre vom Ileus.
Verhandlungen der Berliner medicinischen Gesellschaft 1891, Band XXII, Teil I, p. 189–191

[67] V. BERGMANN: Krankenvorstellung: Geheilter Hirnabscess.
Verhandlungen der Berliner medicinischen Gesellschaft 1888, Band XIX, Teil I, p. 228–233

[68] ERNST V. BERGMANN: Durch Röntgen-Strahlen im Hirn nachgewiesene Kugeln.
Verhandlungen der Berliner medicinischen Gesellschaft 1898, Band XXIX, Teil II, p. 157–167

[69] V. BERGMANN: Demonstration zweier operirter Fälle von Hirntumoren.
Verhandlungen der Berliner medicinischen Gesellschaft 1901, Band XXXII, Teil I, p. 45–49

DIE VIRCHOW-ÄRA

Andere chirurgische Spezialdisziplinen, die sich abzuzeichnen begannen, waren Urologie und Laryngologie. JAMES ISRAEL (1848–1926), Leiter der Chirurgie im Jüdischen Krankenhaus, unterbreitete 1892 eine Statistik der Fälle, in denen er wegen eines malignen Tumors eine Niere entfernt hatte. Die Überlebenschance dieser Patienten war bisher gering, fast 60 % starben bereits bei oder unmittelbar nach der Operation. ISRAEL hingegen hatte nur 2 von 11 Patienten an den Folgen des Eingriffs verloren, 2 weitere starben innerhalb von 13 Monaten an Metastasen. Die verbliebenen 7 erfolgreich Operierten waren rezidivfrei, ein Patient seit 5½ Jahren.[70]

Das urologische Instrumentarium befand sich noch in der Entwicklung. MAX NITZE (1848–1906), ein niedergelassener Urologe, führte 1893 ein von ihm konstruiertes Zystoskop vor, mit welchem in der Harnblase Bilder aufgenommen werden konnten[71], und LEOPOLD CASPER (1859–1959) demonstrierte 1895 zum ersten Mal das Katheterisieren der Harnleiter beim Mann mit einer Modifikation des NITZEschen Zystoskops.[72]

Die Laryngologie erhielt durch die schwere Erkrankung von Kronprinz FRIEDRICH WILHELM 1887/88 erhöhte Aufmerksamkeit. Vor allem Karzinomfälle und deren operative Versorgung wurden mit großem Interesse verfolgt. Im Juni 1893 stellte J. WOLFF einen Patienten vor, bei dem er ca. 20 Monate zuvor den Kehlkopf entfernt hatte. Damals sprach man von einer Dauerheilung bei 15-monatiger Rezidivfreiheit nach der Operation, was zum Zeitpunkt des Vortrags auf nicht mehr als 10 Fälle in der Literatur zutraf. WOLFF hatte seinem Patienten einen künstlichen Kehlkopf konstruiert, mit dem er gut sprechen, seinem Beruf nachgehen und sogar singen konnte.[73] Er verstarb im Jahr darauf ohne Lokalrezidiv an Fernmetastasen.[74]

---

[70] JAMES ISRAEL: Ueber Nierenextirpation wegen maligner Tumoren.
Verhandlungen der Berliner medicinischen Gesellschaft 1892, Band XXIII, Teil I, p. 226–228

[71] MAX NITZE: Zur Photographie der menschlichen Harnblase. Verhandlungen der Berliner medicinischen Gesellschaft 1893, Band XXIV, Teil II, p. 138–156

[72] LEOPOLD CASPER: Demonstration des Katheterismus der Ureteren.
Verhandlungen der Berliner medicinischen Gesellschaft 1895, Band XXVI, Teil I, p. 3–5, 20

[73] JULIUS WOLFF: Ueber den künstlichen Kehlkopf und die Pseudo-Stimme.
Verhandlungen der Berliner medicinischen Gesellschaft 1893, Band XXIV, Teil II, p. 228–241

[74] JULIUS WOLFF: Bemerkungen zu dem von mir am 8. October 1891 operirten Fall von Totalextirpation des Kehlkopfs wegen Carcinom.
Verhandlungen der Berliner medicinischen Gesellschaft 1894, Band XXV, Teil II, p. 140–144

DIE ERKRANKUNG VON KRONPRINZ FRIEDRICH WILHELM (1831–1888)

Die schwere Erkrankung des Thronfolgers und kurzzeitigen deutschen Kaisers FRIEDRICH III. war ein emotional aufgeladenes politisches Ereignis, das auch in die Verhandlungen der *Berliner Medizinischen Gesellschaft* Eingang fand, zumal die behandelnden deutschen Ärzte des Patienten Mitglieder derselben waren.

Im Frühjahr 1887 zeigte sich beim Kronprinzen eine Geschwulst am Kehlkopf. V. BERGMANN sprach bereits bei der ersten Untersuchung den Verdacht auf eine bösartige Neubildung aus und riet zur sofortigen Operation. Auch die anderen Ärzte, die den Kronprinzen umgaben, sowie die zugezogenen Berliner Spezialisten stimmten mit V. BERGMANN überein. Doch das Kronprinzenpaar glaubte lieber dem englischen Kehlkopfspezialisten MORELL MACKENZIE (1837–1892), der die Geschwulst für gutartig erklärte und auch ohne Operation Heilung versprach. FRIEDRICH WILHELM vertraute sich seiner Behandlung an. In den von MACKENZIE entnommenen Gewebsproben fand VIRCHOW keinen Anhalt für ein Karzinom. FRIEDRICH III, inzwischen deutscher Kaiser, erlag am 15. Juni 1888 seinem Krebsleiden. Die Obduktion ergab, dass V. BERGMANN mit seiner Diagnose Recht gehabt hatte.

Die schwere Erkrankung des Thronfolgers war ein Politikum. Die Tatsache, dass er unter dem Einfluss seiner englischen Gattin, der ältesten Tochter von Königin VICTORIA, einem englischen Laryngologen vor den in Berlin versammelten Koryphäen den Vorzug gab, machte die Sache nicht einfacher. So erhielt die medizinische Auseinandersetzung um die Behandlung, in die sich auch politische Kreise einmischten, eine nationalistische Komponente, die von der Presse beider Länder begierig aufgegriffen wurde. MACKENZIE verstand es, die Presse in seinem Sinne zu lenken: Erst wurde V. BERGMANN wegen seiner pessimistischen Diagnose mit Häme überschüttet, und als dessen Befürchtungen eintrafen, geriet VIRCHOW ins Kreuzfeuer, weil er vermeintlich die Bösartigkeit der Neubildung nicht erkannt hätte. Bald herrschte in der Öffentlichkeit eine hochemotionale Atmosphäre, in der jeder vehement für eine der beteiligten Parteien Stellung bezog.

Die Mitglieder der *Berliner Medizinischen Gesellschaft*, die in die medizinische Behandlung von FRIEDRICH WILHELM involviert waren, haben sich dazu vor der Gesellschaft nicht geäußert. VIRCHOW und v. BERGMANN gaben jedoch in eigener Sache Erklärungen vor ihren Kollegen ab, zuerst VIRCHOW am 16. November 1887.

»Herr VIRCHOW *legt mit Rücksicht auf die jetzt in der Tagespresse vielfach gepflogenen Erörterungen über die Krankheit Sr. K.K. Hoheit des Kronprinzen und die Verschiebung der Operation den Wortlaut der von ihm abgegebenen Gutachten über die von ihm untersuchten, aus dem Kehlkopf extirpirten Stückchen vor und übergiebt sie für die Bibliothek der Gesellschaft*«, heißt es im Protokoll.[75] Der folgende Text ist nur in den »Verhandlungen« veröffentlicht.

»*M.H.! Ich wünschte gerade in meiner Eigenschaft als Vorsitzender dieser Gesellschaft ein paar Bemerkungen zu machen über die jetzt in der Presse so lebhaft ventilirte Frage, inwieweit die Gutachten, welche ich über die von Sir* MORELL MACKENZIE *ausgeschnittenen Stücke des Kehlkopfs Seiner K. und K. Hoheit des Kronprinzen abgegeben habe, die behandelnden Aerzte beeinflusst haben. Vorzugsweise bestimmt mich dabei die Beobachtung, dass seit einiger Zeit das Bestreben hervortritt, die Verantwortlichkeit für die ganze Situation, insbesondere auch für die Vertagung der jetzt als nothwendig erachteten Operation mir speciell zuzuschieben. Die Heftigkeit der Angriffe in der Presse, welche auch von Collegen, sowohl mit als ohne Namen, ausgehen, ist eine so grosse, dass ich es nicht bloss mir, sondern auch dieser Gesellschaft schuldig bin, meinerseits dasjenige zu thun, was dazu erforderlich ist, um die Stellung Ihres Vorsitzenden einigermassen zu klären. Wäre Ihr Vorsitzender wirklich schuld an dem so betrübenden und uns Alle so tief schmerzenden Ereigniss, so würde das in der That für die Gesellschaft eine sehr peinliche Lage sein.*«[76]

VIRCHOW hatte im Mai, Juni und Juli 1887 Gewebsproben erhalten und Gutachten abgegeben, die er jetzt vor der Gesellschaft verlas und kommentierte, um den Ablauf der Ereignisse klarzustellen. Die am 21. Mai untersuch-

---

75   Sitzung vom 16. November 1887.
     Verhandlungen der Berliner medicinischen Gesellschaft 1887, Band 18, Teil I, p. 188
76   Mittheilungen des Prof. Dr. RUDOLF VIRCHOW über die von ihm ertheilten Gutachten, betreffend die von Sir MORELL MACKENZIE aus dem Kehlkopf seiner K. und K. Hoheit des Kronprinzen entfernten krankhaften Stellen. Verhandlungen der Berliner medicinischen Gesellschaft 1887, Band XVIII, Teil II, p. 230–239

te Probe »... war ein so kleines Stück, dass das gesammte Präparat auf einem einzigen Objectglase ausgebreitet und in toto zur Untersuchung gebracht werden konnte. Ich kann dafür stehen, dass auch nicht eine einzige Zelle dabei verloren gegangen ist. Ueber die Vollständigkeit dieser Untersuchung darf kein Zweifel bestehen.«

In dem Präparat fand VIRCHOW keinen Hinweis auf Bösartigkeit, auch nicht, nachdem er es noch einmal zusammen mit CARL GERHARDT (1833–1902), Direktor der II. Medizinischen Klinik der Charité und Kehlkopfspezialist, durchgemustert hatte. Auch in den beiden größeren Gewebestücken, die VIRCHOW am 9. Juni erhielt, fand er keine malignen Veränderungen. Im Gutachten hatte VIRCHOW aus seiner Sicht deutlich gemacht, dass man daraus nicht mit Sicherheit auf die gesamte Erkrankung schließen könne:

»Sie werden begreifen, dass ich in einem Gutachten, das bestimmt war, auch den höchsten Personen des Staates vorgelegt zu werden, nicht etwa sagen konnte: Es ist aber doch möglich, dass daneben ein Krebs existirt. Die Sachverständigen, welche ein solches Gutachten lasen, mussten sich sagen, dass diese Möglichkeit durch meine Bemerkungen nicht nur nicht ausgeschlossen war, sondern dass ich sogar ausdrücklich meine Stellung in der Sache zu wahren bemüht war, indem ich mein Urtheil ausdrücklich auf die Untersuchung desjenigen Materials beschränkte, welches mir wirklich übergeben worden war. Ich darf dabei wohl bemerken, m. H., dass, wie wohl auch genügend bekannt ist, ich zu keiner Zeit in der Lage war, durch eigene Untersuchung Kenntniss von dem Verhältniss zu gewinnen. Ich habe seine Kaiserliche und Königliche Hoheit überhaupt seit Ende des Winters, wo allerdings die Heiserkeit schon einen hohen Grad erreicht hatte, nicht mehr gesehen. Ich habe also persönlich über nichts anderes berichten können, als über das, was mir übergeben war.«

Das dritte, wieder fast nur oberflächliche Gewebeteile enthaltende Präparat vom 1. Juli, ergab keinen anderen Befund. Es bestand jedoch von Anfang an bei den deutschen Fachleuten der Verdacht, dass MACKENZIE die Proben nicht an der richtigen Stelle entnommen hatte.

VIRCHOW hatte v. BERGMANN und GERHARDT vor der Sitzung über seine Absicht in Kenntnis gesetzt, die Gesellschaft über den Hergang zu informieren. Als behandelnde Ärzte lehnten sie, ebenso wie VIRCHOW, zu diesem Zeitpunkt eine öffentliche Diskussion ab. Einige Monate später sah sich v. BERGMANN aber genötigt, eine Unterstellung in der englischen Fachpresse

DIE VIRCHOW-ÄRA

zurückzuweisen. Am 2. Mai 1888 ließ er vor Eintritt in die Tagesordnung folgende Erklärung verlesen:

»In der No. 1426 des British medical Journal vom 28. April 1888 wird mit folgenden Worten auf Seite 933 – As Dr. von Bergmann has not contradicted this statement it may be accepted as true – die Behauptung vertreten, dass weil ich zu persönlichen und sachlichen Angriffen schweige, ich die Richtigkeit derselben zugebe. Wenn das British medical Journal nicht ein Blatt wäre, dessen wissenschaftlichen Werth ich ausserordentlich hoch schätze, könnte ich zu diesem Schlusse auch schweigen, so aber muss ich mich gegen denselben verwahren. Ich schweige, nicht weil ich Unrecht habe, sondern weil ich, wie jeder ehrenwerthe britische und deutsche Arzt, Vorgänge am Krankenbette meiner Patienten nicht öffentlich bespreche.«[77]

Der monierte Satz findet sich in der Rubrik »Berlin – From our own correspondent«, in der – befremdlich indiskret – Vorkommnisse im Krankenzimmer geschildert werden. Der Kaiser hatte inzwischen seine Behandlung vollständig MACKENZIE übertragen. Andere Ärzte, darunter v. BERGMANN, wurden nur noch zu Konsultationen gerufen. MACKENZIE und sein Assistent MARK HOVELL (1853–1925) gaben medizinische Einzelheiten an die Presse weiter, oft zusammen mit gehässigen Angriffen gegen die mitbehandelnden Ärzte. V. BERGMANN bat nach einem erneuten Vorfall dieser Art um seine Entpflichtung und wurde am 30. April 1888 durch v. BARDELEBEN ersetzt.

Häufiger und ebenfalls schwer zu therapieren waren Kehlkopfinfektionen mit Tuberkulose oder Syphilis. Die Gesellschaft war in der glücklichen Lage, mit BERNHARD FRÄNKEL (1836–1911), dem späteren Leiter der ersten rhino-laryngologischen Klinik in Preußen, einen ausgewiesenen Fachmann zum Schriftführer zu haben. Andere Referenten waren Inhaber von spezialisierten Privatkliniken in Berlin, darunter PAUL HEYMANN (1849–1931), WILHELM LUBLINSKI (1852) und ALBERT ROSENBERG (1856–1912). ALFRED KIRSTEIN (1863–1922)

---

[77] Sitzung vom 2. Mai 1888.
Verhandlungen der Berliner medicinischen Gesellschaft 1888, Band XIX, Teil I, p. 107

führte im Mai 1895 das erste Laryngoskop, den Vorläufer der heutigen Geräte, vor. Mit dem von ihm entworfenen Instrument (Autoskop) konnte der Kehlkopf direkt betrachtet werden – nicht, wie bisher, mithilfe von gestielten Spiegeln und reflektiertem Licht. Dadurch wurden neue Untersuchungsmöglichkeiten eröffnet und die Entfernung von Fremdkörpern aus der Trachea vereinfacht.[78]

Eine Neuerung, die schnell aufgegriffen wurde, war die Lokalanästhesie, nachdem der Wiener Augenarzt KARL KOLLER (1857–1944) die betäubende Wirkung von Cocain an der Hornhaut 1884 beobachtet hatte. Bereits im Januar 1885 berichteten HEYMANN[79] und KARL SCHWEIGGER (1830–1905), Direktor der Universitäts-Augenklinik, über ihre Erfahrungen.[80] In der Diskussion wird klar, dass auch die Fachkollegen Cocain schon begeistert einsetzten. Nur wenige Monate später allerdings sprach HEYMANN über einen der ersten Intoxikationsfälle; der Patient war ein 9-jähriger Junge.[81]

Dermatologie, Radiologie

Auch in der Dermatologie, die in diesem Zeitabschnitt ebenfalls stärker in den Vordergrund trat, standen mit den Geschlechtskrankheiten Infektionen bei den Krankheitsursachen weit vorne. Während die Gonokokken bereits 1879 entdeckt wurden, war der Erreger der Syphilis noch unbekannt. Therapeutisch war man bei der Gonorrhoe weitgehend machtlos, bei Syphilis wurden Quecksilberpräparate eingesetzt. Im Dezember 1882 stellte der Pharmakologe LIEBREICH mit Quecksilberformamid eine neue Verbindung für die subkutane Anwendung vor, welche durch günstigere pharmakokinetische Eigenschaften anderen Verbindungen, wie z. B. dem weitverbreiteten Sublimat (Quecksilberchlorid), überlegen sein sollte.[82]

---

[78] ALFRED KIRSTEIN: Autoskopie des Larynx und der Trachea.
   Verhandlungen der Berliner medicinischen Gesellschaft 1895, Band XXVI, Teil II, p. 133–139
[79] PAUL HEYMANN: Ueber die Anwendung des Cocain im Larynx, Pharynx und in der Nase.
   Verhandlungen der Berliner medicinischen Gesellschaft 1884/85, Band XVI, Teil II, p. 6–16
[80] SCHWEIGGER: Ueber die Anwendung des Cocains bei Augenoperationen.
   Verhandlungen der Berliner medicinischen Gesellschaft 1884/85, Band XVI, Teil II, p. 17–20
[81] HEYMANN: Ueber Intoxication durch Cocain.
   Verhandlungen der Berliner medicinischen Gesellschaft 1884/85, Band XVI, Teil I, p. 233–238
[82] LIEBREICH: Ueber die Behandlung der Syphilis.
   Verhandlungen der Berliner medicinischen Gesellschaft 1882/83, Band XIV, Teil I, p. 52–71

DIE VIRCHOW-ÄRA

Wiederholt wurden lebhafte und lange Diskussionen über die Frage geführt, wie die Verbreitung von Geschlechtskrankheiten in Zusammenhang mit Prostitution effektiv eingedämmt werden kann. Nach einem Vortrag des Dermatologen ALFRED BLASCHKO (1858–1922) im März 1892 wählte die Gesellschaft eine Kommission, die Vorschläge ausarbeiten sollte.[83] Diese legte sieben Thesen zur medizinischen Überwachung und Behandlung der gewerbsmäßigen Prostituierten sowie zur Behandlung aller übrigen Geschlechtskranken vor, die der Vorstand den zuständigen Institutionen – Ministerien, Polizeipräsidium, Magistrat, Krankenhausvorständen – zuleitete.[84]

Es spricht für die Wertschätzung, die man der Gesellschaft entgegenbrachte, wenn von Regierungs- und Behördenseite der Eingang der Vorschläge nicht nur mit ausdrücklichem Dank bestätigt, sondern deren Inhalt auch ernsthaft geprüft wurde. Am Ende hatte die Gesellschaft für die »*nicht unter sittenpolizeilicher Kontrolle stehenden Geschlechtskranken*« in zwei Punkten Erfolg: Diese Patienten wurden von nun an in die städtischen Krankenhäuser Berlins aufgenommen,[85] und sie sollten, laut Runderlass des Innenministers, keine Nachteile mehr gegenüber anderen Kranken haben[86] – dieser Hinweis richtete sich vor allem an die Krankenkassen.

Lupus vulgaris (Hauttuberkulose) und Lepra, beide chronische, zu schlimmen Entstellungen führende Krankheiten, wurden von Zeit zu Zeit an markanten Beispielen demonstriert. EUGEN HOLLÄNDER (1867–1932), ein im Jüdischen Krankenhaus tätiger kosmetischer Chirurg, zeigte 1899 in einem Lichtbildvortrag, wie er mittels einer von ihm erfundenen Methode, der Heißluftkauterisation, Nasenlupus zur Abheilung gebracht und dabei ästhetisch akzeptable Ergebnisse erhalten hatte.[87] Der Eingriff erfolgte unter

---

[83] ALFRED BLASCHKO: Zur Prostitutionsfrage.
Verhandlungen der Berliner medicinischen Gesellschaft 1892, Band XXIII, Teil II, p. 64–78, Teil I, p. 187

[84] Berathung und Beschlussfassung über die Thesen der Commission zur Vorbeugung der Syphilis etc. Protokoll der Sitzung vom 20. Juli 1892.
Verhandlungen der Berliner medicinischen Gesellschaft 1892, Band XXIII, Teil I, p. 199–215.

[85] Sitzung vom 26. April 1893,
Verhandlungen der Berliner medicinischen Gesellschaft 1893, Band XXIV, Teil I, p. 126

[86] Sitzung vom 18. Oktober 1893,
Verhandlungen der Berliner medicinischen Gesellschaft 1893, Band XXIV, Teil I, p. 201–202

[87] HOLLÄNDER: Ueber den Nasenlupus.
Verhandlungen der Berliner medicinischen Gesellschaft 1899, Band XXX, Teil II, p. 192–209

Narkose und eröffnete auch bislang hoffnungslosen Fällen eine Chance auf Heilung.

Dermatologen wie OSKAR LASSAR (1849–1907), Inhaber einer privaten Hautklinik, experimentierten bei dieser wie auch bei verschiedenen anderen Hautkrankheiten um die Jahrhundertwende mit der damals modernsten Methode, den von WILHELM CONRAD RÖNTGEN (1845–1923) am 8. November 1895 in Würzburg entdeckten und später nach ihm benannten Strahlen.

Die Nachricht über RÖNTGENS sensationelle Entdeckung gelangte in den ersten Januartagen 1896 an die Presse und elektrisierte die Welt. Noch im selben Monat wurden in der Gesellschaft mit der neuen Technik aufgenommene Bilder nichtmedizinischen Inhalts gezeigt. Anfang Februar konnte FRANZ KÖNIG (1832–1910), Direktor der chirurgischen Klinik der Charité, die Aufnahme einer Tibia vorführen. Sie gehörte zu einem wegen Sarkomverdachts amputierten Unterschenkel. KÖNIG hatte das Operationspräparat mitgebracht und demonstrierte am Röntgenbild, wie sich der Tumor gegenüber dem Knochen als wolkiges, lappiges Gebilde darstellte.[88]

KÖNIGS Bilder waren technisch unvollkommen; doch lässt sich aus seiner Beschreibung herauslesen, dass der Tumor deutlich zu erkennen war. Dies Beispiel zeigt erneut, wie in den großen ärztlichen Vereinen – allen voran die *Berliner Medizinische Gesellschaft* – neue Ideen sofort aufgegriffen, in den eigenen Reihen weitergebracht und dann umgehend einem großen Kreis von Kollegen zugänglich gemacht wurden. Im vorliegenden Fall verging zwischen der Beschreibung der revolutionären Technik in der Laienpresse und deren klinischer Nutzanwendung gerade einmal ein Monat!

MAX LEVY-DORN (1863–1929) konzentrierte sich als einer der Ersten beruflich auf die Entwicklung dieser neuen Diagnosetechnik und berichtete wiederholt vor der Gesellschaft über die erzielten Fortschritte. Im November 1896 demonstrierte er verschiedene Röntgenbilder (Exostosen, dislozierter Oberschenkelbruch, Projektil im Brustkorb).[89] Gut ein Jahr darauf brachte GUSTAV BEHREND (1847–1925), Dermatologe und Leiter der Station für Ge-

---

[88] KÖNIG: Durchleuchtung auf dem Wege des RÖNTGEN'schen Verfahrens.
Verhandlungen der Berliner medicinischen Gesellschaft 1896, Band XXVII, Teil I, p. 42–44

[89] LEVY-DORN: Demonstration von Röntgenbildern.
Verhandlungen der Berliner medicinischen Gesellschaft 1896, Band XXVII, Teil I, p. 222–223

schlechtskranke der Stadt Berlin, bereits die durch Röntgenstrahlen verursachten Hautschäden zur Sprache.[90]

Höhepunkte

Zwei wissenschaftliche Höhepunkte der VIRCHOW-Ära wurden durch LIEBREICH und SCHLEICH dargeboten. In seinem Fachvortrag auf der Festveranstaltung zum 25-jährigen Bestehen der *Berliner Medizinischen Gesellschaft* 1885 propagierte LIEBREICH Lanolin als Salbengrundlage.[91] Es handelt sich um das aus Schafwolle herausgewaschene Wollfett. Lanolin unterscheidet sich vorteilhaft von den damals üblichen Grundlagen (neutrale Glycerinfette, Vaselin) und wird bis heute in der Kosmetik- und Arzneimittelherstellung verwendet.

In der Sitzung am 11. November 1891 erläuterte CARL SCHLEICH (1859–1923), Inhaber einer chirurgischen Privatklinik in Berlin, das Prinzip der Infiltrationsanästhesie erstmals vor der Fachwelt. Nach einer oberflächlichen Betäubung mit Ätherspray wird das Gewebe schichtweise mit Cocainlösung infiltriert und durchschnitten. Auf diese Weise wurden Eingriffe in Lokalanästhesie möglich, die bislang eine Chloroformnarkose erforderten. Die verwendete Cocainlösung war so niedrig konzentriert, dass Intoxikationen, die man inzwischen zu fürchten gelernt hatte, nicht zu erwarten waren.[92] SCHLEICH stellte das Verfahren im Juni 1892 auf dem Chirurgenkongress seinen Fachkollegen vor und löste mit seinen provozierenden Äußerungen einen Eklat aus.[93]

---

[90] GUSTAV BEHREND: Ueber die unter dem Einfluss der Röntgenstrahlen entstehende Hautveränderung. Verhandlungen der Berliner medicinischen Gesellschaft 1898, Band XXIX, Teil II, p. 223–229

[91] OSCAR LIEBREICH: Ueber das Lanolin, eine neue Salbengrundlage. Verhandlungen der Berliner medicinischen Gesellschaft 1884/85, Band XVI, Teil II, p. 295–304

[92] C. SCHLEICH: Ueber lokale Anästhesie mit Krankenvorstellung. Verhandlungen der Berliner medicinischen Gesellschaft 1891, Band XXII, Teil I, p. 236–239

[93] FRIEDRICH TRENDELENBURG: Die ersten 25 Jahre der deutschen Gesellschaft für Chirurgie. Berlin, Verlag von JULIUS SPRINGER, 1923, p. 110–114 sowie Das Entstehen der modernen Medizin. Vorträge vor der Berliner Medizinischen Gesellschaft von 1860 bis 1935. Ausgewählt vom Geheimen Medizinalrat OTTO SOLBRIG, herausgegeben und kommentiert von GABRIELE LASCHINSKI und IVAR ROOTS. ABW Wissenschaftsverlag, 2018, Fußnote 116

BERUFSPOLITISCHE ANGELEGENHEITEN

Durch die Verordnung vom 25. Mai 1887 wurde die Errichtung von Ärztekammern in den preußischen Provinzen angeordnet. Der erste Vorsitzende der Ärztekammer Berlin-Brandenburg war FRIEDRICH KÖRTE, der seinerzeitige Vorsitzende der *Gesellschaft für wissenschaftliche Medizin*. Daneben nahmen sich der Ärztevereinsbund und der Deutsche Ärztetag standespolitischer Fragen an. Für die *Berliner Medizinische Gesellschaft* als vordringlich wissenschaftlich orientierter Gruppierung bestand nun keine dringende Notwendigkeit mehr, sich mit Standespolitik zu befassen.

Bevor es dazu kam, wurde im Januar 1884 eine längere Debatte über die jüngst für das Großherzogtum Baden erlassene Verordnungen geführt, die die Berufspflichten der Ärzte von staatlicher Seite festlegten bzw. eine Disziplinarkammer für Ärzte unter dem Vorsitz eines Verwaltungsbeamten beim badischen Innenministerium errichtete. Beides wurde von der Gesellschaft mehrheitlich abgelehnt.[94]

Im März 1892 diskutierte die Gesellschaft einen Abend über die Frage, ob die disziplinarischen Befugnisse der Ärztekammern erweitert werden sollten. Anlass war eine entsprechende Anfrage der Regierung bei den preußischen Ärztekammern, die diese bejaht hatten. Das einzige Mittel der Ärztekammern, Berufskollegen bei unehrenhaftem Verhalten zu bestrafen, war der Entzug des Wahlrechts. Dies wurde als eine harte Strafe empfunden und die Kammervertreter wünschten sich, weniger drastische Maßnahmen wie Rügen, Verweise, Verwarnungen oder ggf. Geldstrafen zur Verfügung zu bekommen.

Die Debatte verlief recht turbulent. Die Vertreter der Ärztekammer hatten im Auditorium offensichtlich nur wenige Sympathisanten. Bei der Abstimmung erklärt sich eine überwältigende Majorität gegen eine Erweiterung der Disziplinargewalt der Ärztekammern.[95]

---

[94] Sitzung vom 23. Januar 1884.
Verhandlungen der Berliner medicinischen Gesellschaft 1883/84, Band XV, Teil I, p. 84 und 105

[95] Sitzung vom 23. März 1892.
Verhandlungen der Berliner medicinischen Gesellschaft 1892, Band XXIII, Teil I, p. 96–120

DIE VIRCHOW-ÄRA

1887 hatte der ärztliche Bezirksverein Dresden in einer Petition an den Reichstag darum ersucht, Kurpfuscherei – speziell die gewerbsmäßige Behandlung von Kranken ohne ärztliche Approbation – wieder strafbar zu machen. In der Petition wurde die *Berliner Medizinische Gesellschaft* explizit beschuldigt, durch ihre sehr aktive Mitwirkung an der Formulierung der Gewerbeordnung (1869) für all die Nachteile verantwortlich zu sein, die der Ärzteschaft aus der Kurpfuscherei erwachsen wären.

VIRCHOW, der vermutlich die wichtigste treibende Kraft hinter der damaligen Aktion der Gesellschaft war, sprach angesichts dieses Vorwurfs von der Pflicht, den früheren Standpunkt noch einmal zu überprüfen, und regte eine gemeinsame Sitzung mit den acht im Zentralausschuss organisierten ärztlichen Bezirksvereinen Berlins an, um eine möglichst breite Basis für die Meinungsfindung zu schaffen.

Die Zusammenkunft fand am 8. Juni 1887 unter VIRCHOWS Vorsitz statt. Die Organisatoren hatten zwei Referenten gebeten, im Sinne der beiden streitenden Parteien aufzutreten. VIRCHOW griff nur ordnend, nicht fachlich in die Diskussion ein. Die Abstimmung ergab eine knappe Mehrheit (168:164 Stimmen) für die Wiederherstellung des Verbots der gewerblichen Kurpfuscherei.[96] Die Möglichkeit, dieses Ergebnis politisch umzusetzen, war nicht vorhanden.

Eine Kuriosität zum Abschluss: Mitte 1885 nahm B. FRÄNKEL als Vertreter der Gesellschaft an einer Sitzung der Kaiserlichen Normal-Eichungskommission teil. Deren Direktor WILHELM FÖRSTER (1832–1921) – im Hauptberuf Leiter der Berliner Sternwarte – teilte mit, dass Neuerungen im Fabrikationsprozess von Glas die Möglichkeit eröffneten, Thermometer zu eichen. Hätten die Mediziner daran Interesse? Der Kosten wegen wäre eine möglichst kleine Skala wünschenswert.[97]

Darauf beschloss die Gesellschaft am 15. Juli folgende Erklärung:
»1) Es ist wünschenswerth, dass Thermometer, welche zum Messen der Körpertemperatur bestimmt sind, amtlich geprüft und beglaubigt werden. Solche

---

[96] Vereinigte Sitzung der Berliner medicinischen Gesellschaft und der im Centralausschuss vertretenen ärztlichen Bezirksvereine am 8. Juni 1887.
Verhandlungen der Berliner medicinischen Gesellschaft 1887, Band XVIII, Teil I, p. 93–111
[97] Sitzung vom 1. Juli 1885.
Verhandlungen der Berliner medicinischen Gesellschaft 1884/85, Band XVI, Teil I, p. 159–160

Thermometer müssen auf einer leicht ablesbaren Scala die Grade von 35 bis 42 Celsius, in Zehntel getheilt, anzeigen. Die amtliche Prüfung hat festzustellen, dass die maximale Fehlergrenze nicht mehr als 0,2° beträgt und zwar besonders bei den Graden 38, 35 und 41. Der Gebrauch nicht geaichter Thermometer ist jedoch nicht zu verbieten …«[98]

Schon in der Sitzung am 14. Oktober des gleichen Jahres konnte FRÄNKEL über eine Konferenz der Eichungskommission berichten, auf der die Spezifikation der für die Eichung zugelassenen Thermometer beschlossen wurde. Anwesend waren auch ca. 50 Fabrikanten von ärztlichen Thermometern. Der Preis für ein geeichtes Instrument würde bei 10–12 Mark (ca. 75€) liegen.[99]

DIE 25-JAHR-FEIER

Am 28. Oktober 1885 feierte die *Berliner Medizinische Gesellschaft* ihren 25. Stiftungstag. Der Vorsitzende (VIRCHOW) hielt eine »programmatische« Rede, der geschäftsführende Schriftführer (B. FRÄNKEL) stellte die Entwicklung der Gesellschaft dar, und dann folgten drei Fachvorträge von allgemeinem Interesse: V. BERGMANN sprach über Nierenextirpationen, CARL GERHARDT (1833–1902), Direktor der II. Medizinischen Klinik der Charité, über Laryngoskopie und Diagnostik und LIEBREICH über Lanolin als Salbengrundlage.

---

[98] Sitzung vom 17. Juli 1885.
Verhandlungen der Berliner medicinischen Gesellschaft 1884/85, Band XVI, Teil I, p. 174–178
[99] Sitzung vom 14. October 1885.
Verhandlungen der Berliner medicinischen Gesellschaft 1884/85, Band XVI, Teil I, p. 195–197

REDEN VON VIRCHOW UND FRÄNKEL
BEI DER 25-JAHR-FEIER

Aus der Rede von VIRCHOW seien hier die Passagen zitiert, die zeigen, welche Vision ihm für die Gesellschaft vorschwebte.

»Nun, m.H.!, wenn ich zurückblicke auf das, was hinter uns liegt, so darf ich wohl sagen, dass wenige Gesellschaften diese Aufgabe der Vereinigung des Wissens, der gegenseitigen Mittheilung des Wissenswerthen und des Anschlusses aller einzelnen Abtheilungen und Zweige der Wissenschaft an einander mit solcher Pflichttreue erfüllt haben, wie diese Gesellschaft. Manche haben uns den Vorwurf gemacht, dass wir dem Chirurgen und Ophthalmologen gerade so gut das Wort geben, wie dem inneren Kliniker oder dem Laryngologen. Ja, m.H.!, das eben ist unser Stolz, unser besonderer Vorzug, das ist etwas, was ich hoffe, dass es dieser Gesellschaft nie verloren gehen soll, und wenn ich irgend einen Wunsch für die kommende Zeit aussprechen darf, so ist es dieser: dass niemals das Gefühl in der Gesellschaft aufhören möge, dass sie sein soll eine Repräsentantin der ganzen, einigen Wissenschaft.

Ich möchte diesen Ausspruch nicht missverstanden sehen. Gerade so wenig, wie ich mich gegen die Specialitäten ausspreche, so wenig spreche ich mich gegen die Specialgesellschaften aus, aber ich sage nur: es muss endlich wieder ein Punkt vorhanden sein, wo sich diese vielen Einzelinteressen und dieses endlose Einzelwissen sammelt, wo es ein gemeinsames wird, wo es verwerthet wird nach allen den verschiedenen Richtungen, welche unsere Wissenschaft in so reichem Maasse darbietet.«

»... In diesem Bestreben, eine grosse freie wissenschaftliche und auch ethische Corporation zu sein, in diesem Bestreben haben wir einen besonderen Anreiz durch den Umstand, dass bei uns diejenigen Einrichtungen fehlen, welche man in manchen anderen Staaten aufgerichtet hat, um damit einen Halt zu geben für die Gesammtheit der Ärzte. Ich meine, uns fehlt eine Akademie der Medicin. Sie fehlt uns, m.H.!, aber ich weiss nicht, ob wir ein Interesse daran hätten, sie zu schaffen. Wir schaffen sie aus uns, wir repräsentiren ungefähr das, was anderswo eine Akademie repräsentirt, ohne jene exclusiven Verhältnisse, ohne jene Sichtung der Persönlichkeiten, ohne jene oft sehr misslichen Wahlen für die wenigen Stellen, durch welche die Verhandlungen in manchen dieser Akademien nicht selten zu so wenig tröstlichen werden.

Aber, m. H.!, wenn wir diesen Anspruch erheben und festhalten wollen, dass wir, wenn auch keine Akademie, so doch einer Akademie gleichwerthig sind, so haben wir allerdings das Interesse, in immer stärkerer Weise uns auch die Grundlagen eines dauerhaften Wesens zu schaffen. Wie das im Einzelnen auszuführen, darüber will ich mich heute nicht äussern. Ich glaube, es wird nothwendig sein, im Laufe der nächsten Jahre nach dieser Richtung Mancherlei zu entwickeln. Aber eines habe ich eine besondere Veranlassung, heute zu betonen, eines würde ein sehr wesentliches Fundament für eine solch dauerhafte Organisation und Thätigkeit sein, wenn wir nämlich ein eigenes Heim hätten.«[100]

FRÄNKEL streicht am Schluss seines Vortrags über die Geschichte der Gesellschaft ihre Bedeutung für die Berliner Ärzteschaft heraus, mit dem so mitreißenden Zukunftsoptimismus seiner Zeit:

»M.H., In allen menschlichen Dingen ist der Erfolg zum grösseren Theil von der aufgewandten Arbeit und der eingesetzten Energie abhängig. Als unmittelbarer Augenzeuge kann ich nun der Leitung unseres Vereins Seitens unserer Vorsitzenden mit voller Begeisterung ungetheiltes Lob spenden. Aber, m.H., derartige Erfolge, wie sie unsere Gesellschaft nun schon ein Menschenalter hindurch erzielt hat, sind auch Vorsitzenden, wie GRÄFE, LANGENBECK und VIRCHOW, nur dann möglich, wenn der Verein selbst in seinen Zwecken und Einrichtungen einem wirklichen Bedürfnisse des praktischen Lebens entspricht. Und unsere Gesellschaft wurzelt nicht in den Aspirationen des persönlichen Ehrgeizes, sondern in der Thatsache, dass in unserer Hauptstadt eine ärztliche Vereinigung vorhanden sein muss, die auf dem Gesammtgebiete der Medicin Wissenschaft und Praxis in Wechselwirkung setzt. Eine Gesellschaft mit der Tendenz der unseren, ist ein nothwendiges Organ des ärztlichen Lebens in Berlin: würde sie sich morgen auflösen, so müsste übermorgen eine neue mit gleicher Tendenz gegründet werden. So denke ich, kann ein Rückblick auf die Vergangenheit unserer Gesellschaft uns nur mit frohen Hoffnungen für die Zukunft erfüllen: Die Berliner medicinische Gesellschaft Vivat, Floreat, Crescat!!«[101]

---

[100] Fest-Sitzung vom 28. October 1885.
Verhandlungen der Berliner medicinischen Gesellschaft 1884/85, Band XVI, Teil 1, p. 218–223

[101] Fest-Sitzung vom 28. October 1885.
Verhandlungen der Berliner medicinischen Gesellschaft 1884/85, Band XVI, Teil 1, p. 223–232.
Die übliche Reihenfolge ist: Vivat, crescat, floreat!

DIE VIRCHOW-ÄRA

RUDOLF VIRCHOW (1821–1902)

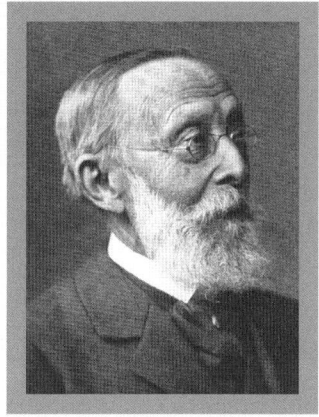

9   RUDOLF VIRCHOW

Keinem ihrer Vorsitzenden verdankt die *Berliner Medizinische Gesellschaft* mehr als RUDOLF VIRCHOW, keiner hat sie auf Dauer so geprägt wie er.

VIRCHOW wurde als Sohn eines Kaufmanns 1821 in Schivelbein in Pommern geboren. Er studierte am militärärztlichen FRIEDRICH-WILHELMS-Institut (ehemals Pépinière) in Berlin Medizin. Kurz nach dem Staatsexamen 1846 wurde er Prosektor an der Charité, im Folgejahr habilitierte er sich.

Aufgrund seiner politischen Aktivitäten während der Märzrevolution verlor VIRCHOW 1849 seine Prosektur. Als diese Entscheidung wenig später zurückgenommen wurde, hatte er bereits einen Ruf nach Würzburg angenommen, wo er sich als Leiter des Pathologischen Instituts für ein paar Jahre nur der Wissenschaft widmete. In Würzburg verfasste er seine Arbeiten über Thrombose und Embolie (1846–1852) und einen großen Teil der »Zellularpathologie«, die er 1858 veröffentlichte und die seinen Weltruhm begründete. 1856 kehrte VIRCHOW als Professor für Pathologie nach Berlin zurück.

VIRCHOW trat früh in die *Gesellschaft für wissenschaftliche Medizin* ein. Wahrscheinlich hat ihn deren Vorsitzender F. KÖRTE, mit dem er seit 1844 befreundet war, dazu animiert. Als 1848 das erste publizistische Licht auf die Aktivität der Gesellschaft fällt, steht VIRCHOW bereits im Mittelpunkt. Unermüdlich dozierend, erklärend, nach neuen Wegen suchend, scheint dieser immer noch junge Mann unter seinen gleichaltrigen bzw. älteren Kollegen die Rolle des Spiritus Rector einzunehmen. Sein Umzug nach Würzburg wurde als großer Verlust empfunden; die Gesellschaft ernannte ihn 1849 zu ihrem ersten Ehrenmitglied. Auch hatte VIRCHOW durch Publikation der Sitzungsprotokolle in der »Medicinischen Reform« einen wichtigen Impuls gegeben, der die Gesellschaft aus ihrer Anonymität führte.

Aus Würzburg zurückgekehrt, wurde VIRCHOW Ende 1857 zum Vorsitzenden gewählt. Unter seiner Führung entwickelte die Gesellschaft neue

Dynamik, nicht zuletzt durch seinen erheblichen Anteil am Vortragsprogramm. Den Zusammenschluss mit dem *Verein Berliner Ärzte* zur *Berliner Medizinischen Gesellschaft* unterstützte er, das Amt des Vorsitzenden lehnte er jedoch ab.

In ihren ersten 20 Jahren hat VIRCHOW die *Berliner Medizinische Gesellschaft* wohlwollend begleitet. Vorträge hielt er nur noch gelegentlich. 1868 wurde er zum Ehrenmitglied ernannt.

Mit Übernahme des Vorsitzes 1882 als Nachfolger von v. LANGENBECK machte VIRCHOW die Gesellschaft zu der seinen. Trotz vielfältiger anderweitiger Verpflichtungen ließ er sich nur im Notfall in den Sitzungen vertreten. Zahlreich waren seine fachlichen Beiträge zu den Diskussionen; es gab kaum ein Thema, in dem VIRCHOW nicht zu Hause war oder zu dem er nicht Anschauungsmaterial aus dem Sektionssaal bzw. seinem reichhaltigen Fundus beisteuern konnte. Bei allem achtete er streng darauf, dass die Kriterien der wissenschaftlichen Arbeitsweise eingehalten wurden; Spekulationen, Vermutungen oder nicht belegbare Behauptungen hatten in den Verhandlungen der Gesellschaft nichts zu suchen.

So manches Mal griff VIRCHOW auch ordnend in die Debatte ein, wenn der rote Faden verloren zu gehen drohte. In seiner Karriere als Politiker hatte er gelernt, die Fragestellung immer im Auge zu behalten, damit am Ende ein formulierbares Ergebnis steht. Ein Abirren auf solche sozial- oder standespolitischen Nebengleise, auf denen die Gesellschaft nicht effektiv agieren konnte, erlaubte er nicht.

Als Vorsitzender lieh VIRCHOW der Gesellschaft mit seiner weltberühmten Person ein Gesicht.[102] Als international anerkannte Autorität brachte er aber auch ein Stück Welt in die Gesellschaft, indem er sie an seinen Verbindungen und an seiner übergeordneten Sichtweise teilhaben ließ. Hier sei auf die noblen Worte hingewiesen, mit denen VIRCHOW des verstorbenen Ehrenmitgliedes LOUIS PASTEUR (1822–1895) gedachte und den wahren Stellenwert seiner wissenschaftlichen Leistungen einordnete, wie es wohl nur we-

---

[102] GABRIELE LASCHINSKI, IVAR ROOTS: Rudolf Virchow und die Berliner Medizinische Gesellschaft. In: RUDOLF VIRCHOW & HERMANN VON HELMHOLTZ: Ihr Wirken in und für Berlin – Impulse für die Gesundheitsstadt Berlin. GERHARD BANSE (Hrsg.). Abhandlungen der LEIBNIZ-Sozietät der Wissenschaften Band 73, trafo Wissenschaftsverlag Berlin, 2022, p. 99–110

nige damals vermochten – und das, obwohl der Patriot PASTEUR kein Freund der Deutschen war und sogar den preußischen Orden »Pour le Mérite« abgelehnt hatte (die Ehrenmitgliedschaft der *Berliner Medizinischen Gesellschaft* akzeptierte er).

Für die Beziehung VIRCHOWS zu »seiner« Gesellschaft fand v. BERGMANN bei der Trauerfeier 1902 eine ausdrucksvolle Formulierung:

»Der Nachwelt würde ein richtiges Bild VIRCHOW's fehlen, wenn ihr sein Verhältniss zu unserer medizinischen Gesellschaft unbekannt und unverstanden bliebe. Gewiss, seine Arbeit galt nicht bloss der Erdscholle, die seine Wiege trug, sondern der ganzen Welt, – aber näher als die weite Welt, näher als alle Zeitgenossen und Mitmenschen standen wir ihm, wir Aerzte Berlins.«[103]

Die Gesellschaft wusste, was sie an VIRCHOW hatte, die Mehrzahl der Mitglieder brachte ihm Verehrung und Loyalität entgegen. Jahr für Jahr wählte sie ihn mit überwältigender Mehrheit zum Vorsitzenden. Sie verlieh VIRCHOW 1893 den Titel eines Ehrenvorsitzenden und »schenkte« ihm zum 80. Geburtstag (1901) ein noch zu errichtendes »VIRCHOW-Haus«, das spätere LANGENBECK-VIRCHOW-Haus (1915).

Auch unter den großen Vorsitzenden der Gesellschaft war VIRCHOW eine Kategorie für sich. Mit seinem Tod ging die glänzendste Periode ihrer Geschichte zu Ende.

---

[103] Sitzung vom 29. October 1902. Trauerfeier für R. VIRCHOW. Ansprache des Herrn VON BERGMANN. Verhandlungen der Berliner medicinischen Gesellschaft 1902, Band XXXIII, Teil I, p. 215–217

DAS LANGENBECK-HAUS

Das LANGENBECK-Haus in der Ziegelstraße wurde zu Ehren des Nestors der deutschen Chirurgie, BERNHARD V. LANGENBECK, von der *Deutschen Gesellschaft für Chirurgie* errichtet. Es war das erste Haus in Deutschland, welches für eine ärztliche Vereinigung gebaut wurde. Seine Entstehung führte die beiden medizinischen Gesellschaften geschäftlich zusammen und ist deshalb hier dargestellt, denn auch die *Berliner Medizinische Gesellschaft* hat zu dem Haus einen Beitrag geleistet.

Die Geschichte des Hauses beginnt lange vor dem Tode V. LANGENBECKS. Die *Deutsche Gesellschaft für Chirurgie*, zu deren Gründern V. LANGENBECK 1872 gehörte, hielt jährlich im Frühjahr in Berlin ihre Jahrestagung ab. Zu den festen Einrichtungen dieses Kongresses gehörte auch ein Empfang des Führungskreises bei KAISERIN AUGUSTA (1811–1890), der Gattin von KAISER WILHELM I. Bei einer solchen Gelegenheit regte die Kaiserin an, für die *Deutsche Gesellschaft für Chirurgie* ein eigenes Heim zu schaffen. Diese Idee griff V. LANGENBECK begeistert auf.

Nach dem Tode V. LANGENBECKS 1887 fasste die *Berliner Medizinische Gesellschaft* auf Vorschlag von B. FRÄNKEL den Beschluss, für ihren langjährigen Vorsitzenden und Ehrenpräsidenten ein Denkmal auf einem öffentlichen Platz zu errichten, das durch eine Sammlung finanziert werden sollte. Hier griff KAISERIN AUGUSTA, die mit V. LANGENBECK gut bekannt gewesen und eine Bewunderin des großen Chirurgen war, mit einem Schreiben an den Minister für geistliche, Unterrichts- und Medicinalangelegenheiten, GUSTAV V. GOSSLER (1838–1902), ein:

»Ihre Majestät würden Allerhöchst sehr über jeden ehrenden Beweis der Anerkennung sich freuen, welcher aus der Mitte seines Berufskreises dem Andenken des verdienten Mannes gewidmet werden soll, müssen aber, in Erinnerung an die persönlichen Eigenschaften desselben, Sich fragen, ob nicht durch eine Stiftung von

praktischer Bedeutung für die Entwicklung der Chirurgie dieses Andenken in geeigneter und dem Sinne des Heimgegangenen entsprechender Weise geehrt werden könnte. Es ist Ihrer Majestät erinnerlich, wie Herr v. LANGENBECK die Begründung ›eines Vereinshauses der Deutschen Gesellschaft für Chirurgie‹ erstrebte.

Es wäre daher vielleicht jetzt möglich, das Project zu fördern, und etwa nach dem Vorbilde des ›College of Surgeons‹ in London die Errichtung einer mit LANGENBECK'S Namen zu verbindenden Anstalt zu planen, welche, ohne wie in England ein officielles Staatsinstitut für Prüfungen zu sein, einen Versammlungssaal, Bibliothek mit Lesezimmern, Räume für Präparatensammlungen enthalten und in der Zukunft Vermächtnisse an Büchern, Präparaten und Geldern für die Zwecke der Entwicklung der Chirurgie in sich aufnehmen könnte. Hierdurch würde das Andenken des grossen Chirurgen nicht nur dauernd geehrt, sondern auch dem humanen, edlen und bescheidenen Sinne der Persönlichkeit in einer für ferne Zeit nützlichen und vorbildlichen Weise Rechnung getragen werden.«[1]

Damit waren die Weichen gestellt. Bei der gemeinsamen Gedenkfeier der beiden Gesellschaften für v. LANGENBECK im April 1888 stand bereits fest, dass ein Haus zu Ehren des Verstorbenen errichtet werden würde, das der *Deutschen Gesellschaft für Chirurgie* gehören sollte.[2] Die *Berliner Medizinische Gesellschaft* steuerte zur Baufinanzierung die EULENBURG-Stiftung (10.000 Mark) als zinsloses Darlehn bei sowie ihren Anteil (54.000 Mark) an der gemeinsam mit der chirurgischen Gesellschaft veranstalteten Sammlung, zu der Ärzte in ganz Deutschland und auch in anderen Teilen der Welt großzügig gespendet hatten.

Die Planung wurde einem Komitee aus Vertretern beider Gesellschaften übergeben; den Vorsitz führte VIRCHOW. Schnell kamen die Herren zu der Erkenntnis, dass Grundstück und Bau eine Mindestsumme von über einer halben Million Mark erfordern würden, was die vorhandenen Mittel weit übertraf. Zwei glückliche Umstände haben die Realisierung des Projektes doch noch ermöglicht: Anlässlich der Jahrestagung 1890 schenkte der Kaiser

---

[1] ERNST V. BERGMANN: Die Eröffnung des Langenbeck-Hauses. Festausgabe der Deutschen Medicinischen Wochenschrift zur Feier der Einweihung des LANGENBECK-Hauses. Vol. 18, 8. Juni 1892, p. 513–516

[2] Außerordentliche Generalversammlung 16. Juli 1892. Beschlussfassung über den Miethsvertrag für das LANGENBECK-Haus. Verhandlungen der Berliner medicinischen Gesellschaft 1892, Band XXIII, Teil I, p. 191–192

der *Deutschen Gesellschaft für Chirurgie* 100.000 Mark, und Minister v. GOSSLER bot eine günstige Beteiligung an dem Grundstück Ziegelstraße 10/11 an. Die Stadt wollte das Terrain für den Neubau der chirurgischen Poliklinik erwerben, benötigte dafür aber nur einen Teil der Fläche. Der südliche, an der Spree gelegene Abschnitt konnte für 240.000 Mark zum Bau des LANGENBECK-Hauses erstanden werden.

Die *Berliner Medizinische Gesellschaft* erhielt »*ein bestimmtes Recht des Mitbesitzes in Form einer gesicherten Miethe*«[3] für 25 Jahre. Sie verfügte über Bibliotheksräume, eine Wohnung für den Bibliotheksangestellten, ein Zimmer für den Vorstand und konnte ihre Sitzungen im großen Versammlungssaal abhalten. Die Jahresmiete betrug 5.000 Mark. Im Fall einer Veräußerung des Hauses hatte die Gesellschaft das Vorkaufsrecht. Die erste Sitzung in der neuen Heimat fand am 26. Oktober 1892 unter Leitung des Hausherrn v. BERGMANN statt.

Doch die *Berliner Medizinische Gesellschaft*, deren Initiative zur Ehrung ihres langjährigen Vorsitzenden v. LANGENBECK durch allerhöchsten Einfluss unaufhaltsam in eine nicht geplante Richtung geleitet wurde, war mit dieser Entwicklung wohl nicht uneingeschränkt zufrieden. Darauf deutet jedenfalls eine Bemerkung ihres Vorsitzenden VIRCHOW im Sommer 1892, kurz bevor das neue Haus bezogen wurde:

»*Sie erinnern sich, wie viele Jahre wir daran gearbeitet haben, ein besonderes Haus für uns zu erwerben, wie es uns gelungen war, durch die Schenkung unseres verstorbenen Collegen EULENBURG die erste Grundlage dafür im Betrage von 10.000 Mark zu gewinnen, die wir jahrelang bewahrt und vermehrt haben, und von der aus wir hofften, ein eigenes Haus herstellen zu können. Es hat sich ja nun anders gemacht. Der Eine oder Andere wird vielleicht finden, dass wir glücklicher hätten operiren können, indess die Thatsache steht wenigstens fest, dass ein LANGENBECK-Haus geschaffen worden ist, freilich im Besitz der Deutschen chirurgischen Gesellschaft und so, dass wir nur als Miether für eine längere Zeit mit Sicherheit daran werden betheiligt sein. Vielleicht wird eine spätere Genera-*

---

[3] Sitzung vom 18. April 1888.
Verhandlungen der Berliner medicinischen Gesellschaft 1888, Band XIX, Teil I, p. 101–103

tion den Weg finden, die Beziehungen noch glücklicher zu gestalten oder wenigstens das Verhältniss zu einem dauernden auszubilden.«[4]

Das letztlich doch sehr harmonische Zusammengehen mit der *Deutschen Gesellschaft für Chirurgie* wurde 1915 im LANGENBECK-VIRCHOW-Haus fortgesetzt.

---

[4] Sitzung vom 15. Juni 1892.
Verhandlungen der Berliner medicinischen Gesellschaft 1892, Band XXIII, Teil I, p. 171

1902–1914

VOM ENDE DER ÄRA VIRCHOW
BIS ZUM BEGINN DES ERSTEN WELTKRIEGS

Virchow hatte am 4. Januar 1902 an der Ecke Wilhelm- und Leipziger Straße einen Unfall erlitten, der ihn hinderte, weiter an den Sitzungen der Gesellschaft teilzunehmen. Trotzdem wurde er bei der Generalversammlung am 8. Januar mit 188 von 198 abgegebenen Stimmen zum Vorsitzenden wiedergewählt. Doch seine Genesung zog sich hin, und in der Sitzung am 30. April 1902 verlas Schriftführer Leopold Landau (1848–1920) folgenden Brief:

»*Hochgeehrter Herr College!*
Das Jahr geht wieder zu Ende [gemeint: Universitätsjahr], *ohne dass ich den Gebrauch meiner Beine wieder voll erreicht hätte. Mein linker Fuss hat noch nicht die Festigkeit für die gewöhnlichen Bewegungen erlangt. Ich gedenke in einigen Tagen nach Teplitz abzureisen, um warme Bäder zu gebrauchen. Obwohl ich die Hoffnung nicht aufgegeben habe, noch erheblich weiter zu kommen, so fühle ich doch die Verpflichtung, einer Gesellschaft, die mir so viel liebevolle Nachsicht gewährt hat, die volle Freiheit der Bewegung zurückzugeben. So schwer mir der Entschluss der Resignation gefallen ist, so muss ich doch den thatsächlichen Verhältnissen nachgeben. Ich bitte Sie daher, meinen Verzicht zugleich mit dem Ausdruck des herzlichsten Dankes für die so lange gewährte Nachsicht mitzutheilen. Ich werde natürlich nicht aufhören, auch künftig nach den Maassen der Möglichkeit den Interessen der Gesellschaft zu dienen. Inzwischen bewahren Sie dem alten Collegen ein freundliches Angedenken. Mit wärmsten Grüssen für Sie Alle Ihr ganz ergebenster Rudolf Virchow.*«[1]

Die Erschütterung über den Rücktritt Virchows ist dem Sitzungsleiter, v. Bergmann, anzumerken, und dies umso mehr, als der Schriftführer bereits einen erfolglosen Versuch gemacht hatte, Virchow doch noch um-

---

[1] Protokoll der Sitzung vom 30. April 1902,
Verhandlungen der Berliner medicinischen Gesellschaft 1902, Band XXXIII, Teil I, p. 139–141

10 Trauerzug 1902 für Rudolf Virchow

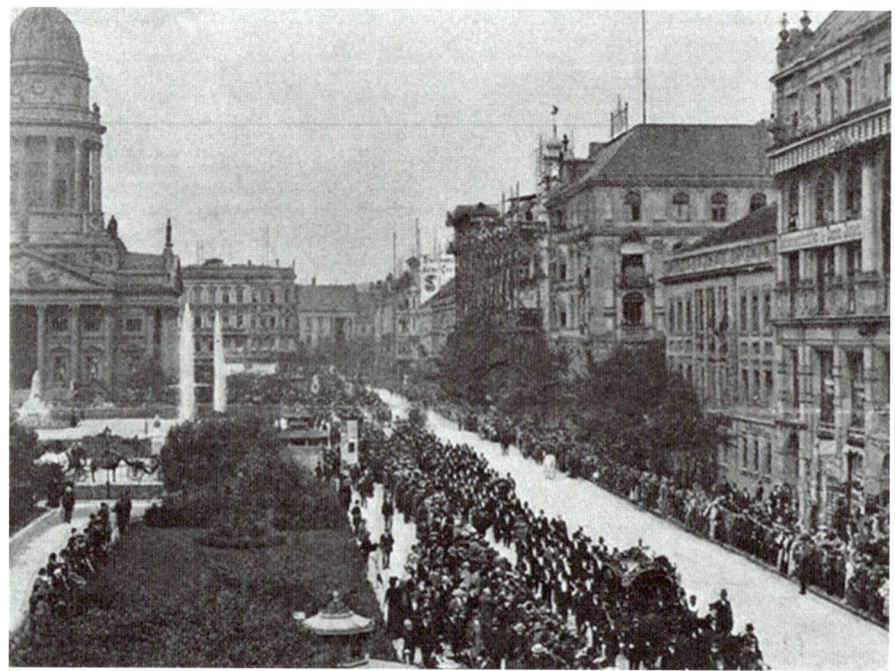

zustimmen. Zwar wird der Vorstand vom Plenum ermächtigt, alles zu tun, um den verehrten Vorsitzenden der Gesellschaft noch länger zu erhalten, doch scheint v. Bergmann, der ihn aus langer Zusammenarbeit gut kannte, nicht an diese Möglichkeit geglaubt zu haben, die sich mit Virchows Tod am 5. September endgültig zerschlug.

Virchows Tod war, wie sein 80. Geburtstag, ein weltweit beachtetes Ereignis. Die »Berliner Klinische Wochenschrift« schrieb:

»Ueber die Bestattung der sterblichen Ueberreste Virchow's hat die Tagespresse aller Länder ausführlich berichtet und aller der zahllosen Beileidsbezeigungen, die in Form von Depeschen, Kränzen, Deputationen u.s.f. eingetroffen waren, sowie der Auesserlichkeiten der Bestattung und der Reden vor der Bahre des Verewigten, gedacht. Vielleicht den grossartigsten Eindruck machten die unzähligen Tausende, die zu Seiten des langen Weges vom Rathhause bis zum Friedhof – der Conduct brauchte über 1½ Stunden dazu – dicht gedrängt in schweigender Ehrfurcht den Trauerzug an sich vorübergehen liessen. Es war

nicht die blöde Schaulust, die die Leute sich sammeln und ausharren liess, denn an dem schlichten bürgerlichen Trauergefolge war nichts was die Menge besonders reizen konnte, sondern das Empfinden: Hier wird ein Grosser im Reiche des Geistes zu Grabe getragen, wir werden sobald nicht seines Gleichen sehen!«[2] (Abb. 10)

Die Gesellschaft tagte vorerst unter ihren stellvertretenden Vorsitzenden, bis v. BERGMANN am 14. Januar 1903 zum neuen Vorsitzenden gewählt wurde. Nach dessen plötzlichem Tod 1907 übernahm mit HERMANN SENATOR (1834–1911) erstmals ein Internist dieses Amt, das er 1911 wieder an einen Pathologen, den VIRCHOW-Nachfolger JOHANNES ORTH (1847–1923), übergab. ORTH führte die Gesellschaft durch die Zeit des Ersten Weltkriegs und die frühe Nachkriegszeit.

Aufnahme von Ärztinnen

Die Zahl der Mitglieder wuchs von 1902 bis 1914 stetig um weitere 500 und erreichte schließlich die Zahl von 1750. Darunter waren auch 14 Ärztinnen.

Erstes weibliches Mitglied der Gesellschaft wurde am 17. Dezember 1902 MARTHA WYGODZINSKI (1869–1943). Sie hatte das Medizinstudium in Zürich absolviert und anschließend zusätzlich ein deutsches Staatsexamen abgelegt.[3] Das Sitzungsprotokoll lässt nicht vermuten, dass ihre Aufnahme als etwas Hervorhebenswertes angesehen wurde.[4]

Zwei Jahr zuvor, auf der Generalversammlung im Januar 1900, hatte die Gesellschaft ausgiebig über die Mitgliedschaft von Ärztinnen diskutiert und bei dieser Gelegenheit § 4 der Satzung neu gefasst: »*Ordentliches Mitglied der Gesellschaft kann nur ein für das Deutsche Reich approbierter Arzt werden.*« Sie folgte damit dem Vorschlag des Vorstandes, der von VIRCHOW begründet wurde.

Frauen waren damals an preußischen Universitäten nicht offiziell zum Studium zugelassen und erhielten keine Approbation. VIRCHOW führte aus,

---

[2] Tagesgeschichtliche Notizen. Berliner Klinische Wochenschrift 1902, Vol. 39, p. 879–880
[3] www.stolpersteine-berlin.de/de/biografie/782
[4] Sitzung vom 17. Dezember 1902.
Verhandlungen der Berliner medicinischen Gesellschaft 1902, Band XXXIII, Teil I, p. 245

dass sich die Gesellschaft an die Gesetzesvorgaben des deutschen Reiches halten müsse; sie sei nicht frei, jemanden als Arzt anzuerkennen, der nicht auch vom Reich als Arzt anerkannt werde. »*Wir würden sonst zu zwei Categorien von Aerzten kommen, nämlich einer gewissermaassen diplomirten Categorie, welche durch die Gesellschaft geschaffen wird, und der zweiten, die durch den Staat anerkannt wird.*« Sollte das Reich eine Änderung seiner Gesetzgebung vornehmen, werde die Gesellschaft dies akzeptieren.[5]

Die Aufnahmekommission hielt sich an diese Vorgabe; approbierte Ärztinnen (es gab einige wenige!) wurden von nun an in die Gesellschaft aufgenommen, die erste 1902 (s.o.). Es folgten 1903 ETHEL BLUME (1875–1918) und HELENEFRIEDERIKE STELZNER (1861–1937), dann 1904 RAHEL HIRSCH (1870–1953) und 1906 ALICE PROFÉ (1867–1946) sowie JOHANNA MAASS (1873–1940). Nicht jeder war mit dieser Vorgehensweise einverstanden; Geheimrat FERDINAND V. FOLLER z.B. trat deshalb Anfang 1903 aus der Gesellschaft aus.[6] Nachdem Frauen 1908 auch in Preußen Zugang zum Studium erhalten hatten, wurde der Satz in §4 der Satzung mit dem Zusatz »(Aerztin)« versehen.[7]

Virchow-Denkmal

Die Gesellschaft wollte zu Ehren ihres berühmten, eben verstorbenen Vorsitzenden ein VIRCHOW-Haus errichten und konzentrierte ihre finanziellen Anstrengungen auf diese Aufgabe. Deshalb beteiligte sie sich nicht an dem VIRCHOW-Denkmal, das von der Stadt nahe der Charité am Karlplatz errichtet wurde.[8] Doch verfolgte man die Aktivitäten um das Denkmal kritisch.

Als sich die Jury im Mai 1906 für die allegorische Darstellung des Bildhauers FRITZ KLIMSCH (1870–1960) entschieden hatte, schloss sich die Gesell-

---

[5] Ordentliche Generalversammlung vom 10. Januar 1900.
Verhandlungen der Berliner medicinischen Gesellschaft 1900, Band XXXI, Teil I, p. 6–22
[6] Verhandlungen der Berliner medicinischen Gesellschaft 1903, Band XXXIV, Teil I, p. 42
[7] Außerordentliche Generalversammlung vom 3. März 1909, Statutenänderung.
Verhandlungen der Berliner medicinischen Gesellschaft 1909, Band XL, Teil I, p. 82–86
[8] PETER OEHME, GERHARD PFAFF: VIRCHOW – Pionier einer dem Menschen zugewandten medizinischen Wissenschaft. In: RUDOLF VIRCHOW & HERMANN VON HELMHOLTZ: Ihr Wirken in und für Berlin – Impulse für die Gesundheitsstadt Berlin. GERHARD BANSE (Hrsg.). Abhandlungen der LEIBNIZ-Sozietät der Wissenschaften Band 73, trafo Wissenschaftsverlag Berlin, 2022, p. 55–74

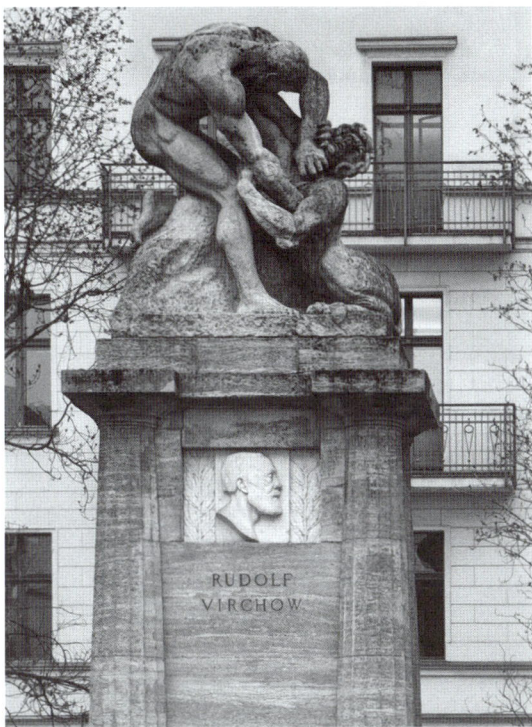

11
Denkmal für Rudolf Virchow auf dem Karlplatz, Errichtung 1906–1910.

schaft nahezu einmütig dem Protest des *Vereins für Innere Medizin* an, um die Ausführung des mit dem ersten Preis gekrönten Entwurfs zu verhindern. Der an jenem Abend durch Heiserkeit stark beeinträchtigte v. Bergmann fand für seinen Unmut noch ausreichend Stimme:

»Virchow's *Tätigkeit hier unter uns und auch in der Welt war eine, die auf seinem Charakter und auf seinen persönlichen Eigentümlichkeiten basiert war, und so wollen wir ihn sehen. (Lebhafter Beifall.) Also wir protestieren gegen eine Allegorie, wir wünschen eine individuelle Darstellung. Wir protestieren nicht gegen den künstlerischen Wert, sondern wir protestieren gegen diese Art der Ausführung, gegen eine solche Auffassung. (Beifall.)*«[9]

Die Proteste halfen nichts. Die Fertigstellung des Kunstwerks – es wurde am 29. Juni 1910 im Beisein des Vorstands der Gesellschaft eingeweiht – hat v. Bergmann nicht mehr erlebt (Abb. 11).

---

[9] Sitzung vom 9. Mai 1906.
Verhandlungen der Berliner medizinischen Gesellschaft 1906, Band XXXVII, Teil I, p. 99–102

1902–1914

Die Finanzierung des Virchow-Hauses

Als die Gesellschaft 1901 ihre Absicht bekundete, für VIRCHOW ein Haus zu bauen und es ihm zu widmen, war sie finanziell dafür nicht gerüstet. Sie besaß ein Vermögen von ca. 140.000 Mark; davon hatte sie 64.000 Mark der *Deutschen Gesellschaft für Chirurgie* für den Bau des LANGENBECK-Hauses geliehen und den Rest in Staatsanleihen angelegt. Andererseits bestand der Wunsch nach einem eigenen Heim schon lange. Möglicherweise bot VIRCHOWS 80. Geburtstag die Gelegenheit, dass die Gesellschaft sich selbst auf dieses Ziel festlegte.

Es war der Umsicht der bisherigen Schatzmeister zu verdanken, dass dieses kleine Vermögen überhaupt vorhanden war. Der erste war der Geheime Sanitätsrat LEO KLEIN (1815 oder 1816–1896), den VIRCHOW in seinem Nachruf als »*... treuen, sorgsamen, glücklichen Bewahrer unser Reichthümer*« charakterisierte.[10] Mehr, als dass er ein liebenswürdiger Mensch war und in den Gremien der Gesellschaft regelmäßig mitarbeitete, wissen wir von ihm nicht.

Auf KLEIN folgte 1888 MAXIMILIAN BARTELS (1843–1904), auch er niedergelassener Arzt. Zusätzlich arbeitete und publizierte er intensiv über anthropologische und ethnologische Themen. In seiner Amtszeit wurden die finanziellen Konditionen zum Bezug des LANGENBECK-Hauses mit der *Deutschen Gesellschaft für Chirurgie* ausgehandelt. Wie sein Vorgänger war BARTELS ein bescheidener, zurückhaltender Mensch, von dem v. BERGMANN in seinem Nachruf sagte: »*Ohne sein Rechnen und ohne sein Sammeln wäre es nicht möglich gewesen, das Heim uns zu schaffen, dessen wir uns heute mit der Deutschen Gesellschaft für Chirurgie gemeinsam erfreuen.*«[11]

Nach ihm übernahm 1901 ERNST STADELMANN (1853–1941) für 20 Jahre das Schatzmeisteramt. Er war Internist und leitete 1903–1921 die Innere Abteilung im Krankenhaus Friedrichshain. Mit der Finanzierung des Hausbaus stand ihm eine gewaltige Aufgabe bevor, doch noch Schwierigeres sollte fol-

---

[10] Sitzung vom 2. December 1896.
Verhandlungen der Berliner medicinischen Gesellschaft 1896, Band XXVII, Teil I, p. 261–262
[11] Sitzung vom 26. October 1904.
Verhandlungen der Berliner medicinischen Gesellschaft 1904, Band XXXV, Teil I, p. 193–195

gen. STADELMANN ist bislang der einzige Schatzmeister, den die Gesellschaft mit der Ehrenmitgliedschaft (1921) ausgezeichnet hat.

Der Vorstand wirtschaftete sparsam und in fast jeder Generalversammlung wird die Notwendigkeit, mit den vorhandenen Mitteln im Hinblick auf das gesetzte Ziel umsichtig umzugehen, mahnend in Erinnerung gerufen. Seit man für die Miete von Vereinsräumen keine exorbitanten Beträge mehr aufwenden musste, reichten ca. 70 % der Mitgliedsbeiträge aus, um alle Kosten für die Geschäftsführung zu decken, darin waren selbst die der stetig wachsenden Bibliothek inbegriffen. Von den Überschüssen wurden Staatsanleihen und Pfandbriefe gekauft, die mit 3,5–4 % rentierten und zum Anwachsen des Vermögens beitrugen.

So konnten jährlich etwa 20.000 Mark aus den eigenen Mitteln zurückgelegt werden. Die finanzielle Situation der Gesellschaft war also durchaus komfortabel, blieb jedoch für ein Bauvorhaben völlig unzureichend. Deshalb wählte der Vorstand im Dezember 1907 eine zwölfköpfige VIRCHOW-Haus-Kommission, die sich unter der Leitung des Gynäkologen LEOPOLD LANDAU zunächst um die Mittelbeschaffung kümmerte.

Die Kommission konnte bald den ersten Erfolg vorweisen. In der Sitzung am 4. März 1908 verkündet der Vorsitzende, dass die Verlagsbuchhandlung HIRSCHWALD bereit sei, für die Publikation der Protokolle der Gesellschaft jährlich 5.000 Mark zu zahlen. Weitere 3.000 Mark, die bald freiwillig auf 4.000 Mark aufgestockt wurden, kamen von Verleger EUGEN GROSSER (1844–1916), der das »Rote Blatt« (Berliner ärztliche Anzeigen) herausgab, in dem die Tagesordnung publiziert wurde.[12]

Es sei daran erinnert, dass der finanzielle Grundstein für das VIRCHOW-Haus anlässlich des 25. Stiftungstages 1885 von Geheimrat EULENBURG durch seine großzügige »zweckgebundene« Spende von 10.000 Mark gelegt wurde. Auch andere Kollegen beteiligten sich durch Spenden, so HEINRICH STRASSMANN (1834–1905), der 300 Mark gab, LASSAR, MORITZ LITTEN (1845–1907) und Moritz WIESENTHAL (1826–1905), die je 1.000 Mark schenkten; aus den Nachlässen von HENOCH und LUDWIG DITTMER (1851 oder 1852–1908) gin-

---

[12] Sitzung vom 4. März 1908.
Verhandlungen der Berliner medizinischen Gesellschaft 1908, Band XXXIX, Teil I, p. 103

gen der Gesellschaft je 5000 Mark zu, und 1910 ergab eine Sammlung unter den Mitgliedern einen Betrag von ca. 70.000 Mark.

Am 21. Mai 1913 konnte ORTH einen außergewöhnlichen Beitrag verkünden:

»Sie haben vielleicht schon aus den Zeitungen erfahren, dass uns ein grosses Geschenk zuteil geworden ist. Herr RUDOLF MOSSE hat zur Feier der Vollendung seines 70. Lebensjahres ausser anderen Gaben auch der Medizinischen Gesellschaft eine Gabe von 100.000 M. für das VIRCHOW-Haus übergeben. (Beifall.) Vorstand und Ausschuss haben den Dank bereits schriftlich abgestattet, aber ich wollte doch diese Gelegenheit nicht vorübergehen lassen, ohne auch hier vor der Gesellschaft ihm öffentlich den Dank abzustatten. (Erneuter Beifall.)«[13]

MOSSE (1843–1920) war der Sohn eines Arztes und als Verleger zu Reichtum gekommen; er hatte VIRCHOW gut gekannt.

Ein weiterer großherziger Mäzen war ALBERT ABER (1842–1920), er gab ein zinsloses Darlehn von 100.000 Mark für den Bau des VIRCHOW-Hauses. Als Eigentümer einer der bedeutendsten medizinischen Verlagsgesellschaften, der HIRSCHWALDschen Buchhandlung, war er mit den Größen der Berliner Medizin wohl vertraut.

Ende 1912 ersuchte der Vorstand den Magistrat von Berlin um Gewährung einer Hypothek und eines Zuschusses. Beides wurde im September 1913 positiv beschieden: Die Gesellschaft erhielt eine 4%ige Hypothek von 1 Mio. Mark mit einer Laufzeit von 10 Jahren. Der Zuschuss zu den Betriebskosten belief sich auf 10.000 Mark und sollte in den ersten 5 Jahren gezahlt werden. Als eine Art Gegenleistung hatte der Vorstand dem Oberbürgermeister versprochen, dass in den Räumen des neuen Hauses von der Gesellschaft kostenlos öffentliche Vorträge für die Bürger Berlins gehalten werden sollten. Der erste hatte die Verhütung der Tuberkulose bei Kindern zum Gegenstand und fand im Februar 1916, an einem Sonnabend, statt.[14]

Mit dieser Zusage der Stadt Berlin war die *Berliner Medizinische Gesellschaft* nunmehr finanziell in der Lage, den Bau des VIRCHOW-Hauses durchzuführen. Das Doppelgrundstück Luisenstraße 58/59 hatte sie bereits 1910

---

[13] Sitzung vom 21. Mai 1913,
Verhandlungen der Berliner medizinischen Gesellschaft 1913, Band XXXXIV, Teil I, p. 103
[14] Verhandlungen der Berliner medizinischen Gesellschaft, 1916, Band XLVIII, Teil I, p. 13–20

für 603.000 Mark erworben. Baubeginn sollte spätestens am 1. April 1914 sein, weil bis zu diesem Zeitpunkt die altersschwachen Miethäuser auf dem Grundstück aus baupolizeilichen Gründen geräumt sein mussten. »*Es würde daher, falls mit dem Bau zu diesem Termin nicht begonnen wird, ein jährlicher Zinsverlust von ca. 30.000 Mk. eintreten (Zinsen vom Kaufpreis inkl. Stempel usw. im Betrage von ca. 630.000 Mk. plus Steuern.)*« schrieb ORTH an den Schriftführer der *Deutschen Gesellschaft für Chirurgie*.[15] In diesem Brief appellierte ORTH letztmalig an die langjährige Partnergesellschaft, sich dem Bauvorhaben der *Berliner Medizinischen Gesellschaft* anzuschließen, was dann auch umgehend geschah (s. S. 223–243).

So bewirkten wirtschaftliches Denken und die große moralische Verpflichtung, die man gegenüber VIRCHOW empfand, sowie die zähe Energie einer kleinen Gruppe von Mitgliedern, dass die Gesellschaft ihr Versprechen einlösen konnte, welches sie ihrem Ehrenvorsitzenden vor 13 Jahren gegeben hatte.

WISSENSCHAFTLICHE SITZUNGEN

Der Umzug in ein größeres Haus wurde mittlerweile herbeigesehnt. Vor allem die Bibliothek war den Räumlichkeiten des LANGENBECK-Hauses entwachsen, und Platzmangel machte sich in der täglichen Arbeit störend bemerkbar. Doch auch im großen Sitzungssaal, der 468 Plätze, 80 Galerie- und 200 Stehplätze bot, wurde es mitunter eng, wie der Beschwerdebrief eines Mitglieds zeigt, den ORTH am 27. November 1912 verlas:

»*Da der Saal in der letzten Sitzung der Gesellschaft wieder vollkommen überfüllt war, so musste ich mit vielen anderen Mitgliedern einen Platz auf der Galerie suchen. Wir fanden indes sämtliche Sitzplätze und eine Anzahl von Stehplätzen von Damen, Angehörigen der Mitglieder, besetzt, so dass wir den Verhandlungen nur von sehr ungünstigem Standpunkte aus folgen konnten. Ich zählte auf der Galerie 40 Damen und stellte fest, dass einige Damen – nicht etwa Kolleginnen – trotz der Überfüllung sogar Sitzplätze im Saale eingenommen hatten.*

---

[15] L. LANDAU: Das LANGENBECK-VIRCHOW-Haus. Verlag von AUGUST HIRSCHWALD, Berlin 1916. Anlage 3, p. 43

Da eine Bestimmung, welche den weiblichen Angehörigen der Mitglieder ohne weiteres gestattet, den Sitzungen beizuwohnen, nicht besteht, so bitte ich den Vorstand, diesen in letzter Zeit eingerissenen Missbrauch zu steuern; der beschränkte Raum des Saales und der Galerie ist doch in erster Reihe für die Mitglieder und eingeführte Aerzte bestimmt, nicht aber für Laien, welche unmöglich ein wissenschaftliches Interesse an den Verhandlungen nehmen können.«[16]

Unter dem Beifall der Anwesenden appellierte ORTH »*an alle, die es angeht*«, nicht in den Saal zu bringen, wer nicht hineingehört, sonst müsse man wieder Kontrollen einführen. Ein Grund für die große Besucherzahl war der hohe Anteil an niedergelassenen Ärzten bei den Mitgliedern. Speziell für sie wurde auf vielfachen Wunsch 1906 ein zweites Telefon eingerichtet, um die »*unleidlichen Zustände am Telephonapparat*« und die damit einhergehende Unruhe während der Sitzung zu beenden.[17] Denn so mancher Kollege wurde während der Sitzung zu einem Patienten gerufen bzw. erledigte nach Sitzungsende noch Hausbesuche.

Im Juni 1912 machte eine Gruppe von Mitgliedern den Vorstand auf einen anderen Missstand aufmerksam:

»In der letzten Zeit haben sich in der Presse sensationelle Berichte über die Verhandlungen der Berliner medizinischen Gesellschaft gehäuft, die geeignet sind, das Ansehen des ärztlichen Standes und der Wissenschaft zu schädigen; wir weisen nur darauf hin, dass die Berichte einiger Blätter über die letzte Sitzung und einiger vorangehender es in Zukunft unmöglich machen werden, sachlich berechtigte, notwendige Kritiken über fachwissenschaftliche Untersuchungen zu üben, ohne den Kritisierten empfindlich zu schädigen und ohne das Misstrauen des Publikums gegen die Aerzte zu fördern. Es wird unmöglich sein, Fehler einzugestehen und über Misserfolge zu berichten, aus denen meist mehr zu lernen ist, als aus vorzeitig veröffentlichten glänzenden Resultaten ...«

---

[16] Sitzung vom 27. November 1912.
   Verhandlungen der Berliner medizinischen Gesellschaft 1912, Band XLIII, Teil I, p. 291
[17] Sitzung vom 28. Februar und 7. März 1906.
   Verhandlungen der Berliner medizinischen Gesellschaft 1906, Band XXXVII, Teil I, p. 65

Die Schreiber empfehlen die Einrichtung eines Pressebüros, was aber von Vorstand und Plenum abgelehnt wurde.[18] Im darauffolgenden Jahr ist zumindest bei einer Sitzung im Protokoll festgehalten, dass Einlasskontrollen erfolgten, um die Vertreter der Tagespresse auszuschließen. Auch bat ORTH, sich mit Mitteilungen an die »politische Presse« zurückzuhalten. Hauptreferent des Abends war ERNST BUMM (1858–1925), Leiter der Universitätsfrauenklinik, mit einem Beitrag zur Karzinombestrahlung, über deren Effektivität – dank der optimistischen Darstellung der Tageszeitungen – beim Laienpublikum ähnlich unrealistische Vorstellungen bestanden wie seinerzeit über Tuberkulin.[19] Die Vertreter der medizinischen Fachpresse dagegen waren willkommen, sie kamen aus dem Kollegenkreis und hatten einen eigenen Tisch im Saal.[20]

Die Rednerliste für die Vorträge war wohl gefüllt, die Referenten mussten sich in ein Vortragsbuch eintragen und u. U. lange warten, bis sie an die Reihe kamen. Das konnte problematisch werden, wenn Prioritätsansprüche auf dem Vortragsdatum basierten. In der Generalversammlung 1906 schilderte PAUL MEISSNER (*1868), wie er 9 Monate eines Vortragstermins geharrt hatte; währenddessen wurde seine Idee von einem Kollegen veröffentlicht.[21]

Die Tagesordnung bestimmte der Vorsitzende. Er war zwar gehalten, bei der Programmplanung die Reihenfolge der angemeldeten Vorträge zu berücksichtigen, musste aber auch wissenschaftliches Interesse und Aktualität des Beitrags ins Kalkül ziehen und obendrein noch die zeitliche Vorgabe, dass in jeder Sitzung nur ein längerer Vortrag gehalten werden konnte. Hinzu kamen Zwänge durch Dringlichkeit – frisch angefallene Präparate, Patienten, die anderntags nach Hause reisen wollten.

Ein Anrecht auf eine Reihenfolge entsprechend dem Anmeldedatum gab es also nicht, doch glücklicherweise reagierte nicht jeder ungeduldig War-

---

[18] Sitzung vom 26. Juni 1912.
Verhandlungen der Berliner medizinischen Gesellschaft 1912, Band XLIII, Teil I, p. 209
[19] Sitzung vom 3. Dezember 1913.
Verhandlungen der Berliner medizinischen Gesellschaft 1913, Band XLIV, Teil I, p. 221
[20] Ordentliche Generalversammlung vom 7. Februar 1912.
Verhandlungen der Berliner medizinischen Gesellschaft 1912, Band XLIII, Teil I, p. 56
[21] Ordentliche Generalversammlung vom 17. Januar 1906.
Verhandlungen der Berliner medizinischen Gesellschaft 1906, Band XXXVII, Teil I, p. 16–21

tende wie jener, der am 12. März 1902 auf das Podium stürmte und sich unter wiederholtem Läuten des Vorsitzenden darüber beschwerte, dass ein Redner aufgerufen worden war, der seinen Vortrag lange nach ihm angemeldet hatte:

»... Ich möchte wissen, wie sich das zugetragen hat. Zunächst erklärte mir Herr LANDAU, Herr JOSEPH hätte gesagt, seine Syphilisbacillenculturen verderben, wenn er sie nicht sofort vorstellen könnte. Nun, es ist ja möglich, dass die Syphilisbacillen vielleicht so wichtig waren, dass sie nicht länger warten konnten (Unruhe), aber die idiopathische Speiseröhrenerweiterung des Herrn ROSENHEIM – da werde ich doch vermuthlich den Vorstand vergebens fragen, warum denn auch diese früher auf die Tagesordnung gesetzt wurde (fortdauernde Unruhe) wie mein Vortrag, der bereits am 13. November angemeldet war ...«[22]

Die Redezeiten der Referenten und Diskutanten waren in einer besonderen Geschäftsordnung festgelegt: Längere Vorträge dauerten bis 30, kürzere bis zu 15, Diskussionsbeiträge maximal 5 Minuten, wobei der Vorsitzende eine Verlängerung gewähren konnte. Wich ein Diskutant vom Thema ab, bzw. erging er sich in der Wiederholung von bereits Vorgebrachtem, war der Vorsitzende zum Eingreifen verpflichtet.[23]

Die Vorsitzenden nahmen ihr Amt unterschiedlich wahr. VIRCHOW ließ jeden nahezu ungestört reden. Nicht von ungefähr schenkte ihm LASSAR zum 77. Geburtstag eine Uhr, auf der sich Anfang und projiziertes Ende der Redezeit markieren ließen:

»Jeder, der die Ehre gehabt hat, einer Versammlung vorzusitzen, wird wissen, dass der Vorsitzende am Anfang nach der Uhr sieht und im gespannten Interesse für die inhaltsreichen Ausführungen des Redners nach wenigen Secunden vergessen hat – er mag sonst noch so genau wissen, was die Glocke geschlagen hat –, wie viel Minuten verlaufen sind.«

Zusätzlich hatte LASSAR eine elektrische Anlage mit Schaltern installieren lassen, die das Pult des Vorsitzenden mit dem des Redners verband. »... da nun bekanntlich die Güte des Herrn Vorsitzenden mit seiner Aufgabe in einen gewissen Conflict gerathen kann, weil er den Herrn Redner nicht störend unter-

---

[22] Sitzung vom 12. März 1902.
Verhandlungen der Berliner medicinischen Gesellschaft 1902, Band XXXIII, Teil I, p. 121
[23] Geschäftsordnung für die wissenschaftlichen Sitzungen der Berliner medicinischen Gesellschaft. Abgedruckt in:
Verhandlungen der Berliner medicinischen Gesellschaft 1897, Band XXVIII, p. XXIX–XXXII

brechen will ..., so taucht vor den Augen des Redners eine Lichtquelle auf, welche das von ihm gewollte Wort in Flammenschrift wiedergiebt und ihn – ohne dass das Auditorium etwas gewahr wird – auf das Genaueste über den Wunsch des Präsidenten unterrichtet. Die hier bezeichneten Winke, welche so auf unscheinbare, aber doch unübersehbare Art aufleuchten, lauten z. B. Lauter! Langsamer! Bitte nicht ablesen! Zur Sache! Sie haben noch fünf Minuten! Schluss!«[24]

V. BERGMANN dagegen sah auf Tempo; die feste Absicht, das Programm in der verfügbaren Zeit abzuarbeiten, ist ihm oft anzumerken. Er griff bisweilen recht energisch durch, so bei der Diskussion über die Krebsentstehung im März 1905 (s. S. 128), als er am Ende des dritten Abends verkündete:

»Ich schliesse die Diskussion. Ich möchte nur eine kurze Mitteilung machen: In der nächsten Sitzung werden wir mit der Fortsetzung der Diskussion beginnen. Ich kann aber andere Meldungen als die bis jetzt eingelaufenen nicht annehmen, und dann werde ich Herrn v. HANSEMANN das Schlusswort geben. Länger als über vier Sitzungen können wir die Verhandlungen über diese Frage nicht ausdehnen.«[25]

---

[24] Protokoll der Sitzung vom 19. October 1898.
Verhandlungen der Berliner medicinischen Gesellschaft 1898, Band XXIX, Teil I, p. 218–222
[25] Protokoll der Sitzung vom 15. März 1905.
Verhandlungen der Berliner medicinischen Gesellschaft 1905, Band XXXVI, Teil I, p. 117

ERNST V. BERGMANN (1836–1907)

12 ERNST V. BERGMANN,
aus: AREND BUCHHOLTZ:
ERNST V. BERGMANN,
Vierte Auflage, Leipzig 1925,
Verlag von F. C. W. VOGEL.

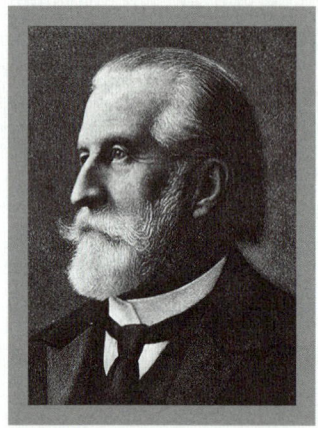

V. BERGMANN war der Sohn eines Geistlichen. Er wurde in Riga geboren und studierte in Dorpat, wo er sich auch für Chirurgie habilitierte und 1871 Professor wurde. 1878 ging er nach Würzburg, und 1882 wurde er Direktor der Chirurgischen Universitätsklinik in Berlin.[26]

Gleich nach seinem Umzug nach Berlin wurde v. BERGMANN in die Gesellschaft aufgenommen, um bereits 1887 stellvertretender Vorsitzender zu werden. 1903 trat er als Vorsitzender VIRCHOWS Nachfolge an:

»Ich danke Ihnen sehr für die Wahl, darf aber doch nicht verschweigen, dass ich eigentlich gewünscht hätte, Sie hätten anders gestimmt. Ich glaube, dass für unsere Gesellschaft es von ausserordentlichem Werth ist, dass nicht an der Spitze der Vertreter eines praktischen Faches steht, sondern der Vertreter eines, wenn Sie so wollen, theoretischen Faches, Jemand, der mehr Theoretiker als Praktiker ist. Es haben sich so viele einzelne Gesellschaften in den letzten Jahren hier in Berlin gebildet, dass die Interessen der einzelnen Fächer in diesen eine genügende Vertretung haben. Wollen wir aber dem treu bleiben, was bis jetzt auf unserem Programm gestanden hat, und zu dem immer unser verstorbener Ehrenpräsident VIRCHOW uns angehalten hat, treu dem Gedanken, dass wir eine umfassende Vertretung der gesammten Medizin sein sollen, dann ist es wohl besser, dass nicht ein Praktiker, sondern ein Theoretiker, ein pathologischer Anatom oder ein Anatom an der Spitze der Gesellschaft steht. (Lebhafter Widerspruch.) Ich spreche hier nur meine Meinung aus. Ich hätte das gewünscht, und ich habe deswegen auch gesucht, dahin in meinem Freundeskreis zu wirken. Ich sehe aber heute, Sie haben anders entschieden, und mit dem berühmten Kaiser FINKLER

---

[26] AREND BUCHHOLTZ: ERNST VON BERGMANN. Vierte Auflage, Leipzig 1925, Verlag von F. C. W. VOGEL

zusammen sage ich: es ist deutschen Volkes Wille. Ich werde mich bemühen, Ihre Arbeiten zu leiten, ich werde mich in erster Stelle bemühen, möglichst allgemeine Vorträge hier halten zu lassen. Also ich danke Ihnen und nehme die Wahl an.«[27]

Wenn die Gesellschaft gefürchtet hatte, dass sie nach Virchows Tod einen Niveau- und Prestigeverlust erleiden könnte, so war dies unter v. Bergmann keinesfalls eingetreten. Sein umfangreiches medizinisches Wissen, noch in einer Zeit erworben, in der die Spezialisierung nicht weit fortgeschritten war, ging weit über sein Fach hinaus und machte ihn zu einem ähnlich wachsamen Vorsitzenden wie Virchow, das große Vorbild. Dazu war er eine imposante Gestalt und ein großartiger Redner, der die Gesellschaft würdig nach außen vertrat. In Anerkennung dieser Verdienste machte sie ihn 1906 zum Ehrenmitglied und im gleichen Jahr, zu seinem 70. Geburtstag, zum Ehrenpräsidenten.

Als Sitzungsleiter achtete v. Bergmann streng auf die Einhaltung der Regeln; anders waren das stetig steigende Vortragsvolumen und die daran hängende Publikationsroutine nicht zu bewältigen. Redner, die vom Thema abwichen, wurden unerbittlich auf den Pfad der Tugend zurückgebracht. Härte scheint aber kein Merkmal von v. Bergmanns Persönlichkeit gewesen zu sein, wie die anrührenden Worte Senators aus seinem Nachruf (1907) zeigen: *»Wir werden diese kräftige, markige Gestalt mit den energischen Zügen und den doch so mild und freundlich blickenden Augen nicht mehr auf diesem Platze sehen.«*[28]

---

[27] Verhandlungen der Berliner medicinischen Gesellschaft 1903, Band XXXIV, Teil I, p. 20
[28] Verhandlungen der Berliner medicinischen Gesellschaft 1907, Band XXXVIII, Teil I, p. 139–140

WISSENSCHAFTLICHE THEMEN

Mit v. BERGMANN wurde die Gesellschaft zum letzten Mal in ihrer bisherigen Geschichte von einem Chirurgen geleitet, doch war das Vortragsprogramm nicht chirurgielastig. V. BERGMANN ist es jedoch zu verdanken, dass im Sommer 1906 ausführlich über die Behandlung der Appendizitis diskutiert wurde: »*Die Krankheit ist ja jetzt eine so verbreitete und sie wird in ganz bestimmter Weise in Behandlung genomen, dass es notwendig wird, dass auch ein grösserer Kreis der Aerzte sich mit den wichtigsten Fragen auf diesem Gebiete durch eine Verhandlung in dieser Gesellschaft bekannt macht.*«[29]

Der Vorsitzende hatte die Erörterung auf zwei Kernfragen konzentriert: Wie kann der erste akute Anfall diagnostiziert werden? Muss nach dem überstandenen Anfall in jedem Fall operiert werden? Niedergelassene Ärzte waren explizit aufgefordert, ihre Erfahrungen einzubringen.

Der Gegenstand erwies sich als so fesselnd, dass die Gesellschaft drei heiße Sommerabende auf seine Diskussion verwandte und sogar den Beginn der Sommerpause verschob.[30] Im Anschluss konzipierte eine 9-köpfige Kommission einen Fragebogen zur Erhebung einer Statistik der Blinddarmerkrankungen in Berlin, der Anfang 1907 an 2838 Ärzte verschickt wurde.[31]

Den Bericht über »Die Sammelforschung der Berliner medizinischen Gesellschaft betr. die Blinddarmentzündungen des Jahres 1907 in Gross-Berlin« erstatteten im Mai 1909 der Internist ALBERT ALBU (1867–1921) und JOSEPH ROTTER (1857–1924), Chefarzt der chirurgischen Abteilung des St. HEDWIG-Krankenhauses. Er belegt u.a. die besseren Ergebnisse des frühen chirurgischen Eingreifens, offenbart aber auch die erschreckende Tatsache, dass immer noch 8 % der Patienten mit akuter Appendizitis verstarben.[32] Die

---

[29] V. BERGMANN: Einleitende Bemerkungen zur Diskussion der Appendicitisbehandlung. Verhandlungen der Berliner medizinischen Gesellschaft 1906, Band XXXVII, Teil I, p. 167

[30] Diskussion über die Appendicitisbehandlung.
Verhandlungen der Berliner medizinischen Gesellschaft 1906, Band XXXVII, Teil I, p. 168–226

[31] Verhandlungen der Berliner medizinischen Gesellschaft 1907, Band XXXVIII, Teil I, p. 1

[32] Bericht über die Sammelforschung der Berliner medizinischen Gesellschaft betreffend die Blinddarmentzündungen des Jahres 1907 in GROSS-Berlin. Verhandlungen der Berliner medizinischen Gesellschaft 1909, Band XL, Teil II, p. 251–267, 268–283

Kosten für die Forschungsarbeit und deren Publikation trug die Gesellschaft. Den Fragebogen erbat sich das Reichsgesundheitsamt als Muster für eigene Erhebungen.

Syphilis

Bei keiner anderen Krankheit wurden in dem besprochenen Zeitraum so viele Durchbrüche erzielt wie bei der Syphilis: Innerhalb eines Jahrzehnts wurden der Erreger, ein serologischer Nachweis und ein spezifisches Therapeutikum entdeckt. An all diesen Großereignissen war die *Berliner Medizinische Gesellschaft* als »aktive Beobachterin« beteiligt.

Der Erreger der Syphilis, Treponema pallidum, wurde im März 1905 von FRITZ SCHAUDINN (1871–1906), Institutsleiter am Kaiserlichen Gesundheitsamt, und ERICH HOFFMANN (1868–1959), Assistenzarzt in der Hautklinik der Charité, entdeckt. Die beiden Forscher publizierten ihren Fund bereits Ende April. Der Vortrag am 17. Mai vor der Gesellschaft war demnach keine Erstveröffentlichung, erfolgte aber vor einer Mitteilung an die Fachkollegen in der *Berliner Dermatologischen Gesellschaft*.[33] Der Abend war eine Sternstunde für die Gesellschaft, doch kaum einer der Anwesenden, und sicher nicht der Vorsitzende v. BERGMANN, war sich dessen bewusst. Zu häufig hatte man sich in den vorangegangenen Jahren bereits am Ziel gewähnt.[34,35]

AUGUST V. WASSERMANN (1866–1925), Abteilungsleiter im ROBERT KOCH-Institut, publizierte 1906 zusammen mit seinem Mitarbeiter CARL BRUCK (1879–1944) und mit dem Dermatologen ALBERT NEISSER (1855–1916) ein Verfahren zur serologischen Diagnose der Syphilis. Wenn der anfangs umstrittene Test bald breite Anwendung fand und einen wesentlichen Beitrag zur Verbesserung von Diagnose und Therapie leisten konnte, obwohl seine

---

33 ERICH HOFFMANN: Wollen und Schaffen. Lebenserinnerungen aus einer Wendezeit der Heilkunde. SCHMORL & VON SEEFELD Nachf., Hannover, 1948

34 FRITZ SCHAUDINN, ERICH HOFFMANN: Ueber Spirochaete pallida bei Syphilis und die Unterschiede dieser Form gegenüber anderen Arten dieser Gattung. Verhandlungen der Berliner medizinischen Gesellschaft 1905, Band XXXVI, Teil II, p. 200–208

35 Das Entstehen der modernen Medizin. Vorträge vor der Berliner Medizinischen Gesellschaft von 1860 bis 1935. Ausgewählt vom Geheimen Medizinalrat OTTO SOLBRIG, herausgegeben und kommentiert von GABRIELE LASCHINSKI und IVAR ROOTS. ABW Wissenschaftsverlag, 2018, Fußnoten 151 u. 152

Funktionsweise nicht zufriedenstellend geklärt war, ist dies auch der *Berliner Medizinischen Gesellschaft* zu verdanken.

Denn in der Gesellschaft fanden wiederholt Diskussionen statt, die halfen, anfängliche technische Schwierigkeiten zu überwinden und den Umgang mit positiven wie negativen Testergebnissen in verschiedenen klinischen Phasen zu definieren. Bei der ersten »Bewertungsrunde« Anfang 1908 sprachen u. a. die Dermatologen ALFRED BLASCHKO (1858–1922), FRITZ LESSER (1877–1942), FRANZ BLUMENTHAL (1878–1971) sowie NEISSER aus Breslau, der Serologe ALFRED WOLFF-EISNER (1877–1948) und v. WASSERMANN; aus dem Institut von PAUL EHRLICH in Frankfurt lag eine schriftliche Stellungnahme vor. Die Sitzungsprotokolle wurden in der medizinischen Fachpresse publiziert und boten dem niedergelassenen Praktiker ein Gerüst für die eigene Vorgehensweise.[36]

EHRLICH, seit 1899 in Frankfurt tätig, hatte nach Jahren gezielten Testens im August 1909 mit Dioxydiamino-Arsenobenzol endlich einen vielversprechenden Wirkstoff gegen die Syphilis in der Hand, den er an ausgesuchte Kliniker zur Erprobung weitergab. Zu diesen gehörten KONRAD ALT (1862–1922), Direktor der Landesheil- und Pflegeanstalt Uchtspringe, und WILHELM WECHSELMANN (1860–1942), Leiter der Dermatologischen Abteilung im RUDOLF-VIRCHOW-Krankenhaus. Beide referierten am 22. Juni 1910 vor der Gesellschaft. Der ebenfalls anwesende EHRLICH wurde mit stürmischem Beifall empfangen. Nachdem sich der Vorsitzende (SENATOR) für EHRLICHS Beitrag bedankt hatte, richtete er an ihn noch die Bitte »*... für das Mittel behufs der Verwendung in der Praxis eine kürzere offizielle Bezeichnung vorzuschlagen.*«[37] Im Dezember 1910 brachte es die Firma HOECHST unter dem Namen Salvarsan auf den Markt.

Nach bewährtem Verfahren beraumte der Vorstand der Gesellschaft im Frühjahr 1914 eine Bestandsaufnahme der modernen Syphilistherapie an. Das Eingangsreferat hielt EDMUND LESSER (1852–1918), Leiter der Klinik für Haut- und Geschlechtskrankheiten der Charité. Die Debatte erstreckte

---

[36] Verhandlungen der Berliner medizinischen Gesellschaft 1908, Band XXXIX, Vorträge zur Serodiagnostik der Syphilis von FLEISCHMANN (Teil II, p. 70–81), BLASCHKO (Teil II, p. 102–117), CITRON (Teil I, p. 76–77, 81–94), Diskussion Teil I, p. 94–102, 105–114, 115–126

[37] W. WECHSELMANN: Ueber die Behandlung der Syphilis mit Dioxy-diamido-arsenobenzol. Verhandlungen der Berliner medizinischen Gesellschaft 1910, Band XLI, Teil II, p. 217–226, Teil I, p. 190–200

sich über vier Abende, ihr wohnten zeitweise mehr als 400 Zuhörer bei. Die Lektüre der teils referatsartigen Diskussionsbeiträge dürfte manchem niedergelassenen Arzt wertvolle Hinweise gegeben haben.[38]

Innere Medizin

In der Inneren Medizin spielten nach wie vor Infektionskrankheiten eine große Rolle, allen voran die Tuberkulose. Einen wesentlichen Fortschritt bei der Diagnose brachte der Tuberkulin-Hauttest, den der aus Wien angereiste CLEMENS V. PIRQUET (1874–1929) im Mai 1907 vorführte.[39] Neu in das therapeutische Arsenal aufgenommen wurde die Lungenkollapstherapie. FELIX KLEMPERER (1866–1932), Spezialarzt für Hals- und Brustkrankheiten, sprach 1911 über seine Erfahrungen mit dem künstlichen Pneumothorax und die Schwierigkeit, diejenigen Patienten herauszufinden, die von der Methode profitieren.[40]

Auch die letzte größere wissenschaftliche Auseinandersetzung vor Kriegsausbruch war der Tuberkulose gewidmet, nämlich dem von FRIEDRICH FRANZ FRIEDMANN (1876–1953) aus einem angeblich »avirulenten Bacillenstamm« hergestellten Mittel, über dessen genaue Herstellungsweise sich der Erfinder in Schweigen hüllte. FRIEDMANN erregte mit seinem als vollständig unschädlich angepriesenen Präparat zur Therapie und Prophylaxe der Tuberkulose international großes Aufsehen.[41]

Wenige Wochen, nachdem FRIEDMANN sein Mittel im November 1912 der Gesellschaft vorgestellt hatte,[42] sah sich der Direktor der Chirurgischen Uni-

---

[38] E. LESSER: Die Fortschritte der Syphilisbehandlung. Verhandlungen der Berliner medizinischen Gesellschaft 1914, Band XLV, Teil II, p. 34–46; Teil I, p. 68–91, 95–103, 107–111

[39] V. PIRQUET: Tuberkulindiagnose durch cutane Impfung.
Verhandlungen der Berliner medizinischen Gesellschaft 1907, Band XXXVIII, Teil I, p. 154 u. 164

[40] FELIX KLEMPERER: Ueber die Behandlung der Lungentuberkulose mittels künstlicher Pneumothoraxbildung. Verhandlungen der Berliner medizinischen Gesellschaft 1911, Band XLII, Teil II, p. 473–498

[41] Das Entstehen der modernen Medizin. Vorträge vor der Berliner Medizinischen Gesellschaft von 1860 bis 1935. Ausgewählt vom Geheimen Medizinalrat OTTO SOLBRIG, herausgegeben und kommentiert von GABRIELE LASCHINSKI und IVAR ROOTS. ABW Wissenschaftsverlag, 2018, Fußnote 256

[42] FRIEDMANN: Heil- und Schutzimpfung der menschlichen Tuberkulose.
Verhandlungen der Berliner medizinischen Gesellschaft 1912, Band XLIII, Teil II, p. 388–400; Teil I, p. 249–266, 271–290

versitätsklinik, AUGUST BIER (1861–1949), genötigt, eine Erklärung zu Protokoll zu geben. In der ausländischen Presse waren nämlich Berichte über die Sitzung erschienen, worin fälschlich behauptet wurde, BIER hätte dem Mittel eine Heilwirkung bestätigt. Erst vor zwei Tagen, so berichtete er, sei ein spanischer Offizier mit seiner tuberkulös erkrankten Tochter bei ihm gewesen und habe ihm einen entsprechenden Artikel aus der Tageszeitung »Diario de Huelva« übergeben.[43] Nachdem Mitte 1914 breitere Erfahrungen mit dem – doch nicht ganz harmlosen – Therapeutikum vorlagen, kam die Gesellschaft nach umfassender Debatte zu einer negativen Bewertung.[44]

1908 wurde die *Berliner hämatologische Gesellschaft* gegründet, die erste hämatologische Gesellschaft in Deutschland. Einer ihrer Väter, der am Krebsinstitut der Charité tätige ARTUR PAPPENHEIM (1870–1916), sprach im Oktober 1912 über den gegenwärtigen Stand der klinischen Hämatologie. Unter Hinweis auf den – auch durch sein Dazutun – erlangten methodischen und diagnostischen Stand betonte er:

»Man kann unter diesen Umständen also jetzt schon eher beanspruchen, dass bei der bestehenden Vereinfachung der Methodik auch die klinische Blutuntersuchung mit als vollgültiger Zweig der klinischen Untersuchung betrachtet wird, und dass man, ebenso wie man stets den Urin und sonstige Sekrete untersucht, nunmehr sich daran gewöhnt, häufiger als bisher, auch Blutuntersuchungen vorzunehmen.«[45]

Ein anderer, regelmäßig vortragender Pionier der Hämatologie war ERNST GRAWITZ (1860–1911), dirigierender Arzt am Krankenhaus Charlottenburg; er hatte 1902 die Venenpunktion zur Blutentnahme für Diagnosezwecke eingeführt, nachdem man bislang mit Kapillarblut gearbeitet hatte.

Eine hämatologische Erkrankung, die besonders häufig im Vortragsprogramm erschien, war die perniziöse Anämie. Die Krankheit verläuft in Schüben u. U. über mehr als ein Jahrzehnt, jedoch immer tödlich. Die Ursache war

---

[43] BIER: Erklärung über das FRIEDMANN'sche Mittel gegen Tuberkulose.
Verhandlungen der Berliner medizinischen Gesellschaft 1913, Band XLIV, Teil I, p. 21–22

[44] KAREWSKI: Erfahrungen über die Behandlung chirurgischer Tuberkulose mit dem Heilmittel F. F. FRIEDMANN's. Verhandlungen der Berliner medizinischen Gesellschaft 1914, Band XLV, Teil II, p. 175–204, Teil I, p. 130–135, 139–144, 148–167

[45] A. PAPPENHEIM: Einiges über den gegenwärtigen Stand der klinischen Hämatologie in Fragen ihrer Leistungsfähigkeit und ihrer Methoden.
Verhandlungen der Berliner medizinischen Gesellschaft 1912, Band XLIII, Teil II, p. 479–494

unbekannt. Als GEORG KLEMPERER (1865–1946), leitender Arzt im Krankenhaus Moabit, 1908 seine therapeutischen Versuche vorstellte, wurde auch für möglich gehalten, dass es sich um eine Infektionskrankheit handelte. Dafür sprach das zeitweise Ansprechen auf Arsenpräparate bei vielen Patienten. KLEMPERER behandelte zusätzlich mit einer Cholesterindiät, da experimentell nachgewiesen worden war, dass Cholesterin die Erythrozyten vor Hämolyse schützt.[46]

FRIEDRICH KRAUS (1858–1936), Direktor der II. Medizinischen Klinik der Charité, demonstrierte 1907 eine neue Technik: die Elektrokardiographie. Das Publikum muss von der Fülle des Dargebotenen überwältigt gewesen sein. KRAUS trug durch seine systematischen Studien, an denen auch sein Mitarbeiter GEORG FRIEDRICH NICOLAI (1874–1955) einen erheblichen Anteil hatte, wesentlich dazu bei, dass das EKG zu einem wichtigen Instrument der Herz-Kreislauf-Diagnostik wurde.[47]

Mehr in den Fokus traten auch Stoffwechsel- und Magen-Darm-Erkrankungen. Vom Diabetes wusste man, dass er auf dem Mangel an einer im Pankreas produzierten, blutzuckersenkenden Substanz beruht. Fast alles Weitere – Ursachen, Pathohistologie, Bedeutung der LANGERHANS-Zellen – war umstritten und bot Pathologen (ORTH, V. HANSEMANN) wie Internisten (GEORG KLEMPERER, FELIX HIRSCHFELD, HERMANN STRAUSS) immer wieder Gelegenheit zu lebhaften Auseinandersetzungen.[48] Schwere Fälle erhielten intermittierend Haferkuren, wie sie der NAUNYN-Schüler ADOLF MAGNUS-LEVY (1865–1955) 1911 besprach.[49]

Die Beschäftigung mit Magen-Darm-Krankheiten setzte die Kenntnis der Verdauungsphysiologie voraus. Das war eines der Spezialgebiete von ADOLF BICKEL (1875–1946), dem Leiter der Abteilung für Experimentalbiologie am

---

[46] G. KLEMPERER: Zur Behandlung der perniciösen Anämie.
Verhandlungen der Berliner medizinischen Gesellschaft 1908, Band XXXIX, Teil II, p. 440–449

[47] F. KRAUS, G. F. NICOLAI: Ueber das Elektrocardiogramm unter normalen und pathologischen Verhältnissen. Verhandlungen der Berliner medizinischen Gesellschaft 1907, Band XXXVIII, Teil II, p. 221–252

[48] FELIX HIRSCHFELD: Beiträge zur Lehre von der Entstehung des Diabetes.
Verhandlungen der Berliner medizinischen Gesellschaft 1911, Band XLII, Teil II, p. 563–579, Teil I, p. 164–169

[49] A. MAGNUS-LEVY: Ueber Haferkuren bei Diabetes mellitus.
Verhandlungen der Berliner medizinischen Gesellschaft 1912, Band XLII, Teil II, p. 255–265

Pathologischen Institut. Im Juni 1905 sprach er über die Wirkung von Säuren und Laugen auf die Sekretion der Magenschleimhaut.[50] Ein paar Jahre später führte sein Mitarbeiter MAX SKALLER (1871–1945), ein niedergelassener Spezialarzt für Magen- und Darmkrankheiten, die schädlichen Wirkungen des Rauchens, speziell des Nikotins, auf die Magensekretion vor.[51] LEONOR MICHAELIS (1875–1949), Leiter des bakteriologischen Labors im Krankenhaus Am Urban, erläuterte seinen Kollegen 1910 anhand der Titrationsazidität von Magensaft, dass Enzyme wie Pepsin ein pH-Optimum haben; MICHAELIS war Mitentdecker dieses Prinzips. Die Diskussion im Anschluss, an der auch der bekannte Magen-Darm-Spezialist ISMAR BOAS (1858–1938) teilnahm, zeigt, wie neu diese Sichtweise war.[52] MICHAELIS wurde durch seine grundlegenden Arbeiten zur Enzymkinetik (MICHAELIS-MENTEN-Gleichung, 1913) bekannt.

Über kein anderes Thema wurde so häufig gesprochen wie über bösartige Tumoren. Seit 1903 verfügte die Charité über ein Krebsinstitut. Es stand unter der Leitung von ERNST V. LEYDEN (1832–1910), war das erste seiner Art in Deutschland und erlangte bald weltweites Renommee. Im März 1905 referierten ORTH,[53] V. HANSEMANN[54] und V. LEYDEN[55] über die aktuellen Hypothesen der Krebsentstehung, wobei die parasitäre Theorie im Mittelpunkt der Erörterung stand. In der sich über zwei Abende erstreckenden Diskussion kamen u.a. die Pathologen CARL BENDA (1857–1932) und LUDWIG PICK (1868–1944) sowie der Krebsforscher FERDINAND BLUMENTHAL (1870–1941) zu Wort.[56]

---

[50] ADOLF BICKEL: Experimentelle Untersuchungen über den Einfluss von Alkalien und Säuren auf die sekretorische Funktion der Magenschleimhaut.
Verhandlungen der Berliner medizinischen Gesellschaft 1905, Band XXXVI, Teil II, p. 257–265

[51] MAX SKALLER: Die Entstehung und Behandlung des Magensaftflusses der Gewohnheitsraucher. Verhandlungen der Berliner medizinischen Gesellschaft 1909, Band XL, Teil II, p. 393–404

[52] L. MICHAELIS: Ueber die Acidität des Magensaftes.
Verhandlungen der Berliner medizinischen Gesellschaft 1910, Band XLI, Teil I, p. 148–156

[53] J. ORTH: Die Morphologie der Krebse und die parasitäre Theorie.
Verhandlungen der Berliner medizinischen Gesellschaft 1905, Band XXXVI, Teil II, p. 49–70

[54] V. HANSEMANN: Was wissen wir über die Ursache der bösartigen Geschwülste?
Verhandlungen der Berliner medizinischen Gesellschaft 1905, Band XXXVI, Teil II, p. 71–96

[55] E. V. LEYDEN: Ueber die parasitäre Theorie in der Aetiologie der Krebse.
Verhandlungen der Berliner medizinischen Gesellschaft 1905, Band XXXVI, Teil II, p. 97–113

[56] Verhandlungen der Berliner medizinischen Gesellschaft 1905, Band XXXVI, Teil I, p. 95–137

Das Problem der Krebstherapie war schon damals die frühzeitige Diagnose. Optische Instrumente standen inzwischen zur Verfügung, wurden von einzelnen Pionieren fortlaufend verbessert, stießen jedoch bei den Kollegen vielfach auf Skepsis. So führte der spätere Chefarzt der Inneren Abteilung im Jüdischen Krankenhaus, HERMANN STRAUSS (1868–1944), 1903 ein Insufflations-Rektoskop[57] vor und HANS ELSNER (1874–1935), ein in Berlin niedergelassener Magen-Darm-Spezialist, 1909 sein weiterentwickeltes Gastroskop.[58]

Auch über »Krebsmarker« machte man sich Gedanken. 1908 demonstrierte GUSTAV V. BERGMANN ein vereinfachtes Verfahren zur Messung der Antitrypsinaktivität im Serum. Es entstand unter der Vorstellung, dass Krebszellen vermehrt Enzyme in das Blut abgeben.[59] Der Erfinder, LUDWIG BRIEGER (1849–1919), war Leiter der Hydrotherapeutischen Anstalt der Universität Berlin und hatte den Test erst vier Wochen zuvor veröffentlicht.[60]

Radiologie

Wirklich neue Impulse für Diagnostik und Therapie gingen von einer aufstrebenden Spezialdisziplin aus, der Radiologie. Im März 1898 wurde in Berlin mit der *Röntgenvereinigung zu Berlin* die erste radiologische Fachgesellschaft gegründet. Pioniere des Faches, wie MAX IMMELMANN (1864–1923), MAX LEVY-DORN (1863–1929) und MAX COHN (1875–1938), führten das Auditorium in technische Aspekte wie diagnostische Möglichkeiten der Radiologie ein. Man sollte jedoch nicht erwarten, dass die neue Technik gleich für die Tuberkuloseerkennung genutzt werden konnte, denn lange Zeit war zweifelhaft, wie sich die Krankheit im Röntgenbild darstellt. Streitgespräche über die diagnostische Anwendung zwischen den führenden Berliner Internisten, Lungenfachleuten, Pathologen und Radiologen, wie sie beispielsweise 1909

---

[57] H. STRAUSS: Die Methodik der Rectoskopie.
Verhandlungen der Berliner medicinischen Gesellschaft 1903, Band XXXIV, Teil II, p. 417–432
[58] HANS ELSNER: Demonstration eines Gastroskops am Kranken.
Verhandlungen der Berliner medicinischen Gesellschaft 1909, Band XL, Teil II, p. 385–392
[59] V. BERGMANN: Zur BRIEGER'schen Serumreaktion.
Verhandlungen der Berliner medicinischen Gesellschaft 1908, Band XXXIX, Teil I, p. 227–228
[60] L. BRIEGER, JOH. TREBING: Ueber die antitryptische Kraft des menschlichen Blutserums, insbesondere bei Krebskranken. Berliner Klinische Wochenschrift 1908, Vol. 45, p. 1041–1044

nach einem Vortrag von MAX WOLFF (1844–1923) stattfanden, müssen für die Zuhörer sehr lehrreich gewesen sein.[61]

MAX COHN präsentierte 1905 als einer der ersten positive Ergebnisse nach der Röntgenbestrahlung maligner Lymphome.[62] Bereits 1903 hatte der niedergelassene Dermatologe OSKAR LASSAR (1849–1907) über vereinzelte Erfolge bei der Bestrahlung von Cancroiden (Plattenepithelkarzinomen) und inoperablen Rezidiven von Mammakarzinomen berichtet. Bei aller Anerkennung für den verehrten Kollegen blieb der die Sitzung leitende v. BERGMANN skeptisch. In seiner Klinik wurden Plattenepithelkarzinome der Haut großzügig operiert, ggf. mit einer anschließenden plastischen Operation; Rezidive waren dann äußerst selten:

»*Das kann ich, gestützt wohl auf viele hundert Fälle, getrost behaupten. Es würde mir daher schwer sein, zu einem anderen Mittel zu greifen, wenn nicht längere und mehr Beobachtungen über die Wirksamkeit dieses Mittels als bis heute vorliegen. Auf diese Beobachtungen warte ich noch, bis dahin wird weiter operiert.*«[63]

In den folgenden Jahren wurde die Wirkung von Röntgenstrahlen, Radium und Mesothorium bei Karzinomen im Krebsinstitut der Charité und an verschiedenen Kliniken untersucht. Wer die Sitzungen der *Berliner Medizinischen Gesellschaft* regelmäßig besuchte, erfuhr zeitnah die neuesten Entwicklungen auf diesem Gebiet. Dies war insbesondere für die niedergelassenen Praktiker wichtig, wollten sie sich nicht selbst vorwerfen, sie hätten bezüglich der »Radiotherapie« etwas bei einem Krebsfall versäumt. Noch war es jedoch nicht soweit. Bei der Aussprache im Mai 1913 nach einem Vortrag des Gynäkologen BUMM stellte LEVY-DORN fest, dass man aus dem Experimentierstadium noch nicht heraus sei. Besonders bezüglich der Strahlendosis bestanden große Unsicherheiten.[64]

---

[61] MAX WOLFF: Röntgenuntersuchung und klinische Frühdiagnose der Lungentuberkulose. Verhandlungen der Berliner medizinischen Gesellschaft 1909, Band XL, Teil I, p. 118–127

[62] MAX COHN: Die Bedeutung der Röntgenstrahlen für die Behandlung der lymphatischen Sarkome. Verhandlungen der Berliner medizinischen Gesellschaft 1905, Band XXXVI, Teil II, p. 528–538

[63] O. LASSAR: Zur Röntgentherapie des Cancroids. Verhandlungen der Berliner medizinischen Gesellschaft 1903, Band XXXIV, Teil I, p. 258–266

[64] E. BUMM: Ueber die Erfolge der Röntgen- und Mesothoriumbehandlung bei Carcinomen der weiblichen Genitalien. Verhandlungen der Berliner medizinischen Gesellschaft 1913, Band XLIV, Teil II, p. 140–154; Teil I, p. 103–107, 108–119

Chirurgie

Das Thema Krebs begann, auch in der Chirurgie einen größeren Raum einzunehmen. WALTER KAUSCH (1867–1928), Direktor der Chirurgie des AUGUSTE-VICTORIA-Krankenhauses, referierte 1907 über die Operationserfolge bei Magenkrebs:

»Obwohl im Laufe der Jahre, seitdem der Magenkrebs operativ angegriffen wird, zahlreiche Statistiken über die Resultate seiner chirurgischen Behandlung erschienen sind, namentlich auch solche, welche über Dauerheilungen berichten, und obwohl wir auch heute noch kein anderes Heilmittel gegen den Magenkrebs besitzen, als das Messer des Chirurgen, ist doch nicht zu leugnen, dass die chirurgische Behandlung des Magenkrebses noch keineswegs allgemeine Anerkennung auch nur unter den Spezialärzten gefunden hat, geschweige denn unter den praktischen Aerzten.«

Bei einer Magenresektion verstarben fast 30 % der Patienten aufgrund des Eingriffs, knapp 20 % der Operierten überlebten 3 Jahre rezidivfrei.[65] Doch werden selbst diese ungünstigen Zahlen noch durch die Tatsache relativiert, dass nicht einmal ein Viertel der Patienten mit der Diagnose Magenkarzinom zur Operation kam, so EWALD in seinem Diskussionsbeitrag.[66]

Trotz der langen Warteliste für Referenten entschloss sich der Vorstand 1912, gelegentlich aktuelle Themen auf die Tagesordnung zu setzen und Redner um Beiträge zu bitten. So sprachen am 24. Januar zwei Spezialisten aus dem Krankenhaus Am Urban, ALBERT FRÄNKEL (1848–1916), Direktor der Inneren Abteilung, und WERNER KÖRTE (1853–1937), Direktor der Chirurgischen Abteilung, über Fortschritte in der Lungenchirurgie. Diese hatte in besonderem Maße von den besseren Diagnosemöglichkeiten durch die Radiologie profitiert. Durch das von FERDINAND SAUERBRUCH (1875–1951) entwickelte Druckdifferenzverfahren waren Eingriffe am offenen Brustkorb möglich, ohne dass ein Lungenkollaps befürchtet werden musste.[67]

---

[65] W. KAUSCH: Der Magenkrebs und die Chirurgie.
 Verhandlungen der Berliner medizinischen Gesellschaft 1907, Band XXXVIII, Teil II,
 p. 136–152
[66] Verhandlungen der Berliner medizinischen Gesellschaft 1907, Band XXXVIII, Teil I,
 p. 136–138
[67] A. FRÄNKEL und W. KÖRTE: Gegenwärtiger Stand der Lungenchirurgie.
 Verhandlungen der Berliner medizinischen Gesellschaft 1912, Band XLIII, Teil II, p. 25

In verzweifelten Fällen waren die Behandlungsmethoden mitunter noch recht experimentell. Anfang 1912 berichtete der Chirurg PAUL ROSENSTEIN (1875–1964) über eine 60-jährige Patientin mit Leberzirrhose, bei der er wegen eines hochgradigen Aszites eine operative Gefäßanastomose zwischen V. portae und der V. cava inferior angelegt hatte. Der pathophysiologische Hintergrund der portosystemischen Shuntoperation war aus Tierversuchen bekannt. ROSENSTEIN führte sie als Erster beim Menschen durch, jedoch nur dieses eine Mal.[68]

Mit FEDOR KRAUSE (1857–1937), Chefarzt der chirurgischen Abteilung des AUGUSTA-Krankenhauses, informierte einer der Pioniere der Neurochirurgie das Auditorium regelmäßig über die Fortschritte auf seinem Gebiet. KRAUSE entwickelte u. a. operative Zugänge zu tieferen Hirnarealen, so berichtete er Ende 1913 über die Entfernung von Tumoren in der Vierhügelregion.[69] Doch war er nicht auf sein Spezialgebiet festgelegt; 1906 stellte er einen 21-jährigen Kaufmann vor, bei dem er den fehlenden Daumen durch Transplantation der großen Zehe ersetzt hatte, bevor der Patient nach Amerika auswanderte.[70]

Auch bei den Knochenbrüchen machte sich der Fortschritt der Technik bemerkbar. Anfang 1908 demonstrierte SIEGFRIED PELTESOHN (1876–1968), Oberarzt in der Chirurgischen Universitätspoliklinik, typische »Automobilfrakturen«. Sie entstanden beim Inbetriebsetzen des Motors mithilfe einer Kurbel. Wurde die Hand beim Anspringen nicht rechtzeitig zurückgezogen und die Kurbel ausgehakt, konnte sie gegen den Arm schlagen und verursachte dann einen Querbruch des Radius zwischen unterem und mittlerem Drittel; dies war der häufigste Hergang, die Kurbel spielte aber noch bei anderen typischen Chauffeurverletzungen eine Rolle.[71]

---

[68] PAUL ROSENSTEIN: Ueber operative Anastomosenbildung zwischen Vena cava inferior und der Vena portarum (ECK'sche Fistel) bei Lebercirrhose.
Verhandlungen der Berliner medizinischen Gesellschaft 1912, Band XLIII, Teil I, p. 116–118

[69] H. OPPENHEIM und F. KRAUSE: Operative Erfolge bei Geschwülsten der Sehhügel- und Vierhügelgegend. Verhandlungen der Berliner medizinischen Gesellschaft 1913, Band XLIV, Teil II, p. 345–363

[70] FEDOR KRAUSE: Ersatz des Daumens aus der grossen Zehe.
Verhandlungen der Berliner medizinischen Gesellschaft 1906, Band XXXVII, Teil II, p. 358–361

[71] SIEGFRIED PELTESOHN: Automobilfraktur des Kahnbeins.
Verhandlungen der Berliner medizinischen Gesellschaft 1908, Band XXXIX, Teil II, p. 52–57

JACQUES JOSEPH (1865–1934), der große Pionier der plastischen Chirurgie, trug mehrfach über Nasenoperationen vor. Er hatte seine Laufbahn als Schönheitschirurg mit einer Patientenvorstellung bei der *Berliner Medizinischen Gesellschaft* begonnen: Im Oktober 1896 präsentierte er einen 10-Jährigen, dessen »Eselsohren« er verkleinert und anliegend gemacht hatte.[72] Darauf verlor JOSEPH seine Stelle in der orthopädischen Poliklinik, und er ließ sich als Chirurg nieder. Als er im November 1906 über Rhinoplastik sprach, hatte er bereits 210 Nasen verkleinert und seine Operationstechnik so weit vervollkommnet, dass er weitgehend intranasal und damit ohne äußere Narbenbildung arbeiten konnte.[73] Der Aufbau einer Nase war schwieriger. JOSEPH setzte hier auf Knochenspäne, z. B. aus der Tibia des Patienten, während andere, wie der Chirurg HUGO ECKSTEIN (1875–1945), Paraffin verwendeten.[74]

Pharmakologie, Höhepunkte

Der Arzneimittelschatz wurde durch eine wichtige Neuheit bereichert: Mitte 1903 kam mit Veronal (Fa. MERCK) das erste Barbiturat auf den Markt. Wenige Monate vorher, am 29. April 1903, schilderte ALBERT LILIENFELD, Leiter eines Sanatoriums für Nervenkranke in Lichterfelde, den positiven Gesamteindruck, den er während der Erprobungsphase in seiner Klinik erhalten hatte.[75] Der Direktor der Psychiatrischen Klinik der Charité, FRIEDRICH JOLLY (1844–1904), sprach sich ebenfalls für das Mittel aus, hatte jedoch Fälle von Gewöhnung beobachtet.[76] In beiden Kliniken wurden auch Alkoholiker und »Morphinisten« in die Prüfung einbezogen. Das »Wundermittel« Veronal trat innerhalb kurzer Zeit einen beispiellosen Siegeszug um die Welt an. Es war übrigens in Berlin entwickelt worden: von EMIL FISCHER (1852–1919), Di-

---

[72] JACQUES JOSEPH: Demonstration operirter Eselsohren.
Verhandlungen der Berliner medicinischen Gesellschaft 1896, Band XXVII, Teil I, p. 206

[73] JACQUES JOSEPH: Beiträge zur Rhinoplastik.
Verhandlungen der Berliner medicinischen Gesellschaft 1907, Band XXXVIII, Teil II, p. 121

[74] ECKSTEIN: Paraffininjektionen und -Implantationen bei Nasen- und Gesichtsplastiken.
Verhandlungen der Berliner medicinischen Gesellschaft 1906, Band XXXVII, Teil I, p. 93–98

[75] A. LILIENFELD: Veronal, ein neues Schlafmittel. Verhandlungen der Berliner medicinischen Gesellschaft 1903, Band XXXIV, Teil II, p. 196–201

[76] Sitzung vom 29. April 1903.
Verhandlungen der Berliner medicinischen Gesellschaft 1903, Band XXXIV, Teil I, p. 150–152

rektor des Instituts für Chemie der FRIEDRICH-WILHELMS-Universität und Chemie-Nobelpreisträger 1902.

Zu den wissenschaftlichen Höhepunkten gehörten die abendfüllenden Vorträge von KOCH und EHRLICH, die unter der Ägide von v. BERGMANN stattfanden und eine ungewöhnlich große Zahl von Gästen anzogen. KOCH sprach 1904 über Trypanosomenkrankheiten[77] und 1906 über Afrikanisches Rückfallfieber[78], also über zwei Themen, die Ausfluss seiner Afrikareisen waren und damit für den Zuhörer einen zusätzlichen exotischen Reiz hatten. EHRLICH gab seinem Referat (1907) zwar auch den Titel »Experimentelle Trypanosomastudien«, doch waren die fremdländischen Erreger nur das Beispiel, an dem er die Grundlagen der systematischen Wirkstoffsuche, Wirksamkeits- und Resistenzprüfung darlegte. Die Gründlichkeit und systematische Unerbittlichkeit, mit der EHRLICH bei der antimikrobiellen Wirkstoffprüfung vorging, erregt noch heute Bewunderung.[79]

FRAGEN DES ÖFFENTLICHEN GEMEINWOHLS

1903 war ein Ausführungsgesetz zum Reichsfleischbeschaugesetz (1900) in Kraft getreten. Danach durfte amtlich untersuchtes Fleisch, welches nach Berlin eingeführt wurde, in der Stadt nicht abermals amtlich untersucht werden. Ende 1904 wies der Pathologe MAX WESTENHOEFFER (1871–1957) in seinem Vortrag statistisch nach, dass der Wegfall der Nachbeschau ein Rückschritt und für die städtische Bevölkerung eine gesundheitsschädigende Maßregel sei.[80] Unter dem Eindruck dieser Argumente schickte die *Berliner Medizinische Gesellschaft* eine Stellungnahme an den Minister der geistlichen,

---

[77] R. KOCH: Ueber die Trypanosomenkrankheiten.
Verhandlungen der Berliner medicinischen Gesellschaft 1904, Band XXXV, Teil I, p. 196–198

[78] ROBERT KOCH: Ueber afrikanischen Recurrens.
Verhandlungen der Berliner medicinischen Gesellschaft 1906, Band XXXVII, Teil II, p. 24–49

[79] PAUL EHRLICH: Experimentelle Trypanosomastudien.
Verhandlungen der Berliner medicinischen Gesellschaft 1907, Band XXXVIII, Teil II, p. 35–77

[80] M. WESTENHOEFFER: Das Reichs-Fleischbeschaugesetz in Bezug auf die Tuberculose nebst einigen Bemerkungen über die Ausführung der Fleischbeschau.
Verhandlungen der Berliner medicinischen Gesellschaft 1904, Band XXXV, Teil II, p. 327–357

Unterrichts- und Medicinalangelegenheiten und wies auf mögliche gesundheitliche Risiken durch das Verbot einer bewährten Vorgehensweise hin.⁸¹ In der darauffolgenden Woche verkündete der Vorsitzende v. BERGMANN, dass Reichskanzler v. BÜLOW seinen verbindlichen Dank für die Übersendung des Schreibens ausgesprochen habe.⁸² Mehr hatte die Gesellschaft wohl nicht erwartet. Ein Antrag des Arztes und Sozialpolitikers IGNAZ ZADEK (1858–1931), die Bevölkerung dazu aufzurufen, nur bei Fleischwarenhändlern zu kaufen, die ihr Fleisch freiwillig nachuntersuchen lassen, fand keine Mehrheit.⁸³

Das deutsche Impfgesetz von 1874 schrieb vor, dass jedes Kind zweimal gegen Pocken geimpft wurde. Gegen das Gesetz gab es immer wieder Vorstöße von Impfgegnern, die Petitionskommission und Plenum des Reichstages beschäftigten. Ein erneuter Versuch der Impfgegner, den Impfzwang zu beseitigen, alarmierte den Direktor des KAISER- UND-KAISERIN-FRIEDRICH-Kinderkrankenhauses, ADOLF BAGINSKY (1843–1918). Auf seinen Vorschlag nahm die Gesellschaft am 15. März 1911 einstimmig eine Resolution an, in der sie sich für die Aufrechterhaltung des Gesetzes von 1874 und gegen die Einführung einer sog. Gewissensklausel erklärte. Dieses Votum der Gesellschaft wurde Reichstag, Reichskanzler und Kultusminister übermittelt.⁸⁴ Eine Änderung des Gesetzes erfolgte nicht.

STANDESPOLITISCHE FRAGEN

Berufspolitisches kam nur noch selten zur Sprache. Als wissenschaftlich orientierte Gesellschaft hatte man andere Schwerpunkte und wollte nicht in den Zuständigkeitsbereich der Ärztekammern hineinregieren. Bei Themen, die in der Ärzteschaft große Unruhe hervorriefen, war eine Stellungnahme

---

81 Stellungnahme der Berliner medicinischen Gesellschaft zum Fleischbeschaugesetz.
   Verhandlungen der Berliner medicinischen Gesellschaft 1904, Band XXXV, Teil I, p. 218–220
82 Sitzung vom 30. November 1904,
   Verhandlungen der Berliner medicinischen Gesellschaft 1904, Band XXXV, Teil I, p. 220–221.
83 Sitzung vom 7. December 1904.
   Verhandlungen der Berliner medicinischen Gesellschaft 1904, Band XXXV, Teil I, p. 227–229
84 BAGINSKY: Antrag gegen die Aufhebung des Impfgesetzes.
   Verhandlungen der Berliner medicinischen Gesellschaft 1911, Band XLII, Teil I, p. 80–86

der Gesellschaft jedoch kaum zu vermeiden. Ein Beispiel ist die Auseinandersetzung mit den Krankenkassen.

In der außerordentlichen Generalversammlung am 12. November 1913, in der der Bau des LANGENBECK-VIRCHOW-Hauses beschlossen wurde (s. S. 228), verabschiedete die Gesellschaft einstimmig eine vom Vorstand eingebrachte Resolution, um die Ärzteschaft in ihrer Auseinandersetzung mit den Krankenkassenvorständen zu bestärken.[85] Hintergrund war die schlechte Verhandlungsposition der Ärzte. Die Kassen schlossen nur mit einzelnen Ärzten Verträge und konnten die Vertragsbedingungen durch ihre Machtposition frei ausgestalten. Dadurch blieb der größere Teil der Ärzteschaft von der Kassenpraxis ausgeschlossen, während gleichzeitig ihre Klientel, also der Anteil der nicht gesetzlich Versicherten an der Bevölkerung, ständig abnahm.[86]

HERMANN SENATOR (1834–1911)

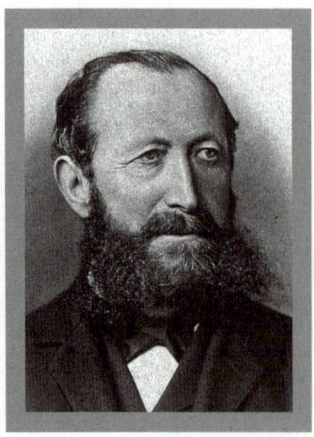

13 HERMANN SENATOR, Fotogravüre.

HERMANN SENATOR wurde in Gnesen geboren, kam zum Medizinstudium nach Berlin und ließ sich dort nach der Approbation als praktischer Arzt nieder. Er habilitierte sich 1868 für Staatsarzneikunde und gerichtliche Medizin, wurde 1879 außerordentlicher Professor und 1899 Ordinarius. SENATOR leitete das AUGUSTA-Hospital, später zusätzlich eine Innere Abteilung der Charité. 1887 wurde er Direktor der Universitätspoliklinik.

In die Gesellschaft trat SENATOR bereits 1861 ein, seit 1872 war er im Vorstand, zuerst als Schriftführer, ab 1894 als stellvertretender Vorsitzender, bis er nach dem Tode von

---

[85] Verhandlungen der Berliner medizinischen Gesellschaft 1913, Band XLIV, Teil I, p. 209–213
[86] JOSEPH MAUS: Ruhe im Staat. Dtsch. Ärzteblatt 2004, Vol. 101, A-983

v. Bergmann 1907 den Vorsitz übernahm. Er war seit 1906 Ehrenmitglied der Gesellschaft und wurde anlässlich der 50-Jahr-Feier zum Ehrenvorsitzenden ernannt. 1911 verzichtete er auf eine Wiederwahl: »*Ich fühle mich nicht mehr den ständig steigenden Geschäften, welche der Vorsitz mit sich bringt, gewachsen und möchte doch nichts vernachlässigt sehen, was im Interesse der Gesellschaft liegt. Ich schlage zum Vorsitzenden Herrn Orth vor.*«[87]

Als Vorsitzender war Senator zurückhaltend und liebenswürdig, er blieb immer ruhig und sachlich, machte nie viel Worte. Selten gab er seinem Unmut Ausdruck, dazu bedurfte es einer Provokation wie der Anzeige eines chemisch-pharmazeutischen Labors in der Prinzenstraße, die er am 3. Juli 1907 empört aus der »Vossischen Zeitung« vorlas: »*Zur Ausdehnung des Betriebes im In- und Auslande einer neu entdeckten, in allen Kulturstaaten patentierten, bzw. gesetzlich geschützten, ärztlich erprobten und von der Berliner Medizinischen Gesellschaft empfohlenen Methode zur Bekämpfung der Tuberkulose, acuter und chronischer Luftröhrenkatarrhe werden Kapitalisten gesucht.*«[88]

Senator geriet 1909 zusammen mit den Professoren v. Leyden, Carl Posner (1854–1928) und Ewald (Bibliothekar der Gesellschaft) in einen Skandal, der hohe Wellen schlug. Die Herren wurden von Kollegen beschuldigt, Mittelsmänner für das Herbeibringen von ausländischen Patienten bezahlt zu haben. Allerdings taktierten die Ankläger juristisch undurchsichtig und legten ihr »Beweismaterial« nur teilweise offen, was die Klärung des Tatbestandes behinderte. Auch gab es in sämtlichen beteiligten Parteien, bei Anklägern, Beschuldigten wie auch vorgeblichen »Schleppern«, Personen mit jüdischem Hintergrund – zu letzteren gehörte auch Senator. Damit waren die Ingredienzien für eine publizistische Schlammschlacht vorhanden.[89]

Aufgrund dieser Vorkommnisse legte Senator am 24. März 1909 den Vorsitz nieder. Nachdem ihn die vom zuständigen Ministerium angestrengte Untersuchung entlastet hatte, wurde er am 1. Dezember in einer außerordentlichen Generalversammlung mit 340 von 410 abgegebenen Stimmen

---

[87] Verhandlungen der Berliner medizinischen Gesellschaft 1911, Band XLII, Teil I, p. 28–42
[88] Verhandlungen der Berliner medizinischen Gesellschaft 1907, Band XXXVIII, Teil I, p. 231
[89] Andreas-Holger Maehle: ›Patient trade‹ in Germany: an ethical issue at the practitioner-clinician interface in 1909 and 2009. Med Humanit. 2010, Vol. 36, p. 84–87

wiedergewählt. Die Gesellschaft hatte nie an die Verfehlungen geglaubt, die man ihrem Vorsitzenden unterstellte; das beweist der begeisterte Empfang, dem man ihm in der folgenden Sitzung bereitete. In seiner kurzen Ansprache äußerte sich SENATOR über seine Gegner mit charakteristischer Milde:

»Nur das möchte ich sagen, dass nach meiner Ansicht diese Angelegenheit, diese ›Affäre‹, gewiss aus den lautersten Motiven entsprungen ist, dass sie aber wohl gegen die Voraussicht und Absicht ihrer Urheber viel böses Blut gemacht hat. Ich denke aber, Sie werden mit mir in dem Wunsche übereinstimmen, nunmehr diese Affäre wenigstens im Schosse unserer Gesellschaft begraben und vergessen sein zu lassen.« Seine beiden Ankläger waren Mitglieder der Gesellschaft![90]

50-JAHR-FEIER 1910

Am 26. Oktober 1910, einem Mittwoch, feierte die Gesellschaft ihren 50. Jahrestag (Abb.14). Die Festsitzung begann um 12 Uhr mit der Festansprache von SENATOR. Es folgten Grußadressen der Herren RUBNER (Rektor der FRIEDRICH-WILHELMS-Universität), ZIEHEN (Dekan der medizinischen Fakultät), BIER (Vorsitzender der *Deutschen Gesellschaft für Chirurgie*), KRAUS (*Verein für Innere Medizin und Kinderheilkunde*), S. ALEXANDER (gemeinsamer Geschäftsausschuss der Groß-Berliner Ärztevereine) und MAYET (*Gesellschaft für soziale Medizin, Hygiene und Medizinalstatistik*). Zur Feier des Tages wurde SENATOR zum Ehrenpräsidenten ernannt, und es wurden weitere 22 Ehrenmitgliedschaften verkündet.[91]

Dies war jedoch nur der erste, der geschäftliche Teil. Am Abend wurde in der Philharmonie (Alte Philharmonie, Bernburger Straße) ein »Kommers«

---

[90] Verhandlungen der Berliner medizinischen Gesellschaft 1909, Band XL, Teil I, p. 217
[91] Verhandlungen der Berliner medizinischen Gesellschaft 1910, Band XLI, Teil I, p. 242–251, Teil II, p. 284–292

14 Persönliche Einladung für AUGUST VON TROTT ZU SOLZ (1855–1938), preußischer Kultusminister 1909–1917. Aus der Familie VON TROTT ZU SOLZ stammt auch der Anwalt, der 92 Jahre später das LANGENBECK-VIRCHOW-Haus für die beiden Eigentümer-gesellschaften wiedererlangte.

»Der Vorstand der Berliner Medizinischen Gesellschaft gibt sich die Ehre, den Kgl. Preuss.-Staatsminister, Minister der geistl., Unterrichts- und Medicinal-Angelegenh. Herrn v. TROTT ZU SOLZ, Exzellenz, zu der anlässlich ihres 50jährigen Bestehens am 26. Oktober, mittags 12 Uhr, im LANGENBECK-Haus (Ziegelstrasse 10–11) stattfindenden Festsitzung ergebenst einzuladen.
H. SENATOR, Vorsitzender. D. V. HANSEMANN, Schriftführer.
im Überrock«. (Letzterer Hinweis bedeutet Tageskleidung.)

abgehalten, an dem ca. 1.000 Herren und 700 Damen teilnahmen. Nach einer Ansprache von Seiten des Präsidiums (V. HANSEMANN) sowie dem Ausbringen des Kaiserhochs und verschiedener Toasts …

»… *folgte dann allerhand Kurzweil – erst humoristische Lieder des Herrn RU-HEMANN, dann das Festspiel des Herrn PEYSER, welches mit poetischem Schwung ausgelassenste Fröhlichkeit und geistvolle Laune aufs glücklichste verband, ... Der Fidelität präsidierte Herr* Stöter *mit gewohntem Geschick und Humor. Am Gelingen des Abends hatte auch ein Liederbuch anteil, zu dem die Herren* Erwin Franck, F. Heymann *und* J. Ruhemann *neue Carmina beigesteuert hatten, während die alten Lieder von A.* Loewenstein, Schöneberg, Teichmann, J. Hirschfeld *u.a. auch manche Erinnerung an alte Zeiten weckten. Es darf wohl gesagt werden, dass das ganze Fest, ungeachtet der Schwierigkeiten, welche die Unterbringung und Berücksichtigung so vieler Teilnehmer bot, einen durchaus erfreulichen Verlauf genommen hat, und von dem die Berliner Aerzte beherrschenden kollegialen Geist schönes Zeugnis ablegte!«*[92]

---

[92] Tagesgeschichtliche Notizen. Berliner Klinische Wochenschrift 1910, Vol. 47, p. 2043–44

1914–1933

VOM ERSTEN WELTKRIEG BIS ZUM
ENDE DER WEIMARER REPUBLIK

Die *Berliner Medizinische Gesellschaft* ging mit großen Hoffnungen in das Jahr 1914. Im März begann der Abriss der Häuser auf dem Grundstück in der Luisenstraße 58/59. Der neue Bau sollte bis zum 1. April des Folgejahres fertiggestellt sein und mit ihm der langgehegte Wunsch nach einem eigenen Vereinshaus erfüllt werden. Der Rohbau stand bereits weitgehend, als ORTH die Gesellschaft am 22. Juli in die Sommerferien entließ.

KRIEGSZEIT

Als man am 11. November wieder zusammentrat, war der Krieg schon über 3 Monate alt. Zahlreiche Mitglieder standen im Feld oder übten in der Heimat kriegsärztliche Tätigkeit aus, und auf die im zivilen Leben Verbliebenen entfiel eine erhöhte Arbeitslast. *»Es wird also die Zahl derjenigen, die noch geneigt wären und imstande sind, Vorträge in wissenschaftlichen Vereinen zu halten, nicht groß sein…«,* lautete ORTHs nüchterne Einschätzung.

Man bündelte deshalb die Ressourcen. Bis auf weiteres verständigte sich eine große Gruppe der Berliner ärztlichen Vereine (*HUFELANDische Gesellschaft, Verein für Chirurgie, Verein für Innere Medizin und Kinderheilkunde, Gesellschaft für Psychiatrie und Nervenkrankheiten, Gesellschaft der Charité-Ärzte, Ophthalmologische, Urologische, Dermatologische, Laryngologische Gesellschaft*) darauf, unter dem Vorsitz der *Berliner Medizinischen Gesellschaft* alle 2 Wochen gemeinsam zu tagen. In der dazwischen liegenden Zeit kam die *Kriegsärztliche Vereinigung* zur Besprechung spezieller kriegsmedizinischer Themen zusammen.[1]

Eine neue Sitzungsroutine stellte sich schnell ein, auch wenn die Zahl der Sitzungen, die in den letzten drei Vorkriegsjahren über 30 gelegen hatte,

---

[1] Sitzung vom 11. November 1914.
Verhandlungen der Berliner medizinischen Gesellschaft 1914, Band XLV, Teil I, p. 197–199

auf 19 in 1915 und 22 in 1916 reduziert war. Doch bereits 1917 wurde die Zahl 29 wieder erreicht. Wie gut die Veranstaltungen besucht waren, ist nicht überliefert. Einen Anhaltspunkt bieten jedoch die Wahlergebnisse der Generalversammlungen. Bei der Wahl des Vorsitzenden wurden in den Jahren 1912–1914 insgesamt 148, 250 bzw. 147 Stimmen abgegeben. Demgegenüber waren es in den Kriegsjahren 1915–1918 insgesamt 131, 94, 46 bzw. 73 Stimmen, gemittelt also etwa halb so viel wie in Friedenszeiten.

Unter einer Personalverknappung litt auch die Vorstandsarbeit, wie der Appell von DAVID PAUL V. HANSEMANN (1858–1920) bei der Generalversammlung 1916 anlässlich der Wahlen zeigt:

»Ich möchte bei dieser Gelegenheit pro domo sprechen. Sie werden gewiss alle dafür sein, die bisherigen Schriftführer – ich bitte, es mir nicht übel zu nehmen, wenn ich mich mit dazu rechne – auch per Akklamation wieder zu wählen. Nun wissen Sie aber, dass zwei unserer bisherigen Schriftführer, Herr F. KRAUSE und Herr ROTTER, draussen im Felde sind, und so lastet die ganze Arbeit auf Herrn Kollegen ISRAEL und mir. Herr Kollege ISRAEL ist sehr häufig auch durch seine Operationen verhindert hier zu sein, und so habe ich tatsächlich im letzten Jahre einen grossen Teil der Schriftführertätigkeit ganz allein versorgen müssen, womit ich aber Herrn Kollegen ISRAEL nicht zu nahe treten möchte.

Stellvertretende Schriftführer dürfen wir nicht wählen, das ist in unseren Statuten leider nicht vorgesehen. Aber wir könnten doch Schriftführer wählen, indem wir stillschweigend unter uns abmachen, dass sie gewissermaassen nur für die Zeit des Krieges, hoffentlich bis zur nächsten Generalversammlung, gewählt sind und dann vielleicht unseren alten, liebgewonnenen Schriftführern wieder Platz machen. Damit wir ganz sicher sind, dass wir denn auch Herren haben, die nicht wieder ins Feld abberufen werden, hatten wir im Vorstand beschlossen, Ihnen in Vorschlag zu bringen, die zwei Herren, die hier zu unseren eifrigsten Anwesenden gehören, die Herren BENDA und GENZMER, zu bitten, diese Arbeit mit Herrn ISRAEL und mir in Zukunft zu teilen.«[2]

Auf diese so dringend vorgebrachte Bitte von V. HANSEMANN ging die Versammlung natürlich ein. Für einen der beiden »Ersatzmänner«, den Pathologen BENDA, bedeutete das den Anfang einer sechzehnjährigen Laufbahn;

---

[2] Sitzung vom 23. Februar 1916, Generalversammlung.
Verhandlungen der Berliner medizinischen Gesellschaft 1916, Band XLVII, Teil I, p. 13–20

er blieb bis zu seinem Tod 1932 im Amt und war nach der Satzungsänderung 1922 für acht Jahre sogar geschäftsführender Schriftführer.

Am 20. Oktober 1915 tagten die oben erwähnten vereinigten ärztlichen Gesellschaften zum ersten Mal im fertig gestellten LANGENBECK-VIRCHOW-Haus.

»M.H.! Die mit der Berliner medizinischen Gesellschaft verbündeten Gesellschaften werden mir schon gestatten müssen, dass ich heute im Namen der Berliner medizinischen Gesellschaft das Wort ergreife, da der heutige Tag für diese ein ganz besonders bedeutsamer ist. Wir hätten an sich wohl Grund gehabt, eine Festsitzung abzuhalten, denn wir haben uns zum erstenmal zu einer wissenschaftlichen Sitzung in unserem eigenen Heim versammelt. Aber die Zeit ist nicht dazu angetan, frohe Feste zu feiern, donnern doch immer noch die Kanonen in West und Ost und Süd ...«

ORTHS kurze Ansprache, deren Anfang hier wiedergegeben ist, war alles, was diesem denkwürdigen Tag eine gewisse Weihe gab.[3]

Die Zahl der Mitglieder änderte sich in der Kriegszeit nicht wesentlich. Am 23. Dezember 1914 werden die Namen der ersten beiden Gefallenen verkündet. Mehr als 10 Jahre nach Kriegsende stiftete die Gesellschaft für ihre Kriegstoten eine Gedenktafel. Sie wurde von dem Bildhauer WILHELM POSORECK (*1880) ausgeführt und am 1. Mai 1929 mit einer kurzen Ansprache vom Vorsitzenden KRAUS übergeben; die Tafel ist verschollen.[4]

Das Vortragsprogramm der Jahre 1914–1918 vermittelt einen Eindruck von den medizinischen Herausforderungen der Kriegszeit: Schwer behandelbare Verletzungen, Prothesentechnik, Seuchenbekämpfung, neuartige Erkrankungen und die schlechte Ernährungslage der Zivilbevölkerung. Während der Kriegsjahre standen über 50% der Berliner Ärzte im Feld. Einige von ihnen berichteten bei einem kurzen Aufenthalt in der Heimat vor der Gesellschaft – wenn sie nicht vor dem Vortrag wieder abkommandiert wurden.

---

[3] Sitzung vom 20. Oktober 1915.
Verhandlungen der Berliner medizinischen Gesellschaft 1915, Band XLVI, Teil I, p. 73–76
[4] FRIEDRICH KRAUS: Rede zur Übernahme einer Gedenktafel für die gefallenen Mitglieder.
Verhandlungen der Berliner medizinischen Gesellschaft 1929, Band LX, Teil I, p. 39, Teil II, p. 41–42

Bei den Chirurgen waren es u. a. die Schussverletzungen, für die ein Behandlungskonzept entwickelt werden musste.[5] Die Kontinuität durchtrennter peripherer Nerven konnte bei einem relevanten Prozentsatz der Verletzten wieder hergestellt werden.[6] Patienten mit Gasbrand waren häufig nicht zu retten.[7] Erste Experimente zur Chemotherapie des Gasbrandes mit Chininderivaten, die bereits bis zum erfolgreichen Tierversuch gediehen waren, wurden von JULIUS MORGENROTH (1871–1924), dem Leiter der bakteriologischen Abteilung des Pathologischen Instituts der Charité, im Juli 1917 vorgestellt.[8] Prothesen für amputierte Arme und Beine wurden in Windeseile entwickelt.[9] MAX COHN schilderte den Kollegen anhand detaillierter Bewegungsabläufe, wie er mit einer künstlichen linken Hand weiter dem ärztlichen Beruf nachging; COHN war Radiologe und Orthopäde, operierte also auch.[10] Noch Jahre nach Kriegsende waren die plastischen Chirurgen darum bemüht, grausam entstellten Menschen ein akzeptables Aussehen zu geben.[11]

Neben den bekannten Kriegsseuchen, wie Typhus, Fleckfieber, Ruhr und Pocken, mussten sich die Ärzte bei den in südlichen Ländern kämpfenden Truppen mit Malaria auseinandersetzen.[12] Eine bisher unbekannte Krankheit, das Wolhynische oder Schützengrabenfieber, wurde von dem Tropenmediziner HEINRICH WERNER (1874–1946) und dem Leiter der I. Medizinischen

---

[5] WALTER KAUSCH: Ueber Bauchschüsse im Felde. Ein Perforationsprobeschnitt.
Verhandlungen der Berliner medizinischen Gesellschaft 1915, Band XLVI, Teil II, p. 195–203

[6] RICHARD CASSIRER: Indikation und Erfolge bei der operativen Behandlung der Kriegsverletzungen des peripheren Nervensystems.
Verhandlungen der Berliner medizinischen Gesellschaft 1916, Band XLVII, Teil II, p. 1–21

[7] FRIEDRICH KARL: Erfahrungen über Gasödemerkrankungen im Felde.
Verhandlungen der Berliner medizinischen Gesellschaft 1918, Band XLIX, Teil II, p. 300–307

[8] J. MORGENROTH und R. BIELING: Ueber experimentelle Chemotherapie der Gasbrandinfektion.
Verhandlungen der Berliner medizinischen Gesellschaft 1917, Band XLVIII, Teil II, p. 177–189

[9] GOCHT: Ueber künstliche Beine.
Verhandlungen der Berliner medizinischen Gesellschaft 1917, Band XLVIII, Teil I, p. 178–180

[10] MAX COHN: Die künstliche Hand im ärztlichen Beruf.
Verhandlungen der Berliner medizinischen Gesellschaft 1916, Band XLVII, Teil II, p. 288–303

[11] ESSER: Plastische Gesichtsoperationen.
Verhandlungen der Berliner medizinischen Gesellschaft 1920, Band LI, Teil I, p. 17–18

[12] FRITZ MUNK: Kriegserfahrungen bei Malaria.
Verhandlungen der Berliner medizinischen Gesellschaft 1917, Band XLVIII, Teil II, p. 275–293

Klinik der Charité, WILHELM HIS jun. (1863–1934), beobachtet; letzterer machte im Februar 1916 seine Entdeckung der Gesellschaft bekannt.[13] Die durch Bartonella quintana hervorgerufene Erkrankung wird durch Läuse übertragen, hatte eine hohe Letalität und wird heute zu Ehren der beiden Erstbeschreiber auch WERNER-HIS-Krankheit genannt.

Laut Sanitätsbericht des deutschen Heeres verstarben 1914–1918 im Kriegsdienst 1724 Militärärzte, davon 99 an Fleckfieber.[14] Zu den Opfern jener Kriegsseuche gehörten wenigstens drei aktive Mitglieder der *Berliner Medizinischen Gesellschaft*: Der Leiter der Infektionsabteilung des RUDOLF-VIRCHOW-Krankenhauses, GEORG JOCHMANN (1874–1915), ferner GEORG CORNET (1858–1915), der sich als Mitarbeiter von KOCH in der VIRCHOW-Ära große Verdienste bei der Erforschung der Übertragung der Tuberkulose erworben hatte, sowie der Hämatologe ARTUR PAPPENHEIM (1870–1916).

Auch in der Heimat traten medizinische Probleme auf. So war die stark gestiegene Zahl der Abtreibungen Anlass für eine intensive Auseinandersetzung mit den medizinischen Indikationen für den Schwangerschaftsabbruch. Bei einer der letzten Sitzungen (18. Dezember 1918) der vereinigten ärztlichen Gesellschaften unmittelbar nach Kriegsende ging es um die bedrohliche Ernährungslage. Zum Thema Gesundheits- und Ernährungsverhältnisse des Volkes sprachen RUBNER (damals Direktor Physiologisches Institut), KRAUS (Direktor II. Medizinische Klinik der Charité), ADALBERT CZERNY (Direktor Kinderklinik der Charité), ferner Medizinalreferent HAMEL (Reichsamt des Inneren), Stadtmedizinalrat WEBER, KUTTNER (Direktor des RUDOLF-VIRCHOW-Krankenhauses), BENINDE (Ministerium des Inneren) und Staatssekretär WURM (Reichsernährungsamt). Abschließend wurde eine Erklärung verabschiedet, die die deutsche Regierung aufforderte, im Lande vorhandene Lebensmittel zu erfassen und zu verteilen, aber auch an die Kriegsgegner appellierte, die Einfuhr von Lebensmitteln aus dem Ausland zu ermöglichen.[15]

---

13 W. HIS: Ueber eine neue, periodische Fiebererkrankung (Febris Wolhynica).
    Verhandlungen der Berliner medizinischen Gesellschaft 1916, Band XLVII, Teil I, p. 24–26
14 Ehrenliste der gefallenen, vermißten, an Verwundung oder Krankheit Verstorbenen Sanitätsoffiziere des Deutschen Heeres. Sanitätsbericht über das Deutsche Heer im Weltkriege 1914/1918, Band I. Berlin 1935, Verlag E. S. MITTLER und Sohn/Berlin SW 68
15 Ausserordentliche Sitzung vom 18. Dezember 1918.
    Verhandlungen der Berliner medizinischen Gesellschaft 1918, Band XLIX, Teil I, p. 205–230

JOHANNES ORTH (1847–1923)

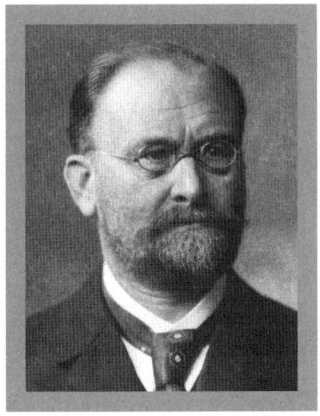

15 JOHANNES ORTH, Fotogravüre von MEISENBACH, RIFFARTH & Co., Berlin.

JOHANNES ORTH stammte aus dem Westerwald. Er war der Sohn eines Kreisarztes. Nach der Habilitation in Pathologie in Bonn wechselte er an das Institut von VIRCHOW. 1878 erhielt er einen Ruf nach Göttingen, 1902 trat er VIRCHOWS Nachfolge in Berlin an. Hier wurde der Neubau des Pathologischen Instituts unter seiner Leitung fertiggestellt.

Bereits 1904 wurde ORTH stellvertretender Vorsitzender. Das Amt des Vorsitzenden übernahm er 1911 von SENATOR, der ihn als seinen Nachfolger vorgeschlagen hatte. ORTH sagte nach seiner Wahl:

»Gestatten Sie mir, zunächst meinen ergebensten Dank auszusprechen für die grosse Ehre, die Sie mir durch die Wahl erzeigt haben. Ob Sie recht getan haben, ist mir selbst etwas zweifelhaft. Ich erinnere mich daran, dass wiederholt in Berichten über diese Gesellschaft von meiner kurzen Art und meinem knorrigen Wesen die Rede gewesen ist. Nun, keiner von uns kann aus seiner eigenen Haut herausfahren; aber ich kann Sie versichern: Wenn ich einmal kurz angebunden erschienen bin, so ist das nicht in böser Absicht geschehen, und ich will niemals jemand zunahe treten. (Beifall)«[16]

In ORTHS Amtszeit lag der Höhepunkt bereits am Anfang: Es waren die geschäftigen Jahre der blühenden Gesellschaft vor Kriegsausbruch mit der finalen Planung des LANGENBECK-VIRCHOW-Hauses. Die Möglichkeit, das Haus an der Spitze der Gesellschaft prunkvoll einzuweihen, nahm ihm der Krieg.

ORTHS Amtsführung war nüchtern und pragmatisch. Er griff selten in die Diskussion ein. Die Zahl seiner fachlichen Programmbeiträge seit seiner Berufung nach Berlin beläuft sich auf rund 20, er war also auch in diesem

---

[16] Sitzung vom 1. Februar 1911, Ordentliche Generalversammlung. Verhandlungen der Berliner medizinischen Gesellschaft 1911, Band XLII, Teil I, p. 40–41

Punkt viel zurückhaltender als sein Lehrer VIRCHOW. ORTH sprach wohlgeordnet, klar und ohne Ausschmückungen. Nur wenn es um das Vaterland ging, inspirierte ihn sein patriotisches Herz bisweilen zu einer malerischen Ausdrucksweise. Er gehörte sicher nicht zu den Menschen, denen das Reden an sich Vergnügen bereitet.

»*Noch tobt der Weltkrieg weiter, aber es scheint ja so, als wenn die, freilich heute wieder etwas verdunkelte Morgenröte des Friedens in der Ferne aufsteigen wollte. Welche Schicksalslose die Zukunft uns bringen wird, das wissen wir nicht, aber eins wissen wir, dass nur die Arbeit des Lebens Ziel und Aufgabe ist, dass nur in der Arbeit, wie der einzelne, so die Gesamtheit Befriedigung finden kann, und dass nur die Arbeit auch über widrige Verhältnisse hinausführen kann …*«, so ORTH in der kurzen Ansprache zur Aufnahme der Sitzungsperiode am 16. Oktober 1918.[17]

Dieser pflichterfüllte, unbeirrbar auf seine Aufgabe konzentrierte Mann war wie kaum ein anderer geeignet, die Gesellschaft unbeschadet durch die schwierigen Kriegsjahre zu führen. Dem Geschmack der Nachkriegszeit entsprach sein Charakter nicht. ORTH war seit 1916 Ehrenmitglied und wurde im Juni 1921 zum Ehrenvorsitzenden gewählt. Seinen letzten Vorsitz führte er am 26. Oktober 1921, der Festveranstaltung zu Ehren von VIRCHOW.

DIE NACHKRIEGSZEIT

Nach dem Ersten Weltkrieg nahm die Gesellschaft ihre Tätigkeit mit unvermindertem Eifer wieder auf. Wie vor dem Krieg wurden durchschnittlich 30 Sitzungen im Jahr abgehalten, nur während der Jahre 1924–1927 ging die Zahl auf 19–23 zurück, da aufgrund der angespannten finanziellen Situation der Hörsaal der Gesellschaft nur eingeschränkt zur Verfügung

---

[17] Sitzung vom 16. Oktober 1918.
Verhandlungen der Berliner medizinischen Gesellschaft 1918, Band XLIX, Teil I, p. 169

stand (s. S. 231–238). Die höchste Mitgliederzahl war 1923 mit 1875 erreicht, 1931 waren es knapp 1600.

Die Gesellschaft stand seit 1911 unter dem Vorsitz des Pathologen und VIRCHOW-Nachfolgers JOHANNES ORTH (1847–1923), der 1922 durch den österreichischen Internisten FRIEDRICH KRAUS (1858–1936), Direktor der II. Medizinischen Klinik der Charité, abgelöst wurde. Auf ihn folgte 1930 mit ALFRED GOLDSCHEIDER (1858–1935), Leiter der III. Medizinischen Universitätsklinik, erneut ein Internist.

Der demokratische Zeitgeist machte auch vor der Gesellschaft nicht halt. Am 26. Januar 1921 wurde eine neue Satzung verabschiedet, die einen regelmäßigen Wechsel in den Ämtern vorsah. Danach durften die meisten Positionen nicht länger als drei Jahre hintereinander von der selben Person bekleidet werden. Ausgenommen von diesem Wechsel waren: der Vorsitzende, geschäftsführende Schriftführer, Schatzmeister, Bibliothekar, die Mitglieder der Bibliothekskommission und die der Hauskommission für das LANGENBECK-VIRCHOW-Haus, also alle Ämter, für die gewachsene Kenntnisse erforderlich waren, bzw. die einen erheblichen Einsatz verlangten, im Falle des Vorsitzenden auch eine die Gesellschaft würdig nach außen repräsentierende Persönlichkeit. Außerdem wurde der Ausschuss personell und in seinen Kompetenzen erweitert.[18]

Leider haben die publizierten Verhandlungen aus dieser Zeit nicht die gleiche Unmittelbarkeit wie die früherer Jahre, da Vorträge und Diskussionen nicht mehr mitgeschrieben wurden. Die Redner – es waren immer noch fast ausschließlich Männer – protokollierten die gesprochenen Texte selbst und reichten sie nach einem engen Zeitplan dem Schriftführer zur Publikation ein. So manchem war dieser Aufwand zu hoch, der Vermerk »Manuskript nicht eingegangen« steht zu häufig auch hinter wichtigen Namen (KRAUS, SAUERBRUCH).

Noch wird das wissenschaftliche Niveau der Gesellschaft von den Vorsitzenden und den in Berlin ansässigen medizinischen Kapazitäten hochgehalten. Auch die nationalen und internationalen Besucher, die sich regelmäßig zu den Sitzungen einfinden und vom Vorsitzenden begrüßt werden, sprechen

---

[18] Sitzung vom 26. Januar 1921, Ausserordentliche Generalversammlung. Verhandlungen der Berliner medizinischen Gesellschaft 1921, Band LII, Teil I, p. 4–7

dafür, dass die Gesellschaft nach wie vor hohes Renommee genießt. Doch unterschwellige Symptome – das Manuskript, das weder angefertigt noch mit Nachdruck eingefordert wird, Nachlässigkeiten im Protokoll, der Vandalismus, den der Bibliothekar beklagt, die vielen säumigen Beitragszahler, die immer wieder gemahnt werden müssen – zeigen, dass in der Gesellschaft nicht mehr die gleiche Ordnung und Disziplin wie zu VIRCHOWS Zeiten herrschten.

FINANZEN

Während des Krieges blieb die finanzielle Situation der Gesellschaft solide. Zwar gingen die Einnahmen aus Mitgliedsbeiträgen etwas zurück, doch war dies für die Bilanz nicht erheblich. So konnte der Schatzmeister (STADELMANN) noch im Geschäftsjahr 1917 aus den Überschüssen Rentenpapiere für ca. 30.000 M zeichnen. Der Vorstand war sparsam, auch weil die Gesellschaft ihren Anteil (550.000 M) an den auf dem Haus lastenden Schulden abtragen musste. Das Vermögen an Wertpapieren bezifferte sich auf ca. 435.000 M, davon 260.000 M in Reichskriegsschatzanweisungen und -anleihen. STADELMANN stellte dann auch zufrieden fest:

»... dass wir die grossen Baulasten nicht nur, sondern auch die schweren Rückschläge des Krieges ohne jede Erschütterung unserer finanziellen Kraft ertragen haben, und dass nach menschlichem Ermessen auch weiterhin unsere Finanzen in blühendem Zustande bleiben werden, ...«[19]

Diese Voraussage erfüllte sich nicht! Die in der Nachkriegszeit einsetzende sich beschleunigende Inflation ließ die Kosten für Geschäftsführung, Gehälter und den Betrieb des Hauses immer dramatischer ansteigen, so dass das Verhältnis von Einnahmen zu Ausgaben nicht mehr ausgeglichen war. Notgedrungen wurden Sparmaßnahmen eingeleitet und Wege gesucht, die Einnahmen zu erhöhen.

Eines der ersten Opfer der Einsparungen wurde der Stenograph, der ab 1920 nicht mehr für die Mitschrift der Sitzungen beschäftigt wurde, was aus der Sicht aller historisch Interessierten nur bedauert werden kann. Anträge

---

[19] STADELMANN: Bericht über die finanziellen Verhältnisse.
Verhandlungen der Berliner medizinischen Gesellschaft 1918, Band XLIX, Teil I, p. 61–64

auf Wiedereinstellung aus dem Kreis der Mitglieder wurden auch später aus Kostengründen abgelehnt.

Höhere Einnahmen versuchte man über die Mitgliedsbeiträge zu erzielen. Diese waren über Jahrzehnte konstant geblieben. Bis Ende 1889 hatte der Jahresbeitrag 15 Mark betragen, war dann auf 20 Mark erhöht worden und auf diesem Niveau bis nach dem Ersten Weltkrieg geblieben. Bei rund 1700 Mitgliedern ergab sich eine Summe von fast 35.000 M (1913). Während der Kriegsjahre verringerte sie sich auf knapp 28.000 M (1918), weil ein Teil der Mitglieder kriegsbedingt keine Beiträge mehr zahlen konnte. Der Vorstand beschloss deshalb Anfang 1919, diesen Personenkreis auf Antrag für die Kriegszeit und das Jahr 1919 von Beiträgen zu befreien bzw. bereits gezahlte Beiträge zu erstatten.[20] Aus dem Bericht des Schatzmeisters 1920 geht hervor, dass 2.640 M zurückgezahlt und mehr als 100 Mitgliedern ausstehende Beiträge in Höhe von 6.605 M erlassen wurden.[21]

Mitte 1920 mussten die Mitgliedsbeiträge jedoch zum ersten Mal angehoben werden: Auf einer außerordentlichen Generalversammlung wurden für das laufende Jahr ein Zuschuss von 20 M beschlossen und eine Anhebung des Jahresbeitrags auf 50 M ab 1921. Der Vortrag von LEOPOLD HENIUS (1847–1924) über die seit dem Vorjahr immens gestiegenen Kosten des LANGENBECK-VIRCHOW-Hauses war so eindrucksvoll, dass sich kein Widerspruch erhob:

»... Wir hatten ja erheblich grössere Ausgaben erwartet, aber als wir nach langen Beratungen, die sowohl in der Hausdeputation als auch in der Deutschen Gesellschaft für Chirurgie und in unserem Vorstande gepflogen wurden, zu dem Ergebnis kamen, dass beide Gesellschaften je 87000 M. zuschiessen mussten, bekamen wir doch ein gelindes Grauen.«

HENIUS führte an, dass allein für die Heizung 60.000 M für das laufende Jahr veranschlagt würden und für die 10 Personen, die das Haus beschäftigte, Mehrkosten von über 33.000 M.

»... Es ergeht uns, wie andern grossen Betrieben: es vergeht kaum eine Sitzung der Hauskommission, in der nicht die Angestellten mit erhöhten Forderungen

---

20 Sitzung vom 29. Januar 1919.
    Verhandlungen der Berliner medizinischen Gesellschaft 1919, Band L, Teil I, p. 1
21 STADELMANN: Kassenbericht über das Jahr 1919.
    Verhandlungen der Berliner medizinischen Gesellschaft 1920, Band LI, Teil I, p. 31–33

kommen, die nicht abgelehnt werden können, da die Tarifverträge alle paar Monate steigen, ...«

Eine Steigerung der Einnahmen des Hauses in vergleichbarem Maße war nicht möglich. Mit den beiden Mietern hatte man Verträge über 10 Jahre abgeschlossen, was sich jetzt als ungünstig erwies, und innerhalb des gesetzlichen Rahmens gelang es nicht, die Mieter in vollem Umfang an den gestiegenen Unkosten zu beteiligen.[22]

Bei der Generalversammlung Anfang 1922 sah sich der aus dem Amt scheidende STADELMANN nicht mehr in der Lage, einen verbindlichen Haushaltsplan vorzulegen – zu groß waren die Unsicherheiten geworden, die vermutliche Höhe der Ausgaben konnte er nur noch schätzen. Für die Bibliothek veranschlagte er etwa 50 % mehr als im Vorjahr, für das LANGENBECK-VIRCHOW-Haus nahezu das Doppelte. Diese Kosten hätte die Gesellschaft durch die höheren Mitgliedsbeiträge gerade noch bewältigen können. An den Aufbau einer Rücklage für Reparaturen am Haus, die sich zu häufen begannen, war unter diesen Bedingungen jedoch nicht zu denken.[23]

Doch auch diese Einschätzung war noch viel zu optimistisch; die Geldentwertung beschleunigte sich rasant, und die Mitgliedsbeiträge mussten in immer rascherer Folge angepasst werden: Am 14. Juni 1922 wird ein Teuerungszuschlag von 70 M für das laufende Jahr beschlossen[24], am 1. November eine Nachzahlung von 180 M für das laufende Quartal. Gleichzeitig werden für den Fall, dass weitere finanzielle Mittel bis Ende 1922 erforderlich sein sollten, Vorstand und Ausschuss ermächtigt, ohne die Zustimmung einer Generalversammlung die Höhe dieser Nachtragszahlung festzusetzen.[25] Schon am 6. Dezember spricht der Vorsitzende erneut über die schwierige Situation des LANGENBECK-VIRCHOW-Hauses und bittet die Mitglieder um Spenden,

---

[22] Sitzung vom 28. Juli 1920, Ausserordentliche Generalversammlung.
Verhandlungen der Berliner medizinischen Gesellschaft 1920, Band LI, Teil I, p. 113–116
[23] STADELMANN: Kassenabschluß für 1921.
Verhandlungen der Berliner medizinischen Gesellschaft 1922, Band LIII, Teil I, p. 42–46
[24] Sitzung vom 14. Juni 1922, Ausserordentliche Generalversammlung.
Verhandlungen der Berliner medizinischen Gesellschaft 1922, Band LIII, Teil I, p. 108
[25] Sitzung vom 1. November 1922, Ausserordentliche Generalversammlung.
Verhandlungen der Berliner medizinischen Gesellschaft 1922, Band LIII, Teil I, p. 137

desgleichen in den Sitzungen am 13. und 20. Dezember. Der Vorstand geht mit gutem Beispiel voran und spendet privat 75.000 M.[26]

Bis zum 18. Februar 1923 gingen nach einem Aufruf an die Ärzteschaft bei der Gesellschaft rund 1,4 Mio. Mark für das LANGENBECK-VIRCHOW-Haus ein,[27] darunter eine Spende von 170.000 M von südamerikanischen Kollegen.[28] So beeindruckend diese Summe erscheint, sie wurde umgehend von den Kosten für Kohle und Gehälter aufgezehrt. Der Beitrag der Gesellschaft zum Betrieb des Hauses betrug 1922 fast 1 Mio. Mark.

Auch andere Positionen in der Bilanz waren buchstäblich explodiert: 1922 hatten sich die Kosten für die Bibliothek nahezu versechsfacht, die der Geschäftsführung sogar verfünfzehnfacht. Alle Einsparmöglichkeiten waren ausgeschöpft: Die Benutzung der Bibliothek war eingeschränkt, der Fahrstuhlbetrieb wurde eingestellt, Heizung und Beleuchtung waren auf das absolut Notwendige reduziert worden, sogar ein Telefon wurde abgeschafft. In der Generalversammlung 1923 machte der Schatzmeister (UNGER) nicht einmal den Versuch, einen Haushaltsplan für das laufende Jahr aufzustellen. Wird die Bibliothek wie bisher weitergeführt, ist ein Jahresmitgliedsbeitrag von mindestens 2.000 M erforderlich, so seine Schätzung.[29]

Der Betrieb des LANGENBECK-VIRCHOW-Hauses war zum Problem geworden und allen Beteiligten war klar, dass es so nicht weitergehen konnte. Über der beklemmenden Frage nach der Existenzsicherung des Hauses drohte die wissenschaftliche Arbeit in den Hintergrund zu treten. Die Lösung brachte ein Pachtvertrag mit der Firma SIEMENS & HALSKE.[30] Nach diesem Vertrag übernahm SIEMENS & HALSKE im Frühjahr 1923 für 10 Jahre die Verwaltung des Hauses und beteiligte die beiden Eigentümergesellschaften am Reingewinn, nicht aber an eventuellen Verlusten. Damit war, gerade noch rechtzeitig vor Einsetzen der letzten, exponentiellen Phase der Hyperinflation

---

[26] Sitzung vom 6. Dezember 1922.
Verhandlungen der Berliner medizinischen Gesellschaft 1922, Band LIII, Teil I, p. 155

[27] Sitzung vom 28. Februar 1923. Ordentliche Generalversammlung, Kassenbericht.
Verhandlungen der Berliner medizinischen Gesellschaft 1923, Band LIV, Teil I, p. 30–31

[28] Sitzung vom 10. Januar 1923.
Verhandlungen der Berliner medizinischen Gesellschaft 1923, Band LIV, Teil I, p. 1

[29] S.o. Ordentliche Generalversammlung 1923, Kassenbericht, Fußnote 27

[30] Sitzung vom 25. April 1923. Vorlegung des Vertrages mit der Firma SIEMENS & HALSKE.
Verhandlungen der Berliner medizinischen Gesellschaft 1923, Band LIV, Teil I, p. 46–47

vor der Währungsreform im November 1923, eine große Last von der Gesellschaft genommen. Der drohende Verlust des Hauses wurde abgewendet (weitere Ausführungen s. S. 231–238).

So zumindest stellt es sich im Nachhinein dar. Die Haltung der Gesellschaft war eine durchaus zwiespältige, wie der Bericht des geschäftsführenden Schriftführers (BENDA) bei der Generalversammlung 1924 belegt:

»*Unter den geschäftlichen Angelegenheiten, die die Gesellschaft in den allgemeinen Sitzungen beschäftigte, ist als wichtigste des Vertrages mit SIEMENS & HALSKE zu gedenken, der zunächst auf der Generalversammlung am 28. Februar zu erregten Diskussionen Anlaß gab und dann nach harten Kämpfen am 25. April angenommen wurde.*«

Am Schluss heißt es aber auch: »*Der Vorstand hielt 13 Sitzungen ab, darunter 10 gemeinsame mit dem Ausschuß, von denen 5 auf das erste, 5 auf das zweite Vierteljahr und nur 3 auf das ganze zweite Halbjahr kommen. Da der Hauptgegenstand der Beratungen fast stets wirtschaftliche Fragen sind, ist das Abflauen der Sitzungszahl auch ein beachtenswertes Symptom der Besserung unserer Lage.*«[31]

Nach der Umstellung auf Rentenmark im November 1923 betrug der Mitgliedsbeitrag wieder 20 M. Durch die Währungsreform schmolz das Wertpapiervermögen der Gesellschaft auf einen Bruchteil zusammen, jedoch reduzierten sich auch die Schulden. Die Einnahmesituation verbesserte sich; ab 1927 war die Bewirtschaftung des Hauses nicht mehr defizitär.[32] Die letzte detaillierte Information über den Vermögensstand der Gesellschaft stammt aus der Generalversammlung 1931, damals verfügte sie wieder über ein Wertpapierguthaben von ca. 100.000 M.[33]

---

[31] Sitzung vom 27. Februar 1924, Ordentliche Generalversammlung,
Bericht des geschäftsführenden Schriftführers.
Verhandlungen der Berliner medizinischen Gesellschaft 1924, Band LV, Teil I, p. 11–13

[32] Sitzung vom 7. März 1928, Ordentliche Generalversammlung,
Geschäftsbericht der Langenbeck-Virchow-Haus-Gesellschaft.
Verhandlungen der Berliner medizinischen Gesellschaft 1928, Band LIX, Teil I, p. 43–44

[33] Sitzung vom 18. Februar 1931, Ordentliche Generalversammlung,
Kassenbericht für das Jahr 1930.
Verhandlungen der Berliner medizinischen Gesellschaft 1931, Band LXII, Teil I, p. 28–32

WISSENSCHAFTLICHE THEMEN

Dem Zeitgeist folgend, wählte die Gesellschaft 1921 auf Antrag von CARL HAMBURGER (1870–1944) einen Ausschuss für Bevölkerungspolitik, in dem der Ordinarius für Sozialhygiene ALFRED GROTJAHN (1869–1931) eine wichtige Rolle spielte.[34] Erste Aufgabe des Ausschusses war die Abfassung einer Resolution zur gesundheitlichen Überwachung der Berufsprostituierten. Anlass war der Entwurf eines Gesetzes zur Bekämpfung der Geschlechtskrankheiten, der im Reichstag beraten werden sollte.[35]

In den bevölkerungspolitischen Diskussionen der unmittelbar auf den Krieg folgenden Jahre werden u.a. auch die modernen Ideen der Eugenik – Förderung der Fortpflanzung nur der gesunden, »hochwertigen« Bevölkerung zur Erzielung eines ebensolchen Nachwuchses – von einigen Diskutanten (PAUL LAZARUS, 1873–1957,[36] ALFRED GROTJAHN, HEINRICH POLL, 1877–1939[37]) vehement vertreten. Grundsätzlicher Widerstand gegen diese damals akzeptierte Denkrichtung regte sich in der Gesellschaft nicht, doch gab es eine starke, sachliche Gegenposition, die zuerst naheliegende Übelstände – Wohnungsnot, Unterernährung, hohe Tuberkulosesterblichkeit – beseitigen wollte.

Insgesamt waren jedoch bevölkerungspolitische und sozialhygienische Themen im Vortragsprogramm wenig vertreten. Offenbar bot die Gesellschaft, deren Mitglieder zum großen Teil niedergelassene Ärzte waren, für diese übergeordneten Ideen nicht das geeignete Forum, man pflegte hier eher eine »*hypertrophisch entwickelte Kasuistik*«, wie GROTJAHN einmal spitz

---

[34] Sitzung vom 7. Dezember 1921.
  Verhandlungen der Berliner medizinischen Gesellschaft 1921, Band LII, Teil I, p. 151–153
[35] GROTJAHN: Über die gesundheitliche Überwachung der Prostitution.
  Bericht über die Entschließung des Ausschusses der Berliner medizinischen Gesellschaft.
  Verhandlungen der Berliner medizinischen Gesellschaft 1922, Band LIII, Teil II, p. 30–32
[36] Aussprache über den Vortrag des Herrn C. HAMBURGER: Arzt und Bevölkerungspolitik.
  Verhandlungen der Berliner medizinischen Gesellschaft 1921, Band LII, Teil I, p. 65–66
[37] HEINRICH POLL: Deszendenzhygiene und Bevölkerungspolitik.
  Verhandlungen der Berliner medizinischen Gesellschaft 1921, Band LII, Teil II, p. 36–43

kommentierte.³⁸ Auch der Vortrag, den OTMAR V. VERSCHUER (1896–1969) 1930 über Erbuntersuchungen an tuberkulösen Zwillingen hielt, konzentrierte sich auf genetische Aspekte.³⁹

Innere Medizin

Die Themen kamen jetzt überwiegend aus dem Gebiet der Inneren Medizin. Über eine medizinische Katastrophe, die Influenzaepidemie 1918/19, wurde zum ersten Mal in der Sitzung am 10. Juli 1918 gesprochen, also unmittelbar beim Ausbruch der ersten Welle. Nach den einleitenden Worten »*In den Zeitungen finden wir wiederholt die Mitteilung, dass die gegenwärtig herrschende Grippeepidemie besonders gutartig sei*« stellte der Pathologe BENDA seine völlig andersartigen Beobachtungen vor, nach denen die Erkrankung durch eine sich außerordentlich rasch entwickelnde, abszedierende Bronchopneumonie, die auch auf die Pleura überzugreifen pflegt, innerhalb weniger Tage zum Tode führt. Histologisch stellte er eine nekrotisierende Entzündung bis in die feinsten Bronchiolen fest. Die nachgewiesenen Strepto- und Staphylokokken hielt er für eine Sekundärinfektion:

»*Der eigentliche Infektionsträger, der die Sache hervorruft, ist offenbar noch nicht darstellbar gewesen, denn gerade in den tiefen Schichten der Schleimhautnekrosen, an der Grenze gegen die Entzündungszone fehlen scheinbar Mikroorganismen völlig.*«⁴⁰

Weiter konnte man mit den damaligen Mitteln nicht kommen, doch selbst die genetische Rekonstruktion des Pandemievirus 1918/19 mit heutigen Methoden hat bisher dessen außergewöhnliche Aggressivität nur teilweise erklären können.⁴¹

---

38 P. LAZARUS: Der Arzt und die Erneuerung des Volkes. Aussprache.
Verhandlungen der Berliner medizinischen Gesellschaft 1921, Band LII, Teil I, p. 128–130
39 O. V. VERSCHUER: Erbuntersuchungen an tuberkulösen Zwillingen.
Verhandlungen der Berliner medizinischen Gesellschaft 1930, Band LXI, Teil I, p. 95–96
40 BENDA, Mitteilung vor der Tagesordnung.
Verhandlungen der Berliner medizinischen Gesellschaft 1918, Band XLIX, Teil I, p. 153–155
41 DAVID M. MORENS, JEFFERY K. TAUBENBERGER, ANTHONY S. FAUCI: Predominant Role of Bacterial Pneumonia as a Cause of Death in Pandemic Influenza:
Implications for Pandemic Influenza Preparedness. I Infect Dis. 2008, Vol. 198, p. 962–970

Die Tuberkulose blieb ein zentrales, häufig behandeltes Problem, zumal der Krieg zu einem Anstieg der Erkrankungen geführt hatte. Chirurgische Techniken,[42] Antigentherapie,[43] die Rolle von Prostitution und Alkohol, Tuberkulosefürsorge, die Tuberkulosediät der Sauerbruchschen Klinik,[44] eine mögliche Impfung[45] und der Lübecker Prozess[46] waren Aspekte dieses vielschichtigen Themas. Im März 1925 richtete die Gesellschaft auf Vorschlag von Robert Güterbock (1880–1933) an Reichsbehörden und Reichstag die Bitte, ein Reichstuberkulosegesetz zu erlassen und damit die Tuberkulosebekämpfung in Deutschland auf eine einheitliche und finanziell gesicherte Grundlage zu stellen.[47]

Ein Wendepunkt für die Diabetestherapie trat 1921 durch die Entdeckung des Insulins in Toronto ein. Friedrich Umber (1871–1946), Chef der Inneren Abteilung im Krankenhaus Westend und Diabetesspezialist, berichtete im Juli 1923 über seine ersten Behandlungsversuche bei einigen wenigen Kranken. Das Auditorium wird seinem Vortrag mit Spannung gefolgt sein, denn in Deutschland hatte man so gut wie keine Erfahrung, da die Therapie mit dem aus England importierten Fertigpräparat durch die starke Entwertung der deutschen Währung außerordentlich teuer war. Umbers Patienten hatten sich das Insulin selbst beschafft.[48]

Mit Friedrich Kraus, dem Direktor der II. Medizinischen Klinik der Charité, hatte die Gesellschaft über einige Jahre einen der wichtigsten Impulsgeber auf dem Gebiet der Herz-Kreislauf-Forschung zum Vorsitzenden.

---

[42] H. Ulrici: Die moderne Kollapsbehandlung der Lungentuberkulose.
Verhandlungen der Berliner medizinischen Gesellschaft 1929, Band LX, Teil II, p. 226

[43] Felix Klemperer: Ueber einige neuere Behandlungsmethoden bei Lungentuberkulose.
Verhandlungen der Berliner medizinischen Gesellschaft 1920, Band LI, Teil II, p. 232–254

[44] A. Herrmannsdorfer: Der Einfluß besonderer Ernährungsart auf schwere Formen tuberkulöser Erkrankungen.
Verhandlungen der Berliner medizinischen Gesellschaft 1929, Band LX, Teil II, p. 81–87

[45] Hans Langner: Grundlagen und Aussichten einer Tuberkuloseschutzimpfung.
Verhandlungen der Berliner medizinischen Gesellschaft 1927, Band LVIII, Teil II, p. 1–8

[46] Martin Hahn: Rückblick auf die Grundlagen und Lehren des Lübecker Prozesses.
Verhandlungen der Berliner medizinischen Gesellschaft 1932, Band LXIII, p. 117–132

[47] Sitzung vom 4. März 1925.
Verhandlungen der Berliner medizinischen Gesellschaft 1925, Band LVI, Teil I, p. 32

[48] Umber: Über Pankreas-Insulin und seine Anwendung bei Diabetikern.
Verhandlungen der Berliner medizinischen Gesellschaft 1923, Band LIV, Teil II, p. 185–195

Grundsatzvorträge über das kardiale Reizleitungssystem,[49] Hypertonie,[50] Herzhypertrophie,[51] die umstrittene Ätiologie von Angina pectoris[52] und Arteriosklerose[53] standen auf dem Programm, die Referenten kamen häufig aus der KRAUS'schen Klinik. Der KRAUS-Schüler JOHANN PLESCH (1878–1957), Leiter der Inneren Abteilung des FRANZISKUS-Krankenhauses, führte 1927 sein Gerät zur Aufzeichnung des Blutdrucks vor.[54]

FRIEDRICH KRAUS (1858–1936)

FRIEDRICH KRAUS wurde in Böhmen geboren. Er studierte in Prag und wechselte 1889 nach Wien, wo er sich habilitierte. In Wien leitete KRAUS das RUDOLF-Spital. Er erhielt 1894 einen Ruf nach Graz und war 1902–1927 Direktor der II. Medizinischen Klinik der Charité.

In der *Berliner Medizinischen Gesellschaft* war KRAUS seit seinem Amtsantritt in Berlin Mitglied, ab 1911 war er stellvertretender Vorsitzender und von 1922–1929 führte er den Vorsitz. Ihn in dieser Funktion zu fassen, ist schwierig, denn er hat seine Beiträge nicht zu Papier gebracht. *»Manuskript nicht eingegangen«* steht regelmäßig hinter seinem Namen, seit kein Stenograph mehr beschäftigt wurde.

Glaubt man den Erinnerungen seines Mitarbeiters FRITZ MUNK (1879–1950), dann stand KRAUS' Persönlichkeit zu der seines Amtsvorgängers in scharfem Kontrast: Er hatte ein quecksilbriges Temperament, war heiter

---

[49] W. CEELEN: Das Reizleitungssystem des Herzens.
Verhandlungen der Berliner medizinischen Gesellschaft 1919, Band L, Teil II, p. 42–62
[50] FRITZ MUNK: Die arterielle Hypertonie und die Herzhypertrophie als Krankheitsbegriff.
Verhandlungen der Berliner medizinischen Gesellschaft 1919, Band L, Teil II, p. 157–167
[51] F. KRAUS: Ueber sogenannte idiopathische Herzhypertrophie.
Verhandlungen der Berliner medizinischen Gesellschaft 1917, Band XLVIII, Teil II, p. 190–203
[52] HANS KOHN: Angina pectoris. Aorten- und Koronarhypothese.
Verhandlungen der Berliner medizinischen Gesellschaft 1926, Band LVII, Teil II, p. 131–162
[53] FRITZ MUNK: Neue Gesichtspunkte in der Klinik der Arteriosklerose.
Verhandlungen der Berliner medizinischen Gesellschaft 1928, Band LIX, Teil II, p. 249–261
[54] J. PLESCH: Über einen neuen selbstregistrierenden Blutdruckapparat.
Verhandlungen der Berliner medizinischen Gesellschaft 1927, Band LVIII, Teil II, p. 278–286

16 Friedrich Kraus

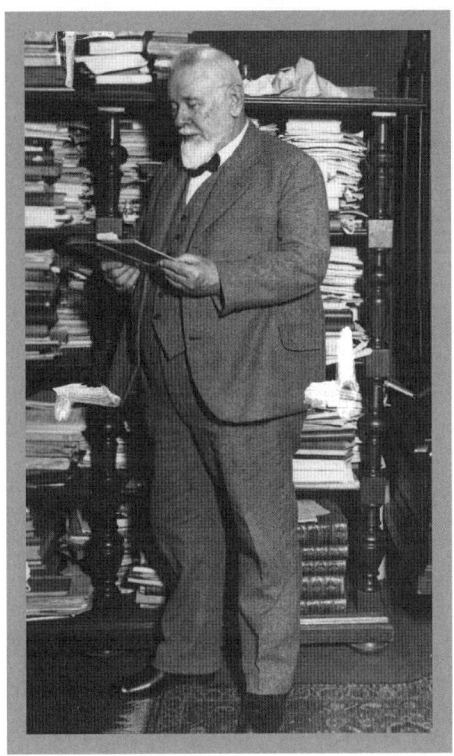

und amüsant, redete viel und über fast alles. Dabei war auch er ganz seiner Wissenschaft hingegeben. Briefe soll er nur selten beantwortet haben in der Hoffnung, die Sache würde sich von selbst erledigen – wie die Manuskripte für das Protokoll. Das Preußisch-Bürokratische scheint dem leutseligen Österreicher nicht gelegen zu haben.[55]

Ein anderer Zeitzeuge, der Pathologe Otto Lubarsch (1860–1933), der wiederholt mit Kraus vor der Gesellschaft vortrug, urteilte über den Fakultätskollegen: »Kraus, *ungemein anregend, lebhaft, oft sprühend und genial, äußerst gutmütig und von der liebenswürdigen Anmut, aber auch Unzuverlässigkeit des Österreichers, dabei nicht ohne eine gewisse Ichsucht und von großer Lebensklugheit, die ihn befähigte, zu vermitteln und eine sachliche Gegnerschaft in eine Form zu kleiden, daß sie kaum als solche bemerkt wurde.*«[56]

Nach dem Gesagten verwundert nicht, dass Kraus ein überaus beliebter Vorsitzender war. Anlässlich seines 70. Geburtstages wurde er Ehrenmitglied, und die Gesellschaft stellte eine Kopie seiner von Hugo Lederer (1871–1940)

---

[55] Fritz Munk: Das Medizinische Berlin um die Jahrhundertwende. Herausgegeben von Klaus Munk. Verlag von Urban & Schwarzenberg, München-Berlin, 1956

[56] Otto Lubarsch: Ein bewegtes Gelehrtenleben. Berlin 1931, Verlag von Julius Springer, p. 328

gefertigten Büste vor dem Eingang zum Sitzungssaal im LANGENBECK-VIRCHOW-Haus auf.[57]

Bei der Generalversammlung 1930 stellte sich KRAUS nicht mehr zur Wahl, die Gründe kennen wir nicht. Als er dennoch zum Vorsitzenden gewählt wurde, lehnte er das Amt ab.[58] Welche Faszination diese Persönlichkeit, die in ihrem Facettenreichtum so schwer mit Worten zu beschreiben ist, auf ihre Umgebung ausübte, geht aus der Antrittsrede seines Nachfolgers, ALFRED GOLDSCHEIDER, hervor (s. S. 172–173).

Wegen des rätselhaften Anstiegs von Ikterusfällen in den Nachkriegsjahren wurde der Ikterus von KRAUS,[59] dem Hämatologen WERNER SCHULTZ (1878–1944)[60] und dem Pathologen LUBARSCH[61] eingehend abgehandelt. Immer wieder geriet dabei Salvarsan, das als Auslöser schwerer Leberschäden bekannt war, in den Fokus. Die offenen Fragen speziell zu diesem Wirkstoff wurden Anfang 1922 zu einem weiteren Schwerpunktthema gemacht; eines der Hauptreferate hielt der Ordinarius für Pharmakologie, ARTHUR HEFFTER (1859–1925).[62] Aus Frankfurt a. M. war WILHELM KOLLE (1868–1935) angereist,[63]

---

[57] Das Entstehen der modernen Medizin. Vorträge vor der Berliner Medizinischen Gesellschaft von 1860 bis 1935. Ausgewählt vom Geheimen Medizinalrat OTTO SOLBRIG, herausgegeben und kommentiert von GABRIELE LASCHINSKI und IVAR ROOTS. ABW Wissenschaftsverlag, 2018, Fußnote 184

[58] Sitzung vom 19. Februar 1930.
Verhandlungen der Berliner medizinischen Gesellschaft 1930, Band LXI, Teil I, p. 28

[59] FR. KRAUS: Ueber Ikterus als »führendes« Symptom.
Verhandlungen der Berliner medizinischen Gesellschaft 1921, Band LII, Teil II, p. 82–97

[60] WERNER SCHULTZ, WILHELM SCHEFFER: Ueber Ikterus, Hämorrhagien und Blutkoagulation. Verhandlungen der Berliner medizinischen Gesellschaft 1921, Band LII, Teil II, p. 119–133

[61] O. LUBARSCH: Zur Entstehung der Gelbsucht.
Verhandlungen der Berliner medizinischen Gesellschaft 1921, Band LII, Teil II, p. 98–112

[62] A. HEFFTER: Über Salvarsan und die Maximaldosen.
Verhandlungen der Berliner medizinischen Gesellschaft 1922, Band LIII, Teil II, p. 1–6

[63] KOLLE: Salvarsanfragen, Erörterung.
Verhandlungen der Berliner medizinischen Gesellschaft 1922, Band LIII, Teil I, p. 11–14

der Nachfolger von PAUL EHRLICH am Staatlichen Institut für experimentelle Therapie und Chemotherapie.

Der an der I. Medizinischen Klinik der Charité tätige VIKTOR SCHILLING (1883–1960) schuf mit seinen Untersuchungen zur Morphologie der Leukozyten wichtige Voraussetzungen für die diagnostische Verwendung des Differentialblutbildes. Dieses neue Verfahren interessierte 1920 nur einige Spezialisten;[64] zehn Jahre später war, wie das große Echo auf SCHILLINGS Vortrag 1931 zeigt, seine Nützlichkeit für die klinische Praxis anerkannt.[65]

Faszination ging von den Vitaminen aus, die in dieser Epoche differenziert wurden. Der Experte für Kinder- und Säuglingsernährung LEOPOLD LANGSTEIN (1876–1933), Direktor des KAISERIN-AUGUSTE-VICTORIA-Hauses, berichtete im Oktober 1928 über eine zweijährige Prüfung, die in seinem Hause stattgefunden hatte. Untersucht wurden bestrahlte Milch und Vigantol (das erste, von der Firma I.G. Farben 1927 auf den Markt gebrachte Vitamin-D_3-Präparat). LANGSTEIN sprach sich für eine umgehende, breite Anwendung beider Möglichkeiten zur Rachitisprophylaxe aus.[66]

Chirurgie

Von den Chirurgen wurden überwiegend interessante bzw. lehrreiche Fälle demonstriert. So berichtete ERWIN GOHRBANDT (1890–1965), Chef der II. Chirurgischen Abteilung im Krankenhaus Am Urban, über die operative Entfernung eines Embolus aus der Aorta abdominalis bei einer 39-jährigen Patientin; diese Operation hatten vor ihm erst wenige erfolgreich gemeistert.[67] MAX MARTENS (1869–1932), Leiter der Chirurgie im Krankenhaus Bethanien, stellte 1923 einen 7-jährigen, nach schwerer spinaler Kinderlähmung

---

[64] VIKTOR SCHILLING: Die Technik der Leukozytenuntersuchung und ihre praktischen Erfolge.
Verhandlungen der Berliner medizinischen Gesellschaft 1920, Band LI, Teil II, p. 179–185

[65] VICTOR SCHILLING: Die biologische Leukozytenkurve als Spiegel des Krankheitsablaufs und ihre praktische Verwendung.
Verhandlungen der Berliner medizinischen Gesellschaft 1931, Band LXII, p. 349–373, Teil I, p. 142–146

[66] LEO LANGSTEIN: Die Behandlung der Rachitis.
Verhandlungen der Berliner medizinischen Gesellschaft 1928, Band LIX, Teil II, p. 288–299

[67] E. GOHRBANDT: Erfolgreiche Embolektomie aus der Bauchaorta.
Verhandlungen der Berliner medizinischen Gesellschaft 1932, Band LXIII, p. 494–495

gelähmten Jungen vor, der nach Muskelüberpflanzungen wieder stehen und gehen konnte.[68]

Ansonsten konzentrierte man sich auf allgemein interessierende chirurgische Themen. Wiederholt und dann meist unter reger Beteiligung wurde über die chirurgische Intervention bei Gallensteinleiden gesprochen. Einer der wichtigsten Referenten war hier BRUNO PRIBRAM (1887–1962), Chef der Chirurgie im ST.-HILDEGARD-Krankenhaus, der mit seiner Methode die erstaunlich günstige operative Mortalität von 0,4 % erreichte.[69]

Ergänzt sei an dieser Stelle noch, dass der an der II. Medizinischen Klinik der Charité tätige HEINZ KALK (1895–1973) ein neues Laparoskop entwickelt und durch Optimierung des Verfahrens die Laparoskopie zu einer breit einsetzbaren Untersuchungsmethode gemacht hatte. Seine Erfahrungen aus acht Jahren Forschungsarbeit fasste er 1932 zusammen.[70]

Die modernen Möglichkeiten bei der Operation von Kranken mit M. BASEDOW, einschließlich der präoperativen Jodverabreichung, wurden 1929 von ARTHUR WOLDEMAR MEYER (1885–1933), dem Leiter der Chirurgie im Krankenhaus Westend, vorgestellt.[71] RICHARD MÜHSAM (1872–1938), chirurgischer Chefarzt im RUDOLF-VIRCHOW-Krankenhaus, erläuterte 1931 verschiedene Operationsmethoden bei perforiertem Magengeschwür. Selbst im günstigsten, für eine Resektion geeigneten Fall und Eingriff in den ersten 12 Stunden, lag die Sterblichkeit bei 18 %.[72] Außerdem empfahl HANS ELSNER (1874–1935) eine Methode der Hämorrhoidenverödung, die »*von jedem Praktiker mit den Mitteln der allgemeinen Praxis ausgeübt werden kann*«[73] und

---

[68] M. MARTENS: Muskelüberpflanzungen.
Verhandlungen der Berliner medizinischen Gesellschaft 1923, Band LIV, Teil I, p. 12

[69] B. O. PRIBRAM: Fortschritte in der chirurgischen Behandlung der Gallensteinleiden (Mukoklase, drainagelose Operation).
Verhandlungen der Berliner medizinischen Gesellschaft 1928, Band LIX, Teil II, p. 138–163

[70] Berliner Medizinische Gesellschaft, 6. VII. 1932. Kalk: Über den Wert der Laparoskopie für die Diagnose der Erkrankungen der Bauchhöhle.
Deutsche Medizinische Wochenschrift 1932, Vol. 58, p. 1625

[71] A. W. MEYER: Chirurgische Behandlung der BASEDOWschen Krankheit.
Verhandlungen der Berliner medizinischen Gesellschaft 1929, Band LX, Teil II, p. 21–31

[72] RICHARD MÜHSAM: Klinik und Behandlung des perforierten Magengeschwürs.
Verhandlungen der Berliner medizinischen Gesellschaft 1931, Band LXII, Teil II, p. 263–273

[73] HANS ELSNER: Die Injektionsbehandlung der Hämorrhoiden.
Verhandlungen der Berliner medizinischen Gesellschaft 1932, Band LXIII, p. 396–405

OSKAR ROSENTHAL (1852–1937) äußerte sich kritisch über die ethisch bedenkliche Praxis der Hodentransplantation.[74]

Interessant auch ein Vortrag von WILHELM BAETZNER (1878–1962), dem Leiter der Poliklinik der chirurgischen Universitätsklinik, der Dauerschäden am Bewegungsapparat von Leistungssportlern vorführte und für eine intensivere ärztliche Überwachung des Wettkampfsports eintrat, vor allem bei Frauen und Jugendlichen: »*Sie dürfen nicht in das Vereinsrekordsystem der Körpererziehung hineingebracht werden.*«[75]

Mit dem erklärten Ziel, der in Deutschland herrschenden therapeutischen Resignation gegenüber der »Geißel des Alters« den Kampf anzusagen, hielt GEORG AXHAUSEN (1877–1960) 1924 ein Referat über die Behandlung der Schenkelhalsfraktur. Nach einem hauptsächlich in den USA entwickelten Verfahren mit Entlastung des Beins für ein Jahr traten überwiegend knöcherne Heilungen ein, bei nur wenigen Todesfällen.[76] Zwei Vorsitzende der Gesellschaft kamen durch eine Schenkelhalsfraktur zu Tode, nämlich VIRCHOW und KRAUS; letzterer leitete die Sitzung, in der AXHAUSEN vortrug.

AXHAUSEN wurde 1928 zum Ordinarius für Zahn-, Mund- und Kieferchirurgie des zahnärztlichen Universitätsinstituts berufen und war einer der führenden Kieferchirurgen seiner Zeit. Über dieses Fachgebiet und die Notwendigkeit seiner Abgrenzung als fachärztliches Sondergebiet referierte er 1932.[77]

Der große Pionier der Neurochirurgie, FEDOR KRAUSE, gab 1923 einen Überblick über die von ihm durchgeführten 100 Extirpationen des Ganglion GASSERI als Ultima-Ratio-Operation bei Trigeminusneuralgie. Dabei waren 11 Operierte gestorben. »*Bei zahlreichen Patienten war der Körperzustand geradezu desolat. Diese Kranken hatten weder die Möglichkeit zu essen noch zu*

---

[74] OSKAR ROSENTHAL: Über die neueren Bestrebungen der Hodenverpflanzung.
Verhandlungen der Berliner medizinischen Gesellschaft 1922, Band LIII, Teil II, p. 32–35

[75] BAETZNER: Sportschädigungen und Sportverletzungen am Bewegungsapparat.
Verhandlungen der Berliner medizinischen Gesellschaft 1926, Band LVII, Teil I, p. 19

[76] G. AXHAUSEN: Über Heilverlauf und Behandlung der Schenkelhalsfraktur.
Verhandlungen der Berliner medizinischen Gesellschaft 1924, Band LV, Teil II, p. 123–131

[77] G. AXHAUSEN: Die Aufgaben und Leistungen der Kieferchirurgie.
Verhandlungen der Berliner medizinischen Gesellschaft 1932, Band LXIII, p. 101–110

schlafen. Halb verhungert, in höchstem Maße zerrüttet in ihrem Nervenzustand kamen sie zur Operation.«[78]

Als Folge des wachsenden Straßenverkehrs nahmen Schädel-Hirn-Verletzungen zu. Ein Fachmann auf diesem Gebiet, FRANZ SCHÜCK (1888–1958), leitender Chirurg im Krankenhaus Am Urban, beobachtete allein in seiner Klinik 1000 schwere Kopfverletzungen in einem Zeitraum von vier Jahren, was ihn zu der Feststellung veranlasste, dass die »... *Schulung der Ärzteschaft in Diagnose und Prognostik der frischen Schädelverletzungen heut fast ebenso wichtig ist, wie vor etwa 25 Jahren die Aufklärung über die Appendicitis.*«[79]

Für einige Jahre (1917–1925) beherbergte Berlin mit dem Niederländer JOHANNES ESSER (1877–1946) ein vielseitiges »Genie«, das auf medizinischem Gebiet vor allem durch hervorragende Leistungen in der plastischen Chirurgie hervortrat. Er war ein emsiger Dozent und sprach wiederholt vor der Gesellschaft, 1922 z.B. über den von ihm verwendeten Arterienlappen.[80] Als umsichtiger Geschäftsmann wusste ESSER die Nachkriegszeit für Grundstücksspekulationen zu nutzen; 1925 verließ er Berlin plötzlich für immer aufgrund von Nachforderungen des Finanzamtes.[81]

Doch war er glücklicherweise nicht der einzige Schönheitschirurg, zu dem die Berliner Zuflucht nehmen konnten. Neben dem bereits genannten JACQUES JOSEPH, der wiederholt seine staunenswerten Operationsresultate vorführte,[82] war auch EUGEN HOLLÄNDER (1867–1932) als kosmetischer Chirurg tätig. 1926 referierte er über die Verkleinerung der sog. Hängebrust: »*Das Problem der Beseitigung der Hängebrust ist auch ohne Rücksicht auf die*

---

[78] FEDOR KRAUSE: Hundert Extirpationen des Ganglion Gasseri und die Frage der Alkoholeinspritzungen bei der Trigeminusneuralgie.
Verhandlungen der Berliner medizinischen Gesellschaft 1923, Band LIV, Teil II, p. 232–247

[79] FRANZ SCHÜCK: Wandlungen in Diagnose und Prognostik der Schädel-Gehirnverletzungen.
Verhandlungen der Berliner medizinischen Gesellschaft 1929, Band LX, Teil II, p. 210–219

[80] J. F. S. ESSER: Über Arterienlappen, Epitheleinlagen, verschließbaren Anus praeternaturalis und Reserveknorpel in der struktiven Chirurgie.
Verhandlungen der Berliner medizinischen Gesellschaft 1922, Band LIII, Teil II, p. 86–93

[81] JAN HILBERT: JOHANNES FREDERICUS SAMUEL ESSER, Wegbereiter der modernen plastischen Chirurgie – Die Berliner Zeit. Inauguraldissertation, 2007.
http://hdl.handle.net/11858/00-1735-0000-0006-AF33-C

[82] JACQUES JOSEPH: Zur Gesichtsplastik, mit besonderer Berücksichtigung der Nasenplastik.
Verhandlungen der Berliner medizinischen Gesellschaft 1919, Band L, Teil I, p. 4–7

heutige Moderichtung der angestrebten äußerlichen Asexualität der Frau vorhanden.«[83] AXHAUSEN behandelte an jenem Abend das gleiche Thema.[84]

In der Zeit zwischen den Weltkriegen entwickelte sich das Blutspendewesen. Fragen der Bluttransfusion, auch deren technische Aspekte, standen wiederholt auf dem Programm. ERNST UNGER (1875–1938), Direktor der II. chirurgischen Abteilung im RUDOLF-VIRCHOW-Krankenhaus, errichtete dort einen der ersten zentralen Blutspendedienste Deutschlands. Aus seinem kompetenten Munde wurde die Gesellschaft 1932 über die Arbeit der großen internationalen Blutspendeorganisationen informiert, die bislang in Deutschland nicht tätig waren.[85]

Am 18. Februar 1925 feierte das Zentralkomitee zur Erforschung und Bekämpfung der Krebskrankheit gemeinsam mit der Gesellschaft sein 25-jähriges Bestehen. Vor einem bis auf den letzten Platz besetzten Saal sprachen der Biochemiker OTTO WARBURG (1883–1970), der Pathologe OTTO LUBARSCH (1860–1933) und der Krebsforscher FERDINAND BLUMENTHAL (1870–1941). Unter den Anwesenden verlieh Reichspräsident FRIEDRICH EBERT (1871–1925) der Veranstaltung einen besonderen Glanz – EBERT starb nur 10 Tage später in der chirurgischen Universitätsklinik.[86]

Das große Thema Krebs war in diesen Jahrzehnten das am häufigsten behandelte. Zwei der Referate seien hier genannt: PAUL ROSENSTEIN (1875–1964), Leiter der Chirurgie im Jüdischen Krankenhaus, besprach 1929 an Beispielen, wie mithilfe der Pneumoradiographie Nierentumoren dargestellt werden können. Ferner präsentierte er eine in seiner Klinik entwickelte Technik, die es erlaubt, vor der Operation die Leistungsfähigkeit der verbleibenden Niere zu bestimmen.[87] Ein Gast von der Vanderbilt University, der Pathologe BENJAMIN TAYLOR TERRY (1876–1955), demonstrierte 1924 ein

---

[83] HOLLÄNDER: Zur operativen Behandlung der vergrößerten Hängebrust. Verhandlungen der Berliner medizinischen Gesellschaft 1926, Band LVII, Teil I, p. 33–34

[84] G. AXHAUSEN: Über Mammaplastik.
Verhandlungen der Berliner medizinischen Gesellschaft 1926, Band LVII, Teil II, p. 189–199

[85] ERNST UNGER: Über Blutspenderorganisationen.
Verhandlungen der Berliner medizinischen Gesellschaft 1932, Band LXIII, p. 544–548

[86] Sitzung vom 18. Februar 1925.
Verhandlungen der Berliner medizinischen Gesellschaft 1925, Band LVI, Teil I, p. 16

[87] PAUL ROSENSTEIN: Zur Diagnose und Therapie der Nierentumoren.
Verhandlungen der Berliner medizinischen Gesellschaft 1929, Band LX, Teil I, p. 6–7

einfaches Verfahren zur Auffindung bösartiger Zellen in Gewebsproben.[88] TERRY spielte eine Schlüsselrolle bei der Einführung der intraoperativen Schnelldiagnose in den Vereinigten Staaten.

Gynäkologie

Die Tumortherapie war auch eines der beherrschenden Themen der Gynäkologie. Der gerade an die Universitätsfrauenklinik berufene WALTER STOECKEL (1871–1961) sprach 1927 über die vaginale Operation des Collumkarzinoms mit Filmvorführung. Das Echo unter den Spezialisten im Auditorium war rege und nicht in allen Aspekten zustimmend.[89]

Die hormonellen Regelkreise standen kurz vor der Entdeckung. Die beiden Berliner Gynäkologen SELMAR ASCHHEIM[90] (1878–1965) und BERNHARD ZONDEK[91] (1891–1966) präsentierten 1926 ihre Versuche über das Vorkommen von Ovarialhormon in der Schwangerschaft, bei denen sie die übergeordnete Funktion des Hypophysenvorderlappenhormons gefunden hatten.

Ein paar Jahre später nahmen der Direktor der Charité-Frauenklinik, GEORG AUGUST WAGNER (1873–1947), und REINHARD VON DEN VELDEN (1880–1941), Chefarzt der Inneren im Krankenhaus Reinickendorf, eine Bewertung der Ovarialtherapie aus dem Blickwinkel ihrer jeweiligen Fachrichtungen vor. Verwendet wurden damals überwiegend Organpräparate, aufgereinigte »Hormonpräparate« waren unverhältnismäßig teuer. Hauptindikation war die Substitution.[92]

---

[88] BENJAMIN TAYLOR TERRY: Provisorische mikroskopische Diagnose in weniger als sechzig Sekunden ohne Mikrotom. Verhandlungen der Berliner medizinischen Gesellschaft 1924, Band LV, Teil II, p. 55–59

[89] STOECKEL: Die vaginale Radikaloperation des Collum-Carcinoms. Verhandlungen der Berliner medizinischen Gesellschaft 1927, Band LVIII, Teil II, p. 211–215, Teil I, p. 81–86

[90] S. ASCHHEIM: Hormon und Schwangerschaft. Verhandlungen der Berliner medizinischen Gesellschaft 1926, Band LVII, Teil II, p. 202–208

[91] BERNHARD ZONDEK: Das Hormon des Ovariums und des Hypophysenvorderlappens. Verhandlungen der Berliner medizinischen Gesellschaft 1926, Band LVII, Teil II, p. 264–272

[92] G. A. WAGNER: Bewertung der Ovarialtherapie vom Standpunkt des Gynäkologen und R. VON DEN VELDEN: Bewertung der Ovarialtherapie vom Standpunkt des Internisten. Verhandlungen der Berliner medizinischen Gesellschaft 1932, Band LXIII, p. 179–190 bzw. p. 191–202

Radiologie

Aus der Radiologie waren vor allem technische Fortschritte zu berichten. Anfang 1916 wurde in Anwesenheit von Geheimrat WILHELM V. SIEMENS (1855–1919) und zahlreicher Gäste ein nach neuartigen Prinzipien arbeitender Röntgenapparat der Firma SIEMENS & HALSKE vorgestellt, der bei den Sachkennern Begeisterung hervorrief.[93]

Intensiv gearbeitet wurde an einer Optimierung der Organdarstellung. Hier sei vor allem der Urologe ALEXANDER V. LICHTENBERG (1880–1949) genannt, der entscheidend an der Entwicklung von Uroselektan, dem ersten Präparat für die Ausscheidungsurographie, beteiligt war. Als er Anfang 1930 seinen Vortrag hielt, war das Mittel erst kurze Zeit auf dem Markt; doch wie die Aussprache zeigt, hatten es die Berliner Kollegen bereits alle ausprobiert.[94]

Die Strahlentherapie hatte, trotz der apparativen und methodischen Verbesserungen, bei der Krebsbehandlung nicht die in sie gesetzten Hoffnungen erfüllt. HEINRICH CRAMER (1890–1960), Leiter der Röntgenabteilung in der I. Medizinischen Klinik der Charité, und zwei seiner Mitarbeiter demonstrierten 1929, dass die Vorbehandlung mit Isaminblau zu besseren Ergebnissen bei der Bestrahlung von Malignomen führt.[95]

Neurologie/Psychiatrie

Die Beiträge aus den Gebieten Neurologie und Psychiatrie konzentrieren sich auf Fallvorstellungen und wenige Schwerpunkte. So trug KURT GOLDSTEIN (1878–1965) über die Wesensänderung bei Hirnrindenschädigung vor[96], und DAVID NACHMANSOHN (1899–1983) sprach 1928 über die Entstehung des

---

[93] K. LASSER: Die Röntgenstrahlenerzeugung mit der neuen gasfreien Röhre und Spezialapparate zu ihrem Betriebe für Diagnostik und Therapie. Aussprache. Verhandlungen der Berliner medizinischen Gesellschaft 1916, Band XLVII, Teil I, p. 5–8

[94] V. LICHTENBERG: Die klinische Verwendung des Uroselektan. Aussprache. Verhandlungen der Berliner medizinischen Gesellschaft 1930, Band LXI, Teil I, p. 10–15

[95] H. CRAMER: Strahlenbiologie und kombinierte Krebstherapie. Verhandlungen der Berliner medizinischen Gesellschaft 1929, Band LX, Teil II, p. 176–188

[96] GOLDSTEIN: Die Wesensänderung bei Hirnrindenschädigung und ihre Bedeutung für die Bestimmung der Begriffe: Gesundheit und Krankheit. Verhandlungen der Berliner medizinischen Gesellschaft 1929, Band LX, Teil I, p. 41

Schlafes.⁹⁷ Es sei hier angefügt, dass NACHMANSOHN der erste Preisträger der 1980 gestifteten ALBRECHT-VON-GRAEFE-Medaille unserer Gesellschaft wurde.

Auf großes Interesse dürfte ERNST JOËLS (1893–1929) farbiger Bericht aus der zwielichtigen Welt der Berliner Drogenszene getroffen sein. Im Krankenhaus Moabit hatte er einige schwere Fälle von Kokainmissbrauch behandelt, war so in Kontakt mit dem Milieu getreten und hatte eigene Nachforschungen angestellt. Zu dem Personenkreis, in dem sich der Kokainkonsum unter den wirtschaftlich katastrophalen Bedingungen der Nachkriegsjahre ausgebildet hatte, gehörten nach seiner Beobachtung »*haltlose Psychopathen aller Kreise, besonders Halbwüchsige, Gelegenheitsarbeiter, Schleichhändler, Artisten, Studenten, Schüler, Prostituierte beiderlei Geschlechts, aber in der überwiegenden Mehrzahl Männer, die meist in geselligem Verkehr, oft in Verknüpfung mit dem alkoholischen Genuß sich ihrer Leidenschaft hingeben.*«⁹⁸

JOHANNES HEINRICH SCHULTZ (1884–1970) stellte im März 1926 ein von ihm entwickeltes Verfahren dar, das er selbst wenig später Autogenes Training nennen sollte. Die Publikumsresonanz war nicht ausgeprägt, sein Kollege ALBERT MOLL (1862–1939) zeigte sich skeptisch.⁹⁹ Das Thema Psychoanalyse war – außer durch diese beiden Psychiater – auch durch ALEXANDER HERZBERG (1887–1944) und HANS V. HATTINGBERG (1879–1944) wiederholt vertreten.

Pharmakologie

Von Fortschritten in der Pharmakologie zeugen die Berichte über die Anwendung der frühen chemotherapeutischen, von JULIUS MORGENROTH entwickelten Wirkstoffe Vuzin und Eukupin.¹⁰⁰ MORGENROTHS eigener Vortrag

---

97 D. NACHMANSOHN: Die Entstehung des Schlafes. Verhandlungen der Berliner medizinischen Gesellschaft 1928, Band LIX, Teil II, p. 163–172
98 ERNST JOËL: Kokainismus.
Verhandlungen der Berliner medizinischen Gesellschaft 1923, Band LIV, Teil II, p. 106–112
99 I. H. SCHULTZ: Über Narkolyse und autogene Organübungen. Verhandlungen der Berliner medizinischen Gesellschaft 1926, Band LVII, Teil II, p. 124–131, Teil I, p. 22–23
100 PAUL ROSENSTEIN: Über die Behandlung der Mastitits mit Eukupin und Vuzin. Verhandlungen der Berliner medizinischen Gesellschaft 1919, Band L, Teil II, p. 75–82

Ende 1921 über chemotherapeutische Antisepsis hatte die Einführung von Rivanol zum Gegenstand, eines Acridinderivats zur chirurgischen Wunddesinfektion, das bis heute angewendet wird. Die ausgiebige Diskussion reflektiert den großen potentiellen Stellenwert, der dieser Neuerung von den Anwendern beigemessen wurde.[101]

Was von einigen neueren Wirkstoffen in der Indikation Herz- und Kreislaufinsuffizienz zu erwarten ist, setzte der Ordinarius für Pharmakologie PAUL TRENDELENBURG (1884–1931) dem Publikum anhand eigener Versuche auseinander.[102] Über ein Mittel für die »kleinen Narkosen des Praktikers«, nämlich das kürzlich eingeführte, erste intravenöse Kurzzeitnarkosemittel Evipan (Hexobarbital, Fa. Bayer), berichtete 1933 der Gynäkologe BRUNO WOLFF (1874–1941).[103]

Höhepunkte

Zu den wissenschaftlichen Höhepunkten gehörte der Vortrag des Tropenmediziners FRIEDRICH KARL KLEINE (1869–1951) über seinen Aufenthalt in Nord-Rhodesien und Belgisch-Kongo, wo er zu Beginn der 1920er Jahre im Auftrag der Firma BAYER Suramin prüfte, den ersten arsenfreien Wirkstoff gegen die dort herrschende Schlafkrankheit.[104] Ein anderer Trypanosomenforscher, der Brasilianer CARLOS CHAGAS (1879–1934), sprach am 9. November 1925 bei einer Sondersitzung zu seinen Ehren über die nach ihm benannte CHAGAS-Krankheit.[105] KLEINE und CHAGAS sind Ehrenmitglieder der Gesellschaft.

Ein Gast aus Göttingen, FELIX BERNSTEIN (1878–1956) vom Institut für mathematische Statistik, machte die Gesellschaft 1930 mit seinen Analysen

---

[101] MORGENROTH: Chemotherapeutische Antisepsis. Aussprache.
Verhandlungen der Berliner medizinischen Gesellschaft 1921, Band LII, Teil I, p. 157–167

[102] PAUL TRENDELENBURG: Über die Wirkung einiger neuerer Kreislaufmittel bei Kreislaufinsuffizienz. Verhandlungen der Berliner medizinischen Gesellschaft 1929, Band LX, Teil II, p. 121–129

[103] BRUNO WOLFF: Über intravenöse Evipan-Natriumnarkose.
Verhandlungen der Berliner medizinischen Gesellschaft 1933, Band LXIV, p. 83–84

[104] F. K. KLEINE: Über meine Reise nach Afrika zur Prüfung von Bayer 205.
Verhandlungen der Berliner medizinischen Gesellschaft 1924, Band LV, Teil II, p. 6–12

[105] Verhandlungen der Berliner medizinischen Gesellschaft 1925, Band LVI, Teil I, p. 61

zur Erblichkeit von Brustkrebs bei Mäusen vertraut.[106] BERNSTEIN hatte bereits den Vererbungsmodus der Blutgruppen mithilfe der Populationsstatistik aufgedeckt.

ÖFFENTLICHES GESUNDHEITSWESEN UND STANDESPOLITISCHE FRAGEN

Das standespolitische Engagement der Gesellschaft war nach dem Krieg gering. Die Möglichkeit, der eigenen Stimme Gehör zu verschaffen, war im Umfeld der Weimarer Republik ohnehin nicht groß.

Im April 1919 wurde ausgiebig über die Neuorganisation der Ministerien diskutiert. Die Ärzte empfanden seit langer Zeit, dass Belange des Gesundheitssystems auf Regierungsebene nicht adäquat repräsentiert waren. Am liebsten hätten sie ein Gesundheitsministerium in Preußen gehabt und eine selbständige Medizinalabteilung im Reichsministerium des Inneren unter ärztlicher Leitung, letzteres aber nur, da ein Reichsgesundheitsministerium politisch bei realistischer Abwägung nicht durchsetzbar schien. Eine entsprechende Resolution wurde formuliert.[107]

Aus gegebenem Anlass wurden in den Nachkriegsjahren Gesetzesinitiativen zur Bekämpfung der Geschlechtskrankheiten eingeleitet. Die Gesellschaft sah sich verschiedentlich veranlasst, auf besorgniserregende Gerüchte bzw. Entwürfe zu reagieren, die in gesetzgeberischen Gremien diskutiert wurden. In diesem Sinne erklärte sie sich am 31. März 1920 gegen eine Verpflichtung der Ärzte, Geschlechtskranke anzuzeigen.[108]

Der Konflikt zwischen den Krankenkassen und den niedergelassenen Ärzten schwelte weiter. Schon aufgrund der vielen praktischen Ärzte unter den Mitgliedern war die Stellung der Gesellschaft in dieser Auseinandersetzung vorgegeben. Im Februar 1924 wurden zwei Ärzte ausgeschlossen, weil

---

[106] FELIX BERNSTEIN: Über die Erblichkeit und Natur des Krebses.
Verhandlungen der Berliner medizinischen Gesellschaft 1930, Band LXI, Teil II, p. 127–151
[107] Sitzung vom 9. April 1919, Gesundheitsministerium im Reich und in Preussen.
Verhandlungen der Berliner medizinischen Gesellschaft 1919, Band L, Teil I, p. 49–55
[108] Sitzung vom 31. März 1920,
Verhandlungen der Berliner medizinischen Gesellschaft 1920, Band LI, Teil I, p. 50–51

sie nach Meinung der Aufnahmekommission bei diesen Streitigkeiten gegen die ärztliche Ethik verstoßen hatten.[109] Einige Jahre später (1931) sprach sich die Gesellschaft gegen Bestrebungen der Krankenkassen aus, durch Vertrauensärzte stationäre Patienten nachuntersuchen zu lassen, um die getroffenen ärztlichen Anordnungen zu überprüfen.[110]

Als 1931 die Schließung der Chirurgischen Universitätsklinik in der Ziegelstraße bevorstand, verabschiedete die Gesellschaft einstimmig ein Protestschreiben, dessen abschließende Sätze lauten:

»Die Vernichtung dieser altberühmten Stätte chirurgischer Forschung, Lehre und Behandlungskunst, an der ein GRAEFE, DIEFFENBACH, LANGENBECK, BERGMANN, BIER gewirkt haben, und von der große und weltbewegende Fortschritte der medizinischen Wissenschaft ausgegangen sind, bedeutet einen Einbruch in unsere geistige Kultur, die wir um so ängstlicher hüten müßten, als sie das einzige darstellt, das uns noch geblieben ist. Die Berliner medizinische Gesellschaft glaubt es sich selbst und der gesamten Ärzteschaft schuldig zu sein, wenn sie gegen die beabsichtigte Schließung der BIERschen Klinik einmütig Protest erhebt.«

Der Text stammt laut Protokoll aus der Feder von GOLDSCHEIDER und sagt viel aus über das Selbstverständnis der Gesellschaft und ihres Vorsitzenden. Noch bezeichnender ist sogar, was im Protokoll folgt: »Herr STABEL wünscht energische Maßnahmen. Herr GOLDSCHEIDER setzt die großen Schwierigkeiten auseinander und bittet, bei dem vorgeschlagenen Text zu bleiben.«[111]

---

[109] Sitzung vom 6. Februar 1924,
Verhandlungen der Berliner medizinischen Gesellschaft 1924, Band LV, Teil I, p. 5
[110] Sitzung vom 4. März 1931.
Verhandlungen der Berliner medizinischen Gesellschaft 1931, Band LXII, Teil I, p. 50–51
[111] Sitzung vom 14. Oktober 1931.
Verhandlungen der Berliner medizinischen Gesellschaft 1931, Band LXII, Teil I, p. 119

ALFRED GOLDSCHEIDER (1858–1935)

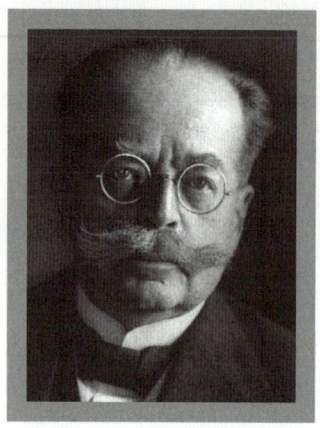

17 ALFRED GOLDSCHEIDER

ALFRED GOLDSCHEIDER, der Sohn eines Arztes, kam aus der Niederlausitz. Er studierte an der militärärztlichen Akademie, dem FRIEDRICH-WILHELM-Institut in Berlin, Medizin, wurde dann Militärarzt und habilitierte sich später als Assistent von v. LEYDEN an der I. Medizinischen Klinik der Charité. Nach Chefarztposten im Krankenhaus Moabit und im RUDOLF-VIRCHOW-Krankenhaus erhielt er 1910 die Leitung des Poliklinischen Instituts für Innere Medizin der Universität, das 1919 III. Medizinische Universitätsklinik wurde. GOLDSCHEIDER leitete die Universitätsklinik bis 1933.

In die *Berliner Medizinische Gesellschaft* war Goldscheider bereits 1886 eingetreten. Er beteiligte sich häufig an den Diskussionen und hielt 12 längere Vorträge. 1927 wurde er erstmals zum stellvertretenden Vorsitzenden gewählt, 1930 als Nachfolger von Kraus zum Vorsitzenden.

»Sie haben mir das große und ehrende Vertrauen geschenkt, mich zum Nachfolger eines Mannes zu machen, der um unsere Gesellschaft außerordentliche Verdienste hat. Es wird uns schwer werden, sein von tiefen Problemen erfülltes Haupt mit seiner sonnigen österreichischen Jovialität nicht mehr an dieser Stelle zu sehen. Er tritt als Sieger ab, in doppelter Hinsicht. Dem Drängen seiner Freunde und Verehrer trotzend, hat er an seinem gegebenen Wort, die Wiederwahl nicht anzunehmen, festgehalten. Er hat sich selbst besiegt, das ist der schwerste und schönste Sieg. Wir verlieren einen Vorsitzenden von hoher Qualität, aber gewinnen ihn als Menschen doppelt wieder. KRAUS bleibt unser und wird uns stets hoch willkommen sein, wenn er, hoffentlich recht oft, unter uns erscheint und mit zündendem Wort in die Verhandlungen eingreift. Ich selbst will gern versuchen, in seinem Sinne und im Sinne aller der anderen hervorragenden Vorgänger die Geschäfte der Gesellschaft zu leiten. Hierbei betrachte ich mich, der ich ebenso alt bin wie KRAUS, als Platzhalter für eine geeignete jüngere Kraft, die Sie nach einem Jahr an meine Stelle setzen mögen. Es wird mich freuen, wenn Sie

dann von mir, auf KRAUS *zurückblickend, sagen könnten: seines Geistes hat er einen Hauch verspürt.«*[112]

GOLDSCHEIDER wurde noch dreimal wiedergewählt, zuletzt am 22. Februar 1933. Die wenigen Äußerungen, die wir von ihm als amtierendem Vorsitzenden haben, charakterisieren ihn als gewissenhaft, aufmerksam-kritisch, strikt wissenschaftlich orientiert und zu militärischer Kürze und Prägnanz neigend, mitunter auch ein wenig streng. Zu seinem 50. Doktorjubiläum im Mai 1931 zeichnete ihn die Gesellschaft mit der Ehrenmitgliedschaft aus.

Im Frühjahr 1933 trat der gesamte Vorstand auf Druck des nationalsozialistischen Regimes zurück. In dem neuen, von den politischen Machthabern abgesegneten Vorstand, gab es für GOLDSCHEIDER wegen seiner jüdischen Abstammung keinen Platz.

---

[112] Sitzung vom 19. Februar 1930.
Verhandlungen der Berliner medizinischen Gesellschaft 1930, Band LXI, Teil I, p. 36

1933–1945
DIE NATIONALSOZIALISTISCHE PERIODE

DIE NATIONALSOZIALISTISCHE PERIODE

Dieser Zeitabschnitt im Leben der Gesellschaft ist weniger gut dokumentiert als frühere Perioden. Die Gesellschaft hatte ihren Publikationsaufwand reduziert. Nachdem die »Deutsche Medizinische Wochenschrift« (DMW) 1932 Publikationsorgan der Gesellschaft geworden war, enthielten die Jahresbände, also die »Verhandlungen der Berliner Medizinischen Gesellschaft«, nur noch die in der DMW erschienenen Vorträge. Sitzungsprotokolle und Diskussionsbeiträge wurden weiterhin in der DMW veröffentlicht, jedoch z. T. in verkürzter Form. Interna der Gesellschaft wurden nur noch selten mitgeteilt, vor allem fehlt die ausführliche Darstellung der Generalversammlung mit den Berichten von Vorstand, Schatzmeister, Bibliothekar und Beauftragtem für das LANGENBECK-VIRCHOW-Haus.

Die Originalunterlagen der Gesellschaft gingen nach Ende des Zweiten Weltkrieges verloren, mit Ausnahme des Protokollbuchs der Jahre 1922–1945 und zweier Finanzjournale (*Berliner Medizinische Gesellschaft* ab 1942, LANGENBECK-VIRCHOW-Haus-Gesellschaft ab 1941). Im Protokollbuch haben die Schriftführer meist nur die Rahmendaten zu den Sitzungen festgehalten. Darüber hinaus existieren noch die gedruckten Mitgliederverzeichnisse der Jahre 1937 und 1940.

Am 22. Februar 1933 absolvierte die Gesellschaft ihre Generalversammlung mit den turnusmäßigen Wahlen. In den Vorstand wurden gewählt: GOLDSCHEIDER (Vorsitzender), BORCHARDT, RÖSSLE, LENNHOFF (stellvertretende Vorsitzende), ADAM (geschäftsführender Schriftführer), V. EICKEN, UMBER, G. A. WAGNER (stellvertretende Schriftführer), UNGER (Schatzmeister) und KOHN (Bibliothekar). Im Anschluss trat man noch dreimal zusammen, doch nach dem 15. März gab es eine lange Pause (s. Abb. 18). Erst am 15. November wurde eine außerordentliche Generalversammlung einberufen, die mit einer Erklärung von CARL OTTO V. EICKEN (1873–1960, Direktor der Hals-Nasen-Ohrenklinik der Charité) begann, die die Situation völlig änderte:

»In den Osterferien dieses Jahres erhielten wir von einem Beauftragten des Ministeriums des Innern ein an den Vorstand der Berliner Medizinischen Gesell-

18 »Berliner ärztliche Anzeigen« vom 6. Mai 1933, auch »Rotes Blatt« genannt.
Dieses war Teil des wöchentlich erscheinenden »Gross-Berliner Aerzteblattes«,
welches einem weiten Kreis der Berliner Ärzte unentgeltlich zugestellt wurde.
Die *Berliner Medizinische Gesellschaft* nutzte es für ihre Ankündigungen.
In der vorliegenden Ausgabe wird im ersten Absatz mitgeteilt, dass die Sitzungen
bis auf weiteres ausgesetzt sind.

schaft gerichtetes Schreiben mit der Anfrage, ob der Vorstand der Gesellschaft zurückgetreten oder die Gesellschaft aufgelöst worden sei. Der Vorstand beschloß, Herrn Kollegen ADAM *und mich mit der Wahrnehmung der Interessen der Gesellschaft zu betrauen, in seiner Gesamtheit zurückzutreten und die wissenschaftlichen Sitzungen zunächst ausfallen zu lassen. Die politischen Wogen gingen damals ziemlich hoch, sie haben sich jetzt gelegt und vor drei Tagen hat das deutsche Volk durch seine Wahl der Regierung ein Treuegelöbnis abgelegt, wie es großartiger und eindrucksvoller nicht gedacht werden kann. Das deutsche Volk ringt um seine Ehre und Freiheit. Wir wissen, daß unser aller Streben darauf eingestellt ist, unserem Volk wieder allgemeine Achtung in der Welt zu verschaffen und jedem Deutschen wieder die Möglichkeit zu erringen, sein Brot selbst zu* verdienen. In einer solchen Zeit darf die größte medizinische Gesellschaft der Reichshauptstadt nicht müßig beiseite stehen; sie muß sich einschalten in den großen Arbeitsprozeß zum Heile des Volkes.

Der Beschluß des Vorstandes, Herrn ADAM und mich als Sachwalter einzusetzen, war nach den Ausführungen des Herrn Präsidenten BECHERER, der die medizinische Gesellschaft seit vielen Jahren in Rechtsfragen betreut, rechtlich ungültig. Wir hielten es aber unter den obwaltenden Umständen doch für unsere Pflicht, zu handeln und vor allem mit der vorgesetzten Behörde in Fühlung zu treten. Die Besprechungen mit Herrn Ministerialrat Dr. CONTI ergaben weitgehendes Entgegenkommen seitens der Behörde und führten dazu, daß ein Notvorstand eingesetzt wurde, in dem mir das Amt des Vorsitzenden anvertraut und Herr ADAM als geschäftsführender Schriftführer eingesetzt wurde. Das Amt des Kassenwartes wurde Herrn Kollegen ZINN übertragen. Ich selbst habe mich nicht zu dem Amt des Vorsitzenden gedrängt. Ich hatte sogar starke Bedenken, es anzutreten. Der Zuspruch zahlreicher Freunde und Kollegen hat mich aber bewogen, das Amt zu übernehmen.

Die Satzungen wurden auf Wunsch der Regierung weitgehend umgearbeitet und dem Führerprinzip angepaßt.

Ehe ich Ihnen die abgeänderten Satzungen vorlege, ist es mir Ehrenpflicht, dem zurückgetretenen Vorstand insonderheit unserem hochverehrten Kollegen Herrn Geh.-Rat GOLDSCHEIDER, nicht minder aber auch dem Bibliothekar Herrn Prof. HANS KOHN und dem Schatzmeister Prof. UNGER den Dank der Gesellschaft abzustatten für die umsichtige, hingebende und treue Amtsführung. Die Kasse ist von den Herren ZINN und BRAUN geprüft und in bester Ordnung befunden worden. So darf ich wohl Ihr Einverständnis annehmen, wenn ich Herrn UNGER Entlastung erteile. Mein Dank gilt aber auch den übrigen Vorstandsmitgliedern und den Ausschüssen, die in uneigennütziger Weise ehrenamtlich ihre Aufgaben erfüllten und ihrer Ämter walteten. Die Gesellschaft hat seit 1. Jan. 1933 den Tod von 31 Mitgliedern zu beklagen.

Aus der Gesellschaft sind ausgetreten 88 und gestrichen wegen nicht gezahlter Beiträge 45 Mitglieder. Außerdem liegen noch 34 unerledigte Austrittserklärungen vor. In diesem Jahre wurden insgesamt aufgenommen 99 Mitglieder, von diesen bezahlten jedoch nur 82 die Aufnahmebeiträge. Wieder aufgenommen wurden 3 Mitglieder. Durch den Rückgang der Mitgliederzahl wurde die Kasse geschwächt; ich darf aber wohl dem Wunsche Ausdruck geben, daß keine weiteren Austritte erfolgen *und jetzt zahlreiche Kollegen sich um ihren Eintritt bemühen, die bisher nicht Mitglieder der Gesellschaft waren. Von den etwa 6000 in Berlin praktizierenden Ärzten gehören zur Zeit nur etwa 1400 der Gesellschaft an. Es ist dringend zu wünschen, daß hier Wandel geschaffen wird. Nur wenn die entstandenen Lücken aufgefüllt werden, kann die Bibliothek unserer Gesellschaft in der bisherigen Vollständigkeit bestehen. Jeder Berliner Kollege, der bisher abseits stand, muß es als selbstverständliche Pflicht empfinden, daß diese große Sammlung medizinischer Bücher nicht in die Brüche geht, und so rufe ich jedem Säumigen zu: Tua res agitur!«*[1]

Was hier durch v. EICKEN geschildert wird, ist die Gleichschaltung der Gesellschaft im Sinne der nationalsozialistischen Ideologie. Nach der »Machtergreifung« im Januar 1933 wurden alle Vereine und Gesellschaften vor die Alternative gestellt, sich aufzulösen oder sich gemäß den nationalsozialistischen Vorstellungen umzuorganisieren. Dazu gehörte die Annahme des Führerprinzips, d.h. die weitgehende Aufhebung demokratischer Prinzipien bei der Wahl und Ausübung der Vereinsleitung, des Weiteren die Entfernung jüdischer Mitglieder zumindest aus der Leitung sowie die teilweise oder vollständige Besetzung von Führungspositionen mit Regimetreuen.

Entsprechend war die Satzung der Gesellschaft geändert worden. Nach der von den Nationalsozialisten abgesegneten neuen Version wurde nur der Vorsitzende durch die Generalversammlung gewählt, und zwar alle vier Jahre, statt bisher jährlich. Er ernannte in Erfüllung des Führerprinzips die übrigen Vorstandsmitglieder und die Mitglieder von Kommissionen (Aufnahmekommission, Bibliothekskommission, Hauskommission zur Verwaltung des LANGENBECK-VIRCHOW-Hauses). Der Ausschuss, der den Vorstand bisher beraten hatte, wurde abgeschafft. Vorsitzender und Vorstand bedurften der Genehmigung des preußischen Innenministeriums.

Somit war die Gesellschaft nicht einmal bei der Wahl des Vorsitzenden, der einzig verbliebenen, völlig frei. Der 1933 zunächst als Übergangslösung ins Amt gekommene v. EICKEN wurde von der Generalversammlung am 21. Februar 1934 bestätigt. Die Gesellschaft folgte dann 1938 seinem Vorschlag und wählte SIEBECK zu seinem Nachfolger. Es kann unterstellt werden, dass v. EICKEN vorher das Einverständnis des Ministeriums für seinen Kandidaten

---

[1] Berliner Medizinische Gesellschaft, 15. XI. 1933. Außerordentliche Generalversammlung. Deutsche Medizinische Wochenschrift 1934, Vol. 60, p. 121

eingeholt hatte. Als SIEBECK 1941 einen Ruf nach Heidelberg erhielt, wurde UMBER vom Ministerium eingesetzt. Er ist damit der einzige Vorsitzende, der nicht – sei es auch nur formal – gewählt wurde. Es wäre jedoch unbillig, ihm dies persönlich anzukreiden.

Bei der Besetzung der Vorsitzendenposition verfuhr das Ministerium ohnehin taktisch differenziert. Die drei Vorsitzenden der NS-Zeit, v. EICKEN, SIEBECK und UMBER, waren fachlich hoch anerkannt und gehörten zu den führenden Vertretern ihrer Fächer; sie hätten auch bei freier Wahl in dieses Amt gelangen können. Parteimitglied war nur SIEBECK.

Dem Vorstand, der zuvor im Februar 1933 ins Amt gekommen war, also dem letzten wirklich gewählten, gehörten mit ALFRED GOLDSCHEIDER, MORITZ BORCHARDT (1868–1948), HANS KOHN (1866–1935) und ERNST UNGER (1875–1938) vier jüdische Mitglieder an, die als solche den neuen politischen Machthabern nicht genehm waren. Von diesen waren GOLDSCHEIDER und KOHN (beide Ehrenmitglieder) sowie UNGER lange im Amt gewesen und v. EICKEN dankte ihnen in seiner Ansprache namentlich.

Zurück zur denkwürdigen Sitzung am 15. November 1933: Den neuen Vorstand verkündete v. EICKEN noch in derselben Sitzung: STOECKEL, GOCHT, SCHLAYER (stellvertretende Vorsitzende), ADAM (geschäftsführender Schriftführer), PICKHAN, SCHUMACHER (stellvertretende Schriftführer), STAHL (Bibliothekar) und ZINN (Schatzmeister). Vier Wochen später wurde der inzwischen im Eilverfahren aufgenommene WERR zum Schatzmeister erklärt und ZINN erhielt stattdessen das Amt eines stellvertretenden Schriftführers.

Es wäre naiv zu glauben, v. EICKEN hätte hier nach den eigenen Vorstellungen agieren können. Er wusste, dass sich die umfassende fachliche Kompetenz der Gesellschaft auch in deren Leitung widerspiegeln musste. Bis 1933 waren nur Persönlichkeiten in den Vorstand aufgenommen worden, die außergewöhnliche Leistungen in ihrem Fach vorweisen konnten oder sich in den anderen Gremien der Gesellschaft über längere Zeit bewährt hatten. Nominierungen nach kurzer Mitgliedschaft waren früher die Ausnahme. Auf die fachliche Qualifikation und persönliche Integrität ihrer Vorstandsmitglieder hat die Gesellschaft immer großen Wert gelegt; zu wichtig sind diese Qualitäten für die Wirkung nach innen und nach außen. Trotz aller Bemühungen in den Jahren nach dem Ersten Weltkrieg, die Wiederwahl einzuschränken und damit einer größeren Zahl von Mitgliedern die Teilnahme an Leitungsaufgaben zu ermöglichen, blieb der Personenkreis, aus dem sich die Gremien der Gesellschaft rekrutierten, verhältnismäßig klein. Das Vertrauen der Mitglieder hatten nur wenige, und die wurden immer wieder gewählt.

Diese Prinzipien waren für die aufsichtführende Stelle im preußischen Innenministerium irrelevant, da es dieser um machtpolitische Interessen ging. Wir wissen nicht, welche Vorgaben den Vorsitzenden auferlegt wurden. Doch scheint das Ergebnis des Auswahlprozesses für die Besetzung der Vorstandsposten 1933, 1938 und 1942 nahezulegen, dass die Kandidaten zumindest politisch unverfänglich sein mussten, möglichst auch linientreu sein sollten; Parteimitglieder kamen bevorzugt zum Zuge.

Auf die Dauer konnte das Primat solcher Kriterien für die Arbeit und das Ansehen der Gesellschaft in der wissenschaftlichen Welt nur negative Auswirkungen haben. Aufgabe der Vorsitzenden war es – wir unterstellen, dass sie es selbst so sahen, – den Schaden durch politisch begründete Nominierungen möglichst klein zu halten. Weiter unten wird auf die Männer, die unter diesen besonderen Umständen ins Amt kamen, kurz eingegangen.

Die Sitzung am 15. November 1933 markiert den offiziellen Beginn der nationalsozialistischen Periode der Gesellschaft. Für die Mitglieder kamen die Anpassungen, zu denen sie genötigt wurden, nicht überraschend. Die »Gleichschaltung« von Institutionen und Organisationen begann im Frühjahr 1933. Der stets sehr eifrige LEONARDO CONTI (s.u.) hatte als Kommissar beim Preußischen Innenministerium bereits im März die gewählten Spitzenmänner der ärztlichen Standesvertretungen in Berlin gegen Parteigenossen ausgetauscht. Diese Vorgänge waren der Ärzteschaft bekannt. Auch viele Fachgesellschaften und Freizeitorganisationen, wie z.B. Sportvereine, waren bereits »gleichgeschaltet«. Es kann vorausgesetzt werden, dass jedes Mitglied inzwischen mit dem Vorgang vertraut war.

Nach der Rede des Vorsitzenden v. EICKEN verlas ADAM die geänderten Statuten, die mit überwältigender Mehrheit angenommen wurden. Alsdann gab v. EICKEN die Zusammensetzung von Vorstand und Aufnahmekommission bekannt. Abschließend richtete Ministerialrat CONTI an die Versammlung eine Ansprache, in der er auf die erweiterten Aufgaben der Ärzteschaft im neuen Staate hinwies.[2] Damit war die Generalversammlung beendet.

---

[2] Protokollbuch der Berliner Medizinischen Gesellschaft 1922–1945, p. 273

In der unmittelbar folgenden wissenschaftlichen Sitzung wurden die »erweiterten Aufgaben« durch den Rassenhygieniker Otmar v. Verschuer (1896–1969) in seinem Vortrag »Über Erbprognose« verdeutlicht. Bei der anschließenden Aussprache kamen die längsten Beiträge von Josef Schumacher (s.u.) und Berthold Ostertag (1895–1975), zwei aktiven Unterstützern des Regimes. Ob sie sich spontan äußerten oder im Auftrag handelten, wissen wir nicht.

Ein tragischer Aspekt am Rande: In seiner Rede erwähnt v. Eicken den langjährigen Rechtsbeistand der Gesellschaft, Justizrat Dr. Walter Becherer (1865–1934), Senior einer bekannten Anwaltskanzlei mit Notariat. Auch er geriet bald in Konflikt mit den Nationalsozialisten. Becherer nahm nämlich Anstoß daran, dass der Anwaltsverein unter Elimination der dem Regime missliebigen Mitglieder gleichgeschaltet wurde und wollte seine Mitgliedschaft kündigen. Darauf wurde ihm vom Anwaltsverein mit dem Entzug des Notariats, einer wesentlichen Einnahmequelle für alle in seiner Kanzlei tätigen Anwälte, gedroht. Justizrat Becherer beging Selbstmord. Er war der Schwiegervater des berühmten Sauerbruch-Schülers Rudolf Nissen (1896–1981), der wegen seiner jüdischen Abstammung als weitsichtig Denkender Deutschland Mitte 1933 bereits verlassen und seine Mitgliedschaft in der *Berliner Medizinischen Gesellschaft* aufgegeben hatte.[3]

VORSTAND UNTER DEM »FÜHRERPRINZIP« 1933–1945

Der Vorstand wird in diesem Kapitel ausführlicher als in anderen Zeitabschnitten dargestellt, da ihn die Mitglieder nicht – wie bislang – aus ihrer Mitte unter den anerkannten und bewährten Persönlichkeiten wählten. Vielmehr war die Besetzung der Positionen ein Kompromiss zwischen fachlicher Qualifikation und regimetreuer politischer Ausrichtung, der im Tauziehen zwischen dem Vorsitzenden und den Verantwortlichen im Ministerium ausgehandelt wurde. Dafür war es mitunter sogar nötig, politisch »passende« Kandidaten umgehend in die Gesellschaft aufzunehmen.

---

[3] Rudolf Nissen: Helle Blätter – Dunkle Blätter. Erinnerungen eines Chirurgen. Deutsche Verlagsanstalt Stuttgart, 1969, p. 228

Tabelle 1 Der Vorstand der *Berliner Medizinischen Gesellschaft* in der nationalsozialistischen Periode unter den Vorsitzenden v. EICKEN, SIEBECK und UMBER

Amt	1933–1938	1938–1941	1942–1945
Vorsitzender	von Eicken	Siebeck	Umber
Stellvertretende Vorsitzende	Stoeckel	Zinn	W. Koch
	Gocht	Reiter	Reiter
	Schlayer/Siebeck	Löhlein	Löhlein
Geschäftsführender Schriftführer	Adam	Adam	Pütz
Stellvertretende Schriftführer	Pickhan	Pickhan	Pickhan
	Zinn	Kreuz	Kreuz
	Schumacher	Hofmeier	Maier/Retzlaff
Schatzmeister	Werr	Werr	Werr/Mylius
Bibliothekar	Stahl	Stahl	Stahl

Vorsitzender v. Eicken

Von dem ursprünglich im Februar 1933 noch frei gewählten Vorstand mit GOLDSCHEIDER als Vorsitzendem blieb außer v. EICKEN nur der geschäftsführende Schriftführer CURT ADAM (1875–1941) übrig. Er war seit 1914 in der Gesellschaft, dem Vorstand hatte er bereits seit 1928 angehört. ADAM war Augenarzt und lehrte als Privatdozent an der Berliner Universität. Als Direktor des KAISERIN-FRIEDRICH-Hauses, Generalsekretär des Reichsausschusses für das ärztliche Fortbildungswesen und Chefredakteur der »Zeitschrift für ärztliche Fortbildung« nahm er auf dem Gebiet der ärztlichen Weiterbildung eine zentrale Position ein. Nun zu den neu Hinzugekommenen:

Der Direktor der Universitätsfrauenklinik, WALTER STOECKEL (1871–1961), war unmittelbar nach seiner Amtsaufnahme 1926 in die Gesellschaft eingetreten. Er war damals wohl der bekannteste deutsche Gynäkologe. Seinen ersten Vortrag hatte er im darauffolgenden Jahr gehalten, bis 1940 sollten noch drei weitere folgen. Bislang hatte STOECKEL kein Amt in den Gremien der Gesellschaft ausgeübt.

Letzteres gilt auch für den Röntgen-Pionier HERMANN GOCHT (1869–1938). Er war Direktor der Universitätspoliklinik für orthopädische Chirurgie, seit 1934 zusätzlich Leiter des OSKAR-HELENE-Heims. Als Dekan der medizinischen Fakultät 1932–1935 hat er die personellen Maßnahmen des nationalsozialistischen Regimes umgesetzt. Der Gesellschaft gehörte er seit 1916 an, 1917 hielt er seinen einzigen Vortrag. Der neuen politischen Richtung soll er, zumindest anfangs, positiv gegenübergestanden haben.[4]

CARL ROBERT SCHLAYER (1875–1937), in Tübingen 1907 für Innere Medizin habilitiert, war eine Kapazität auf den Gebieten Nierenkrankheiten und Krankenernährung. Seit 1919 war er Chefarzt im KAISERIN-AUGUSTA-Hospital.[5] 1924 referierte er über Nierenfunktionsprüfung. Bald nach seiner Aufnahme (1919) wurde er in die Gremientätigkeit der Gesellschaft einbezogen: SCHLAYER war 1923–1925 Mitglied des Ausschusses, 1923–1933 in der Hauskommission und 1930–1933 in der Aufnahmekommission.

Der Radiologe ARTUR PICKHAN (1887–1969) war der Gesellschaft 1930 beigetreten. Er übernahm 1933 die Leitung der großen Röntgenabteilung im Cecilienhaus, lehrte ab 1936 an der Universität und war 1939–1945 außerplanmäßiger Professor. In der NSDAP war er seit 1930. PICKHAN ist auch nach dem Zweiten Weltkrieg in der Gesellschaft tätig gewesen.

WILHELM ZINN (1869–1943) hatte sich an der II. Medizinischen Klinik der Charité für Innere Medizin habilitiert, lehrte an der FRIEDRICH-WILHELMS-Universität und war 1909–1935 Chefarzt im Krankenhaus Moabit. Er war 1896, also noch unter VIRCHOW, in die Gesellschaft eingetreten und hielt 1910 seinen einzigen Vortrag. 1917–1921 hatte er im Ausschuss mitgearbeitet.

Der Hautarzt JOSEF SCHUMACHER (1885–1968) hatte auf Geheiß von CONTI 1933 bereits den Vorstand der *Deutschen Dermatologischen Gesellschaft* (DDG) den aktuellen politischen Vorgaben entsprechend neu geordnet und war seither Schriftführer der DDG.[6] Wenig später übernahm er die Leitung des bakteriologisch-serologischen Instituts im Moabiter Krankenhaus von der ersten Berliner Professorin, LYDIA RABINOWITSCH-KEMPNER

---

[4] LOTHAR KREUZ: HERMANN GOCHT †.
Deutsche Medizinische Wochenschrift 1938, Vol. 64, p. 977–978

[5] J. OLIVET: C. R. SCHLAYER †, Berlin.
Münchener Medizinische Wochenschrift 1937, Vol. 84, p. 1742–1743

[6] ALBRECHT SCHOLZ: Geschichte der Dermatologie in Deutschland,
SPRINGER-Verlag Berlin-Heidelberg, 1999, p. 129–131

(1871–1935), die ihre Stelle durch das Gesetz zur Wiederherstellung des Berufsbeamtentums verlor.[7] Im Oktober wurde er dann auch Vorsitzender des nach den Vorgaben der Nationalsozialisten umgestalteten Vorstands der *Berliner Mikrobiologischen Gesellschaft*.[8] SCHUMACHER war seit 1930 Mitglied der NSDAP. In der *Berliner Medizinischen Gesellschaft* war er seit 1914, Vorträge hielt er 1922 und 1937.

SCHUMACHERS letzter Beitrag mit dem Titel »Die Bedeutung der Vitamine« entsprach offenbar nicht den gesellschaftsinternen Qualitätserwartungen. Im Protokollbuch ist unter dem Datum 10. November 1937 vermerkt:

»Der Vorsitzende [V. EICKEN] verliest folgende Erklärung: Der Vortrag des Kollegen SCHUMACHER in der letzten Sitzung der Berliner medizinischen Gesellschaft wies in seinem sachlichen Inhalt zwar auf die Wahrscheinlichkeit interessanter Zusammenhänge zwischen C-Vitamin, Leberfunktionen und endokrinen Störungen hin, er ließ jedoch trotz seiner zeitlichen Ausdehnung eine den wissenschaftlichen Gepflogenheiten entsprechende Beweisführung vermissen und gab auch durch seine Form Veranlassung zu einer eindeutigen Ablehnung seitens der Zuhörerschaft. Der Vorstand behält sich vor, auf den Vortrag zurückzukommen, sobald ihm genügend wissenschaftliche Unterlagen für die von dem Vortragenden vertretene Auffassung vorzuliegen scheinen und wird sich dann über eine Aussprache schlüssig werden.«[9]

Dieser Vorgang ist ohne Präzedenz in der Geschichte der Gesellschaft: Der Vorstand erteilt – unter Einbeziehung des Auditoriums – einem Vorstandsmitglied aufgrund einer ungenügenden Leistung eine deftige Rüge. Der Vortragstext ist nicht erhalten.

SCHUMACHER war es auch, der am 15. November 1933 die Herren WERR, LOHMANN, DENKER und CLAUS zur Aufnahme vorschlug. Mit großer Wahrscheinlichkeit war er damit von politischer Seite beauftragt worden. Die drei zuletzt Genannten wurden am gleichen Tag, also noch vor ihrem offiziellen

---

[7] 125 Jahre Krankenhaus Moabit. WEIDLER Buchverlag Berlin, 1997, p. 42

[8] 100 Jahre Berliner Mikrobiologische Gesellschaft. Festschrift herausgegeben anlässlich der Jubiläumssitzung am 12. Dezember 2011 im ROBERT KOCH-Institut Berlin. 2. Auflage, September 2013

[9] Protokollbuch der Berliner Medizinischen Gesellschaft, Protokoll der 20. Sitzung vom 10. November 1937

Eintritt, in die Aufnahmekommission berufen. Bei WERR wurde eine Anstandsfrist von 4 Wochen gewährt, dann wurde er Schatzmeister.

OTTO STAHL (1887–1945) war habilitiert und leitete von 1933 bis zu seinem Tode die Chirurgie im AUGUSTE-VICTORIA-Krankenhaus. Dort hatte er das Erbe von OTTO NORDMANN (1876–1946) angetreten, der es nach der Machtübernahme der Nationalsozialisten vorzog, an das konfessionelle MARTIN-LUTHER-Krankenhaus zu wechseln. STAHL war vor 1933 in die NSDAP eingetreten und bekleidete verschiedene parteipolitische Ämter im Gesundheitssystem. Zur *Berliner Medizinischen Gesellschaft* war STAHL 1923 gekommen. Sein Spezialgebiet war die Chirurgie des Nervensystems, 1942 sprach er über die Behandlung von Schussverletzungen. Das Amt des Bibliothekars behielt er bis 1945.

Der Schatzmeister, FLORIAN WERR (1888–1948), war Dermatologe, seit 1929 in der NSDAP und Leiter der Reichsarbeitsgemeinschaft zur Bekämpfung der Geschlechtskrankheiten sowie Geschäftsführer des Reichsausschusses für Erbgesundheitsdienst im Reichsinnenministerium.[10] Nach dem, was wir über ihn wissen, hatte er – mit Ausnahme des richtigen Parteibuchs – für eine Vorstandsposition keine weitere Qualifikation. 1942 wurde er von GEORG MYLIUS abgelöst (der später eine wichtige Rolle spielen wird).

---

[10] ERNST KLEE: Das Personenlexikon zum Dritten Reich. Nikol-Verlag 2016, p. 671

CARL OTTO VON EICKEN (1873–1960)

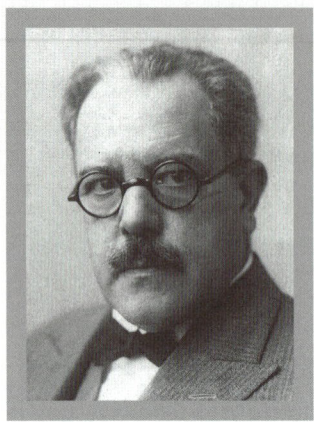

19 Carl Otto v. Eicken

V. Eicken stammte aus Mülheim an der Ruhr. Nach einer chirurgischen Ausbildung bei Vincenz Czerny (1842–1916) in Heidelberg ging er zu Gustav Killian (1860–1921), dem »Vater der Bronchoskopie«, nach Freiburg und habilitierte sich für Laryngologie und Rhinologie. 1910 folgte er einem Ruf nach Gießen, 1922 trat er die Nachfolge seines Lehrers Killian, inzwischen an der Charité in Berlin, an. Nach dem Tode von Adolf Passow (1859–1926) leitete v. Eicken die zusammengelegte I. und II. Klinik für Hals-Nasen-Ohrenheilkunde bis 1950.

V. Eicken war ein sehr anerkannter Kliniker und Operateur. Hitler, der seine Stimme oft überstrapazierte, ließ sich 1935 einen Stimmbandpolypen von ihm entfernen. Als Honorar erhielt er 50.000 Reichsmark; das Geld stammte aus dem Verkauf von Hitlers Buch »Mein Kampf«. V. Eicken gründete damit eine Stiftung zur Förderung wissenschaftlich arbeitender Ärzte und übertrug 1953 den Rest der *Berliner Medizinischen Gesellschaft*. Aus seinen hinterlassenen privaten Briefen spricht, dass er sich der Magie von Hitlers Nähe nicht ganz entziehen konnte.[11] Parteimitglied war er nicht.

In die Gesellschaft trat v. Eicken im Juli 1922 unmittelbar nach seinem Umzug nach Berlin ein. Bereits im November wurde er in Vertretung von Julius Morgenroth als stellvertretender Schriftführer in den Vorstand geholt und bei der nächsten Wahl im Amt bestätigt. Dieses schnelle Avancement zeigt, wieviel Vertrauen ihm die Mitglieder sofort entgegenbrachten. Als stellvertretender Schriftführer war v. Eicken erneut 1925–1927 und 1931–1933 tätig, bevor er 1933–1938 den Vorsitz führte.

---

[11] Sacha Batthyany: Der Arzt, der Hitlers Stimme rettete. Neue Zürcher Zeitung am Sonntag Magazin, 4.6.2022

v. Eicken diente der Gesellschaft in zwei kritischen Situationen. 1923 drohte eine finanzielle Katastrophe, die – vielleicht auch durch sein Zutun – abgewendet werden konnte. Offensichtlich jedoch ist, dass er 1933 gegenüber den Nationalsozialisten wie ein Treuhänder der Gesellschaft fungiert und wohl noch Schlimmeres verhütet hat. Die von ihm mit den zuständigen staatlichen Stellen ausgehandelte Besetzung von Vorstand und Kommissionen war, in Anbetracht der Umstände, akzeptabel und erhielt die Gesellschaft arbeitsfähig. In Anerkennung seiner Verdienste für die Gesellschaft wurde v. Eicken 1953 zum Ehrenmitglied und 1956 zum Ehrenvorsitzenden ernannt.

Vorsitzender Siebeck

Nach Ablauf der Vierjahresperiode v. Eickens 1938 wurde Richard Siebeck (1883–1965) Vorsitzender. Er hatte der Gesellschaft seit 1934 angehört und war durch v. Eicken bereits Anfang 1938 für den verstorbenen Schlayer in den Vorstand berufen worden. Siebeck leitete die I. Medizinische Klinik der Charité und war bis zu seinem Wechsel nach Heidelberg 1941 im Amt. In die NSDAP trat er 1937 ein. Unter Siebeck blieben Adam, Pickhan, Stahl und Werr in ihren Positionen, Zinn wurde stellvertretender Vorsitzender. Neu hinzu kamen Reiter und Löhlein (stellvertretende Vorsitzende) sowie Kreuz und Hofmeier (stellvertretende Schriftführer).

Der Bakteriologe Hans Reiter (1881–1969) gehörte der Gesellschaft bereits 1909–1921 an und wurde 1934 wieder aufgenommen. In seinen jungen Jahren (1916) beschrieb er die Symptome der reaktiven Arthritis (M. Reiter). In dieser Zeit, in der er noch intensiv bakteriologische Forschung betrieb, hat er zweimal vor der Gesellschaft gesprochen. Reiter wurde 1933 Präsident des Reichsgesundheitsamtes. Er lehrte an der Berliner Universität Erbkunde und Rassenpflege, war seit 1931 Mitglied der NSDAP und im Bereich des Gesundheitssystems in zahlreichen Gremien an Führungsaufgaben beteiligt.[12] 1939 referierte er aus diesem Feld über »Mutter und Kind« überwiegend propagandistisch-erzieherisch.

WALTHER LÖHLEIN (1882–1954) wurde 1934 als Professor für Augenheilkunde an die FRIEDRICH-WILHELMS-Universität berufen. Er war fachlich bei seinen Kollegen hoch angesehen. LÖHLEIN war der Augenarzt HITLERS und seit 1940 Mitglied der NSDAP.[13] In die Gesellschaft wurde er Anfang 1935 aufgenommen. Vorträge hielt er 1935, 1941 und 1943.

Der Orthopäde LOTHAR KREUZ (1888–1969) war ein Schüler von GOCHT und dessen Nachfolger als Ordinarius für Orthopädie und Leiter des OSKAR-HELENE-Heims. Er trat 1933 in die NSDAP ein und hatte verschiedene Funktionen im Heeressanitätswesen inne. 1939–1942 amtierte KREUZ als Dekan der Medizinischen Fakultät, 1942–1945 als Rektor der Berliner Universität. Er scheint ein ehrgeiziger Mann gewesen zu sein, der mit den politischen Größen der Zeit Umgang pflegte. Auf der anderen Seite setzte sich KREUZ nachdrücklich dafür ein, dass Klumpfuß und angeborene Hüftluxation nicht als solche Erbkrankheiten eingestuft wurden, die zur Zwangssterilisation führten. In die Gesellschaft wurde er 1931 aufgenommen. In seinen vier Vorträgen ging es auch um Rehabilitation und Nachsorge und damit um ein Gebiet, auf dem sich KREUZ große Verdienste erworben hat.

KURT HOFMEIER (1896–1989) war Pädiater und seit 1931 Mitglied der NSDAP. Von 1933 an hatte er leitende Positionen am KAISER-UND-KAISERIN-FRIEDRICH-Kinderkrankenhaus, Städtischen Kinderkrankenhaus Charlottenburg und KAISERIN-AUGUSTE-VICTORIA-Haus inne. Nach seiner Habilitation 1938 lehrte er als Privatdozent an der Charité. 1941 folgte er einem Ruf nach Straßburg. In der Gesellschaft war er seit 1934.

---

[12] WERNER BRILL: Die Rassenhygiene im akademischen Unterricht an der Berliner Universität 1933–1945. In: Die Berliner Universität in der NS-Zeit. Band I: Strukturen und Personen. Hrsg. CHRISTOPH JAHR, REBECCA SCHAARSCHMIDT. FRANZ STEINER Verlag 2005, p. 89–98

[13] HANS-JOACHIM NEUMANN, HENRIK EBERLE: War HITLER krank? Ein abschließender Befund. Bastei LÜBBE 2011, p. 117–119

RICHARD SIEBECK (1883–1965)

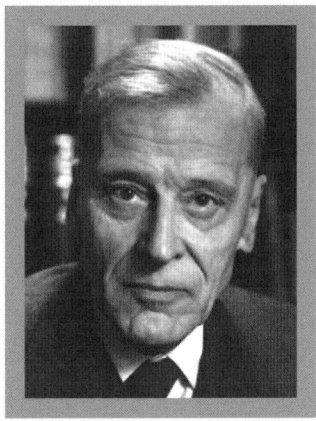

20 RICHARD SIEBECK

SIEBECK wurde in Freiburg geboren. Ihn prägte die Assistentenzeit bei LUDOLF V. KREHL (1861–1937) in Heidelberg, wo er sich 1912 für Innere Medizin habilitierte. Nach einem Ordinariat in Bonn (1924) trat er 1931 die Nachfolge seines Lehrers an. Nur wenig später (1934) wurde er zum Leiter der I. Medizinische Klinik der Charité in Berlin berufen. Von 1941 bis zu seiner Emeritierung 1951 war er wieder Ordinarius in Heidelberg.

SIEBECK war einer der bedeutendsten Internisten seiner Zeit. Er trat, wie v. KREHL, für eine ganzheitliche Medizin ein und gehört zu den Begründern der psychosomatischen Medizin in Deutschland.

Von Oktober 1936 bis September 1939 war SIEBECK Dekan der Berliner medizinischen Fakultät. Er trat 1937 in die Partei ein. Siebeck, damals noch in Heidelberg, gehörte zu den wenigen Hochschullehrern, die 1933 gegen das Gesetz zur Wiederherstellung des Berufsbeamtentums argumentierten und sich klar gegen antisemitische Säuberungsaktionen äußerten.[14] Die negative Einschätzung, beruhend auf einer sehr hohen moralischen Hürde, der *Deutschen Gesellschaft für Innere Medizin* zu SIEBECKs Verhalten während der NS-Zeit teilen wir nicht.[15]

Mitglied der *Berliner Medizinischen Gesellschaft* wurde SIEBECK Ende 1934. An der wissenschaftlichen Arbeit beteiligte er sich, wie man es von dem Inhaber des führenden Lehrstuhls für Innere Medizin in Deutschland erwarten

---

[14] VOLKER HESS: »Es hat natürlich alles nur einen Sinn, wenn man sich der Resonanz des Ministeriums sicher ist«. Die Medizinische Fakultät im Zeichen der »Führeruniversität«. In: Die Berliner Universität in der NS-Zeit. Band I: Strukturen und Personen. Hrsg. CHRISTOPH JAHR, REBECCA SCHAARSCHMIDT. FRANZ STEINER Verlag 2005, p. 37–48

[15] RALF FORSBACH, HANS-GEORG HOFER: Internisten in Diktatur und junger Demokratie. Die Deutsche Gesellschaft für Innere Medizin 1933–1970. Hrsg. C. SIEBER, U. R. FÖLSCH und M. G. BROGLIE. Medizinisch Wissenschaftliche Verlagsgesellschaft 2018, p. 93–97 sowie www.dgim-history.de, aufgerufen am 9. Jan. 2023

kann. Ihn zum Vorsitzenden der Gesellschaft zu machen, war ein naheliegender, aber auch glücklicher Gedanke.

Als Vorsitzender (1938–1941) tritt SIEBECK für uns nicht greifbar aus den vorhandenen Unterlagen hervor. Fest steht, dass er sein Amt trotz starker Belastung durch seine Tätigkeit als Dekan und Klinikleiter sehr ernst nahm, denn er hat sich selten vertreten lassen. Vermutlich war die Gesellschaft während der Zeit seines Vorsitzes vorübergehend in ruhigeres Fahrwasser geraten, da sich die Aufmerksamkeit der nationalsozialistischen Mächte zwischenzeitlich auf andere Ziele konzentrierte.

SIEBECK hatte es in Berlin nicht leicht und geriet zunehmend unter politischen Druck. Sein Wechsel nach Heidelberg erfolgte vermutlich nicht ganz freiwillig und war wohl auch ein Rückzug. Ein Widersacher dürfte DE CRINIS gewesen sein. Das Amt des Vorsitzenden gab er ohne Ankündigung auf; seine letzte Sitzung fand am 16. Juli 1941 statt. Die Gesellschaft ernannte ihn 1956 zum Ehrenmitglied.

Vorsitzender Umber

Nach dem Weggang von SIEBECK 1941 ging der Vorsitz an FRIEDRICH UMBER (1871–1946). Er leitete seit 1912 die Innere Klinik im Krankenhaus Westend und war eine internationale Kapazität auf dem Gebiet Diabetes mellitus. In die Gesellschaft war er bereits einmal Anfang 1900 eingetreten, war also VIRCHOW noch begegnet. Als sehr aktives Mitglied hielt er über 20 Vorträge, seit 1916 war er fast durchgehend Mitglied im Vorstand oder in einer der Kommissionen. Im Februar 1933 wurde er erneut in den Vorstand gewählt. UMBER kam 1944 nicht mehr von einer Vortragsreise aus Spanien, wo die Familie seiner Tochter lebte, zurück. Bemühungen, ihn zu ersetzen, wurden nicht unternommen, man hatte wohl auch inzwischen andere Probleme.

Als UMBER 1941 das Amt des Vorsitzenden übernahm, gab es zunächst wenige Änderungen. Für den inzwischen verstorbenen ADAM war PÜTZ geschäftsführender Schriftführer geworden. 1942 wurde ZINN durch W. KOCH als stellvertretender Vorsitzender und bei den stellvertretenden Schriftführern HOFMEIER durch MAIER ersetzt, dem aber bereits 1943 RETZLAFF folgte. Das Amt des Schatzmeisters übernahm MYLIUS 1942 von WERR.

FRANZ PÜTZ (1894–1945) war zunächst niedergelassener Arzt in Niedersachsen. Er wurde 1935 Mitarbeiter von ADAM und übernahm nach dessen Tod Anfang 1941 sämtliche Positionen seines ehemaligen Chefs, auch die des geschäftsführenden Schriftführers bei der *Berliner Medizinischen Gesellschaft*. Parteimitglied war er seit 1931. Der Gesellschaft gehörte er seit 1935 an.

WALTER KOCH (1880–1962) war dirigierender Arzt der Pathologie im Krankenhaus Westend und hatte sich seit dem Ersten Weltkrieg für die Disziplin Wehrpathologie eingesetzt. Als das Krankenhaus während des Zweiten Weltkriegs Reservelazarett wurde, stand es unter seiner Leitung. KOCH wurde später der erste Lehrstuhlinhaber für Pathologie an der 1948 neu gegründeten Freien Universität Berlin. Als Schüler von ASCHOFF war er an der Erforschung des kardialen Reizleitungssystems beteiligt gewesen und hatte den Begriff »Sinusknoten« geprägt. In die Gesellschaft trat er 1914 ein; Vorträge, insgesamt sieben, hielt er ab 1928.

Oberregierungsrat Dr. FRIEDRICH MAIER aus dem Reichsministerium des Inneren wurde 1942 aufgenommen, gut einen Monat vor seiner überraschenden Nominierung zum stellvertretenden Schriftführer. Im Mai 1943 ging er nach Würzburg. MAIER wurde von CONTI auch noch in anderen Organisationen als Vertrauensmann eingesetzt.

Sein Nachfolger wurde KARL RETZLAFF (1882–1953). Er war habilitiert und Leiter der Inneren Abteilung im STUBENRAUCH-Kreiskrankenhaus in Lichterfelde. Als begeisterter Tennisspieler amtierte er als Vorsitzender des Berliner Tennis-Verbands – bis zu dessen Auflösung 1933/34; hier half auch seine Parteimitgliedschaft seit Mai 1933 nicht. Bei seinen Sportsfreunden galt RETZLAFF als liebenswürdig und konstruktiv.[16] Vor der Gesellschaft, in die er 1912 eintrat, hat er ab 1929 dreimal gesprochen. 1925–1927 war er Mitglied der Aufnahmekommission. Der Versuch, die Bibliothek durch Verlagerung ins Berliner Umland vor der Zerstörung zu bewahren, ging auf seine Initiative zurück. Nach dem Krieg hatte RETZLAFF 1952 noch für ein Jahr das Amt des Schriftführers inne.

---

[16] DIETER REWICKI: 100 Jahre Tennisverband in Berlin und Brandenburg. Chronik 1907–1933. Tennis-Verband Berlin-Brandenburg e.V., 2007, p. 40

FRIEDRICH UMBER (1871–1946)

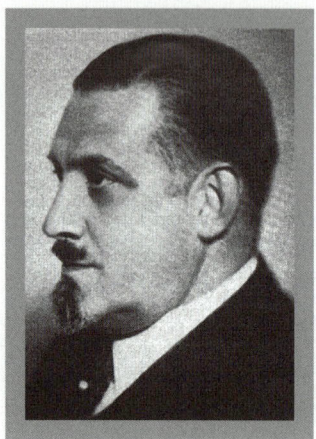

21 FRIEDRICH UMBER
Aus: Festschrift 100 Jahre Berliner Medizinische Gesellschaft 1860–1960. Deutsches Medizinisches Journal 1960

UMBER wurde in Halle geboren. Nach einer Assistentenzeit bei BERNHARD NAUNYN (1839–1925) in Straßburg ging er an die II. Medizinische Klinik der Charité und arbeitete unter GERHARDT und KRAUS. 1903 habilitierte er sich für Innere Medizin, im gleichen Jahr wurde er Chefarzt im Städtischen Krankenhaus Altona. Als Leiter der I. Medizinischen Abteilung des Krankenhauses Westend kam er 1912 nach Berlin zurück.

Die Jahre als junger Arzt bei NAUNYN hatten UMBERS Interessen kanalisiert. Er befasste sich – neben seiner klinischen Tätigkeit – zeit seines Lebens hauptsächlich mit der Erforschung von Stoffwechselerkrankungen, wurde zu einer weltweit anerkannten Autorität auf dem Gebiet Diabetes mellitus und war ab den 1930er Jahren Vorsitzender des deutschen Insulinkomitees.

In die Gesellschaft war UMBER während seines ersten Aufenthalts in Berlin eingetreten, nach seiner Rückkehr 1912 wurde er wieder Mitglied. Seit 1916 hat er regelmäßig zum wissenschaftlichen Programm beigetragen, insgesamt hielt er 24 Vorträge. Auch an der Leitung der Gesellschaft beteiligte er sich eifrig: 1916–1919 als Mitglied der Aufnahmekommission, 1920–1925 als Schriftführer, 1928–1930 im Ausschuss; 1933 wurde er erneut zum stellvertretenden Schriftführer gewählt.

Nach dem plötzlichen Weggang von SIEBECK hätte man kaum einen Kandidaten mit internationalem Renommee für den Vorsitz finden können, der stärker mit der Gesellschaft verbunden war. Zur »Inthronisation« heißt es im Protokoll vom 19. November 1941: »*Der Reichsgesundheitsführer führt mit kurzer Ansprache den Vorsitzenden der Gesellschaft, Prof. Dr. UMBER in sein Amt ein.*« Um dem Anlass die erforderliche Weihe zu geben, hielt CONTI im Anschluss einen Vortrag (s. Fußnote 41). Ob dem frisch ins Amt gekommenen an einer knappen, präzisen Darstellung geschulten UMBER die wortreichen Ausführungen des obersten Ärzteführers zugesagt haben, ist zweifelhaft.

UMBER reiste Anfang Mai 1944 auf Einladung des Obersten wissenschaftlichen Rates nach Spanien, wo seine Tochter mit ihrer Familie lebte. Er war damals 72 Jahre alt. Was oder wer ihn dazu bewogen hat, nicht nach Berlin zurückzukommen, ist unbekannt. Im Register der Parteiangehörigen beim Bundesarchiv, Berlin, fanden wir auf Anfrage seinen Namen nicht. Es gibt auch keinen Anhaltspunkt dafür, dass sich UMBER in der Zeit des Nationalsozialismus in irgendeine Schuld verstrickt hätte. Die im Protokollbuch vom Schriftführer niedergelegten Floskeln aus seinen Reden als Vorsitzender dürften zeitüblich gewesen sein.[17] Er verstarb im Februar 1946 in Madrid.

UMBERS Schwester MARIA war mit dem jüdischen Internisten GEORG KLEMPERER (1865–1946) verheiratet, der bis 1933 die I. Innere Abteilung im Krankenhaus Moabit leitete und 1936 mit seiner Frau in die USA emigrierte.

---

[17] Protokollbuch der *Berliner Medizinischen Gesellschaft*. Sitzung vom 19.11.1941, p. 390; Sitzung vom 14.1.1942, p. 392). Die im Protokollbuch vom Schriftführer PÜTZ niedergelegten Floskeln aus zwei Reden von UMBER als Vorsitzendem waren die zeitüblichen bei offiziellen Anlässen, insbesondere bei Anwesenheit höchster staatlicher Exponenten. Die von HUBENSTORF und WALTHER (MICHAEL HUBENSTORF, PETER TH. WALTHER: Politische Bedingungen und allgemeine Veränderungen des Berliner Wissenschaftsbetriebes 1920 bis 1950. In: Exodus von Wissenschaften aus Berlin. Akademie der Wissenschaften zu Berlin, Forschungsbericht 7. Hrsg.: WOLFRAM FISCHER, KLAUS HIERHOLZER, MICHAEL HUBENSTORF, PETER TH. WALTHER, ROLF WINAU. WALTER DE GRUYTER, Berlin-New York 1994, p. 57–58, Fußnote 91) daraus formulierte Interpretation halten wir für unzutreffend. In der Literatur findet sich kein Anhalt für eine auffallende ideologische Parteinähe von UMBER. Der weitere Vorwurf, während UMBERS Amtszeit wären »unzählige« hochrangige SS-Ärzte aufgenommen worden, ist ihm nicht anzulasten: UMBER allein hätte deren Aufnahme nicht verhindern können. Die ohne jegliche Belege konstruierte Unterstellung, UMBER hätte sich nach Spanien »abgesetzt«, berücksichtigt nicht, dass UMBER 1944 bereits 72 Jahre alt war und dort offensichtlich von seiner gut situierten Tochter aufgenommen wurde. Auch wüssten wir nicht, weshalb UMBER bezüglich der Nachkriegszeit Befürchtungen hätte hegen müssen. Es bekümmert uns, wie eine Fehlinterpretation unseres eigenen Protokollbuches sich durch unkritisches Abschreiben verbreitet.

1933–1945

Die Kommissionen 1933–1945

Neben dem Vorstand waren die Aufnahmekommission (9 Mitglieder), die Bibliothekskommission (5 Mitglieder) und die gemeinsam mit der Deutschen Gesellschaft für Chirurgie zu beschickende Hauskommission zur Verwaltung des LANGENBECK-VIRCHOW-Hauses (Geschäftsführer und Stellvertreter sowie 2 Mitglieder) an der Leitung der Gesellschaft beteiligt. In der Hauskommission waren in der nationalsozialistischen Zeit nur Vorstandsmitglieder tätig.

Laut der Ende 1933 geänderten Satzung wurden die Mitglieder der Aufnahme- und der Bibliothekskommission vom Vorsitzenden für die Dauer seiner Amtszeit ernannt. Allerdings ergaben sich, nachdem v. EICKEN die Ernennung 1933 erstmals vollzogen hatte, bis 1945 nur wenige Änderungen; viele Posten blieben über die ganze 12-Jahres-Periode von derselben Person besetzt. Zu diesen »Konstanten« gehörten in der Aufnahmekommission die beiden Professoren BAETZNER und BROGSITTER sowie CLAUS, CONTI, LOHMANN und DÖRBECK; in der Bibliothekskommission waren es die Professoren v. HOESSLIN, DIEPGEN und ZEISS.

Wer in die Gesellschaft aufgenommen werden wollte, brauchte die schriftliche Empfehlung eines Mitglieds. Die Namen der Aufnahmewilligen wurden dreimal der Gesellschaft bekannt gemacht. Entschieden wurde über die Aufnahme – und über einen Ausschluss – von einem Gremium, das aus dem Vorstand der Gesellschaft und den Mitgliedern der Aufnahmekommission bestand und nach Bedarf tagte.

Mit LEONARDO CONTI (1900–1945) saß einer der ranghöchsten Mediziner des NS-Regimes in der Aufnahmekommission. Er arbeitete damals im Reichsministerium des Inneren und hatte bereits kurz nach der »Machtergreifung« die ärztlichen Standesorganisationen in Berlin und auch einige Fachgesellschaften im nationalsozialistischen Sinn umorganisiert. Reichsgesundheitsführer wurde CONTI 1939; dies war jedoch nur eine seiner Aufgaben im nationalsozialistischen Machtapparat. Von den Verbrechen, die er beging, wiegt seine Beteiligung an der Aktion T4, der systematischen Ermordung Kranker und Behinderter, am schwersten. CONTI erhängte sich vor Beginn des Nürnberger Ärzteprozesses im Gefängnis.

Ein vielbeschäftigter Mann wie CONTI war vermutlich selten bei den Sitzungen der Aufnahmekommission anwesend, dazu war die *Berliner Medizi-*

nische Gesellschaft wohl nicht wichtig genug. Für linientreue Entscheidungen sorgten die von ihm eingeschleusten nationalsozialistischen Vertrauensleute Claus, Lohmann und Denker. Alle drei wurden, wie auch Conti, bereits vor ihrer offiziellen Aufnahme in die Gesellschaft zu Mitgliedern der Aufnahmekommission ernannt, unterlagen also nicht den üblichen Regeln.

Martin Claus (1888–1957) war niedergelassener Hautarzt. Er gehörte zum kommissarischen Vorstand des Groß-Berliner Ärztebundes (der wichtigsten Ärzteorganisation Berlins), den Conti im März 1933 anstelle des gewählten Vorstandes eingesetzt hatte. In dieser Funktion sorgte Claus umgehend und mit großer Härte für den Ausschluss »nichtarischer« und »kommunistischer« Ärzte von der Kassenpraxis. Gleichfalls war er an einer Verhaftungsaktion beteiligt, die die Berliner SA zusammen mit der Geheimen Staatspolizei im Sommer 1933 unter Berliner Ärzten vornahm. Claus wurde wohl begründetermaßen wegen seiner Vergehen 1950 in der DDR im Rahmen der »Waldheimer Prozesse« zu einer Zuchthausstrafe verurteilt. Fairerweise sei gesagt, dass diese vom SED-Regime inszenierten Gerichtsverfahren als rechtswidrig eingeschätzt werden.[18]

Regierungsmedizinalrat Hans Denker (1886–1938), Mitglied der NSDAP (seit 1930) und der SS, war u. a. Leiter der Hauptabteilung II des Reichsausschusses für Volksgesundheitsdienst sowie Geschäftsführer des Reichs-Tuberkulose-Ausschusses.[19] Als er 1938 eines natürlichen Todes starb, wurde Retzlaff sein Nachfolger. Johannes Lohmann (Approbation 1898) war praktischer Arzt in Berlin-Steglitz; mehr wissen wir über ihn nicht. Dass er Parteigänger der Nationalsozialisten war, kann aus den Umständen seiner Ernennung geschlossen werden.

Auch der Gynäkologe Ernst Philipp (1893–1961) scheint über die Parteischiene zu seinem Posten in der Aufnahmekommission gekommen zu sein, denn auch er war zuvor nicht Mitglied der Gesellschaft gewesen. Philipp hatte sich bei Stoeckel habilitiert und war 1933 in die NSDAP eingetreten. Er erhielt 1934 einen Ruf nach Greifswald.[20] Sein Nachfolger wurde Gustav

---

[18] Judith Hahn und Rebecca Schwoch: Anpassung und Ausschaltung. Die Berliner Kassenärztliche Vereinigung im Nationalsozialismus. Hentrich & Hentrich Berlin und Teetz, 2009, p. 53, 65–71, 89–92, 203–204
[19] Ebenda p. 30
[20] A. D. Ebert, M. David: Berühmte Gynäkologen. Ernst Philipp (1893–1961) und die Nominierung für den Nobelpreis für Medizin und Physiologie 1957. Geburtshilfe Frauenheilkunde 2013, Vol. 73, p. 996–997

DOEDERLEIN (1893–1980), ebenfalls Habilitand von STOECKEL und Sohn des Entdeckers der bekannten Milchsäurebakterien. Er wurde bald darauf Chefarzt der neu eingerichteten gynäkologisch-geburtshilflichen Abteilung des Staatskrankenhauses der Polizei in der Scharnhorststraße. DOEDERLEINS ärztliche Tätigkeit soll untadelig gewesen sein. Nach dem Krieg war er als Ordinarius in Jena von zentraler Bedeutung bei der Etablierung der Schwangerenfürsorge und -beratung.[21]

Von den neun Mitgliedern der Aufnahmekommission waren somit nur vier bereits vor 1933 in der Gesellschaft. WILHELM BAETZNER (1878–1964) war bereits 1931–1933 Mitglied der Aufnahmekommission gewesen, wurde also in die nationalsozialistische Periode »übernommen«. Er hatte sich als letzter Schüler ERNST V. BERGMANNS an der Chirurgischen Universitätsklinik Berlin habilitiert. 1933–1937 arbeitete er als chirurgischer Chefarzt im Krankenhaus Moabit, ab 1937 in gleicher Position im Krankenhaus Wilmersdorf. In die Gesellschaft war er 1920 eingetreten.[22]

Sein internistischer Kollege ADAM MARIA BROGSITTER (1891–1960), Schüler unseres berühmten Ehrenmitglieds FRIEDRICH V. MÜLLER (1858–1941), aus München, war seit 1932 Chefarzt im St. HEDWIG-Krankenhaus und wurde in jenem Jahr auch in die Gesellschaft aufgenommen. Der wesentlich ältere HANS DORENDORF (1866–1943) leitete 1909–1937 die Innere Abteilung im Krankenhaus Bethanien und kehrte 1939–1943 als Kriegsvertretung noch einmal an seinen früheren Wirkungsort zurück.[23] Er gehörte der Gesellschaft seit 1910 an und war 1925–1927 Mitglied der Aufnahmekommission sowie 1929–1931 im Ausschuss gewesen. Nach seinem Tod Ende 1943 wurde die Vakanz möglicherweise nicht neu besetzt.

Über FRANZ DÖRBECK (†1944) wissen wir wenig. Er wurde 1892 approbiert, 1918 in die Gesellschaft aufgenommen und war laut Berliner Adressbuch (1930) Facharzt für Innere Medizin und Nervenkrankheiten. Auch führte er den Titel Sanitätsrat, der niedergelassenen Ärzten nach jahrzehntelanger Praxistätigkeit verliehen wurde und seit 1918 nicht mehr vergeben worden

---

[21] M. DAVID: ALBERT (1860–1941) und GUSTAV (1893–1980) DÖDERLEIN. In: MATTHIAS DAVID, ANDREAS D. EBERT: Berühmte Frauenärzte in Berlin. Band I. MABUSE-Verlag Frankfurt am Main, 2. Auflage 2017, p. 89–100
[22] 125 Jahre Krankenhaus Moabit, WEIDLER Buchverlag Berlin, 1997, p. 72
[23] www.berlingeschichte.de/lexikon/Index.html

war. Dörbeck muss demnach zum Zeitpunkt seiner Ernennung schon ein älterer Herr gewesen sein.

Die Bibliothekskommission sollte das Vorstandsmitglied »Bibliothekar« bei seiner Arbeit unterstützen. Sie befand u.a. über die An- und Abschaffung von Zeitschriften und den Verkauf überzähliger Werke. Die Kommission tagte unter Leitung des Bibliothekars, der während der ganzen nationalsozialistischen Periode Otto Stahl hieß.

Von den fünf 1933 ernannten Kommissionsmitgliedern besaß Heinrich v. Hoesslin (1878–1955) die größte einschlägige Erfahrung, hatte er doch der Bibliothekskommission ununterbrochen seit 1922 angehört. Er leitete seit 1920 die Innere Abteilung des Krankenhauses Lichtenberg und lehrte an der Universität; in die Gesellschaft wurde er 1919 aufgenommen.

In jenem Jahr war auch Viktor Schilling (1883–1960), einer der großen Namen der Hämatologie, in die Gesellschaft eingetreten. Schilling hielt nicht nur regelmäßig Vorträge, er war auch 1923–1925 in der Aufnahmekommission und 1926–1928 im Ausschuss tätig gewesen. Er arbeitete in der I. Medizinischen Klinik der Charité, 1934 ging er nach Münster. Schilling war seit 1933 in der NSDAP.

Der Dermatologe Heinrich Gottron (1890–1974) wurde 1920, kurz nach seinem Umzug nach Berlin, in die Gesellschaft aufgenommen. Er habilitierte sich an der Charité. 1935 erhielt er einen Ruf nach Breslau. In die NSDAP trat er 1937 ein.

Paul Diepgen (1878–1966) war noch nicht so lange Mitglied der Gesellschaft, denn er wurde erst 1929 zum Leiter des neu gegründeten Instituts für Geschichte der Medizin und Naturwissenschaften aus Freiburg berufen. Damit war er zum führenden deutschen Medizinhistoriker avanciert, das Fach war damals allerdings noch klein. Diepgens Haltung zum Nationalsozialismus war so undurchsichtig, dass er auch der NSDAP als unzuverlässig galt, wenngleich er mit der Partei im Alltag kollaborierte. Parteimitglied war er nicht, er war auch kein Antisemit.[24]

---

[24] Werner Friedrich Kümmel: Paul Diepgen als »Senior« seines Faches nach 1945. Medizinhistorisches Journal 2014, Vol. 49, p. 10–44

HEINRICH ZEISS (1888–1949) trat erst am Tage seiner Ernennung zum Kommissionsmitglied in die Gesellschaft ein. Er hatte viele Berufsjahre in Russland verbracht, geriet dort bei den Russen unter Spionageverdacht, kehrte 1932 nach Deutschland zurück und wurde 1933 Professor für Hygiene an der FRIEDRICH-WILHELMS-Universität; später wurde ihm die Leitung des Hygiene-Instituts übertragen. ZEISS propagierte eine Theorie, die er »Geomedizin des Ostraums« nannte. Am 24. Januar 1934 sprach er vor der Gesellschaft. Dazu der bissige Eintrag im Tagebuch des Pharmakologen WOLFGANG HEUBNER: »*Medizinische Gesellschaft – Unglaublich dilettantischer Vortrag von Zeiss (Hygieniker)*«.[25] ZEISS war seit 1931 in der NSDAP und Vertrauensmann der Partei an der medizinischen Fakultät. Nach Kriegsende wurde er in der Sowjetunion zu einer Haftstrafe verurteilt; er starb dort im Gefängnis.[26]

Auf eine der durch den Weggang von GOTTRON und SCHILLING freigewordenen Positionen wurde HANS HORSTERS (1887–1957) berufen. HORSTERS hatte ursprünglich Naturwissenschaften studiert und sich erst spät zum Medizinstudium entschlossen. 1924 legte er das Staatsexamen ab und trat im Folgejahr in die Gesellschaft ein. Er war damals Assistent von THEODOR BRUGSCH (1878–1963) an der II. Medizinischen Klinik der Charité und hielt mit seinem Lehrer zwei Vorträge. Anschließend ging er nach Halle, wo er sich habilitierte. HORSTERS wurde 1935 Leiter der Inneren Abteilung im Krankenhaus Weißensee und 1937 ärztlicher Direktor des RUDOLF-VIRCHOW-Krankenhauses. In der NSDAP war er seit 1933.[27]

Resümee

Das nationalsozialistische System durchdrang das gesamte öffentliche Leben. Auch die *Berliner Medizinische Gesellschaft* konnte sich nicht dagegen abschotten, ihr wäre sonst nur die Selbstauflösung geblieben. In keiner anderen Periode ihrer Geschichte stand sie unter einem derartigen Konformitäts-

---

[25] WOLFGANG HEUBNER: Tagebuch 10. Eintrag vom 24. Januar 1934. Transkribiert von ERICH MUSCHOLL. Archiv der Deutschen Gesellschaft für Pharmakologie und Toxikologie.
[26] JUDITH HAHN, ULRIKE GAIDA, MARION HULVERSCHEIDT: 125 Jahre Hygiene-Institute an Berliner Universitäten. Eine Festschrift. Institut für Hygiene und Umweltmedizin, Charité – Universitätsmedizin Berlin, 2010, p. 29–30, 33
[27] www.catalogus-professorum-halensis.de

druck. Die teils politischen Nominierungen in den Vorstand und in die Aufnahmekommission zeigen, dass das Regime nichts dem Zufall überließ und tatsächlich eine Kontrolle ausgeübt werden sollte.

Der Zeitraum von 12 Jahren war glücklicherweise doch zu kurz, eine so gut etablierte Gesellschaft geistig-moralisch völlig auszuhöhlen. Noch gab es in der Gesellschaft eine tragende Schicht, die einer stärkeren Vereinnahmung durch die Nationalsozialisten und damit einer inhaltlichen Verflachung entgegenwirkte. Wir meinen, dass auch die drei Vorsitzenden – v. EICKEN, SIEBECK und UMBER – das ihnen Mögliche getan haben, der Berliner Ärzteschaft ein Forum für die fachliche Diskussion auf hohem Niveau zu erhalten. Aus besagter Schicht rekrutierten sich die Personen, die nach dem Krieg die Gesellschaft wieder aufbauten.

MITGLIEDER

Die Zahl der Mitglieder hatte Ende 1922 mit 1859 ihren absoluten Höhepunkt erreicht. Bis Ende 1930 war ein Rückgang auf 1562 zu verzeichnen. Zwar war diese Entwicklung nicht besorgniserregend, für die Gesellschaft aber Grund genug, einen »Werbeausschuss« zu bilden, um die schwindende Mitgliederzahl wieder zu heben. Am 4. November 1931 stellte dieser dem Plenum sein Konzept vor.[28] Es war erfolgreich: Über das Jahr 1932 bis zur Auflösung des Vorstands im Frühjahr 1933 konnte die Gesellschaft mehr als 300 neue Mitglieder gewinnen, darunter viele junge Assistenzärzte aus den Kliniken. Leider ist das Rezept der Mitgliederwerbung nicht überliefert.

Ende 1932 hatte die Gesellschaft also wieder 1680 Mitglieder.[29] Im Mitgliederverzeichnis von 1937 ist die Zahl 1007 angegeben, 1940 waren es noch 844. Weitere Daten aus dieser Periode haben wir nicht. Die Mitgliederzahl hat sich damit innerhalb von acht Jahren halbiert. Der wichtigste Grund ist das Ausscheiden jüdischer Ärzte.

---

[28] Sitzung vom 4. November 1931.
   Verhandlungen der Berliner medizinischen Gesellschaft 1931, Band LXII, Teil I, p. 129
[29] Protokoll der Sitzung vom 22. II. 1933,
   Deutsche Medizinische Wochenschrift 1933, Vol. 59, p. 709

V. EICKEN spricht in seiner Rede am 15. November 1933 allgemein von 88 erfolgten Austritten und 34 unerledigten Austrittserklärungen. Mit einiger Sicherheit ist anzunehmen, dass es sich hier hauptsächlich um jüdische Mitglieder handelt, die sich bereits früh aus der Gesellschaft zurückzogen. Unsere Analyse des letzten vor diesem Zeitpunkt publizierten Mitgliederverzeichnisses (1931) ergab, dass der Anteil der Mitglieder, die nach nationalsozialistischen Kriterien als »Nichtarier« eingestuft wurden, mit deutlich über 60 % ausgesprochen hoch war. Die Namen haben wir im Wesentlichen über das Gedenkbuch für die Berliner jüdischen Kassenärzte von REBECCA SCHWOCH[30] sowie das Jüdische Adressbuch für Groß-Berlin von 1931[31] ermittelt. Der hohe Prozentsatz überrascht nicht, wenn man weiß, dass 1933 von den etwa 6.800 Ärzten in Berlin ca. 3.500 jüdisch waren.[32] Im gesamten Reichsgebiet betrug ihr Anteil ca. 17 %.[33]

Einen sogenannten »Arierparagraphen« hatte die von den Nationalsozialisten abgesegnete Satzung nicht. »*Ordentliches Mitglied der Gesellschaft kann jeder für das Deutsche Reich approbierte Arzt werden*« hieß es in § 3. Das traf auch auf jüdische Kollegen bis zum 30. September 1938 zu, an jenem Tag wurde ihnen die Approbation entzogen. Andererseits ist es sehr wahrscheinlich, dass »Nichtarier« nicht mehr in die Gesellschaft aufgenommen wurden, dafür werden die Parteigänger der NSDAP in der Aufnahmekommission gesorgt haben.

Wir haben keinen Hinweis darauf, dass jüdische Mitglieder aktiv aus der Gesellschaft gedrängt wurden. Im Mitgliederverzeichnis von 1937 sind noch über 200 »Nichtarier« aufgeführt. Auch unter den Namen der Verstorbenen, die der Vorsitzende bei jeder Sitzung vor Eintritt in die Tagesordnung ver-

---

[30] REBECCA SCHWOCH (Hrsg.): Berliner jüdische Kassenärzte und ihr Schicksal im Nationalsozialismus. Ein Gedenkbuch. HENTRICH und HENTRICH Berlin und Teetz, 2009

[31] Jüdisches Adressbuch für Gross-Berlin, Ausgabe 1931, Goedega Verlags-Gesellschaft mbH Berlin

[32] ROLF WINAU: Berliner Medizin: Kontinuitäten und Brüche. In: Exodus von Wissenschaften aus Berlin. Akademie der Wissenschaften zu Berlin, Forschungsbericht 7. Hrsg.: WOLFRAM FISCHER, KLAUS HIERHOLZER, MICHAEL HUBENSTORF, PETER TH. WALTHER, ROLF WINAU. WALTER DE GRUYTER, Berlin-New Yorck 1994, p. 343–354

[33] »Ausführer und Vollstrecker des Gesetzeswillens« – die Deutsche Gesellschaft für Gynäkologie im Nationalsozialismus. Geburtshilfe und Frauenheilkunde 2016, Vol.76, S 01, p. S1–S158

las, waren bis Ende 1938 stets auch jüdische Mitglieder. Zu den bekanntesten zählen Jacques Joseph (verlesen am 21. Feb. 1934), Martin Hahn (14. Nov. 1934), Hans Kohn (9. Jan. 1935), Lydia Rabinowitsch-Kemper (30. Okt. 1935), Emil Heymann (15. Jan. 1936), Paul Strassmann und Ernst Unger (2. Nov. 1938). Der ehemalige Vorsitzende Goldscheider wurde in der Sitzung vom 17. April 1935 bei Bekanntwerden seines Todes geehrt; in der darauffolgenden Sitzung hielt Gustav v. Bergmann einen einfühlsamen, die Persönlichkeit und den Wissenschaftler würdigenden Nekrolog, der veröffentlicht wurde.[34]

Wie viele Mitgliedschaften aufgrund der veränderten Atmosphäre beendet wurden, wissen wir nicht. Vor allem einige der Älteren dürften es als Sakrileg empfunden haben, dass Personen ohne eigene Verdienste in einer durch große Persönlichkeiten der Medizingeschichte geheiligten Institution auf Leitungsebene mitreden durften.

Mit der Mitgliederzahl nahmen auch die Einnahmen der Gesellschaft ab. Wiederholt forderten die Vorsitzenden zur Mitgliederwerbung auf. Leider scheint auch die Zahlungsmoral, wie die Ausführungen von v. Eicken am Anfang des Kapitels zeigen, nicht vorbildlich gewesen zu sein. Ende der 1920er Jahre wurden alljährlich ca. 1,5 % der Mitglieder wegen nicht gezahlter Beiträge ausgeschlossen.

Bedürftigen Mitgliedern wurde der Beitrag auf Antrag ganz oder teilweise erlassen. In den späten 1920er Jahren traf das auf 3–4 % der Mitglieder zu. Dann setzte die Weltwirtschaftskrise ein und führte zu einem dramatischen Anstieg. Im Protokoll der Generalversammlung vom 22. Februar 1933 heißt es dazu:

»Die Finanzlage der Gesellschaft ist ziemlich ernst, da ein großer Teil der Mitglieder nicht in der Lage ist, den üblichen Beitrag von 20 Mark zu zahlen. Es mußten zahlreiche Ermäßigungen eintreten und vielen älteren Mitgliedern der Beitrag ganz erlassen werden, sodaß etwa 15 % der Mitglieder nichts beitragen.«[35]

---

[34] Gustav v. Bergmann: Nachruf auf A. Goldscheider.
Deutsche Medizinische Wochenschrift 1935, Vol. 61, p. 1053
[35] Berliner Medizinische Gesellschaft, 22. II. 1933, Generalversammlung.
Deutsche Medizinische Wochenschrift 1933, Vol. 59, p. 709

Es gab demnach einen relevanten Anteil von Ärzten, die sich eine Mitgliedschaft in der Gesellschaft in diesen Krisenjahren finanziell nicht mehr leisten konnten. Der starke Rückgang der Einkünfte, der aus dieser Entwicklung resultierte, schwächte die wirtschaftliche Position der Gesellschaft erheblich und ließ auch wieder Befürchtungen um den Erhalt des LANGENBECK-VIRCHOW-Hauses aufkommen (s. dort).

DAS 75-JÄHRIGE JUBILÄUM DER GESELLSCHAFT

Die Gesellschaft hatte im Oktober 1935 ihren 75. Stiftungstag. Ein solches Jubiläum wäre für jede vitale Vereinigung Anlass zu einem freudigen Fest gewesen mit zahlreichen Gästen – wie die 25-Jahr-Feier unter VIRCHOW 1885, wie die 50-Jahr-Feier unter SENATOR 1910.

Stattdessen lesen wir im Protokoll der Sitzung vom 30. Oktober 1935: *»Der Vorsitzende weist darauf hin, daß die Gesellschaft heute ihren 75. Geburtstag begeht. Von einer besonderen Feierlichkeit habe man abgesehen und sich auf einen geschichtlichen Rückblick beschränkt.«*[36]

Nach dieser lakonischen Ankündigung folgt als Punkt »Vor der Tagesordnung« ein kurzer Vortrag von ADAM mit dem Titel: »75 Jahre Berliner Medizinische Gesellschaft«. Er mag 10 Minuten in Anspruch genommen haben. ADAM befasste sich mit den Anfängen der Gesellschaft und den Umbrüchen in der damaligen medizinischen Ideenwelt.[37] Anschließend ging man zur Tagesordnung über.

Der mangelnde Wunsch, eine große Feier auszurichten, könnte darauf zurückzuführen sein, dass die Gesellschaft 1930 – untypisch – zum 70-jährigen Bestehen unter GOLDSCHEIDER bereits eine Festsitzung veranstaltet hatte: mit Glückwunschadressen, Repräsentanten von Ministerien und Behörden, Festansprachen und Festvortrag, jedoch ohne anschließendes gesellige

---

[36] Berliner Medizinische Gesellschaft, 30. X. 1935.
Deutsche Medizinische Wochenschrift 1936, Vol. 62, p. 39
[37] A. ADAM: Zum 75jährigen Jubiläum der Berliner Medizinischen Gesellschaft.
Verhandlungen der Berliner medizinischen Gesellschaft 1935, Band LXVI, p. 283–286

Beisammensein.³⁸ Andererseits sprechen Indizien dafür, dass die langfristige Planung auch dem 75. Stiftungstag ein großes Gewicht gab. So war der Geheime Medizinalrat OTTO SOLBRIG (1863–1941) mit der Abfassung einer detaillierten Geschichte der ersten 75 Jahre der Gesellschaft beauftragt worden, die wohl zu diesem Anlass publiziert werden sollte. Der Auftrag muss spätestens Anfang der 1930er Jahre erteilt worden sein, möglicherweise von GOLDSCHEIDER. Das fertige Manuskript wurde der Gesellschaft übergeben, weitere Schritte erfolgten jedoch nicht; offenbar bestand inzwischen an einer Veröffentlichung kein Interesse mehr. Das Schriftstück gehört zu den wenigen kostbaren Dokumenten, die über den Krieg gerettet wurden.³⁹

Die Beiläufigkeit, mit der diese traditionsbewusste Gesellschaft ein rundes Jubiläum abhandelt, ist bemerkenswert. Welches die Gründe waren – mangelnde Harmonie, gedrückte Stimmung oder doch die Scheu, nach nur 5 Jahren erneut eine große Feier auszurichten – ist nicht überliefert.

WISSENSCHAFTLICHE SITZUNGEN

Die Zahl der Sitzungen nahm ab; im Jahr 1933 kam man wegen der langen, politisch bedingten Pause nur auf 12, 1934–1936 waren es etwa 20 pro Jahr, 1937 sogar 24, doch von 1938 an wurde die Zahl 20 nicht mehr erreicht, 1943 fanden nur noch 10 Sitzungen statt, 1944 noch 7.

Wie schon im Ersten Weltkrieg schlossen sich die ärztlichen Gesellschaften Berlins im Krieg zusammen. UMBER gab im Februar 1942 bekannt, dass die Vorträge allgemeinen Interesses künftig im Rahmen der *Berliner Medizinischen Gesellschaft* stattfinden sollten. An dieser Vereinbarung beteiligten sich die *Berliner Gesellschaften für Chirurgie, für Psychiatrie und Neurologie, für Kinderheilkunde* sowie *für Pathologische Anatomie und Vergleichende Pathologie*, außerdem die *Berliner Dermatologische Gesellschaft* und die *Berliner Urologische Gesellschaft*, die *Gesellschaft für Geburtshilfe und Gynäkologie zu*

---

³⁸ Verhandlungen der Berliner medizinischen Gesellschaft 1930, Band LXI, Teil I, p. 117–118
³⁹ Das Entstehen der modernen Medizin. Vorträge vor der Berliner Medizinischen Gesellschaft von 1860 bis 1935. Ausgewählt vom Geheimen Medizinalrat OTTO SOLBRIG, herausgegeben und kommentiert von GABRIELE LASCHINSKI und IVAR ROOTS.
ABW Wissenschaftsverlag, Berlin, 2018

Berlin, die *Vereinigung der märkischen Augenärzte*, die *Oto-laryngologische Gesellschaft zu Berlin* und die *Deutsche Röntgen-Gesellschaft, Ortsgruppe Berlin*.

Die Vorsitzenden der ärztlichen Vereine wurden dem Vorstand der *Berliner Medizinischen Gesellschaft* als Beirat angegliedert. Während des Vortrags eines Spezialgebiets übernahm der jeweilige Vorsitzende den Vorsitz. Optimistischerweise hatte man vereinbart, die finanziellen Aspekte dieser Übereinkunft erst nach dem Krieg zu regeln.

Im Krieg bemühte man sich nach besten Kräften, die Aktivität der Gesellschaft aufrechtzuerhalten, und glaubt man der Schilderung von FERDINAND HOFF (1896–1988), waren die Einschränkungen für den Außenstehenden wohl nicht erkennbar. HOFF, damals Direktor der Medizinischen Universitätsklinik in Graz, kam im Juni 1943 zu einem Vortrag nach Berlin und fand sein Hotel nach einem nächtlichen Bombenangriff in Trümmern vor. Mit reduzierter Erwartung begab er sich zum Veranstaltungsort:

»*Der Vortrag fand in dem altberühmten* LANGENBECK-VIRCHOW-*Haus statt, in dem traditionsreichen Saal mit gravitätischer Holztäfelung. Meine Befürchtung, daß wegen der Luftangriffe nur wenig Hörer erscheinen würden, bestätigte sich nicht, der Saal war gut besetzt, die Fakultät war fast vollständig erschienen. Ich bewunderte die Gelassenheit der Berliner Ärzte, die sich durch den Bombenkrieg nicht in ihrer wissenschaftlichen Tagung stören ließen. Der Präsident der Medizinischen Gesellschaft, Professor* UMBER, *eine vornehme Gestalt, richtete freundliche Begrüßungsworte an mich. Ich sprach auch hier über Probleme der vegetativen Regulation und fand große Aufmerksamkeit. Nach Schluß der Sitzung wurde ich von Mitgliedern der Fakultät in ein Gespräch gezogen, an dem sich* SAUERBRUCH *und auch* STÖCKEL, *der in Kiel mein Lehrer in der Frauenheilkunde gewesen war, beteiligten. Der wichtigste Gesprächspartner war aber* GUSTAV VON BERGMANN, *damals wohl der angesehenste Internist Deutschlands.*«[40]

Die spärlichen Aufzeichnungen aus den letzten Kriegsjahren geben uns nur wenige Hinweise auf die erschwerten Verhältnisse, unter denen die Sitzungen stattfanden. Verschiedentlich musste der Beginn vorverlegt werden. Unter dem Datum 24. Mai 1944 lesen wir im Protokollbuch:

---

[40] FERDINAND HOFF: Erlebnis und Besinnung. Erinnerungen eines Arztes. Verlag ULLSTEIN GmbH Berlin, Frankfurt/M., Wien, 1971, p. 386–387

DIE NATIONALSOZIALISTISCHE PERIODE

»Alsdann hält Herr FRIEDRICH KRAUSE seinen Vortrag, da Prof. HINTZE noch nicht erschienen ist, wohl infolge des mittäglichen Terror Angriffes« und am 13. Dezember 1944 heißt es: *»Der Vorsitzende gibt eine Neuaufnahme bekannt … und erteilt dann Prof. DE CRINIS das Wort, der für den eigentlichen 1. Redner des Abends, Prof. Dr. WAGNER, Dir. des physiol. Instituts München, welcher durch Bombenbeschädigung seines Instituts verhindert wurde, den 1. Vortrag übernahm.«*

Am 8. November 1944 wurde die Sitzung von einem der stellvertretenden Schriftführer (RETZLAFF) geleitet, da keiner der Vorsitzenden greifbar war. *»Der Vorsitzende weist zunächst auf die Luftschutzgelegenheit hin«* heißt es bezeichnenderweise im Protokollbuch. Auch in unmittelbarer Nähe zur Charité war man vor Bomben bzw. deren Auswirkungen nicht sicher. »Fliegerschaden« ist 1944 im Journal der LANGENBECK-VIRCHOW-HAUS-Gesellschaft auf fast jeder Seite vermerkt. Meist handelte es sich um zerbrochene Fenster oder Schäden an der Verdunkelungsanlage. Doch unmittelbar zu Beginn der »Luftschlacht um Berlin« wurde am 26. November 1943 bei den mehrtägigen schweren Angriffen, die große Teile der Berliner Innenstadt zerstörten, das Dach des Vorderhauses stark beschädigt. Die Reparatur war aufwändig, die Gesellschaft konnte erst Ende Mai 1944 wieder tagen. *»Zwischendurch begrüßte der Vorsitzende den später gekommenen Herrn Major ENKE (Kommandeur des Pionier-Baustabes Berlin), der sich um das Zustandekommen der Sitzungen dadurch besonders verdient gemacht hat, daß er das Dach über dem Großen Saal wieder herstellen liess«,* hält das Protokollbuch am 14. Juni 1944 fest.

Unter dem gleichen Datum trug RETZLAFF auch die Feststellung ein: *»Anwesend waren wohl 250 Hörer oder mehr noch.«* Er hat, als einziger von den Schriftführern, die Zuhörerzahlen bisweilen protokolliert, außerdem noch am 24. Mai 1944 (200 Hörer), am 5. Juli 1944 (45 Hörer) und am 25. Oktober 1944 (170 Hörer). Die Veranstaltungen fanden also keineswegs vor einem leeren Saal statt. Auch wurden immer noch Aufnahmeanträge gestellt und Neuaufnahmen verkündet, bis zur letzten Sitzung am 17. Januar 1945.

1933–1945

»Politische« Themen

Die Vortragsaktivität der Gesellschaft blieb bis in die ersten Kriegsjahre auf einem hohen Niveau. Die Mitglieder wurden durch Referenten aus den eigenen Reihen bzw. durch Gastredner aus allen Teilen Deutschlands, deren Anteil gegenüber früheren Zeiten bedeutend zugenommen hatte, umfassend über den medizinischen Fortschritt informiert.

Es kann nicht überraschen, dass auch Themen abgehandelt wurden, die Teil der nationalsozialistischen Gesundheitspolitik bzw. Ideologie waren. So sprach REITER 1939 über »Mutter und Kind« und CONTI hielt 1941 einen programmatischen Vortrag über die Bedeutung der Wissenschaft in der Gesundheitsführung.[41] Beide Vorträge erheben keine wissenschaftlichen Ansprüche; die Anwesenden dürften mit den angesprochenen Inhalten und der Verbindung zum nationalsozialistischen Weltbild gut vertraut gewesen sein. Gleiches gilt vermutlich für zwei Ansprachen von CONTI, deren Wortlaut nicht erhalten ist: Beim Empfang einer Delegation aus Ungarn (1940) erläuterte er die »Deutsche Gesundheitsführung« und bei einer gemeinsamen Veranstaltung mit dem NS-Ärztebund im April 1942 waren ärztliche Probleme im Krieg sein Thema.

In die Reihe dieser politisch motivierten Beiträge gehört auch ein Referat des Leiters der Berliner Ärztekammer, HANS LÖLLKE (*1898), mit dem Titel »Die Tätigkeit des Arztes in der Heimat als kriegsentscheidender Faktor«.[42] LÖLLKE hatte sich 1941 unter Bezugnahme auf die historische Rolle der *Berliner Medizinischen Gesellschaft* in der ärztlichen Standespolitik bereits dazu geäußert, wie er sich deren Mitarbeit zum aktuellen Zeitpunkt vorstellte.[43]

Die fachlichen Vorträge mit Bezug zum Nationalsozialismus gehörten fast alle zum nationalsozialistisch pervertierten Ideengebäude der Eugenik. Die eugenische Theorie kam Ende des 19. Jahrhunderts in England auf und

---

[41] CONTI: Die Bedeutung der Wissenschaft, insbesondere der kinderärztlichen, in der Gesundheitsführung. Deutsche Medizinische Wochenschrift 1942, Vol. 68, p. 53–59

[42] HANS LÖLLKE: Die Tätigkeit des Arztes in der Heimat als kriegsentscheidender Faktor. Deutsches Ärzteblatt 1943, Vol. 73, p. 82–84

[43] HANS LÖLLKE: Die Mitarbeit der Berliner Medizinischen Gesellschaft in der ärztlichen Standes- und Berufspolitik. Deutsche Medizinische Wochenschrift 1942, Vol. 68, p. 223–225

verbreitete sich schnell. Sie war keine Außenseitermeinung, sondern ein von vielen Wissenschaftlern akzeptiertes Denkmodell, dessen Implikationen bald die politische Ebene erreichten. Auch einflussreiche Persönlichkeiten des öffentlichen Lebens unterstützten die Idee, durch Förderung der Fortpflanzung »höherwertiger« Individuen die Qualität der Bevölkerung zu verbessern; das Konzept schien auf der Grundlage des damaligen Wissensstandes logisch und einleuchtend. In einigen Staaten der USA wurde daraus sogar eine Massenbewegung. Gedanklich war dann für manchen der Schritt nicht mehr weit, unerwünschte Eigenschaften durch Zwangssterilisation auszumerzen. Ein entsprechendes Gesetz trat 1907 in dem amerikanischen Bundesstaat Indiana in Kraft, in Europa übernahm 1929 der Schweizer Kanton Waadt die Vorreiterrolle; andere Länder folgten.[44,45,46]

Auch in Deutschland setzte man sich in Wissenschaft und Öffentlichkeit mit Eugenik auseinander. Enge Beziehungen bestanden zur Sozialhygiene; deren herausragender Exponent und erster Lehrstuhlinhaber, ALFRED GROTJAHN (1869–1931),[47] wirkte während der Zeit der Weimarer Republik und ist in dem entsprechenden Kapitel dieses Buches zu Wort gekommen. Auf politischer Ebene führte die Diskussion 1926 zu einem Erlass des Preußischen Wohlfahrtsministeriums, der größeren Städten die Einrichtung ärztlicher Eheberatungsstellen empfahl. Dieser Erlass wurde vor der *Berliner Medizinischen Gesellschaft* ausführlich dargelegt.[48]

Nach der »Machtergreifung« wurde im Juli 1933 das »Gesetz zur Verhütung erbkranken Nachwuchses« verabschiedet, ein Sterilisationsgesetz, welches auf einem bereits vorhandenen Entwurf der vorherigen Regierung fußte. Im Vergleich zu den entsprechenden Gesetzen anderer Länder sah das

---

[44] STEVEN A. FARBER: U.S. Scientists' Role in the Eugenics Movement (1907–1939): A Contemporary Biologist's Perspective. Zebrafish 2008, Vol. 5, p. 243–245.

[45] KENNETH L. GARVER, BETTYLEE GARVER: Eugenics: Past, Present, and the Future. The American Journal of Human Genetics. 1991, Vol. 49, p. 1109–1118

[46] ANSSI SAURA: Race biology. Hereditas 2020, Vol. 157, Artikel 48

[47] DANIEL NADAV: JULIUS MOSES und ALFRED GROTJAHN. Das Verhalten zweier sozialdemokratischer Ärzte zu Fragen der Eugenik und Bevölkerungspolitik. In: Der Wert des Menschen. Medizin in Deutschland 1918–1945. Hrsg. Ärztekammer Berlin in Zusammenarbeit mit der Bundesärztekammer. Edition HENTRICH Berlin, 1989, p. 143–152

[48] MAX HIRSCH: Der Erlaß des Preußischen Ministers für Volkswohlfahrt über die Eignungsprüfung bei der Eheschließung und über das Heiratszeugnis. Verhandlungen der Berliner medizinischen Gesellschaft 1926, Band LVII, Teil II, p. 112–124

nationalsozialistische einen erheblich größeren Personenkreis von »Erbkranken« für die Zwangssterilisation vor. Die Entscheidung über die Sterilisation trafen Erbgesundheitsgerichte auf der Grundlage von Gutachten. Die Zahl der im »Reich« lebenden Menschen mit Erb- und Geisteskrankheiten bzw. Behinderungen wurde in einer geheim gehaltenen Vernichtungsoperation, für die sich heute der Begriff T4-Aktion durchgesetzt hat, zwischen 1939 und 1941 erheblich reduziert.

Fragen der Sozialhygiene und Eugenik gehörten in der ersten Hälfte des 20. Jahrhunderts zu den modernen Themen, sie finden sich deshalb auch im Vortragsprogramm der *Berliner Medizinischen Gesellschaft*. Mit der Usurpation dieser Felder durch die Nationalsozialisten erfolgte eine Einengung auf deren politische Sichtweise, die auch die rassistische Arier-Ideologie einschloss.

Dies heißt jedoch nicht, dass sämtliche Beiträge, die vor der Gesellschaft zu den Themen Vererbung und Eugenik gehalten wurden, ideologisch verzerrt waren. FRITZ LENZ (1887–1976) wurde 1923 in München auf den ersten deutschen Lehrstuhl für Rassenhygiene berufen und war von der Überlegenheit der »Nordischen Rasse« überzeugt. Dennoch referierte er 1935 völlig sachlich über die methodischen Fallstricke der Zwillingsforschung.[49]

Einer der prominentesten Rassenhygieniker war v. VERSCHUER. Er war am Anfang seiner Karriere am KAISER-WILHELM-Institut für Anthropologie, menschliche Erblehre und Eugenik in Berlin tätig. Bezeichnenderweise war er es, der in der Sitzung, in der formal die »Gleichschaltung« der Gesellschaft erfolgte (15. November 1933), den wissenschaftlichen Teil bestritt: In Zusammenhang mit dem Gesetz zur Verhütung erbkranken Nachwuchses sprach er über den Erbgang bei verschiedenen menschlichen Erkrankungen.[50] Ein halbes Jahr später kam er erneut zu Wort, diesmal hielt er den Einführungsvortrag zu einer Vortragsserie über Erbkrankheiten in der Inneren Medizin, Gynäkologie, Dermatologie und Neurologie.[51] Anfang 1943 besprach er aus-

---

[49] F. LENZ: Inwieweit kann man aus Zwillingsbefunden auf Erbbedingtheit oder Umwelteinfluß schließen? Verhandlungen der Berliner medizinischen Gesellschaft 1935, Band LXVI, p. 83–89

[50] OTTMAR FREIHERR V. VERSCHUER: Erbprognose bei Krankheiten.
Verhandlungen der Berliner medizinischen Gesellschaft 1933, Band LXIV, p. 141–154

[51] O. V. VERSCHUER: Erblichkeit innerer Krankheiten.
Verhandlungen der Berliner medizinischen Gesellschaft 1934, Band LXV, p. 121–129

gewählte Erkrankungen aus der erbbiologischen Beratung (u. a. Klumpfuß, Hämophilie, Chondrodystrophie).[52]

V. VERSCHUER teilte die Vorstellung der Nationalsozialisten, dass Personen mit bestimmten ungünstigen Erbfaktoren an der Fortpflanzung gehindert werden sollten; darüber lässt er keinen Zweifel. Ansonsten vermitteln seine Vorträge solides genetisches Wissen. Auch gab er sich vor der Gesellschaft nicht als ideologischer Eiferer, sondern betonte die Wichtigkeit gründlicher Recherchen und faktenbasierter Entscheidungen.

Nicht kontrollieren lässt sich der Gastbeitrag des Norwegers JON ALFRED MJØEN (1860–1939) im April 1935, da der Text nicht mehr vorhanden ist. Der überlieferte Vortragstitel lautet »Nordisches Erbgut«. MJØEN vertrat dogmatisch die Idee von der Überlegenheit der »nordischen Rasse«.[53]

Die Verfahrensweise bei der Sterilisation wurde an einem Abend im Februar 1935 besprochen: Amtsgerichtsrat HANS-JOACHIM MATZNER (*1895), Vorsitzender am Berliner Erbgesundheitsgericht, erläuterte als Jurist das gerichtliche Verfahren,[54] GOHRBANDT[55] und BENNO OTTOW (1884–1975)[56,57] die Operationstechnik beim Mann bzw. bei der Frau, und AUGUST SCHLEGEL, der Leiter des Krankenhauses beim Untersuchungsgefängnis Moabit, referierte über seine Erfahrungen bei der Entmannung von Sexualverbrechern.[58]

Auch zur Technik der Unfruchtbarmachung kam 1936 GUSTAV BOETERS (1869–1942) zu Wort. Den Text seines Vortrags haben wir nicht. BOETERS trat

---

[52] O. FRHR. V. VERSCHUER: Erbpathologische Probleme aus der Praxis.
Deutsche Medizinische Wochenschrift 1943, Vol. 69, p. 499–503

[53] JON RØYNE KYLLINGSTAD: Racial Hygiene and the Nordic Race, 1900–1933.
In: Measuring the Master Race. Open Book Publishers, 2014, p. 87–113

[54] MATZNER: Das Erbgesundheitsgericht und sein Verfahren.
Verhandlungen der Berliner medizinischen Gesellschaft 1935, Band LXVI, p. 105–112

[55] E. GOHRBANDT: Die Unfruchtbarmachung des Mannes.
Verhandlungen der Berliner medizinischen Gesellschaft 1935, Band LXVI, p. 113–121

[56] B. OTTOW: Zur Klinik der gesetzlichen Unfruchtbarmachung der Frau.
Verhandlungen der Berliner medizinischen Gesellschaft 1935, Band LXVI, p. 122–136

[57] NILS HANSSON, ANJA PETERS und ERKI TAMMIKSAAR: Sterilisationsoperateur und Forscher: Leben und Karriere BENNO OTTOWS (1884–1975).
Medizinhistorisches Journal 2011, Vol. 46, p. 212–237

[58] AUGUST SCHLEGEL: Die Entmannung als Sterilisierungs- und Sicherheitsmaßregel gegen gefährliche Sexualverbrecher.
Verhandlungen der Berliner medizinischen Gesellschaft 1935, Band LXVI, p. 137–146

bereits in den 1920er Jahren vehement für die Zwangssterilisation ein und führte Sterilisationen selbst durch, ohne ausreichende rechtliche Grundlage. Er hatte einen entsprechenden Gesetzesentwurf ausgearbeitet, den er der sächsischen Regierung und 1925 auch dem Reichstag vorlegte (»Lex Zwickau«). Als Amtsarzt war er vorzeitig pensioniert worden, BOETERS galt als Querulant. Allerdings war er seit 1930 in der NSDAP; das erklärt vermutlich, weshalb er überhaupt Gelegenheit erhielt, vor der Gesellschaft zu sprechen.[59]

ROBERT RITTER (1901–1951) referiert 1942 über die Frage, erblich belastete Asoziale und Kriminelle an der Fortpflanzung zu hindern. Wie der Referent selbst zugab, waren die Erkenntnisgrundlagen über die Vererbung dieser Eigenschaften noch recht unvollständig.[60] RITTER war Leiter der Rassenhygienischen und Bevölkerungsbiologischen Dienststelle des Reichsgesundheitsamtes. Er befasste sich hauptsächlich mit »Zigeunern« und lieferte durch seine Untersuchungen und Publikationen Argumente für deren Verfolgung während der nationalsozialistischen Herrschaft.

Im Anschluss an einen langen Vortrag von MAX DE CRINIS zu Klinik, Differentialdiagnose und Therapie der Epilepsie 1942 folgten Ausführungen des Psychiaters JÜRG ZUTT (1893–1980) über die erbprognostische Sicht der Erkrankung.[61]

Bezieht man noch den 1934 von ZEISS gehaltenen Vortrag »Über die nationalen Aufgaben der deutschen Hygiene« ein, über den sich HEUBNER so vernichtend äußerte, dann sind von den weit über 400 Vorträgen, die von der »Gleichschaltung« 1933 an bis zur letzten Sitzung im Januar 1945 gehalten wurden, die oben aufgeführten die einzigen, die weitgehend oder teilweise von nationalsozialistischem Gedankengut geprägt sind bzw. damit in Zusammenhang stehen.

---

[59] THOMAS BRYANT: Sexological Deliberation and Social Engeneering: Albert Moll and the Sterilisation Debate in Late Imperial and Weimar Germany. Med. Hist. 2012, Vol. 56, p. 237–254

[60] R. RITTER: Erbärztliche Verbrechensverhütung. Deutsche Medizinische Wochenschrift 1942, Vol. 68, p. 535–539

[61] Berliner Medizinische Gesellschaft, Sitzung vom 6. V. 1942. ZUTT: Die Fallsucht im Erbgesundheitsverfahren. Deutsche Medizinische Wochenschrift 1942, Vol. 68, p. 807

Die Referenten

Unter den Referenten waren auch, wie sich im Nachhinein herausstellte, einige tatsächliche Übeltäter. Der Ordinarius für Psychiatrie und Neurologie MAX DE CRINIS (1889–1945, Selbstmord), als Exponent der NSDAP gegen den Willen der Fakultät an die Charité berufen, wirkte an der Ermordung von Kranken und Behinderten mit.[62] Sein Fakultätskollege GEORG BESSAU (1884–1944) führte als Leiter der Kinderklinik Versuche mit einem Tuberkuloseimpfstoff an für die Euthanasie bestimmten Patienten durch. Der Chirurg KARL GEBHARDT (1897–1948), Ordinarius für Sportmedizin, ließ grausame Experimente an Häftlingen durchführen und wurde beim Nürnberger Ärzteprozess für seine Verbrechen zum Tode verurteilt.[63] Gleichfalls hingerichtet wurde CLAUS SCHILLING (1871–1946), ehemals Direktor der Abteilung für Tropenmedizin am ROBERT KOCH-Institut, wegen seiner Versuche mit Malariaerregern im Konzentrationslager Dachau.[64] Der Flugmediziner HERMANN BECKER-FREYSENG (1910–1961) erhielt in Nürnberg eine Haftstrafe für seine Vergehen.[65] EUGEN GILDEMEISTER (1878–1945), Präsident des ROBERT KOCH-Instituts, und sein Mitarbeiter EUGEN HAAGEN (1898–1972) waren an tödlich verlaufenden Fleckfieberinfektionsversuchen in Konzentrationslagern beteiligt.[66] Sie alle sprachen, teilweise wiederholt, vor der Gesellschaft, jedoch enthalten die Vortragstexte keine Hinweise auf unehrenhaftes oder unethisches ärztliches Verhalten.

Es gab auch Wissenschaftler, die bei ihrer Arbeit von den nationalsozialistischen Untaten profitierten. Der Pathologe BERTHOLD OSTERTAG (1895–1975), Sohn des bekannten Veterinärs ROBERT V. OSTERTAG, steht unter

---

[62] CHRISTIAN HARDINGHAUS: FERDINAND SAUERBRUCH und die Charité. Europa Verlag, 2019, p. 173–180

[63] K. GEBHARDT: Erziehungsfragen im Behandlungsgang versicherungspflichtiger Kranker. Deutsche Medizinische Wochenschrift 1937, Vol. 63, p. 736–738

[64] CLAUS SCHILLING: Bericht über eine Studienreise nach Ost- und Südafrika. Verhandlungen der Berliner medizinischen Gesellschaft 1935, Band LXVI, p. 271–282

[65] H. G. CLAMANN und H. BECKER-FREYSENG: Über Erfahrungen mit Keuchhusten-Höhenflügen und Unterdruckkammer-Behandlungen.
Deutsche Medizinische Wochenschrift 1949, Vol. 66, p. 61–65

[66] E. GILDEMEISTER: Über Viruskrankheiten.
Deutsche Medizinische Wochenschrift 1938, Vol. 64, p. 643–647

Verdacht, wissentlich für seine Forschung Material aus dem Kindereuthanasieprogramm verwendet zu haben. HERMANN STIEVE (1886–1952), Leiter des Anatomischen und Anatomisch-Biologischen Instituts der Universität, bekam die Leichen Hingerichteter ins Institut geliefert und setzte sie für den Unterricht bzw. für seine Untersuchungen über den weiblichen Zyklus ein.[67] Allerdings war die Praxis, Exekutierte der Anatomie zuzuführen, älter, sie wurde nicht erst von den Nationalsozialisten etabliert. Dass deren Zahl beträchtlich zugenommen hatte, muss STIEVE aufgefallen sein. Die Leichen der am Attentat vom 20. Juli Beteiligten nahm er ausdrücklich nicht an.[68]

Es darf hier nicht der Eindruck entstehen, die Gesellschaft wäre ein Treffpunkt von Naziverbrechern gewesen. In einer fachlichen Vereinigung wie der *Berliner Medizinischen Gesellschaft* kamen Menschen unterschiedlicher politischer Überzeugungen zusammen. Die aktiven Nationalsozialisten stehen jedoch im Fokus der geschichtlichen Aufarbeitung, über sie weiß man deshalb heute bedeutend mehr als über die – sicher weitaus größere – Gruppe der politisch Unbelasteten. Für letztere seien abschließend die Namen einiger Mitglieder aufgeführt, die bekanntermaßen »anständig« geblieben sind.

Hier wäre der Direktor des Pharmakologischen Instituts, WOLFGANG HEUBNER (1877–1957), zu nennen, der 1933 beim Ministerium um Entlassung aus dem Dienst gebeten und seiner Skepsis dem Nationalsozialismus gegenüber schriftlich (!) Ausdruck gegeben hatte. Sein Gesuch wurde nicht akzeptiert, HEUBNER blieb bis nach dem Krieg im Amt.[69] Die Sitzungen der Gesellschaft besuchte er regelmäßig und nahm immer das Wort, wenn es um Arzneimitteltherapie ging – also recht häufig.

HEUBNER brachte 1932 seinen Mitarbeiter OTTO KRAYER (1899–1982) in die Gesellschaft. KRAYER lehnte im Juni 1933 die Berufung auf den pharma-

---

[67] H. STIEVE: Nervös bedingte Veränderungen an den Geschlechtsorganen. Deutsche Medizinische Wochenschrift 1940, Vol. 66, p. 925

[68] UDO SCHAGEN: Die Forschung an menschlichen Organen nach »plötzlichem Tod« und der Anatom HERMANN STIEVE (1886–1952) In: Die Berliner Universität in der NS-Zeit. Band II: Fachbereiche und Fakultäten. Hrsg. RÜDIGER V. BRUCH, REBECCA SCHAARSCHMIDT, FRANZ STEINER Verlag 2005, p. 35–54

[69] H.-C. JASCH: Das preußische Kultusministerium und die »Ausschaltung« von »nichtarischen« und politisch mißliebigen Professoren an der Berliner Universität in den Jahren 1933–1934 aufgrund des Gesetzes zur Wiederherstellung des Berufsbeamtentums vom 7. April 1933. Forum Historiae iuris, http://www.forhistiur.de/zitat/0508jasch.htm. 25. August 2005

kologischen Lehrstuhl in Düsseldorf ab, den der jüdische Amtsinhaber hatte freimachen müssen, und verließ in der Folge Deutschland.[70]

Auch die negative Einstellung von OTTO NORDMANN (1876–1946) zum Nationalsozialismus war bekannt; er gehörte der Gesellschaft seit 1912 an. Unter Verzicht auf seine Pensionsansprüche gab NORDMANN die chirurgische Chefarztposition im städtischen AUGUSTE-VICTORIA-Krankenhaus 1933 auf und wechselte an das konfessionelle MARTIN-LUTHER-Krankenhaus, wo er dem politischen Druck weniger ausgesetzt war.[71]

Nur wenige Jahre war FRANZ BÜCHNER (1895–1991), Direktor des Pathologischen Instituts am Krankenhaus Im Friedrichshain, in Berlin, bevor er in Freiburg einen Lehrstuhl erhielt. 1941 übte BÜCHNER öffentlich Kritik am nationalsozialistischen Euthanasieprogramm.

Ebenfalls Mitglieder der Gesellschaft waren der später hingerichtete Widerstandskämpfer GEORG GROSCURTH (1904–1944) und der Internist ALBRECHT TIETZE (1901–1968); letzterer hatte seine Stelle im Klinikum Westend 1933 aus Protest gegen die Entlassung jüdischer Kollegen aufgegeben; er wird seit 1970 von der Holocaust-Gedenkstätte Yad Vashem als »Gerechter unter den Völkern« anerkannt.[72]

Schließlich gehört nach Auffassung der Autoren auch der Name des großen Chirurgen FERDINAND SAUERBRUCH (1875–1951) in diese Reihe. Obwohl sich SAUERBRUCH über die Person HITLERs keine Illusionen machte, scheint er den Regimewechsel anfangs begrüßt zu haben. Wer das verurteilt, verkennt die Sogwirkung des allgemeinen Stimmungsumschwungs, der sich am Ende der Weimarer Republik in der Bevölkerung vollzogen hatte.[73] Jedenfalls hat SAUERBRUCH nicht lange gebraucht, seinen anfänglichen Irrtum zu erkennen. Den Handlungsspielraum, den er hatte – und der war auch bei einer solchen Berühmtheit unter der HITLER-Diktatur nicht unlimitiert – nutzte

---

[70] HERBERT A. NEUMANN: OTTO KRAYER – Eine Wissenschaftlerbiographie im Zeitalter der Extreme. ABW Wissenschaftsverlagsgesellschaft, Berlin, 2021

[71] M. SACHS, H.-P. SCHMIEDEBACH, R. SCHWOCH: Prof. Dr. med. OTTO CARL WILHELM NORDMANN (1876–1946) In: Deutsche Gesellschaft für Chirurgie 1933–1945. Die Präsidenten. H.-U. STEINAU, H. BAUER (Hrsg.). KADEN Verlag, Heidelberg 2011, p. 131–149

[72] Internetseite righteous.yadvashem.org

[73] SEBASTIAN HAFFNER: Von BISMARCK zu HITLER – Ein Rückblick. KINDLER Verlag, München, 1987

er, um Verfolgten zu helfen und gegen das Regime zu arbeiten; dafür gibt es genug glaubwürdige Zeugen.[74,75,76]

WISSENSCHAFTLICHE THEMEN

Im Folgenden sind Themen aus dem wissenschaftlichen Vortragsprogramm ausgewählt, die für den heutigen Leser besonders interessant erscheinen. Wenn dabei auch die Namen von Rednern genannt werden, die heute wegen ihrer Regimenähe bzw. möglicher oder erwiesener Verstrickung in nationalsozialistische Verbrechen kritisch gesehen werden, bleibt dieser Aspekt unberücksichtigt.

Am 16. Dezember 1936 wurde der 100. Geburtstag von ERNST V. BERGMANN mit einer Festsitzung feierlich begangen, die eine Filmvorführung einleitete. Hierzu sagte ADAM:

»Der Film, der Ihnen jetzt vorgeführt werden wird, hat eine kleine Geschichte. Er ist von dem französischen Chirurgen DOYEN aufgenommen worden. Dieser hatte sich seinerzeit bei einer Operation filmen lassen, und das hatten ihm seine französischen Kollegen verübelt, weil sie darin eine unzulässige Propaganda sahen. Um nun gewissermaßen eine Entschuldigung oder ein Leumundszeugnis zu haben, fuhr DOYEN nach Berlin und suchte ERNST V. BERGMANN zu bestimmen, diese kleine ›Operation‹ an sich auch vornehmen zu lassen. ERNST V. BERGMANN hat zunächst gar nicht gewußt, welchem Zweck er damit diente, und er war, als er dies erfuhr, anfänglich sehr ungehalten, hat sich aber schließlich doch damit abgefunden. Diesem Umstande verdanken wir es, daß wir die Operationstechnik des großen Meisters hier im Film sehen können.«[77]

---

[74] CHRISTIAN HARDINGHAUS: FERDINAND SAUERBRUCH und die Charité. Operationen gegen HITLER. Europa Verlag, 2019

[75] RUDOLF NISSEN: Helle Blätter – dunkle Blätter. Erinnerungen eines Chirurgen. Deutsche Verlags-Anstalt Stuttgart, 1969

[76] SUSANNE MICHL, THOMAS BEDDIES, CHRISTIAN BONAH, FRANK JUNG (Hrsg.): Zwangsversetzt – vom Elsass an die Berliner Charité: Die Aufzeichnungen des Chirurgen ADOLPHE JUNG, 1940–1945. SCHWABE-Verlag GmbH, 2019

[77] Berliner Medizinische Gesellschaft, Protokoll vom 16. XII. 1936. Deutsche Medizinische Wochenschrift 1937, Vol. 63, p. 451. Der Film kann auf der Internetseite der Wellcome Collection angesehen werden.

DIE NATIONALSOZIALISTISCHE PERIODE

Der knapp zwei Minuten lange Film zeigt eine Unterschenkelamputation. Anschließend wurde eine phonographische Aufnahme von v. BERGMANNS Stimme abgespielt. Es folgten Vorträge von BIER (ERNST V. BERGMANN als Mensch, Chirurg und Lehrer) und SAUERBRUCH (Entwicklung und Stand der Hirndrucklehre seit ERNST V. BERGMANN).

Auf dem Gebiet der Endokrinologie gab es noch viel Neues zu entdecken. In den 1920er und 1930er Jahren wurden die wichtigsten Hormone isoliert und synthetisiert. Der Forscher, der den Begriff »Endokrinologie« prägte, der Italiener NICOLA PENDE (1880–1970), stellte 1938 das von ihm beschriebene Syndrom der kindlichen Thymusüberfunktion und dessen Therapie vor[78] und wurde anlässlich seines Vortrags zum Ehrenmitglied ernannt.

ADOLF BUTENANDT (1903–1995) sprach 1935 über Struktur, Funktion und Synthese von Keimdrüsenhormonen.[79] Er arbeitete damals an der Technischen Universität Danzig. Für seine Arbeiten über Sexualhormone bekam BUTENANDT 1939 den Nobelpreis für Chemie, dessen Annahme ihm jedoch HITLER untersagte. Der zweite Referent des Abends, der Gynäkologe CARL KAUFMANN (1900–1980), befasste sich mit den therapeutischen Möglichkeiten der neuen Präparate. Mit seinen klinischen Studien legte er die Grundlage für eine physiologische Dosierung der Ovarialhormone.[80] Die Hormontherapie in Frauenheilkunde, Innerer Medizin und Kinderheilkunde war dann noch einmal im Sommer 1941 Schwerpunktthema an mehreren Abenden.

Zu den großen pharmakologischen Neuerungen dieser Periode gehört die Einführung der Sulfonamide. Das erste Präparat, Prontosil von der Firma BAYER AG, kam 1936 auf den Markt. Es wurde von GERHARD DOMAGK (1895–1964) dort entwickelt, der für diese Leistung ebenfalls 1939 den Nobelpreis erhalten sollte, ihn aber nicht annehmen durfte. DOMAGK sprach 1940 über die experimentellen Grundlagen der Chemotherapie mit Sulfonamiden und 1943 noch einmal über deren Wirkungsweise. Beide Vorträge waren Teil einer

---

[78] NICOLA PENDE: Hyperthymismus des Knaben und sexuelle Anomalien. Röntgenbestrahlung des Thymus. Deutsche Medizinische Wochenschrift 1939, Vol. 65, p. 210–211

[79] ADOLF BUTENANDT: Über die stoffliche Charakterisierung der Keimdrüsenhormone: ihre Konstitutionsermittlung und künstliche Herstellung.
Verhandlungen der Berliner medizinischen Gesellschaft 1935, Band LXVI, p. 33–55

[80] C. KAUFMANN: Die therapeutische Anwendung der weiblichen Keimdrüsenhormone.
Verhandlungen der Berliner medizinischen Gesellschaft 1935, Band LXVI, p. 56–75

Veranstaltungsreihe, in der Vertreter der verschiedenen klinischen Spezialitäten ihre Erfahrungen mit den neuen Medikamenten zusammenfassten.[81]

Eine ausführliche Erörterung wurde im Juni 1943 der Anwendung von Pervitin (Methamphetamin) gewidmet. Wegen des zunehmenden Missbrauchs in der Zivilbevölkerung war die Substanz 1941 unter das Opiumgesetz gestellt worden, was jedoch keinen ausreichenden Rückgang des Gebrauchs gebracht hatte. Nun bat, wie UMBER vor der Sitzung berichtete, die Reichsärztekammer um eine Stellungnahme der Gesellschaft bezüglich eines generellen Verbots. Zum Thema sprachen der Pharmakologe WOLFGANG HEUBNER (1877–1957), der Neurologe/Psychiater HELMUT SELBACH (1909–1987) und der Psychiater JOHANNES HEINRICH SCHULTZ (1884–1970). Fazit des Abends war, dass Pervitin bei einzelnen Indikationen hilfreich sei, ein Verbot also nicht wünschenswert wäre.[82]

BUTENANDT, inzwischen Direktor des KAISER-WILHELM-Instituts für Biochemie, hielt im November 1943 einen Vortrag über Viren als Modellorganismen für die biochemische Forschung, vor allem für die Genetik.[83] Er traf auf ein gut vorbereitetes Publikum, denn einer seiner Mitarbeiter, der Biochemiker GERHARD SCHRAMM (1910–1969), hatte im Vorjahr Methoden der Virusforschung präsentiert.[84] SCHRAMM und BUTENANDT sind grundlegende Entdeckungen in Genetik und Virologie gelungen.

Ein Pionier der Virologie war auch der Internist HELMUT RUSKA (1908–1973). Sein Ansatzpunkt kam von der optischen Seite, suchte er doch nach Anwendungsmöglichkeiten für das von seinem Bruder ERNST (1906–1988) entwickelte Elektronenmikroskop (Nobelpreis für Physik 1986). RUSKA zeigte bei seinen Vorträgen 1938 und 1941 elektronenmikroskopische Aufnahmen von Bakterien, Viren, Zellorganellen und anderen subzellulären

---

[81] G. DOMAGK: Zu den experimentellen Grundlagen der Chemotherapie der bakteriellen Infektionen mit den Sulfonamiden und ihren Derivaten. Deutsche Medizinische Wochenschrift 1940, Vol. 66, p. 203–205, sowie GERHARD DOMAGK: Über die Wirkungsweise der Sulfonamide. Deutsche Medizinische Wochenschrift 1943, Vol. 69, p. 379–385

[82] Berliner Medizinische Gesellschaft, Sitzung vom 2. VI. 1943.
Deutsche Medizinische Wochenschrift 1943, Vol. 69, p. 51–52

[83] ADOLF BUTENANDT: Die moderne Virusforschung in der Bedeutung für Chemie, Biologie und Medizin. Deutsche Medizinische Wochenschrift 1944, Vol. 70, p. 379–384

[84] GERHARD SCHRAMM: Neuere Ergebnisse und Probleme in der Untersuchung der Virusarten. Deutsche Medizinische Wochenschrift 1942, Vol. 68, p. 791–794

DIE NATIONALSOZIALISTISCHE PERIODE

Strukturen[85,86]. Noch waren geeignete Techniken der Präparateherstellung nicht entwickelt, um Feinstrukturen von Zellen und Geweben mit diesem anspruchsvollen Verfahren darzustellen. Doch der erste Blick in eine neue Dimension dürfte das Auditorium beeindruckt haben.

Im März 1938 sprach ein Patenkind von RUDOLF VIRCHOW, der Leiter der III. Medizinischen Universitätsklinik, RUDOLF JÜRGENS (1898–1961).[87] Er war 1933 Mitentdecker des auch nach ihm benannten v.-WILLEBRAND-JÜRGENS-Syndroms gewesen. Nur wenige Monate nach seinem Vortrag übernahm JÜRGENS eine Position bei der Firma HOFFMANN-LA ROCHE in der Schweiz und ließ sich zur Rückkehr nach Deutschland nicht mehr überreden.

Mit Problemen der Flugmedizin beschäftigte sich HUBERTUS STRUGHOLD (1898–1986), Leiter des Luftfahrtmedizinischen Forschungsinstituts des Reichsluftfahrtministeriums. STRUGHOLD führte Reflex- und Leistungsmessungen bei Druckverlust und Sauerstoffmangel durch, wie sie beim Flug in großer Höhe auftreten können. Das Ergebnis war ein Schema, mit dessen Hilfe der Pilot beim Ausfall der Sauerstoffzufuhr abschätzen konnte, wieviel Zeit ihm vor einem Leistungsabfall bzw. der Bewusstlosigkeit noch bleibt.[88] STRUGHOLD ging nach Kriegsende im Rahmen der »Operation Paperclip« in die USA und setzte dort seine Arbeit fort. Gleiches taten der Flugmediziner HANS-GEORG CLAMANN (1902–1980) und der Pathologe RICHARD LINDENBERG (1911–1992), die beide 1939 vor der Gesellschaft referierten.

Anfang 1940 setzte man sich mit der Frage auseinander, wie sich Verdunkelung auf den menschlichen Organismus auswirkt. Dabei kam auch der Ordinarius für Physiologische Chemie an der KAISER-WILHELMS-Universität KARL LOHMANN (1898–1978) zu Wort.[89] LOHMANN hatte 1929 Adenosintri-

---

[85] Berliner Medizinische Gesellschaft, Sitzung vom 22. VI. 1938. H. RUSKA: Bakterien und Virus in übermikroskopischer Aufnahme. Deutsche Medizinische Wochenschrift 1938, Vol. 64, p. 1203–1204

[86] H. RUSKA: Über Grenzfragen aus dem Gebiet der Strukturforschung und Mikrobiologie. Deutsche Medizinische Wochenschrift 1941, Vol. 67, p. 281–286

[87] RUDOLF JÜRGENS: Die klinische Abgrenzung verschiedener Blutungstypen nebst Hinweisen zur Erkennung der Thrombosebereitschaft.
Deutsche Medizinische Wochenschrift 1938, Vol. 64, p. 629–633

[88] H. STRUGHOLD: Die medizinischen Probleme in der Substratosphäre.
Deutsche Medizinische Wochenschrift 1939, Vol. 65, p. 281–285

[89] K. LOHMANN: Einfluß von Licht und Dunkelheit auf den Stoffwechsel.
Deutsche Medizinische Wochenschrift 1940, Vol. 66, p. 569–571

phosphat (ATP) entdeckt. Weitere Referenten an diesem Abend waren der Direktor des Instituts für Strahlenforschung WALTER FRIEDRICH (1883–1968), der Psychiater J. H. SCHULTZ, der Direktor des Physiologischen Instituts WILHELM TRENDELENBURG (1877–1946) sowie der Augenarzt HANS KARL MÜLLER (1899–1977).

Unter Hinweis auf die große Bauaktivität des »Führers« empfahl 1939 der Gewerbemediziner HERMANN GERBIS (1883–1961) den Kollegen, sich mit der Druckluftkrankheit vertraut zu machen, da das in den medizinischen Standardwerken Aufgeführte für Therapie und Begutachtung nicht ausreiche. Die Krankheit, die wir heute als Taucherkrankheit kennen, trat in Zusammenhang mit sog. Druckluftgründungen auf, einem Ausschachtverfahren, bei dem in großer Tiefe in einem unter Überdruck stehenden Senkkasten gearbeitet wird. Bei dem von GERBIS beobachteten Bauvorhaben am Zernsee (nahe Werder) erkrankten fast 50 % der Arbeiter, einige mehrfach.[90]

Mit den Problemen der Röntgenreihenuntersuchung der Gesamtbevölkerung zwecks Aufdeckung unerkannter Fälle von Tuberkulose setzte sich 1939 HELLMUTH ULRICI (1874–1950) auseinander. Das Durchleuchtungsverfahren schied hierfür als Methode aus, da Erfahrungswerte zeigten, dass ein Arzt maximal 200 Durchleuchtungen pro Tag, also 1.200 pro Woche, vornehmen konnte. Dies war als Dauerleistung wegen der hohen Strahlenbelastung für die Ärzte nicht zumutbar. Jetzt war der Firma SIEMENS-REINIGER AG die Kombination des Durchleuchtungsgeräts mit einer Kamera gelungen. Das neue Verfahren hatte den Vorteil, dass der Arzt nur noch die Aufnahmen prüfen musste. Erste vergleichende Untersuchungen mit der bisherigen Methode waren vielversprechend.[91]

Ein Gast aus der Schweiz, MAX BIRCHER-BENNER (1867–1939), stellte 1936 die Grundlagen seiner Ernährungstherapie dar.[92] BIRCHER-BENNERS Konzept der naturnahen Ernährung und Krankendiät fand große Bewunderung bei führenden Nationalsozialisten. Ähnliche Ideen vertrat der Hygieniker WER-

---

[90] H. GERBIS: Drucklufterkrankungen (Caissonkrankheiten).
Deutsche Medizinische Wochenschrift 1939, Vol. 65, p. 1152–1156

[91] H. ULRICI: Mit der Röntgenmusterung auf der Suche nach der unbekannten Tuberkulose.
Deutsche Medizinische Wochenschrift 1939, Vol. 65, p. 869–871

[92] M. BIRCHER-BENNER: Kurze Begründung meiner Ernährungstherapie.
Verhandlungen der Berliner medizinischen Gesellschaft 1936, Vol. LXVII, p. 127–142

DIE NATIONALSOZIALISTISCHE PERIODE

NER KOLLATH (1892–1970), Lehrstuhlinhaber in Rostock und »Erfinder« der Vollwertkost. Er sprach 1941 über seine tierexperimentellen Untersuchungen von Mangelerscheinungen und erläuterte die daraus von ihm entwickelte natürlich Rangordnung der Nahrungsmittel.[93] Auch über Ernährung, allerdings auf einer belastbaren wissenschaftlichen Basis, referierte der uns bereits bekannte ADOLF BICKEL (1875–1946), der erste Professor für Pathophysiologie in Deutschland. Unter seinen insgesamt 8 Beiträgen während dieser Periode war auch einer über den Eiweißstoffwechsel bei naturgemäßer Ernährung.[94]

Bei einem Vortragsabend über die therapeutische Anwendung der Hyperthermie kam ERWIN SCHLIEPHAKE (1894–1995) aus Gießen zu Wort, der sich für die Kurzwellentherapie einsetzte und diese vor allem bei arthritischen Erkrankungen für aussichtsreich hielt.[95] Er hatte Ende 1926 mit seinen Untersuchungen über die biologische Kurzwellenwirkung angefangen und bereits 1932 erste Ergebnisse vorgestellt.[96]

Mitunter wurden berühmte Gäste nach Berlin eingeladen. So besprach Mitte 1934 der Pathologe VIRGIL HOLLAND MOON (1879–1964) aus Philadelphia seine experimentellen Arbeiten zur Beteiligung der Kapillaren am Schocksyndrom.[97] MOONS Erkenntnisse sind in die Behandlung der Verletzten des Zweiten Weltkriegs eingeflossen. Der in Stockholm tätige Nobelpreisträger HANS V. EULER-CHELPIN (1873–1964) führte das Auditorium in einem intensiven Vortrag in den Stoffwechsel von Krebsgeweben ein und setzte auseinander, wie aus einer normalen Zelle eine bösartige wird.[98] Einige Monate später, im November 1938, wurde EULER-CHELPIN Ehrenmitglied der Gesellschaft.

---

[93] WERNER KOLLATH: Ernährungsversuche über die unterste Grenze der Lebensmöglichkeit und den Aufstieg zur Norm. Deutsche Medizinische Wochenschrift 1941, Vol. 67, p. 999–1005

[94] ADOLF BICKEL: Naturgemäße Ernährung und Eiweißstoffwechsel. Verhandlungen der Berliner medizinischen Gesellschaft 1935, Vol. LXVI, p. 10–28

[95] ERWIN SCHLIEPHAKE: Hyperthermie durch Kurzwellen. Deutsche Medizinische Wochenschrift 1938, Vol. 64, p. 371–372

[96] E. SCHLIEPHAKE: Arbeitsergebnisse auf dem Kurzwellengebiet. Verhandlungen der Berliner medizinischen Gesellschaft 1932, Vol. LXIII, p. 370–385

[97] V. H. MOON: Das Schocksyndrom. Verhandlungen der Berliner Medizinischen Gesellschaft 1934, Vol. LXV, p. 184–201

[98] H. V. EULER: Biochemische Krebsprobleme. Deutsche Medizinische Wochenschrift 1938, Vol. 64, p. 1712–1716

Aus Frankfurt kam 1939 der große Pionier der Nephrologie FRANZ VOLHARD (1872–1950), um über das – in erster Näherung gelöste – Problem Blutdruck und Niere zu referieren. VOLHARD: »*Ströme von Tinte sind darüber vergossen, Hekatomben von Versuchstieren geopfert worden*«.[99] Gleichfalls 1939 hielt der renommierte Pathologe LUDWIG ASCHOFF (1866–1942) aus Freiburg, der sich in seinen späten Jahren mit Medizinhistorie beschäftigte, den Gedächtnisvortrag zur 100-jährigen Wiederkehr der Veröffentlichung der beiden grundlegenden Werke über den zellulären Aufbau von Pflanzen und Tieren von MATTHIAS SCHLEIDEN (1804–1881) und Theodor SCHWANN (1810–1882).[100]

Zu den Wissenschaftlern mit internationaler Reputation gehörte damals auch der Vorstand des Staatslaboratoriums für Heilquellenforschung in Bad Kissingen, PAUL HAERTL (1878–1938). Er wurde bei der Errichtung der Thermalbäder in Warm Springs von FRANKLIN D. ROOSEVELT (1882–1945) als Berater in die USA gerufen.[101] Die Anlage war vor allem für Patienten mit spinaler Kinderlähmung gedacht, an der ROOSEVELT selbst erkrankt war. HAERTL hatte ihn durch seine balneologische Behandlung weitgehend von Schmerzen befreit, wofür ihm sein Patient zeitlebens dankbar blieb. »*Ich schätze mich glücklich, ihn zum Freund gehabt zu haben*«, schrieb der nunmehrige US-Präsident 1938 in seinem Kondolenzschreiben an die Witwe.[102] Ein rares Kompliment vom mächtigsten Mann der Welt für einen Deutschen, zumal in der damaligen Zeit!

Besonders wichtigen bzw. aktuellen Themen wurden ganze Abende gewidmet, bei denen mehrere Referenten die Fragestellung aus unterschiedlichen Blickwinkeln beleuchteten. Zu diesen Schwerpunktthemen gehörten Erkrankungen des arteriellen Systems (1934), postoperative Thrombose und Embolie (1935), Herzklappenfehler (1937), Organneurosen (1938), Depot-

---

[99] FRANZ VOLHARD: Blutdruck und Niere. Deutsche Medizinische Wochenschrift 1940, Vol. 66, p. 426–430

[100] LUDWIG ASCHOFF: Zum 100jährigen Gedächtnis an SCHLEIDENS und SCHWANNS Werk. Deutsche Medizinische Wochenschrift 1939, Vol. 65, p. 1131–1133 und 1172–1175

[101] PAUL HAERTL: Einrichtung und Durchführung der Unterwasser-Bewegungsbehandlung in Warm Springs (Georgia, USA). Verhandlungen der Berliner medizinischen Gesellschaft 1935, Vol. LXVI, p. 338–342

[102] KLAUS M. HÖYNCK: Präsident ROOSEVELT und sein Freund aus Franken. www.frankenland.franconia.uni-wuerzburg.de/login/data/2001_79.pdf

insuline (1938), Staublunge und Silikose (1939), Streptokokkenerkrankungen (1939), Hirn- und Rückenmarkstumoren (1940), Hepatitis epidemica (1943) und das vegetative Nervensystem (1943).

Abschließend sei noch über einen Vorgang berichtet, der zeigt, dass die *Berliner Medizinische Gesellschaft* noch über einen Rest von gesundheitspolitischem Einfluss verfügte, wenn auch nur indirekt.

Am 15. Mai 1935 legte HEINRICH GESENIUS (*1898) aus der Charité-Frauenklinik eine Literatur-Zusammenstellung über schwere Schädigungen (445) und Todesfälle (41) durch Intrauterinpessare vor, die durch fünf eigene Beobachtungen ergänzt wurde. Argumentative Unterstützung erhielt er von einem Kollegen der Universitäts-Frauenklinik. Das Plenum war so beeindruckt, dass es in einer Entschließung der Reichsregierung empfahl, Intrauterinpessare zu verbieten.[103]

Nun wurde die Empfängnisverhütung nicht durch den politischen Zeitgeist favorisiert. Trotzdem hätte das Votum der *Berliner Medizinischen Gesellschaft* möglicherweise keine Konsequenzen gehabt, wäre der Vortrag von GESENIUS nicht in einer gynäkologischen Fachzeitschrift erschienen. Dadurch fühlte sich die *Deutsche Gesellschaft für Gynäkologie* auf ihrer Jahrestagung im Oktober 1935 in München dazu veranlasst, ihrerseits eine vernichtende Stellungnahme über intrauterine Verhütungsmittel abzugeben und deren Anwendung als »Fahrlässigkeit« zu brandmarken. Damit schied der Einsatz dieser Mittel für den Arzt aus juristischen Gründen aus, lange vor dem amtlichen Verbot 1941.[104]

Zu den ohne Unterschied in Bausch und Bogen verdammten Produkten gehörten neben den wirklich gefährlichen, wie den Stiftpessaren, auch der GRÄFENBERG-Ring, ein Ring aus feinem Silberdraht, der in den Uterus eingelegt wurde. Dessen Erfinder, der Berliner Gynäkologe ERNST GRÄFENBERG (1881–1957), hatte am Kurfürstendamm eine gut gehende Praxis, in der er – wie Statistiken zeigen – seine Erfindung höchst erfolgreich und risikoarm einsetzte. GRÄFENBERG war Mitglied der *Berliner Medizinischen Gesellschaft*.

---

[103] Berliner Medizinische Gesellschaft, 15. V. 1935.
Deutsche Medizinische Wochenschrift 1935, Vol. 61, p. 1303
[104] HANS LUDWIG: Verhütung der Empfängnis – Verhängnis der Verhütung. Die Leistungen ERNST GRÄFENBERGS und die Reaktion der Gynäkologie seiner Zeit. Zentralblatt für Gynäkologie 1983, Vol. 105, p. 1197–1205

Er war Jude, wurde 1937 unter einem Vorwand inhaftiert und zunehmend von den Nationalsozialisten bedrängt. 1940 gelang ihm über Umwege die Ausreise in die USA, nachdem seine Freunde für ihn ein hohes Lösegeld gezahlt hatten.

Die Rehabilitation seiner Methode hat GRÄFENBERG nicht mehr erlebt. Sie wurde in Deutschland 1965 durch einen Artikel des Leiters der Gynäkologie am Martin-Luther-Krankenhaus mit angestoßen – der Autor war wieder unser Prof. HEINRICH GESENIUS.[105]

Die letzte Sitzung der Gesellschaft vor Kriegsende

Im Jahre 1944 finden wir nur noch sieben Sitzungen. Die letzte Sitzung der Gesellschaft am 17. Januar 1945 leitete REITER. Es wurden 4 Neuaufnahmen verkündet. Auf der Tagesordnung stand ein Nachruf auf den Pädiater BESSAU, den sein Nachfolger, HANS KLEINSCHMIDT (1885–1977) hielt. KLEINSCHMIDT war nur für wenige Monate Direktor der Charité-Kinderklinik.

Dann referierte HANS WILHELM BANSI (1899–1982), der ärztliche Direktor des HUMBOLDT-Krankenhauses, über Tulärämie, und zum Schluss sprach der Pathologe MARTIN NORDMANN (1895–1980) zum gleichen Thema. Im Protokollbuch lesen wir trocken: »*Prof. REITER wirft die Frage auf, ob in gewissen Gegenden differentialdiagnostische Verwechslungen mit der echten Pest beobachtet wären. Aussprache dazu und zu den Vorträgen.*«

Mit dieser letzten Eintragung entlässt uns der Protokollant (PÜTZ) in eine ungewisse Zukunft – fast genau 100 Jahre nach Gründung der *Gesellschaft für wissenschaftliche Medizin* im Jahre 1844 durch eine Gruppe junger, wissenschaftsbegeisterter Ärzte.

---

[105] MATTHIAS DAVID: ERNST GRÄFENBERG (1881–1957). In: Berühmte Frauenärzte in Berlin. Band 1. MATTHIAS DAVID, ANDREAS D. EBERT. MABUSE-Verlag, Frankfurt am Main, 2. Aufl., 2017, p. 151–160

DAS LANGENBECK-VIRCHOW-HAUS VON DER PLANUNG BIS 1945

Das LANGENBECK-VIRCHOW-Haus war ursprünglich als »VIRCHOW-Haus« RUDOLF VIRCHOW zu seinem 80. Geburtstag gewidmet worden. Der Entschluss zum Bau des Hauses wurde am 10. Juli 1901 gefasst.[1] Bei der ersten Sitzung nach der großen Geburtstagsfeier wurde VIRCHOW feierlich empfangen und v. BERGMANN sprach zu seiner Begrüßung:

»Unser Dank soll es sein, in Ihrem Sinne weiter zu streben, zunächst und obenan in wissenschaftlichem und dann auch in dem Sinne, den ich eben erwähnte, in der Schaffung des eigenen Heims. In diesem Heim sollen Sie das pulsierende Herz bleiben, Ihr Geist soll darin fortwalten, denn wir haben ein Recht, Sie unser Herz zu nennen. Ohne Rast und Ruh in beständiger Arbeit für uns haben Sie in der Zeit, da Sie unsere Arbeiten leiteten, dagestanden und fortwährend haben Sie neues Leben in unsere Adern gegossen.«[2]

---

[1] Sitzung vom 10. Juli 1901.
  Verhandlungen der Berliner medicinischen Gesellschaft 1901, Vol. XXXII, Teil I, p. 175
[2] Sitzung vom 30. October 1901, Begrüssung des Herrn Ehrenpräsidenten.
  Verhandlungen der Berliner medicinischen Gesellschaft 1901, Vol. XXXII, Teil I, p. 186–189

PLANUNG UND BAU

Der Plan stand also fest, doch noch residierte die Gesellschaft komfortabel im Langenbeck-Haus – an das sie als Mieterin vertraglich weitere 17 Jahre gebunden war – und gab sich ihrer wissenschaftlichen Arbeit hin. Geld für den Hausbau war ohnehin nicht vorhanden. Unter diesen Umständen hätte Virchows Nachfolger, v. Bergmann, energisch die Initiative ergreifen müssen. Doch dieser hatte für die Chirurgen das Langenbeck-Haus gebaut, das erste deutsche ärztliche Vereinshaus, und es liebevoll ausgestattet. Möglicherweise pressierte ihn ein Neubau nicht. Jedenfalls geschah während der Zeit seines Vorsitzes nichts.

Erst am 29. Januar 1908 verkündete der Vorsitzende, inzwischen war es Senator, man habe eine zwölfköpfige Kommission gebildet, die sich um die Beschaffung von Geldmitteln für das Virchow-Haus kümmern solle.[3] Leopold Landau wurde zum Kommissionsvorsitzenden gewählt und konnte bald die ersten Erfolge verbuchen.

Auch über den Standort wurde man sich schnell einig. Prinzipiell kamen nur das medizinische Viertel um die Charité oder im Westen die Gegend zwischen Nollendorfplatz und Kaiser-Wilhelm-Gedächtniskirche in Frage. Die Nähe zu den Kliniken, die gewachsenen Beziehungen der Gesellschaft zum medizinischen Viertel und dessen zentrale Lage innerhalb Berlins vereinfachten die Entscheidung, zumal die erheblich höheren Grundstückspreise im Westen Berlins den Bau des Hauses vermutlich unerschwinglich gemacht hätten.

Von den über 20 angebotenen Grundstücken kristallisierte sich die Doppelparzelle in der Luisenstraße 58/59 als das einzige geeignete heraus. Dessen Grundfläche sollte – so das Gutachten des Bausachverständigen – zur Errichtung eines Hauses für die Gesellschaft ausreichen. Der Baugrund hatte sich bei Probebohrungen als gut erwiesen.

---

[3] Sitzung vom 29. Januar 1908.
Verhandlungen der Berliner medizinischen Gesellschaft 1908, Vol. XXXIX, Teil I, p. 35

In der Generalversammlung am 9. Februar 1910 gab LANDAU erstmals einen Bericht über die Tätigkeit der Kommission.[4] Die Versammlung erteilte dem Vorstand nach einer hitzigen Debatte Vollmacht für den Kauf des Grundstücks in der Luisenstraße, dessen Erwerb für 603.000 Mark am 16. März mitgeteilt wurde. Das Grundstück war mit Häusern bebaut, deren Bausubstanz rasch verfiel; gleichzeitig sanken die Mieteinnahmen. Es war also auf dem besten Wege, zu einem Stück toten Kapitals für die Gesellschaft zu werden, wenn es nicht bald neu bebaut wurde.

Die Kommission hatte vor Ankauf des Grundstücks einen Bebauungsentwurf anfertigen lassen, der die grundsätzliche Eignung verdeutlichen sollte. Sie stellte jetzt ein Programm mit den Ansprüchen an das zu errichtende Gebäude auf. Einen Architektenwettbewerb auszuschreiben, scheute man sich, da der Baubeginn noch nicht abzusehen war. Überraschenderweise trafen jedoch nach und nach bei verschiedenen Kommissionmitgliedern insgesamt fünf spontan ausgearbeitete Entwürfe ein. Der Geheime Oberbaurat Dr. OTTO MARCH (1845–1913) erbot sich, diese Pläne zu prüfen; sie wurden ihm ohne Namensnennung vorgelegt.

MARCH sprach sich für das von Regierungsbaumeister HERMANN DERNBURG (1868–1935) eingereichte Projekt aus. Er war davon so überzeugt, dass er von der Ausschreibung eines Wettbewerbs abriet. Diesem Vorschlag schlossen sich Vorstand und Ausschuss an. DERNBURG wurde also beauftragt, seinen Entwurf den speziellen Wünschen der Gesellschaft anzupassen. Dazu gehörte auch die nicht ganz leicht zu befriedigende Forderung, zur Straßenseite vermietbare Räume vorzusehen, denn Mieteinnahmen waren fester Bestandteil des Wirtschaftsplans und unverzichtbar. Bei der Generalversammlung am 26. Februar 1913 konnten die Mitglieder in den Planungsstand Einsicht nehmen.

Bei dieser Sitzung verkündete LANDAU, dass die Kommission in gemeinsamer Beratung mit Vorstand und Ausschuss zu dem Entschluss gekommen sei, am 1. Oktober 1913 mit dem Bau zu beginnen. Ausschlaggebend für diese Entscheidung waren die mittlerweile sehr beengten Verhältnisse vor allem

---

[4] L. LANDAU: Bericht der Kommission zur Erbauung eines RUDOLF-VIRCHOW-Hauses. Sitzung vom 9. Februar 1910, Ordentliche Generalversammlung. Verhandlungen der Berliner medizinischen Gesellschaft 1910, Vol.XLI, Teil I, p. 47–54

der Bibliothek im LANGENBECK-Haus sowie die zunehmend negative Rendite des Grundstücks in der Luisenstraße: Die Wohnungen in den alten Häusern waren teilweise unvermietbar, so dass die Einnahmen die Hypothekenzinsen nicht deckten.

Noch klaffte in der Finanzierung des Neubaus eine große Lücke. Über das Grundstück in der Luisenstraße hinaus verfügte die Gesellschaft über ein Vermögen von ca. 280.000 Mark, darin eingerechnet waren die Spende für das VIRCHOW-Haus von EULENBURG zum 25. Stiftungsfest 1885 (10.000 Mark), weitere Spenden und Schenkungen (HEINRICH STRASSMANN 300 Mark, LASSAR 1.000 Mark, LITTEN 1.000 Mark, WIESENTHAL 1.000 Mark, DITTMER 5.000 Mark, HENOCH 5.000 Mark), das Ergebnis einer Sammlung unter den Mitgliedern (ca. 70.000 Mark) sowie die seinerzeit von der Gesellschaft für das LANGENBECK-Haus eingesammelten Gelder, die sie der *Deutschen Gesellschaft für Chirurgie* zinslos geliehen hatte (54.000 Mark).[5]

Diese Mittel hätten für die Realisierung des Bauvorhabens bei weitem nicht ausgereicht, doch traten jetzt drei großzügige Mäzene auf den Plan: Der Verleger RUDOLF MOSSE (1843–1920) schenkte anlässlich seines 70. Geburtstages 100.000 Mark, der Eigentümer der HIRSCHWALDschen Buchhandlung, ALBERT ABER (1842–1920), stellte ein zinsloses Darlehn von 100.000 Mark zur Verfügung, und schließlich gewährte der Magistrat von Berlin im September 1913 der Gesellschaft eine 4%ige Hypothek über 1 Mio. Mark mit einer Laufzeit von 10 Jahren.

Die Rentabilitätsberechnungen wurden von der Gesellschaft sowie vom Schutzverband der Bauinteressenten Berlins eingehend geprüft und gutgeheißen. Unter diesen Umständen konnte und wollte die Gesellschaft den Bau des VIRCHOW-Hauses umgehend aus eigenen Kräften bewerkstelligen. Blieb nur noch ein letzter Appell an die *Deutsche Gesellschaft für Chirurgie*, sich doch dem Vorhaben anzuschließen.

Die Rolle dieses langjährigen Partners der *Berliner Medizinischen Gesellschaft* war bis zu diesem Zeitpunkt notgedrungen eine eher passive gewesen. Auch den Chirurgen reichte das LANGENBECK-Haus nicht mehr aus, sie wünschten sich für ihren Jahreskongress eine größere Tagungsstätte. Voraus-

---

[5] Sitzung vom 26. Februar 1913, Ordentliche Generalversammlung, STADELMANN: Kassenbericht. Verhandlungen der Berliner medizinischen Gesellschaft 1913, Vol.XLIV, Teil I, p. 50–52

setzung für einen Neubau sollte jedoch der Verkauf des LANGENBECK-Hauses sein, ein entsprechender Beschluss war von der Generalversammlung der Chirurgen 1910 gefasst worden. Solange diese Voraussetzung nicht erfüllt war, konnten die Mitglieder der VIRCHOW-Haus-Kommission mit den Vertretern der *Deutschen Gesellschaft für Chirurgie* keine verbindlichen Verhandlungen aufnehmen. Um ein späteres Zusammengehen mit der chirurgischen Gesellschaft offenzuhalten, wurden deren Vertreter über den Fortschritt der Planung unterrichtet. LANDAU besichtigte mit WERNER KÖRTE und AUGUST BIER das Baugrundstück und erhielt deren Einverständnis – als Ausdruck ihrer persönlichen Meinung, denn im Namen der *Deutschen Gesellschaft für Chirurgie* konnten sie ohne vorherige Veräußerung des LANGENBECK-Hauses und Zustimmung der Vollversammlung nicht sprechen.[6]

Nachdem die Finanzierung des Neubaus durch die Hypothek der Stadt Berlin sichergestellt war, schrieb ORTH am 17. September 1913 an W. KÖRTE in dessen Funktion als Schriftführer der *Deutschen Gesellschaft für Chirurgie*:

»Noch ist es Zeit, dass die Deutsche Gesellschaft für Chirurgie im Verein mit der Unserigen ein LANGENBECK-RUDOLF VIRCHOW-Haus errichtet und wir richten daher an die Deutsche Gesellschaft für Chirurgie noch einmal die Anfrage, ob sie mit uns gemeinsam an diesen Bau gehen will.«

Baubeginn sollte spätestens am 1. April 1914 sein, da bis zu diesem Datum die baufälligen Häuser auf dem Grundstück geräumt sein mussten.[7]

Inzwischen war man auch auf Seiten der *Deutschen Gesellschaft für Chirurgie* weitergekommen. Das LANGENBECK-Haus konnte im Herbst 1913 für 500.000 M an das Preußische Kultusministerium veräußert werden, das die chirurgische Universitätsklinik erweitern wollte. Die *Deutsche Gesellschaft für Chirurgie* wählte eine dreiköpfige Kommission (BIER, W. KÖRTE, KÜMMELL), die mit ihrem Pendant von der *Berliner Medizinischen Gesellschaft* (LANDAU, ALEXANDER, KRAUSE) die Baupläne durchsprach. Dabei wurde auf Wunsch der Chirurgen die Kapazität des großen Saals um 100 Sitzplätze auf 900 erhöht, zu denen im Notfall noch 200 Stehplätze kommen sollten.

---

[6] L. LANDAU: Das LANGENBECK-VIRCHOW-Haus. Berlin 1916, Verlag von AUGUST HIRSCHWALD, p. 10–13
[7] L. LANDAU: Das LANGENBECK-VIRCHOW-Haus. Berlin 1916, Verlag von AUGUST HIRSCHWALD, p. 43–44

In einer außerordentlichen Generalversammlung stimmte die *Berliner Medizinische Gesellschaft* am 12. November 1913 über den Bau des LANGENBECK-VIRCHOW-Hauses ab. Speziell zu der Kooperation mit den Chirurgen sagte LANDAU:

»Wir hoffen, dass die heutige Generalversammlung dem Zusammengehen mit der Deutschen Gesellschaft für Chirurgie ihre Zustimmung erteilen und dieses Zusammengehen mit derselben Freude begrüssen wird, wie das von Ihrem Vorstand und Ausschuss und der VIRCHOW-Kommission geschah, nicht bloss wegen der finanziellen Vorteile, welche jeder der beiden Gesellschaften bei ihrem Zusammengehen erwachsen, sondern auch wegen des historischen Zusammenhanges, welcher diese beiden, ich darf wohl sagen bedeutendsten und angesehensten medizinischen Organisationen miteinander verknüpft.«

Es gab nur eine Gegenstimme. Die Kosten für das ganze Projekt, einschließlich des Kaufpreises für das Grundstück, sollten unter 1,7 Mio. Mark betragen. Für den Bau waren 800.000 Mark und für die Innenausstattung 140.000 Mark veranschlagt.[8] Jede der beiden Gesellschaften beteiligte sich zu 50 % an den Kosten.

Gesellschaft bürgerlichen Rechts

Die beiden Gesellschaften gründeten zur Errichtung und Verwaltung des LANGENBECK-VIRCHOW-Hauses im Dezember 1913 eine Gesellschaft bürgerlichen Rechts. Diese Gesellschaft wurde durch zwei Geschäftsführer (LANDAU für die *Berliner Medizinische Gesellschaft*, W. KÖRTE für die Chirurgen) bzw. deren Stellvertreter (HENIUS bzw. BIER) vertreten. In die Bau- und Verwaltungskommission entsandte jede Gesellschaft 3 Mitglieder und Stellvertreter. Bei der *Berliner Medizinischen Gesellschaft* waren das die Herren LANDAU, KRAUSE, ALEXANDER (Stellvertreter HENIUS, V. HANSEMANN, STADELMANN), für die Chirurgen kamen W. KÖRTE, BIER und KÜMMELL (Stellvertreter HILDEBRAND, KÖHLER, F. TRENDELENBURG). Der Vorsitz in der Kommission wechselte jährlich und wurde 1914 von den Chirurgen übernommen.

---

[8] Sitzung vom 12. November 1913, Ausserordentliche Generalversammlung. Verhandlungen der Berliner medizinischen Gesellschaft 1913, Vol. XLIV, Teil I, p. 196–209

Baubeginn

Eine der ersten Aufgaben der Baukommission war es, bei den Spendern und dem Hypothekengläubiger die Zustimmung einzuholen, dass die für das Virchow-Haus bewilligten Mittel für das Langenbeck-Virchow-Haus verwendet werden durften. Dies gelang ohne Schwierigkeiten.

Ende März 1914 war es dann endlich soweit: Die Häuser auf dem Grundstück wurden abgerissen, der Bau begann. Bereits am 11. Juli, nach einer für uns heute kaum vorstellbar kurzen Zeit, war Richtfest. An dem Bau arbeiteten zeitweise über 200 Arbeiter. Es bestand das ehrgeizige Ziel, bis zum 1. April 1915 fertig zu werden, dann sollten die Mieter ins Vorderhaus einziehen.

Die Lage änderte sich schlagartig Anfang August bei Ausbruch des Ersten Weltkriegs. Regierungsbaumeister Dernburg und mit ihm der größte Teil der Handwerker wurden zum Kriegsdienst eingezogen. Das gleiche Schicksal traf die Herren von der Bau- und Verwaltungskommission, unter ihnen aus naheliegenden Gründen vor allem die Chirurgen. Wer in Berlin blieb, übernahm hier militärärztliche Funktionen. Auch die Baumaterialien konnten nicht mehr herangeschafft werden, da die Transportmittel vom Militär in Anspruch genommen wurden.

Es grenzt an ein Wunder, dass es dieser kleinen Gruppe eisern an ihrem Ziel festhaltender Männer trotzdem gelang, den Bau weiterzutreiben. Allein die Beschaffung rechtsgültiger Unterschriften bei den nunmehr über ganz Deutschland und darüber hinaus verstreuten Mitgliedern der Baukommission war eine nervenaufreibende Aufgabe. Für die Weiterarbeit auf der Baustelle war man auf das Entgegenkommen der Militärbehörden angewiesen, die Mitarbeiter zeitweise freistellten und den Transport von Baustoffen ermöglichten. Auch das Land Berlin kam den Bauherren in finanzieller Hinsicht großzügig entgegen.

So konnte trotz der widrigen Umstände der Einzugstermin für die vermieteten Räume eingehalten werden. Die Bibliothek wurde bereits Mitte April 1915 den Benutzern zugänglich gemacht. Die Eröffnung des Hauses fand am 1. August in Anwesenheit von Behördenvertretern statt (Abb. 22). In Anbetracht des Krieges wurde auf eine Feier verzichtet. Am 20. Oktober 1915 tagte die *Berliner Medizinische Gesellschaft* zum ersten Mal im eigenen

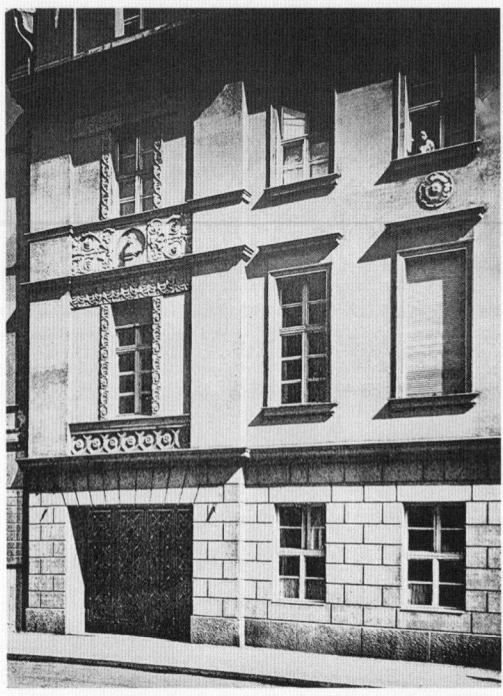

22
Straßenfassade und nördlicher Hauseingang des neu errichteten LANGENBECK-VIRCHOW-Hauses 1915. Dieser Eingang diente auch als Kutschendurchfahrt zum hinteren Teil des Gebäudes. Heute befindet sich an dieser Stelle der Haupteingang.
Berliner Architekturwelt (18) 1916, p. 383, Abb. 450.

Heim, worauf der Vorsitzende ORTH mit nur wenigen Worten Bezug nahm. (s. S. 144) Die *Deutsche Gesellschaft für Chirurgie* weihte das Haus für sich erst mit dem Jahreskongress 1920 ein.⁹

Ein langgehegtes Ziel war erreicht, doch konnte dieser Erfolg kriegsbedingt nicht gebührend gefeiert werden. Dies war vor allem für LANDAU und seine Mitstreiter bedauerlich, denn dadurch wurde ihnen ein Teil der ihnen zustehenden öffentlichen Anerkennung vorenthalten. Wie nahe das Scheitern gewesen war, geht aus dem Bericht LANDAUS in der Generalversammlung 1918 hervor:

»*Durch eine Reihe glücklicher Umstände ist es den beiden grössten medizinischen Gesellschaften Deutschlands, der Berliner medizinischen Gesellschaft und der Deutschen Gesellschaft für Chirurgie, gelungen, ein Werk zu schaffen, welches nicht bloss zwei ihrer grossen Vorsitzenden LANGENBECK und VIRCHOW*

---

⁹ HANS-JÜRGEN PEIPER: Das LANGENBECK-VIRCHOW-Haus im Spiegel der Geschichte der Deutschen Gesellschaft für Chirurgie. Eröffnungsrede des Vorsitzenden AUGUST BIER am 7. April 1920 im LANGENBECK-VIRCHOW-Haus. Einhorn-Presse Verlag, 2001, p. 65–72

verewigt, sondern den deutschen Aerzten und den Berliner medizinischen Gesellschaften ein hervorragend künstlerisches, dauerndes, eigenes Heim für ihre Wirksamkeit geschaffen hat. Die glücklichen Umstände waren die Hergabe der Hypothek von seiten der Stadt Berlin, der Beginn des Baues noch vor Ausbruch des Krieges, die Fortsetzung und Beendigung des Baues unter den schwierigen Verhältnissen während des ersten Kriegsjahres, die Vermietung der Vorderräume an grosse Firmen schon vor Beginn des Baues, so dass die Rentabilität gesichert war. Ohne alle diese zusammenwirkenden Momente wäre die Errichtung dieses Baues unmöglich gewesen. Auch der Stillstand des Baues zu Kriegsbeginn hätte die Vollendung des Baues in absehbarer Zeit unmöglich gemacht, da die hierfür jetzt erforderlichen Kosten schon das Zweieinhalbfache der vor dem Krieg erforderlichen Steuern überschreiten müssten.«[10]

In nämlicher Generalversammlung wurde auch die Abrechnung für den Bau vorgelegt und vom Architekten JOHANNES WÄHNELT, der die Arbeiten vor Ort für den im Kriegsdienst befindlichen DERNBURG geleitet hatte, ausführlich kommentiert. Trotz der kriegsbedingten Teuerung und einiger nachträglich aufgekommener Sonderwünsche blieb die Bausumme im Rahmen des Voranschlags.

LANDAU wurde für seine überragenden Verdienste um den Bau des LANGENBECK-VIRCHOW-Hauses 1918 anlässlich seines 70. Geburtstages zum Ehrenmitglied der Gesellschaft ernannt.

ZEIT DER WEIMARER REPUBLIK

Der Betrieb des Hauses war nach menschlichem Ermessen solide durchfinanziert, dafür hatten die Verantwortlichen in beiden Gesellschaften gesorgt. Die Betriebskosten waren 1913 mit 25.000 Mark angesetzt worden, hinzu kamen die Hypothekenzinsen von 40.000 Mark, also Gesamtausgaben in Höhe von 65.000 Mark pro Jahr. Dem standen Einnahmen aus der Vermietung des Vorderhauses (20.000 Mark) und der für die ersten 5 Jahre von der Stadt Berlin zugesagte Betriebskostenzuschuss (10.000 Mark) gegenüber.

---

[10] L. LANDAU: Bericht des Geschäftsführers für das LANGENBECK-VIRCHOW-Haus. Verhandlungen der Berliner medizinischen Gesellschaft 1918, Band XLIX, Teil I, p. 64–68

Die verbleibende Differenz von 35.000 Mark sollten die beiden Betreibergesellschaften zu gleichen Teilen tragen. Die *Berliner Medizinische Gesellschaft* verfügte über Jahreseinnahmen von 52.000 Mark (Stand 1913). Nach Abzug aller Ausgaben, einschließlich des projizierten Beitrags zum Betrieb des Langenbeck-Virchow-Hauses, wäre sogar noch ein Überschuss von ca. 13.500 Mark geblieben, der in einem Reservefonds für das Haus bzw. in Zinspapieren angelegt werden sollte.[11]

Was naturgemäß nicht in diese Vorausberechnung eingehen konnte, waren der Krieg und die damit einhergehenden Preissteigerungen. Zwar hatte man mit der Firma Siemens & Halske und der Firma Ciba zwei zuverlässige Mieter gewonnen; Siemens & Halske mietete sogar noch zusätzlich freistehende Räume im 3. Stock an, so dass die jährlichen Mieteinnahmen 32.500 Mark betrugen. Doch stiegen die Betriebskosten kontinuierlich; 1918 musste jede der beiden Gesellschaften bereits einen Zuschuss von fast 30.000 Mark leisten, 1919 waren es nahezu 40.000 Mark – und das, obwohl der große Saal wegen Kohlenmangels zeitweise nicht für die Sitzungen benutzt werden konnte.[12]

Jetzt rächte es sich, dass man mit den Mietern 10-Jahres-Verträge abgeschlossen hatte, die keine Mietsteigerung in dem nunmehr erforderlichen Umfang erlaubten. Im Laufe des Jahres 1920 stiegen die Kosten so schnell, dass mitten im Jahr von den Mitgliedern der *Berliner Medizinischen Gesellschaft* eine Teuerungszulage von 20 Mark erhoben und die Erhöhung des Jahresbeitrags auf 50 Mark ab 1921 beschlossen wurde.[13]

Doch die dadurch eingetretene Entlastung währte nur kurz. Bei der Generalversammlung am 22. Februar 1922 leitete der Geschäftsführer unserer Gesellschaft für das Langenbeck-Virchow-Haus – inzwischen war es Leopold Henius (1847–1924) für den verstorbenen Landau – seinen Bericht mit den Worten ein:

---

[11] Ausserordentliche Generalversammlung vom 12. Nov. 1913, Bericht von S. Alexander. Verhandlungen der Berliner medizinischen Gesellschaft 1913, Vol.XLIV, Teil I, p. 199–202

[12] Ordentliche Generalversammlung vom 25. Februar 1920, Bericht des Geschäftsführers für das Langenbeck-Virchow-Haus. Verhandlungen der Berliner medizinischen Gesellschaft 1920, Vol.LI, Teil I, p. 33–36

[13] Sitzung vom 28. Juli 1920, Ausserordentliche Generalversammlung. Verhandlungen der Berliner medizinischen Gesellschaft 1920, Vol.LI, Teil I, p. 113–116

»Die Verwaltungskommission für das Langenbeck-Virchow*-Haus hat im vergangenen Jahr 8 Sitzungen abgehalten. In fast allen wurde über Gehaltserhöhungen verhandelt, die von unseren Angestellten bei den immer steigenden Ausgaben für die Lebensführung nicht mit Unrecht beansprucht wurden. Während wir im Jahr 1920 in runder Summe für Gehälter einschließlich der Invaliden- und Krankenversicherung 56.900 M. zu zahlen hatten, brauchten wir im Jahre 1921 89.545,17 M. Für das laufende Jahr wird dieser Ausgabenposten voraussichtlich auf mehr als 125.000 M. steigen. Trotz der Zulagen konnten wir es nicht verhindern, daß mehrere angestellte Damen ihre Stellung aufgaben, weil sie anderwärts Besoldungen erhielten, die wir ihnen bei unseren bescheidenen Mitteln nicht gewähren konnten. Als Angestellte beschäftigen wir außer Herrn* Melzer *5 Bürodamen, 1 Maschinenmeister, 1 Gehilfen desselben, 1 Pförtner und 2 Scheuerfrauen.«*[14]

Obwohl bauliche Sicherungsmaßnahmen nach wiederholten Einbrüchen sowie die Ausbesserung der Heizkessel nicht unbedeutende Kosten verursacht hatten, zeigte sich Henius für das laufende Jahr verhalten optimistisch und meinte, dass jede der beiden Gesellschaften »nur« ca. 135.000 Mark werde zuschießen müssen (nach rund 76.000 Mark im Vorjahr).

Damit war eine Kostensteigerung um 80 % einkalkuliert. Dieser großzügig erscheinende Puffer erwies sich als völlig unzureichend. Bereits am 14. Juni mussten die Mitglieder eine Teuerungszulage bewilligen, am 1. November eine zweite, und die drei Sitzungen im Dezember werden jeweils von der dringenden Bitte des Vorsitzenden eingeleitet, für den Erhalt des Langenbeck-Virchow-Hauses zu spenden. Die Mitglieder des Vorstands zeichneten 75.000 Mark, eine Sammlung unter den Mitgliedern ergibt über 160.000 Mark.[15] Ein Aufruf an die Ärzteschaft brachte Spenden in Höhe von 1,4 Mio. Mark, sogar aus Südamerika kamen 170.000 Mark für das Haus. Bei der *Deutschen Gesellschaft für Chirurgie* gingen weitere 1,6 Mio. Mark ein. Doch reichten diese unglaublich erscheinenden Summen nur, um die bereits aufgelaufenen Kosten zu begleichen.

---

[14] Sitzung vom 22. Februar 1922, Ordentliche Generalversammlung.
Bericht des Geschäftsführers für das Langenbeck-Virchow-Haus.
Verhandlungen der Berliner medizinischen Gesellschaft 1922, Vol. LIII, Teil I, p. 46–49

[15] Sitzung vom 6. Dezember 1922.
Verhandlungen der Berliner medizinischen Gesellschaft 1922, Vol. LIII, Teil I, p. 155

Entsprechend düster hörte sich HENIUS bei seinem Bericht in der Generalversammlung am 28. Februar 1923 an:

»*Die schwere Not der Zeit ist auch an unserm* LANGENBECK-VIRCHOW-*Hause nicht spurlos vorübergegangen. Wie alle öffentlichen Einrichtungen, die keine steigende Erwerbsmöglichkeiten haben und nur auf die Beiträge ihrer Mitglieder angewiesen sind, welche nicht zu hoch bemessen werden dürfen, so hat sich auch unser Haus in der denkbar schwierigsten Lage befunden, so daß in der Verwaltungskommission wiederholt der Gedanke zur Besprechung kam, ob es nicht angezeigt sei, das Haus bis zum Eintritt besserer Zeiten ganz zu schließen oder gar zum Verkauf zu stellen. Letzterer Vorschlag fand aber weder in der Kommission selbst noch in dem Ausschusse der Deutschen Gesellschaft für Chirurgie noch in den Sitzungen des Vorstandes und Ausschusses unserer Gesellschaft die genügende Unterstützung.*«

Die größten Kostensteigerungen waren durch die Gehälter der 7 Angestellten sowie für Beleuchtung und Heizung hervorgerufen worden:

»*Die Ersparnisse, die wir notgedrungen einführen mußten, obwohl sie manche Widersprüche und Vorwürfe gegen uns hervorgerufen haben, wie die verminderte Benutzung der Bibliothek, das Einstellen des Fahrstuhlbetriebes, der möglichst geringe Verbrauch von Kohle und Licht fielen den Ausgaben gegenüber nur wenig ins Gewicht, wie die folgenden Zahlen beweisen: In dem Voranschlage für 1922, welchen ich Ihnen am 22. Februar vergangenen Jahres vorgelegt habe, waren angesetzt für Gehälter und Versicherungsbeiträge 107.000 M., wirklich verausgabt wurden 930.192 M.; im laufenden Jahre 1923 werden die Gehälter mit Nebenausgaben wenigstens 5.000.000 M. erreichen. Für Kohlen waren angesetzt für das ganze Haus 100.000 M., vorausgezahlt wurden 774.498 M., für Beleuchtung und Strom angesetzt 24.500, gezahlte 69.000 M.*«[16]

Eine neue Vorauskalkulation wollte HENIUS nicht abgeben, er deutete jedoch an, man stehe in Verhandlungen, »... *die eine andersartige Verwaltung des Hauses in Aussicht nehmen*«. Damit war der Vertrag mit der Firma SIEMENS & HALSKE AG gemeint.[17]

---

[16] Sitzung vom 28. Februar 1923, Ordentliche Generalversammlung.
Bericht des Geschäftsführers für das LANGENBECK-VIRCHOW-Haus.
Verhandlungen der Berliner medizinischen Gesellschaft 1923, Vol. LIV, Teil I, p. 31–33

[17] Sitzung vom 25. April 1923, Vorlegung des Vertrages mit der Firma SIEMENS & HALSKE.
Verhandlungen der Berliner medizinischen Gesellschaft 1923, Band LIV, Teil I, p. 46–47

Vertrag mit Fa. Siemens & Halske

Mit diesem Vertrag übertrug die LANGENBECK-VIRCHOW-HAUS-Gesellschaft die Nutzungsrechte des Hauses für 10 Jahre auf die SIEMENS & HALSKE AG. Die Vertragsnehmerin übernahm Verwaltung, Instandhaltung, öffentliche und private Lasten des Hauses sowie die Versicherung und auch die Hausangestellten. Dafür erhielt die SIEMENS & HALSKE AG für die Räume, die sie bereits angemietet hatte, ein Wohnrecht auf 30 Jahre, das im Grundbuch eingetragen wurde. Außerdem hatte das Unternehmen das Recht, weite Teile des Gebäudes für Ausstellungs- und Vertriebszwecke seiner elektromedizinischen Geräte zu nutzen. Auch geringfügige bauliche Veränderungen waren gestattet, der Gesamtcharakter des Hauses musste jedoch gewahrt bleiben.[18] Falls während der Vertragslaufzeit ein Gewinn aus den Grundstücken erwirtschaftet wurde, sollte die LANGENBECK-VIRCHOW-HAUS-Gesellschaft mit 60% daran beteiligt werden, nicht jedoch an eventuellen Verlusten.

Nach diesem Vertrag standen den beiden Eigentümergesellschaften nur noch die Bibliotheksräume, ein Patientenwarteraum und zwei Büros ausschließlich und unentgeltlich für eigene Zwecke zur Verfügung. Für Sitzungen konnten der große Saal, der kleine Saal, Vorstandszimmer, Sekretariat und ein Vorbereitungsraum unentgeltlich mitbenutzt werden. Die Benutzung des großen Saals war auf 25 Tage pro Jahr beschränkt.[19] Die *Deutsche Gesellschaft für Chirurgie* benötigte 5 Tage für ihren Jahreskongress im Frühjahr, die restlichen 20 Tage fielen der *Berliner Medizinischen Gesellschaft* zu. Wegen der hohen Heizungskosten übernahm SIEMENS & HALSKE die Beheizung des großen Saals jedoch nur für die Kongresstage der Chirurgen und für 12 »Heizungssitzungen« der *Berliner Medizinischen Gesellschaft*, wobei sich letztere verpflichtete, bei einem starken Anstieg des Kohlepreises sowie bei außergewöhnlich tiefen Temperaturen weniger Sitzungen abzuhalten.

Dieser Vertrag wurde von der Generalversammlung der *Deutschen Gesellschaft für Chirurgie* am 6. April 1923 ohne Widerspruch angenommen.[20] Zu-

---

[18] Vertrag über das LANGENBECK-VIRCHOW-Haus, SIEMENS Historical Institute, SAA 12443
[19] Ebenda
[20] W. KÖRTE: Bericht über das LANGENBECK-VIRCHOW-Haus.
Verhandlungen der Deutschen Gesellschaft für Chirurgie, 47. Tagung, 4.–7. April 1923.
Archiv für Klinische Chirurgie 1923, Vol. 126, p. 118–122

vor hatte der Geschäftsführer der LANGENBECK-VIRCHOW-Haus-Gesellschaft auf der chirurgischen Seite, W. KÖRTE, die Bedingungen ausführlich dargelegt. Zum Schluss wurde er sehr deutlich:

»*Ich bin der Ansicht, daß dieser Vertrag für unsere Gesellschaft ein Glück bedeutet, und daß wir sehr zufrieden sein können, durch eine Firma von dem glänzenden Ruf, wie SIEMENS & HALSKE ihn hat, in dieser Weise von den Lasten des Hauses, die wir nicht mehr tragen können, befreit zu werden.*«

Dennoch ließ sich KÖRTE von der Generalversammlung dazu ermächtigen, notfalls über den Verkauf des Hauses entscheiden zu dürfen, da der Beschluss der *Berliner Medizinischen Gesellschaft* noch ausstand und sich in dieser Richtung wohl Schwierigkeiten abzeichneten. Möglicherweise deuten darauf auch die Dankesworte des Vorsitzenden (ERICH LEXER, 1867–1937):

»*Dann ist es meine angenehme Pflicht, Herrn KÖRTE für seine Mühewaltung zu danken. Meine Herren, Sie glauben nicht, welche Schwierigkeiten zu überwinden waren. Das geht ja aus der glatten Auseinandersetzung von Herrn KÖRTE gar nicht hervor. Er ist viel zu bescheiden dazu, um das ausführlich zu beschreiben. Wir danken ihm alle dafür, daß er das zustande gebracht hat.*«

Tatsächlich kam es am 25. April 1923 in der *Berliner Medizinischen Gesellschaft* zu einer erregten Debatte, nachdem HENIUS den Vertrag dargelegt hatte. Einzelheiten sind nicht dokumentiert. Dennoch sprach sich »*eine sehr große Majorität*« für die Annahme aus.

Sicherlich kam diese Rettung in letzter Minute. Es ist recht wahrscheinlich, dass das Haus den beiden Eigentümergesellschaften ohne dieses großzügige Angebot verloren gegangen wäre. Auf dem Haus lasteten inzwischen Zahlungsverpflichtungen von mehreren Mio. Mark. Die Veräußerung war als Gedanke bereits präsent. Auch der Verkauf der Bibliothek wurde ernsthaft in Erwägung gezogen. Ein Teil des Personals war schon entlassen worden. Auch der Zeitpunkt des Vertragsabschlusses erwies sich als Glücksfall: Die Hyperinflation hatte sich im Frühjahr 1923 vorübergehend beruhigt, sie ging jedoch wenig später in ihre finale, exponentielle Phase über; dies hätte die Eigentümer vor nahezu unüberwindliche finanzielle Schwierigkeiten gestellt.

Dennoch war die Entscheidung für diese Lösung in der *Berliner Medizinischen Gesellschaft* umstritten; die Verbitterung darüber wirkte sogar noch eine Zeit lang nach. Vermutlich bestanden bei einigen Mitgliedern, die nicht direkt in die Verhandlungen involviert waren, falsche Vorstellungen über den noch vorhandenen finanziellen Spielraum.

HENIUS wurde im Januar 1923 zum Ehrenmitglied gewählt. Damit dürfte er auch für seinen unermüdlichen Kampf um den Erhalt des Hauses ausgezeichnet worden sein. Er starb im Folgejahr kurz vor der Generalversammlung. Seinen Bericht hat er noch auf dem Sterbebett verfasst, er wurde in der Versammlung posthum verlesen. Auch die *Deutsche Gesellschaft für Chirurgie* ehrte das Andenken des Verstorbenen bei ihrer Generalversammlung im April 1924, wobei W. KÖRTE ausdrücklich darauf hinwies, HENIUS habe »... um das Zustandekommen des Vertrages mit S. u. H. [SIEMENS & HALSKE] in seiner Gesellschaft schwer kämpfen müssen.«[21]

Der Vertrag trat rückwirkend zum 1. April 1923 in Kraft. SIEMENS & HALSKE übernahm das inzwischen bei der LANGENBECK-VIRCHOW-HAUS-Gesellschaft aufgelaufene Defizit und genehmigte großzügig Mittel für die dringendsten Verpflichtungen. Das Personal wurde wieder eingestellt. 1924 konnte auch die Zahl der »Heizungssitzungen« im großen Saal erhöht werden.[22] Reparaturen, Renovierungen und Erneuerungen, die bislang Not gelitten hatten, wurden nun vorgenommen. In der Sitzung vom 29. April 1925 dankte der Vorsitzende (KRAUS) der Fa. SIEMENS & HALSKE für verschiedene Verbesserungen im Haus, gleichzeitig auch der Fa. ZEISS, die einen neuen Projektionsapparat geschenkt hatte.[23]

Das Haus blieb noch einige Jahre defizitär. Erst 1927 konnte ein Überschuss erwirtschaftet werden, den die beiden Eigentümergesellschaften zur Tilgung der Hypothek zurücklegten.[24] Nach der Währungsreform schuldete man der Stadt Berlin gemäß Aufwertungsgesetz von 1925 noch 250.000 Reichsmark.

---

[21] W. KÖRTE: Bericht über das LANGENBECK-VIRCHOW-Haus im Jahre 1924.
Verhandlungen der Deutschen Gesellschaft für Chirurgie, 48. Tagung, 23.–26. April 1924.
Archiv für Klinische Chirurgie 1924, Vol. 133, p. 138–140

[22] Sitzung vom 27. Februar 1924, Ordentliche Generalversammlung. HENIUS (posthum):
Bericht des Geschäftsführers der Hauskommission.
Verhandlungen der Berliner medizinischen Gesellschaft 1924, Vol. LV, Teil I, p. 16–17

[23] Sitzung vom 29. April 1925.
Verhandlungen der Berliner medizinischen Gesellschaft 1925, Vol. LVI, Teil I, p. 34

[24] Sitzung vom 7. März 1928, Ordentliche Generalversammlung. Geschäftsbericht der LANGENBECK-VIRCHOW-Haus-Gesellschaft.
Verhandlungen der Berliner medizinischen Gesellschaft 1928, Vol. LIX, Teil I, p. 43–44

Die Hälfte dieser Summe hat die Eigentümergemeinschaft am 15. Februar 1933 zurückgezahlt.[25] Auf die Restschuld zahlte sie bis Kriegsende 1945 einen Zinssatz von 4,5 %. Es sei hier vorweggenommen, dass diese Restschuld im Rahmen der Wiedererlangung des Hauses 2002 abgelöst wurde.

SIEMENS & HALSKE hatte mit der Verwaltung des Hauses einen Mitarbeiter beauftragt, den Ingenieur GEORG MYLIUS (1873–1960). Diese Wahl stellte sich als Glücksfall für die Gesellschaft heraus. MYLIUS machte nicht nur die Sache des LANGENBECK-VIRCHOW-Hauses, sondern im Laufe der Jahre auch die der Gesellschaft zu seiner eigenen. 1942–1945 war er sogar Schatzmeister, und nach dem Zweiten Weltkrieg war es sein umsichtiges Eingreifen, welches der Gesellschaft das Haus erhalten hat *(darüber später)*.

ZEIT DES NATIONALSOZIALISMUS

Über die Bewirtschaftung des Hauses haben wir nach 1930 keine eigenen Aufzeichnungen, da über die Mitgliederversammlungen der Gesellschaft ab 1932 nicht mehr öffentlich berichtet wurde. Glücklicherweise publizierte die *Deutsche Gesellschaft für Chirurgie* bis 1940 Mitschriften ihrer Generalversammlungen, die auch jeweils einen Bericht über das LANGENBECK-VIRCHOW-Haus enthalten, der Einblick in dessen wirtschaftliche Situation gibt.

Nach Ablauf des Vertrages mit SIEMENS & HALSKE 1933 ging die Verwaltung wieder in die Regie der beiden Eigentümergesellschaften über, die sie in die bewährten Hände von MYLIUS legten. Dieser war damals noch für SIEMENS tätig, arbeitete für die beiden Gesellschaften also bis zu seiner Berentung 1938 vorerst nebenamtlich. Zum Zeitpunkt der Übergabe warf das Haus einen kleinen Gewinn ab. Man erhoffte sich aber für die Zukunft eine Erleichterung durch die steuerlichen Vorteile, die gemeinnützigen Gesellschaften zustehen. Dennoch machten Hypothekenzinsen und andere auf dem Haus lastende Abgaben – darunter die nach der Währungsreform ein-

---

[25] W. BRAUN: Bericht über das LANGENBECK-VIRCHOW-Haus. Generalversammlung der Deutschen Gesellschaft für Chirurgie 1933. Verhandlungen der Deutschen Gesellschaft für Chirurgie 1933, Archiv für Klinische Chirurgie Band 177, p. 180–181

geführte Hauszinssteuer – auch in den Folgejahren fast ein Drittel der Gesamtausgaben aus.[26]

Hinzu kamen immer wieder größere Reparaturen sowie »*Forderungen der Bau- und Theaterpolizei*«, die eine bauliche Anpassung an aktuelle rechtliche Vorgaben erzwangen. Eine konstante Vermietung von Büros und Veranstaltungsräumen war somit wichtig, damit die beiden Eigentümergesellschaften nicht mit zu hohen Summen bei der Finanzierung einspringen mussten. 1936 kam es durch Auszug des Hauptmieters (Reichskuratorium für Wirtschaftlichkeit) zu einem größeren Leerstand – für OTTO NORDMANN, den Kassenführer der *Deutschen Gesellschaft für Chirurgie*, Grund zu Sorge:

»*Wir müssen damit rechnen, daß wir, selbst wenn keine großen Ausfallsreparaturen plötzlicher Art erforderlich werden, 17.000–20.000 RM in das LANGENBECK-VIRCHOW-HAUS werden hineinstecken müssen, weil die leerstehenden Räume nicht vermietet werden können. Bei Prüfung dieser Sachlage haben wir schon vor einiger Zeit einmal überlegt: Ist es in der heutigen Zeit, bei der Schwierigkeit, die Räume zu vermieten, und bei der Lage des LANGENBECK-VIRCHOW-Hauses überhaupt richtig, die Gesellschaft mit dem Besitz des Hauses zu belasten, zumal da die Berliner Medizinische Gesellschaft, die ja zu gleichen Teilen Mitbesitzerin dieses Hauses ist, finanziell schwächer geworden ist, als früher vorauszusehen war, so daß bei einer Nichtvermietung dieser gesamten Räume das Defizit unter Umständen fast ausschließlich von unserer Gesellschaft zu bestreiten wäre. Man hat sich deshalb überlegt, ob es sich nicht empfiehlt, das LANGENBECK-VIRCHOW-HAUS zu veräußern…*«[27]

Im Gegensatz zur *Berliner Medizinischen Gesellschaft*, deren Mitgliederzahl – und damit auch Einnahmen – sich zwischen 1932 und 1940 durch Verlust jüdischer Mitglieder halbierten, hatte die *Deutsche Gesellschaft für Chirurgie* keinen erheblichen Mitgliederrückgang zu beklagen und war deutlich größer, stand somit auch finanziell besser da.

---

[26] W. BRAUN: Bericht über das LANGENBECK-VIRCHOW-Haus. Generalversammlung der Deutschen Gesellschaft für Chirurgie 1935. Verhandlungen der Deutschen Gesellschaft für Chirurgie 1935, Archiv für Klinische Chirurgie Band 183, p. 130

[27] O. NORDMANN: Kassenbericht. Generalversammlung der Deutschen Gesellschaft für Chirurgie 1936. Verhandlungen der Deutschen Gesellschaft für Chirurgie 1936, Archiv für Klinische Chirurgie Band 186, p. 73–74

Unter diesen Umständen war es für die Verantwortlichen eine Erleichterung, als die leerstehenden Räume im Oktober 1936 an das Reichsministerium für Propaganda und Volksaufklärung zu sehr günstigen Bedingungen vermietet werden konnten. Das Ministerium hatte seinen Sitz im alten Palais PRINZ LEOPOLD am Wilhelmplatz, erhielt von 1937–1940 einen umfangreichen Erweiterungsbau bis zur Mauerstraße und benötigte bis dahin Ausweichquartiere. Der Einzug verursachte erst einmal Kosten von 7.000 RM durch die Renovierung von Treppenaufgängen, Vestibülen und Wandelgängen; allerdings waren das die ersten Verschönerungsarbeiten seit Errichtung des Gebäudes, es war also wohl auch an der Zeit.[28] Das Ministerium zahlte 2.800 RM pro Monat und zog auch nach Fertigstellung des Neubaus in der Mauerstraße nicht aus, die letzte Mietzahlung datiert vom 12. April 1945.

Damit kamen vom Reichspropagandaministerium etwa drei Viertel der jährlichen Einnahmen aus der Vermietung von Büroräumen. Ein weiterer Mieter war die KNOLL AG. Hinzu kamen jährlich 15.000–22.000 RM aus Saalvermietungen und Kongressausstellungen. Zu den regelmäßigen Kunden des Hauses gehörte die Internationale Bibelforscher-Vereinigung (Zeugen JEHOVAS), bis sie am 24. Juni 1933 verboten wurde. Außerdem wurden die Veranstaltungsräume – um ein paar Beispiele zu nennen – von der Akademie für zahnärztliche Fortbildung, dem Verein Deutscher Ingenieure, der Schutzpolizei, verschiedenen Parteiorganisationen sowie Herstellern medizinischer Geräte und Instrumente (z. B. Firma Drägerwerk) genutzt. Das Haus beschränkte sich also nicht, wie heute, auf Kunden im medizinischen Bereich.

Den Einnahmen aus Vermietung standen jährliche Kosten in Höhe von 60.000–70.000 RM gegenüber. Eventuelle finanzielle Lücken deckten die beiden Eigentümergesellschaften mit Zuschüssen, die zwischen 1934 und 1939 für jede Gesellschaft bei 2.000 bis 6.000 RM im Jahr lagen.

Der letzte uns vorliegende Bericht betrifft das Jahr 1939. Nach Kriegsausbruch wurde die Bewirtschaftung schwieriger. Allein die Absage von Kongressen (Internationaler Orthopädenkongress, Gynäkologenkongress) führte zu einer Mieteinbuße von 8.000 RM. Gleichzeitig wurden Investitionen in die

---

[28] W. BRAUN: Bericht über das LANGENBECK-VIRCHOW-Haus. Generalversammlung der Deutschen Gesellschaft für Chirurgie 1937. Verhandlungen der Deutschen Gesellschaft für Chirurgie 1937, Archiv für Klinische Chirurgie Band 189, p. 77–78

Schaffung von Luftschutzräumen erforderlich. Ein kleiner Ausgleich wurde in den folgenden Jahren durch die Vermietung der Säle zur Abhaltung von Werkluftschutzkursen erzielt.[29] Insgesamt entsteht der Eindruck, dass – zumindest bis 1940 – die finanzielle Situation des Hauses nicht komfortabel, aber auch nicht bedrohlich war.

Durch Zweiten Weltkrieg abgewendeter Verlust des Hauses

Jedoch drohte Unheil von anderer Seite. Das Protokoll der Generalversammlung der *Berliner Medizinischen Gesellschaft* vom 17. Februar 1937 hält unter Punkt 8 fest, der Vorsitzende (v. EICKEN) berichte über Pläne, das LANGENBECK-VIRCHOW-Haus zu verkaufen, um sich an einem Neubau zu beteiligen, den die Kassenärztliche Vereinigung Deutschlands (KVD) zu errichten beabsichtige. Es folgt unter Punkt 9 der Antrag des Vorstands:

»*Die Generalversammlung ermächtigt den Vorstand der Berliner medizinischen Gesellschaft, das der Berliner medizinischen Gesellschaft und der Deutschen Gesellschaft für Chirurgie zu gleichen Teilen gehörende* LANGENBECK-VIRCHOW*-Haus zu verkaufen und evtl. bindende Abmachungen mit der K.V.D., Berlin, bezüglich Beteiligung am Neubau des Ärztehauses zu treffen.*«

Der Antrag wird einstimmig angenommen. Für jeden, der die Konsequenzen damals noch nicht verstanden hat, folgt im Protokoll der Nachsatz: »... *wobei der Vorsitzende betont, daß unter formeller Beteiligung unter Umständen auch Hergabe eines Teils des Vermögens d. BMG zu verstehen sei.*«

Diese Maßnahme war für die Eigenständigkeit der Gesellschaft und ihr Selbstverständnis eine Katastrophe, das hat ein Teil der Mitglieder mit Sicherheit auch so empfunden. Die wirkliche Reaktion des Auditoriums ist dem knappen Protokoll nicht zu entnehmen. Möglicherweise hat jeder Einzelne diese Schreckensbotschaft im Stillen verarbeitet. Gesellschaften und Vereine unter Vorwänden um ihr Eigentum zu bringen, war allerdings in der HITLER-Zeit gang und gäbe.

---

[29] W. BRAUN: Bericht über das LANGENBECK-VIRCHOW-Haus. Generalversammlung der Deutschen Gesellschaft für Chirurgie 1940. Verhandlungen der Deutschen Gesellschaft für Chirurgie 1940, Archiv für Klinische Chirurgie Band 200, p. 106–107

HITLER wollte seine Reichshauptstadt weitgehend umgestalten. Im Rahmen des großangelegten Bauprogramms war eine riesige Ost-West-Achse geplant, von der ein Teilabschnitt zwischen dem heutigen ERNST-REUTER-Platz und der Siegessäule verlaufen sollte. Auf der nördlichen Straßenseite gegenüber der Technischen Hochschule Charlottenburg war ein Grundstück zur Errichtung des Reichsärztehauses vorgesehen.

Die Planungen waren bei der Kassenärztlichen Vereinigung bereits Anfang 1937 so weit gediehen, dass ein Architektenwettbewerb ausgeschrieben werden konnte. HITLER entschied sich zwei Jahre später für den Entwurf von CARL CRAMER (1888–1947).[30] Mit dem Bau sollte am 1. Oktober 1939 begonnen werden.[31] Die Ausführung hat der Krieg verhindert.

Allerdings scheint sich die Situation für die beiden Eigentümergesellschaften bereits vorher entspannt zu haben, wie wir aus dem Bericht des 1. Schriftführers, AUGUST BORCHARD (1864–1940), auf der Generalversammlung der *Deutschen Gesellschaft für Chirurgie* 1938 entnehmen:

»Wir hatten in der vorigen Generalversammlung von Ihnen für den etwaigen Verkauf des LANGENBECK-VIRCHOW-Hauses eine Vollmacht erbeten. Inzwischen haben sich auf Grund von Besprechungen die Verhältnisse derart geändert, daß vorläufig ein Verkauf des LANGENBECK-VIRCHOW-Hauses oder eine Beteiligung an einem anderen Bau nicht in Frage steht. (Beifall.) Ich möchte deshalb die Generalversammlung bitten, die erteilte Vollmacht zurückzuziehen. (Erneuter Beifall.) Sind Sie damit einverstanden? (Lebhafte Zustimmung.) – Das ist der Fall.«[32]

Das LANGENBECK-VIRCHOW-Haus überstand den Krieg weitgehend unbeschädigt. Am 26. November 1943 kam es bei einem der Bombenangriffe, die große Teile des Berliner Zentrums zerstörten, zu einem Dachstuhlbrand. Der Hörsaal konnte deshalb bis in den Mai 1944 nicht benutzt werden, was die Gesellschaft zu einer halbjährigen Sitzungspause nötigte.

---

[30] ELKE DITTRICH: ERNST SAGEBIEL: Leben und Werk (1892–1970).
LUKAS Verlag für Kunst- und Geistesgeschichte, 2005, p. 240–241

[31] Verschiedene Mitteilungen. Krankenhausneu- und -erweiterungsbauten.
Zeitschrift für das gesamte Krankenhauswesen, 1939, Vol. 35, p. 393

[32] A. BORCHARD: Bericht des 1. Schriftführers. Generalversammlung der Deutschen Gesellschaft für Chirurgie 1938. Verhandlungen der Deutschen Gesellschaft für Chirurgie 1938, Archiv für Klinische Chirurgie Band 193, p. 22–23

»Geschenke an 31 Feuerwehrleute u. 5 Hausangestellte f. Hilfe beim u. nach dem Brande am 26.11.43« weist das Journal der LANGENBECK-VIRCHOW-HAUS-Gesellschaft für den 6. April 1944 aus sowie den Betrag: 1.000 Mark. Weitere Eintragungen dokumentieren die finanziellen Auswirkungen der Lösch- und Aufräumarbeiten sowie der Errichtung eines Notdachs.

Die letzte wissenschaftliche Sitzung der Gesellschaft im LANGENBECK-VIRCHOW-Haus fand am 17. Januar 1945 statt. An diesem Ort sollte sie erst 58 Jahre später wieder tagen.

DIE BIBLIOTHEK

Die *Gesellschaft für wissenschaftliche Medizin* brachte 1860 beim Zusammenschluss mit dem *Verein Berliner Ärzte* ihre 1855 gegründete Bibliothek in die *Berliner Medizinische Gesellschaft* ein. Wie umfangreich der Bestand war, wissen wir nicht. Eine gewisse Substanz muss jedoch vorhanden gewesen sein, denn im Statut der neuen Gesellschaft heißt es:

»*§ 13. Das Journal-Lesezimmer ist täglich während der vom Vorstande anzuberaumenden Stunden geöffnet. Ueber die Benutzung der der Gesellschaft angehörenden Zeitschriften und Bücher bestimmt ein besonderes, vom Vorstand festgestelltes Reglement.*«

Auch war im Vorstand die Stelle eines Bibliothekars vorgesehen. In diese Position wurde HERMANN EPENSTEIN (1821–1892), ein niedergelassener Facharzt, gewählt. Ihn löste 1864 MORITZ MEYER (1821–1893), ebenfalls niedergelassener Arzt, ab, dem ein Jahr später mit dem Medizinhistoriker AUGUST HIRSCH (1817–1894) ein Buchliebhaber aus Profession folgte.

HIRSCH veranlasste 1868 die Anstellung eines »Custos«, der täglich zwischen 3 und 9 Uhr anwesend sein und ein Jahresgehalt von maximal 120 Thalern erhalten sollte.[1] Im Folgejahr wurde eine Kommission mit der Komplettierung des Bestandes beauftragt,[2] für Neuanschaffungen erhielt sie 150 Thaler aus der Vereinskasse zugebilligt.[3] Inzwischen stellte die Bibliothek für die Gesellschaft einen so hohen Wert dar, dass sie 1870 mit einer

---

[1] Sitzung vom 24. Juni 1868.
Verhandlungen der Berliner medicinischen Gesellschaft 1867/68, Band II, Teil II, p. 113–115
[2] Sitzung vom 23. Juni 1869.
Verhandlungen der Berliner medicinischen Gesellschaft 1869/71, Band III, Teil II, p. 52
[3] Sitzung vom 21. Juli 1869.
Verhandlungen der Berliner medicinischen Gesellschaft 1869/71, Band III, Teil II, p. 57–60

Versicherungssumme von 2.500 Thalern (ca. 67.000€)[4] gegen Feuer versichert wurde.[5]

Zuflüsse kamen aus verschiedenen Quellen. Zunächst waren die publizierenden Mitglieder dazu angehalten, ein Exemplar der eigenen Werke zur Verfügung zu stellen. Dieser Appell verhallte nicht ungehört, fast vor jeder Sitzung dankt der Vorstand für solche Zugänge, oft auch für großzügige Geschenke. Dann erhielt die Gesellschaft wiederholt ganze Fachbibliotheken aus Nachlässen. Auch stellten einige Verlage kostenlos Zeitschriften aus ihrem Verlagsprogramm zur Verfügung, allen voran die HIRSCHWALD'sche Buchhandlung, die in dieser Weise bereits die *Gesellschaft für wissenschaftliche Medizin* unterstützt hatte, dann u.a. der Verlag GUSTAV FISCHER in Jena sowie FISCHER's medizinische Buchhandlung H. KORNFELD in Berlin.

Am 20. Februar 1878 kann der Bibliothekar – inzwischen ist es FRIEDRICH FALK (1840–1893) – den Mitgliedern eine stolze Bilanz vorlegen. Die Bibliothek enthält zu diesem Zeitpunkt 670 Bücher, Monographien und Separatabdrucke, 1.182 Dissertationen, 71 Badeschriften sowie eine Reihe von Zeitschriften in mehr oder weniger vollständigen Jahrgängen (84 deutsche, 21 englisch-amerikanische, 17 französische, 2 russische, 1 norwegische). Der Bibliothek gehen regelmäßig 71 Zeitschriften zu, darunter 15 in englischer und 11 in französischer Sprache.[6]

Die Unterbringung des schnell wachsenden Bestandes bereitet immer größere Schwierigkeiten und verursacht erhebliche Kosten. Im Hotel Zum Norddeutschen Hof, in dem die Gesellschaft über eine Reihe von Jahren bis 1883 ihre Sitzungen abhält, werden Bibliotheks- und Lesezimmer angemietet. Zusammen mit dem Sitzungssaal sind dafür jährlich 1.800 Mark aufzubringen. Doch schon bald wird es zu eng, und noch ein Jahr vor dem Auszug müssen gegen eine Miete von 400 M zusätzliche Räume beschafft werden.[7]

---

[4] Kaufkraftäquivalente historischer Beträge in deutschen Währungen. Stand Januar 2021. www.bundesbank.de

[5] Sitzung vom 22. Juni 1870.
Verhandlungen der Berliner medicinischen Gesellschaft 1869/71, Band III, Teil II, p. 145–149

[6] Berliner medicinische Gesellschaft. Sitzung vom 20. Februar 1878.
Berliner Klinische Wochenschrift 1878, Vol. 15, p. 436

[7] Sitzung vom 5. Juli 1882.
Verhandlungen der Berliner medicinischen Gesellschaft 1881/82, Band XIII, Teil I, p. 208–209

Im Herbst 1883 zieht die Bibliothek zusammen mit der Gesellschaft in die Dorotheenstraße 57 und wird dort im ersten Stock des Vorderhauses untergebracht. Ab Oktober 1885 steht mit dem Postgebäude in der Oranienburger Straße ein neuer Versammlungsort zur Verfügung. Für die Bibliothek wird im März 1886 in der Dorotheenstraße 33 eine Wohnung angemietet.[8] Unter dieser Anschrift erscheint sie auch 1889/90 im Adressverzeichnis von Berlin mit dem Hinweis »wochentäglich 11–9«. Erst der Umzug ins LANGENBECK-Haus 1892 ermöglicht eine sachgemäße Aufstellung.

Die Bibliothek im Langenbeck-Haus

Im LANGENBECK-Haus hatte die Gesellschaft »... *für ihre Bibliothek würdige, grosse und für lange Zeit ausreichende Räume gefunden, sowie eine Wohnung für ihren Bibliotheksbeamten* ...«, so der Hausherr v. BERGMANN in der ersten Sitzung im neuen Gebäude am 26. Oktober 1892.[9] Der Lesesaal mit den großen Fenstern lag im ersten Stock und erstreckte sich über fast zwei Drittel der zur Spree gelegenen Front des Hauses. Im zweiten Stock darüber stand für die Bibliothek noch einmal die gleiche Fläche zur Verfügung. Der »Bibliotheksbeamte« wohnte unter dem Lesesaal im Erdgeschoß in einer Dreizimmerwohnung.

Die großzügige Anlage der Bibliothek ist sicher auch eine Art Kompensation dafür gewesen, dass die *Berliner Medizinische Gesellschaft* ihre Träume von einem eigenen Haus zugunsten der Unterstützung des LANGENBECK-Hauses vorerst begraben hatte. Ihr Bibliothekar FALK war als Mitglied des Baukomitees von Anfang an in die Planung einbezogen. Die Bücherei der *Deutschen Gesellschaft für Chirurgie* wurde erst später aufgebaut, sie verfügte zu diesem Zeitpunkt nur über einen kleinen Bestand.

Im November 1893 wurde auf Antrag des Vorstands erstmals eine Bibliothekskommission gewählt. Sie sollte die Bibliothek mindestens einmal jähr-

---

[8] Sitzung vom 3. März 1886.
Verhandlungen der Berliner medicinischen Gesellschaft 1885/86, Band XVII, Teil I, p. 66–67

[9] Sitzung am 26. October 1892 im LANGENBECK-Haus.
Verhandlungen der Berliner medicinischen Gesellschaft 1892, Band XXIII, Teil I, p. 219–222

lich revidieren und Vorarbeit für Vorstandsentscheidungen leisten.[10] Dazu gehörte auch die Vorbereitung des Verkaufs von Doubletten, denn der Gesellschaft wurden immer wieder Teile von Privatbibliotheken geschenkt oder testamentarisch hinterlassen: So erhielt sie u.a. eine größere Anzahl von Büchern aus den Nachlässen von J. KORNFELD (1870), M. LEWISSON (1876), WESTPHAL SEN. (1880), H.v. ARNIM (1894), WILMS (1896), LUDWIG GÜTERBOCK (1904) und ERNST MARCUSE (1915). Die über 12.000 Nummern umfassende Bibliothek von VIRCHOW (1903) sowie die ca. 1.800 Nummern der Bibliothek LASSARS (1908) wurden separat gehalten und aufgestellt. Mit dem – allein aus Platzgründen – notwendigen Verkauf der überschüssigen Exemplare ließ sich ein nicht unerheblicher Betrag erzielen.

Der erste gedruckte Katalog der Bibliothek, noch ein dünnes Bändchen von 67 Seiten, erschien im Oktober 1892, der zweite lag Ende 1899 vor (Abb.23).

Die Benutzung der Bibliothek stand jedem Mitglied der Gesellschaft frei. Bücher und ältere Zeitschriften durften – bis auf wenige Ausnahmen – entliehen werden. Ab 1912 wurden Bücher den Mitgliedern bei Übernahme der Verpackungs- und Portokosten auf Anfrage nach Hause geschickt.[11] Gäste hatten eingeschränkte Rechte und mussten in späteren Jahren einen geringen Betrag für die Benutzung der Bibliothek zahlen. Der Lesesaal erfreute sich großer Beliebtheit; bei der Generalversammlung am 9. Januar 1895 berichtet der Bibliothekar CARL ANTON EWALD (1845–1915), dass im gerade abgelaufenen Geschäftsjahr 4.450 Besuche von Mitgliedern und 4.937 von Gästen gezählt wurden.[12]

Die Räumlichkeiten im LANGENBECK-Haus dürften für eine Vereinsbibliothek nahezu einmalig gewesen sein. EWALD hatte deshalb durchaus etwas anzubieten, als er anderen medizinischen Vereinen den Vorschlag machte, ihre Bücher dazuzustellen. Nachdem die Bedingungen für einen solchen Zusammenschluss ausgehandelt waren, wurden nach und nach die Bestände

---

[10] Sitzung vom 29. November 1893.
Verhandlungen der Berliner medicinischen Gesellschaft 1893, Vol.XXIV, Teil 1, p. 231–232
[11] Sitzung vom 13. März 1912.
Verhandlungen der Berliner medicinischen Gesellschaft 1912, Vol.XLIII, Teil I, p. 114–116
[12] Ordentliche Generalversammlung am 9. Januar 1895.
Verhandlungen der Berliner medicinischen Gesellschaft 1895, Vol.XXVI, Teil I, p. 1–3

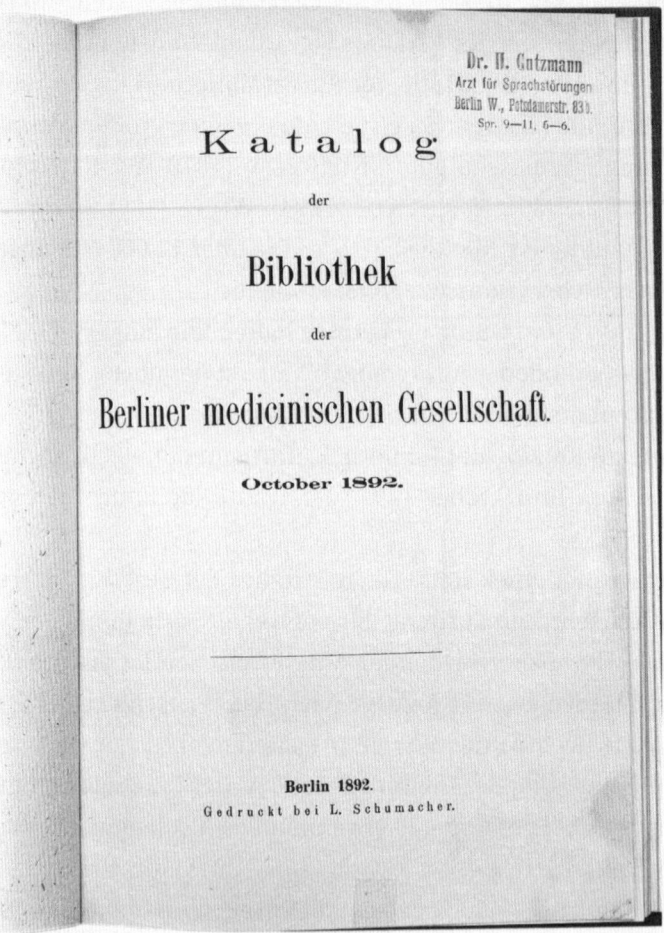

23
Erster Katalog der Bibliothek der *Berliner Medizinischen Gesellschaft*. Das Buch haben wir antiquarisch erworben. Zu unserer Überraschung war es früher im Besitz des Mitglieds HERMANN GUTZMANN sen. (1865–1922), eines Pioniers auf dem Gebiet der Sprachstörungen.

der *Berliner Physiologischen Gesellschaft*, der *Berliner Dermatologischen Gesellschaft*, der *Berliner Otologischen Gesellschaft*, der *Laryngologischen Gesellschaft zu Berlin*, der *Gesellschaft für soziale Medizin, Hygiene und Medizinalstatistik*, der *Berliner Gesellschaft für Psychiatrie und Nervenkrankheiten*, der *Berliner Urologischen Gesellschaft*, der *Deutschen Gesellschaft für öffentliche Gesundheitspflege* und die des *Komitees für Krebsforschung* im LANGENBECK-Haus untergebracht. 1912 gelang es, auch mit dem *Verein für Innere Medizin* einen entsprechenden Vertrag zu schließen. Im Haus befand sich auch die inzwischen aufgebaute Bibliothek der *Deutschen Gesellschaft für Chirurgie*.

Damit war eine große medizinische Zentralbibliothek mit über 100.000 Nummern entstanden, die von den Mitgliedern aller Vereine gleichermaßen genutzt werden konnte. Ausleihen durfte man allerdings nur die Bücher der eigenen Gesellschaft. Die angeschlossenen Vereine zahlten an die *Berliner Medizinische Gesellschaft* für das Gastrecht und die Verwaltung ihrer Bibliothek einen Beitrag.[13]

In gemeinsamen Sitzungen wurde bestimmt, welche Zeitschriften von jeder der vereinigten Bibliotheken gehalten werden mussten, um zu vermeiden, dass Journale unnötigerweise mehrfach vorhanden waren. Die *Berliner Medizinische Gesellschaft* hielt im letzten Geschäftsjahr vor Ausbruch des Ersten Weltkriegs 202 Zeitschriften, von denen 104 abonniert waren, 44 durch Tausch (gegen die Verhandlungen der Gesellschaft) und 54 als Geschenk zugingen. Weitere 137 Zeitschriften trugen die anderen Vereine bei, hinzu kamen noch die der *Deutschen Gesellschaft für Chirurgie*. Insgesamt standen der Leserschaft rund 400 Zeitschriften im LANGENBECK-Haus zur Verfügung.

Wie stark der Zulauf war, geht aus dem Bericht des Bibliothekars HANS KOHN (1866–1935) am 4. Februar 1914 hervor: Im Lesesaal hatte man 11.000 Besuche von Mitgliedern und fast 12.000 Besuche von Gästen gezählt, also etwa 75 Leser pro Tag.[14] Wieviel Personal für den Betrieb erforderlich war, wissen wir nicht genau. Ein Hilfsbibliothekar und mindestens zwei »Bibliotheksdamen« sind in den Büchern der Gesellschaft als Gehaltsempfänger dokumentiert. Die Bibliothek war in den Monaten Oktober bis April wochentags von 10 bis 21 Uhr geöffnet, in den Monaten Mai bis Juli schloss sie bereits um 20 Uhr und im August und September um 17 Uhr.

Die Bibliothek im Langenbeck-Virchow-Haus

Bereits im April 1915 fand der Umzug in das neu erbaute LANGENBECK-VIRCHOW-Haus in der Luisenstraße statt, denn Bibliothek und Lesesaal wurden

---

[13] HANS KOHN: Bericht über die Bibliothek und den Lesesaal im Jahre 1912. Sitzung vom 26. Februar 1913, Generalversammlung. Verhandlungen der Berliner medizinischen Gesellschaft 1913, Vol.XLIV, Teil I, p. 52–58

[14] HANS KOHN: Bericht über die Bibliothek und den Lesesaal im Jahre 1913. Ordentliche Generalversammlung vom 4. Februar 1914. Verhandlungen der Berliner medizinischen Gesellschaft 1914, Vol.XLV, Teil I, p. 40–44

früher als der Rest des Hauses eröffnet. Der Lesesaal lag im dritten Stock auf der ruhigen Gartenseite und war vom Vestibül direkt mit einem Fahrstuhl zu erreichen. Er bot an 25 Doppeltischen 50 Besuchern Möglichkeit zum Arbeiten. An den Wänden waren doppelgeschossig die Handbibliothek und die neuen Zeitschriften untergebracht. Über eine Wendeltreppe gelangte man zu dem im Dachgeschoss aufgestellten übrigen Bestand.

Ganz zufrieden scheint KOHN mit dieser Konstruktion nicht gewesen zu sein, denn 1920 sagt er in seinem Rechenschaftsbericht: »*Die Hilfskräfte unserer Bibliothek sind durch die Kleinheit des Lesesaals jetzt allzu sehr davon in Anspruch genommen, gewünschte Zeitschriftenbände aus dem Magazin zu holen, die bei genügend grosser Anlage des Lesesaals in ihm hätten Platz finden können. Es werden bis zu 160 Bücher an einem Tage verlangt. Dies macht es begreiflich, dass die jungen Mädchen in unserem Lesesaal den ganzen Tag auf den Beinen sein müssen, um die Bücher zu holen und wieder wegzuräumen. So kommen sie, seit der Besuch unseres Lesesaals nach dem Waffenstillstand wieder stärker geworden ist, nicht mehr zu den Katalogarbeiten.*«[15]

Die Kriegsjahre hatten zu einem starken Rückgang der Besucherzahlen geführt: In den Jahren 1915–1918 zählte man 4.000–4.600 Leser pro Jahr, das sind nicht einmal 20% gegenüber dem letzten Friedensjahr.

»*Bedenkt man, dass von den Berliner Aerzten zwei Drittel im Felde stehen und zwar vorwiegend die jüngeren Herren, die die Bücherei zumeist benutzen, und dass auch die Hiergebliebenen vom Kriegsdienst vielfach so in Anspruch genommen sind, dass ihnen zu literarischen Studien wenig Zeit bleibt, so ist die genannte Zahl nicht ungünstig zu nennen*«, so der immer optimistische KOHN bei der Generalversammlung 1917.[16]

Im letzten Kriegsjahr und im Winter 1919/1920 wurden die Öffnungszeiten verkürzt, um Licht und Kohlen zu sparen. Bald darauf ist es die wirtschaftliche Notlage infolge Geldentwertung, die eine Einschränkung des Bibliothekbetriebs erzwingt.[17] Kurzfristig musste sie sogar ganz geschlossen

---

[15] HANS KOHN: Bibliotheksbericht. Ordentliche Generalversammlung vom 25. Februar 1920. Verhandlungen der Berliner medizinischen Gesellschaft 1920, Vol. LI, Teil I, p. 36–40

[16] HANS KOHN: Bibliotheksbericht. Ordentliche Generalversammlung vom 14. Februar 1917. Verhandlungen der Berliner medizinischen Gesellschaft 1917, Vol. XLVIII, Teil I, p. 42–46

[17] Sitzung vom 25. Oktober 1922. Verhandlungen der Berliner medizinischen Gesellschaft 1922, Vol. LIII, Teil I, p. 132

werden, denn man verfügte nicht mehr über ausreichend Mittel, die Hilfskräfte zu entlohnen. Erst nachdem die Hausverwaltung im Frühjahr 1923 in die Hände von SIEMENS & HALSKE gelegt worden war, besserte sich die finanzielle Situation allmählich. Die Pächterin übernahm die Besoldung einer Hilfskraft, so dass der Lesesaal für einige Stunden täglich geöffnet werden konnte. Bald fand man zu einem geordneten Betrieb zurück.

Die Erleichterung darüber ist KOHN anzumerken. Hatte er doch in den vergangenen Jahren mit einem verhängnisvollen Übelstand zu kämpfen: Die Bibliothek war nicht mehr auf dem aktuellen Wissensstand. Neuere Handbücher und Standardwerke waren kaum vorhanden, und auch bei den Zeitschriften sah es nicht besser aus. Von vielen ausländischen Journalen fehlten die Kriegsjahrgänge. Aufgrund des Verfalls der deutschen Währung mussten nach Kriegsende sogar alle ausländischen Zeitschriften abgeschafft werden, die nicht durch Tausch erworben wurden. Nun klafften große Lücken im Bestand, die es unter effektivstem Einsatz der knappen Mittel zu schließen galt.

Trotz der allgemein angespannten Wirtschaftslage erhielt die Bibliothek nach wie vor zahlreiche Spenden von Privatpersonen und Verlagen. Eine der spektakulärsten Schenkungen kam von GEORGE D. HORST (1863–1934), einem Deutschen, der als junger Mann in die USA ausgewandert war und dort in der Strumpfwarenindustrie ein Vermögen gemacht hatte. HORST weilte als Bezirksleiter der Quäkerspeisung in Berlin und erklärte sich bereit, »... *die Beschaffung der notwendigsten ausländischen Zeitschriften zu ermöglichen und die amerikanischen in natura zu liefern, und zwar für eine Reihe von Jahren*«.[18] Er hat später durch seine Spenden den Bau der Marburger Kinderklinik möglich gemacht.

Im Laufe der nächsten Jahre gewinnt die Bibliothek allmählich wieder an Qualität. Ende 1930 beläuft sich die Zahl der insgesamt von allen angegliederten Gesellschaften (einschließlich der *Deutschen Gesellschaft für Chirurgie*) gehaltenen Zeitschriften auf 308. Es stehen außerdem ca. 60.000 Hand- und Einzelbücher zur Verfügung, zusätzlich eine unbekannte Zahl von Sonderdrucken und Dissertationen. Nach der Bücherei der ehemaligen

---

[18] Sitzung vom 15. Juni 1921.
Verhandlungen der Berliner medizinischen Gesellschaft 1921, Vol. LII, Teil I, p. 94

Kaiser-Wilhelms-Akademie ist dies gemäß Kohn die größte medizinische Bibliothek Deutschlands.[19]

Nach jahrelanger Arbeit war 1931 der Sachkatalog fertig und wurde im Lesesaal aufgestellt. Der Autorenkatalog war bereits ein Jahr zuvor vollendet worden. Kohn hatte in dieses Projekt, welches dem Leser die Benutzung des Bestandes erheblich erleichterte, viel Mühe und Gedankenarbeit investiert.

Dennoch blieben die Besucherzahlen nach dem Ersten Weltkrieg möglicherweise hinter den Erwartungen des Bibliothekars zurück. Es wurden jährlich kaum mehr als 4.000 Benutzer gezählt. Da diese Angaben jedoch auf einer freiwilligen Eintragung in den ausgelegten Anwesenheitsbüchern beruhten, die von vielen unterlassen wurde, können die wahren Zahlen erheblich höher gewesen sein.

Der geringe Besucherzuspruch in den ersten Nachkriegsjahren war auch darauf zurückzuführen, dass ab Dezember 1920 der Lesesaal auf einige Zeit für Gäste gesperrt blieb.[20] Ursache war ein schon länger bestehendes Ärgernis, dessen Ausmaß eine Dimension erreicht hatte, die nicht mehr hingenommen werden konnte: Aus dem Lesesaal wurden Zeitschriften in großer Zahl entwendet bzw. durch Herausreißen einzelner Artikel beschädigt. Dass diese Verfehlungen hauptsächlich von Gästen begangen wurden, war nur eine Vermutung, die jedoch durch den Erfolg der getroffenen Maßnahme gestützt wurde. Als 1922 Gäste erneut Zugang erhielten, nahm die Zahl der Untaten prompt wieder zu.[21] Bei der Generalversammlung 1931 kennzeichnet Kohn das Verhalten einiger Besucher als Vandalismus.

Mit diesen Worten der Empörung schließt der letzte ausführliche Bericht, den wir über die Bibliothek haben. Kohn wird 1932 zum Ehrenmitglied ernannt. Ein Jahr später muss er sein Amt im Vorstand im Rahmen der Gleichschaltung der Gesellschaft aufgeben. An seine Stelle tritt Otto Stahl

---

[19] Hans Kohn: Bibliotheksbericht 1930.
Verhandlungen der Berliner medizinischen Gesellschaft 1931, Vol.LXII, Teil I, p. 32–39
[20] Hans Kohn: Bibliotheksbericht. Ordentliche Generalversammlung vom 23. Februar 1921.
Verhandlungen der Berliner medizinischen Gesellschaft 1921, Vol.LII, Teil I, p. 25–29
[21] H. Kohn: Bericht über die Bibliothek. Ordentliche Generalversammlung vom 28. Februar 1923. Verhandlungen der Berliner medizinischen Gesellschaft 1923, Vol.LIV, Teil I, p. 33–35

DIE BIBLIOTHEK

(1887–1945). Über die Entwicklung der Bibliothek unter dessen Amtsführung wissen wir so gut wie nichts.

In der Sitzung am 24. Mai 1944 gibt der Vorsitzende bekannt, dass der Lesesaal wochentags von 14–18 Uhr zur Einsicht der aktuellen medizinischen Zeitschriften geöffnet ist, aber der eigentliche Bibliotheksbestand nach außerhalb verlagert wurde. Wie die Bibliothek 1945 endete, berichtete der damalige Schatzmeister der Gesellschaft, GEORG MYLIUS (1873–1960), am 12. Oktober 1950:

»*Herr Professor RETZLAFF hatte ja in weiser Voraussicht das getan, was die meisten von uns getan haben, nämlich unsere wunderbare Bibliothek von 100.000 Bänden unter größten Schwierigkeiten verlagert. Die eine Hälfte der Bibliothek wurde in der Uckermark von den Polen mit Benzin übergossen und verbrannt, und die andere Hälfte wurde aus dem Gute KOSSENBLATT b. Beeskow von den Russen nach Berlin transportiert. Sie soll von Berlin nach Moskau gekommen sein.*«

In einer Zeit, in der der umfassende Zugang zu aktuellen wissenschaftlichen Publikationen nicht selbstverständlich war, stellte die *Berliner Medizinische Gesellschaft* der Berliner Ärzteschaft mit ihrer Bibliothek ein großartiges Arbeitsmittel zur Verfügung; darauf war sie zu Recht stolz. Für manches Mitglied war der unbeschränkte Zutritt zur Bibliothek der wichtigste Beitrittsgrund. Die Gesellschaft nahm über Jahrzehnte beträchtliche Mühen und Ausgaben für diese Aufgabe in Kauf. Lange Zeit war die Bibliothek der weitaus größte Ausgabenposten in ihrer Bilanz.

Die Erinnerung an den großen Stellenwert, den die Bibliothek für die Gesellschaft bis zum Ende des Zweiten Weltkriegs hatte, mag der Grund dafür gewesen sein, dass nach 1950 versucht wurde, erneut eine Bibliothek aufzubauen. Doch ohne Vereinshaus und ohne solide finanzielle Grundlage war dieser Versuch zum Scheitern verurteilt und wurde nach einigen Jahren aufgegeben. Es bestand auch keine Notwendigkeit mehr, da der Bedarf inzwischen durch die Berliner Universitätsbibliotheken gedeckt wurde.

DIE BIBLIOTHEKARE

1860–1863 HERMANN EPENSTEIN

EPENSTEIN (1821–1892) war niedergelassener Arzt mit dem Spezialgebiet Hautkrankheiten und Syphilis.[22] Seine Praxis hatte er Unter den Linden 62 in einem stattlichen Wohn- und Geschäftshaus, das er Anfang der 1860er Jahre errichten ließ. In dem Haus befand sich das bekannte Feinschmecker-Restaurant HILLER;[23] es wurde 1886 von LORENZ ADLON übernommen und avancierte zu einem Treffpunkt der vornehmen Gesellschaft. Das Gebäude wurde im Zweiten Weltkrieg zerstört.

Auch in Berlin-Reinickendorf besaß EPENSTEIN ausgedehnten Grundbesitz, den er bebaute; eine Straße und ein Platz tragen heute seinen Namen.[24] Zur *Berliner Medizinischen Gesellschaft* kam EPENSTEIN über den *Verein Berliner Ärzte*, dort war er in Ehrenrat und Aufnahmekommission tätig. Laut Mitgliederverzeichnis führte er den Titel »Sanitätsrat«.

Der Sanitätsrat hatte einen Sohn HERMANN (1850/51–1934), auch er war Arzt und einige Jahre (1883/84–1896) Mitglied der *Berliner Medizinischen Gesellschaft*. Als Großkaufmann zu beträchtlichem Reichtum gekommen, kaufte der Junior die verfallene Burg Mauterndorf in Österreich und restaurierte sie aufwändig. Für diese Tat wurde er von KAISER FRANZ JOSEPH I. geadelt und durfte ab 1910 den Titel HERMANN EPENSTEIN RITTER VON MAUTERNBURG führen.

Der illustre Burgherr hatte über mehr als ein Jahrzehnt ein Verhältnis mit FRANZISKA GÖRING (1859–1923), für deren Kinder er Taufpate stand. HERMANN GÖRING (1893–1946) betrachtete seinen Patenonkel als zweiten Vater; er floh nach dem gescheiterten HITLER-Putsch 1923 nach Mauterndorf in die Burg, die ihm der Patenonkel vererben wollte. Als GÖRINGS Wohnhaus in Obersalzberg am 25. April 1945 durch Bomben zerstört wurde, kehrte er mit seiner Familie ein letztes Mal nach Mauterndorf zurück, bevor er sich am 7. Mai dem Befehlshaber

---

[22] Berliner Adressbuch von 1860
[23] HANS-WERNER KLÜNNER: Das Panorama der Straße Unter den Linden im Jahre 1820. Mitteilungen des Vereins für die Geschichte Berlins, Neue Folge Nr. 4, 1. April 1966, p. 53
[24] Berlin.kauperts.de

der 7. US-Armee stellte.²⁵ Seine Beziehung zu EPENSTEIN ist insofern pikant, als dieser nach nationalsozialistischer Auffassung Halbjude war; sein Vater, der Sanitätsrat, war vom jüdischen Glauben zum katholischen konvertiert.

1863–1864 MORITZ MEYER

MORITZ MEYER (1821–1893), ein gebürtiger Berliner, war seit 1845 praktizierender Arzt, spezialisierte sich später auf Nervenheilkunde und Elektrotherapie und trug den Ehrentitel Geheimer Sanitätsrat.²⁶ Als wissenschaftlich orientierter Mann hatte er sich früh der *Gesellschaft für wissenschaftliche Medizin* angeschlossen und hielt über sein Spezialgebiet regelmäßig kleinere Vorträge. So stellte er am 23. Juli 1855 einen Patienten mit partiellen Lähmungen der oberen Extremitäten vor, bei dem er aufgrund des charakteristischen elektrischen Verhaltens der gelähmten Muskeln eine Bleischädigung diagnostiziert hatte. Als Bleiquelle entpuppte sich nach einer detektivischen Suche der Schnupftabak des Patienten.²⁷ MEYER war der erste, der über diese Gefahrenquelle berichtete.

In seinem Nachruf sagt VIRCHOW über M. MEYER: *»Lange Zeit war er der Hauptvertreter der elektrischen Behandlung, und bis zu seinem Tode hat er nicht aufgehört, allen Verbesserungen der Methode praktisch und theoretisch nachzugehen.«*²⁸

1864–1870 AUGUST HIRSCH

HIRSCH (1817–1894) wurde in Danzig geboren und sollte nach dem Wunsch der Familie Kaufmann werden. Doch brach er die Lehre ab, studierte und ließ sich als Arzt in Elbing und später in Danzig nieder. Die Zeit, die ihm außerhalb der Praxistätigkeit blieb, widmete er literarischen Studien über das geschichtliche und geographische Auftreten von Krankheiten. Ab 1859 erschien

---

[25] HITLERs Tod (4): Die Kapitulation. Spiegel TV
[26] JULIUS LEOPOLD PAGEL: Biographisches Lexikon hervorragender Ärzte des 19. Jahrhunderts. S. KARGER GmbH 1989
[27] Sitzungsprotokoll der Gesellschaft für wissenschaftliche Medizin vom 23. Juli 1855, Deutsche Klinik 1856, Vol. 8, p. 47
[28] Sitzung vom 1. November 1893. Verhandlungen der Berliner medicinischen Gesellschaft 1893, Teil I, p. 211–212

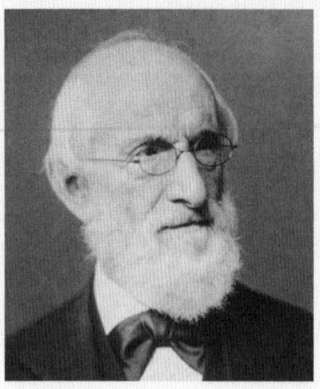

24 AUGUST HIRSCH

sein mehrbändiges Handbuch der historisch-geographischen Pathologie, ein bezüglich Systematik, Gründlichkeit und Vollständigkeit einzigartiges Werk, das ihn in der Fachwelt bekannt machte. Ohne eigene akademische Anbindung wurde HIRSCH 1863 zum Professor für Pathologie und medizinische Geschichte und Literatur an die FRIEDRICH-WILHELMS-Universität in Berlin berufen. Im Folgejahr habilitierte er sich. HIRSCH wurde 1892 in die Leopoldina aufgenommen.

In seinem Nachruf schildert VIRCHOW, wie es zu HIRSCHS gewaltigem Karrieresprung kam: »*Ohne Zwischenstufe hatte er mit einem Schritt das höchste Ziel erreicht. ... Aber er wäre vielleicht doch nicht zum Ziele gekommen, wenn nicht ein sonderbares Missverständniss ihm zu Hülfe gekommen wäre. Der damalige Unterrichtsminister, HEINRICH V. MÜHLER, war der Meinung, dass die medicinische Facultät eine einseitig materialistische Richtung verfolge, und er suchte nach einem Gegenmittel. Dieses glaubte er in der Geschichte der Medicin entdeckt zu haben. So betrieb er die Ernennung von HIRSCH, ohne zu ahnen, dass dieser Mann aus derselben Schule stammte, aus welcher die sogenannten Materialisten stammten, und dass er den Studirenden weder speculative Philosophie, noch Orthodoxie beibringen werde.*«[29]

HIRSCH trat unmittelbar nach seinem Umzug nach Berlin in die Gesellschaft ein. Er hielt regelmäßig Vorträge und hat fast alle seine wissenschaftlichen Ergebnisse zuerst vor der Gesellschaft vorgetragen.[30] Einen besseren Bibliothekar als diesen passionierten Bücherleser hätte man nicht finden können.

---

[29] RUDOLF VIRCHOW: AUGUST HIRSCH †.
Berliner Klinische Wochenschrift 1894, Vol. 31, p. 129–130
[30] Ordentliche Generalversammlung am Mittwoch, den 31. Januar 1894.
Nachruf von HERMANN SENATOR auf AUGUST HIRSCH,
Verhandlungen der Berliner medicinischen Gesellschaft 1894, Teil I, p. 33–34

DIE BIBLIOTHEK

1870–1893 FRIEDRICH FALK

FALK (1840–1893) war niedergelassener Arzt in seiner Geburtsstadt Berlin. 1876 wurde er Kreisphysikus von Teltow. Daneben beschäftigte sich FALK mit Gerichtsmedizin und Medizingeschichte. In diesen Fächern war er ab 1869 als Dozent tätig, 1886 wurde er zum außerordentlichen Professor ernannt.[31]

FALK trat sein Amt als relativ junger Mann an und er behielt es über 23 Jahre, länger als jeder andere Bibliothekar der *Berliner Medizinischen Gesellschaft*. Dies ist umso beachtenswerter, als diese Jahre für seine eigene berufliche Entwicklung kritisch waren und er mit dem Bibliothekarsamt keine Sinekure innehatte: Unter ihm zog die Bibliothek zweimal von einem Provisorium ins nächste, bevor sie nach dem dritten Umzug ins LANGENBECK-Haus endlich eine angemessene Heimstatt fand. Bei seinem unerwarteten Tod wurde FALK von den Vorstandskollegen bescheinigt, dass sich die Bibliothek in »*musterhafter Ordnung*« (VIRCHOW) befinde und dass er es verstanden habe, »*mit bescheidenen Mitteln hauszuhalten und für unsere Interessen zu sorgen*« (V. BERGMANN).[32]

1894–1909 CARL ANTON EWALD

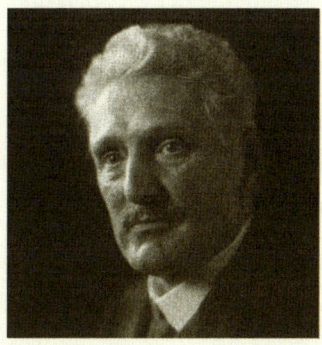

25 CARL ANTON EWALD

EWALD (1845–1915) wurde in Berlin als Sohn des Malers ARNOLD EWALD (1815–1884) geboren. Er habilitierte sich 1874 für Innere Medizin und wurde 1882 Extraordinarius. Ab 1876 war EWALD dirigierender Arzt an der Frauensiechenanstalt. Als Nachfolger von SENATOR leitete er von 1888 bis zu seinem Tode die Innere Abteilung des KAISERIN-AUGUSTA-Hospitals. Daneben war er u.a. von 1882 bis 1905 Redakteur der »Berliner klinischen Wochenschrift«.

---

[31] JULIUS LEOPOLD PAGEL: Biographisches Lexikon hervorragender Ärzte des 19. Jahrhunderts. S. KARGER GmbH 1989
[32] Sitzung vom 18. October bzw. 1. November 1893.
Verhandlungen der Berliner medicinischen Gesellschaft 1893, Band XXIV, p. 201 bzw. 211

EWALD war ein Pionier – das Wort Spezialist hörte er nicht gerne – im Bereich der Gastroenterologie. Sein dreibändiges Werk »Klinik der Verdauungskrankheiten« war die erste zusammenfassende Darstellung dieses Gebietes und wurde in viele Sprachen übersetzt.[33] Als begabter Maler illustrierte EWALD seine Bücher teilweise selbst. Vor der *Berliner Medizinischen Gesellschaft* hat er mehr als 60 kleinere und größere Vorträge gehalten.

Das Amt des Bibliothekars versah EWALD über gut 15 Jahre. Während dieser Zeit spendete er großzügig aus seinem eigenen Bestand etwa 350 Bücher. Er war es auch, der den Anstoß zur Vereinigung der Bibliotheken der Berliner medizinischen Vereine gab und die ersten Schritte einleitete. Vollendet haben den Prozess seine Nachfolger.

1909–1912 JULIUS PAGEL

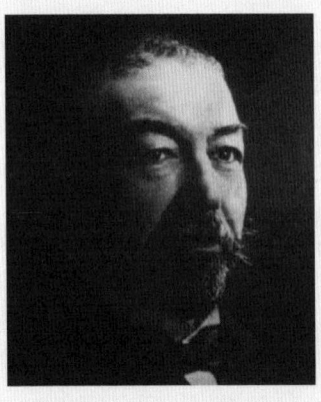

26 JULIUS PAGEL

PAGEL (1851–1912) stammte aus Pommern. Er studierte in Berlin und ließ sich hier 1876 als Arzt nieder. Daneben beschäftigte er sich mit Medizingeschichte. Die Doktorarbeit hatte er bei einem seiner Amtsvorgänger, AUGUST HIRSCH, geschrieben, der ihn bald an der Herausgabe seiner Werke beteiligte. PAGEL habilitierte sich 1891 für Geschichte der Medizin und wurde 1902 zum außerordentlichen Professor ernannt. Sein »Biographisches Lexikon hervorragender Ärzte des neunzehnten Jahrhunderts« ist für jeden medizinhistorisch Interessierten ein einzigartiges Nachschlagewerk.[34]

PAGELs Spezialgebiet war die Medizingeschichte des Mittelalters. Seine lange Publikationsliste lässt nicht vermuten, dass er durch Praxistätigkeit seinen Lebensunterhalt verdienen musste. Der Amerikaner M. G. SEELIG, der

---

[33] HERMANN STRAUSS: CARL ANTON EWALD †.
Berliner Klinische Wochenschrift 1915, Vol. 52, p. 1054–1056

[34] Biographisches Lexikon hervorragender Ärzte des neunzehnten Jahrhunderts. Herausgegeben von Prof. Dr. J. PAGEL in Berlin. URBAN & SCHWARZENBERG Berlin Wien 1901

bei ihm 1902/03 Privatunterricht nahm, hat uns eine liebenswürdige Schilderung dieses Mannes hinterlassen, der so völlig in seinem Fach aufging.

SEELIG erinnert sich, wie er am ersten Abend in PAGELs mit Büchern vollgestopftes Arbeitszimmer trat. Kaum blieb dem Schüler Zeit, Hut und Mantel abzulegen, da stürzte sich der Hausherr mit den einleitenden Worten »*Fangen wir mit der Frühzeit an*« in die Materie, um die folgenden eineinhalb Stunden mit auf dem Rücken verschränkten Händen im Zimmer auf und ab zu wandern, dabei ohne Unterbrechung ungemein schnell sprechend, mit einer tiefen, wohl modulierten, angenehmen Stimme, wenn auch fast durchgehend in nervösem Staccato.

»*Viel habe ich in dieser ersten Stunde nicht gelernt. In Gegenwart dieses quecksilbrigen kleinen Mannes, dessen Agilität und geistige Wachheit so völlig dem widersprach, was gedrungene Statur und erhebliche Fülle erwarten ließen, konnte ich mich unmöglich auf das Thema konzentrieren.*« Als es an die Verlängerung des Lehrvertrages ging, weigerte sich PAGEL, von einem wahrhaft Interessierten Geld zu nehmen. Stur wies er jeden Kompromiss zurück »*… und das, obwohl die zusätzlichen 100 Mark für ihn viel bedeuteten.*«[35]

PAGEL starb in seiner Amtszeit als Bibliothekar plötzlich an einem Schlaganfall.

1912–1933 HANS KOHN

KOHN (1866–1935) wurde in der Nähe von Ansbach (Franken) geboren. Nach Berlin kam er 1893. Er arbeitete zunächst in der Pathologie des Urban-Krankenhauses und wurde später Prosektor an der III. Medizinischen Universitätsklinik und im Jüdischen Krankenhaus. 1913 erfolgte seine Ernennung zum Professor der Pathologischen Anatomie. Daneben betrieb KOHN eine ärztliche Praxis und war 1908–1921 Mitherausgeber der »Berliner Klinischen Wochenschrift«.

KOHNs Amtszeit als Bibliothekar begann mit zwei Höhepunkten: der Vereinigung der Bibliotheken der medizinischen Vereine Berlins und dem Umzug in das neu erbaute LANGENBECK-VIRCHOW-Haus (1915). Darauf folgten fast

---

[35] GEORGE DOCK: JULIUS PAGEL and the PAGEL collection of books on the history of medicine in the Washington University Medical School. Bull Med Libr Assoc 1913, Vol. 3, p. 21–25

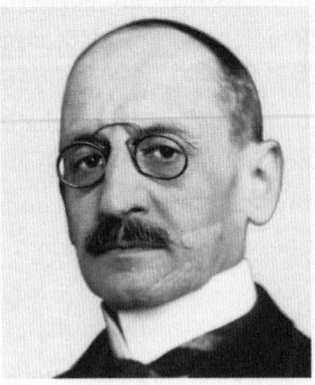

27 Hans Kohn um 1930

unmittelbar der materielle Niedergang und die existenzgefährdende Situation der Nachkriegsperiode. Geduldig und unbeirrt arbeitete KOHN in der Folgezeit daran, die Attraktivität der Bibliothek für das ärztliche Publikum wieder auf das einst erreichte Niveau zu bringen. Die *Berliner Medizinische Gesellschaft* machte ihn 1932 für seinen unermüdlichen Einsatz zum Ehrenmitglied.

Nach 21 Jahren musste KOHN 1933 als Jude sein Amt im Rahmen der Gleichschaltung der Gesellschaft vorzeitig aufgeben.

1933–1945 OTTO STAHL

STAHL (1887–1945) studierte an der KAISER-WILHELMS-Akademie in Berlin. Anschließend absolvierte er eine chirurgische Ausbildung. Zu seinen Lehrern gehörte FERDINAND SAUERBRUCH. STAHL habilitierte sich 1923 an der Charité, wurde 1928 außerordentlicher Professor und leitete 1933–1945 die chirurgische Abteilung im AUGUSTE-VICTORIA-Krankenhaus.[36] Sein Spezialgebiet war die Chirurgie des Nervensystems; im November 1942 sprach er vor der Gesellschaft über die Behandlung von Schussverletzungen peripherer Nerven. Er kam im April 1945 bei den Bombenangriffen auf Berlin ums Leben.

STAHL war während der ganzen nationalsozialistischen Periode Bibliothekar der *Berliner Medizinischen Gesellschaft*. Seine Ernennung war wohl eher dem Zeitgeist als einer bibliophilen Neigung geschuldet. STAHL trat 1932 in die NSDAP ein, bekleidete hohe Posten beim Deutschen Roten Kreuz und später führende Positionen in der medizinischen Hierarchie der SS.[37] Allerdings soll er ein sehr guter Organisator gewesen sein, was auch einen Bibliothekar qualifiziert.

---

[36] ROLF WINAU, EKKEHARD VAUBEL: Chirurgen in Berlin, 100 Porträts. WALTER DE GRUYTER, Berlin New York 1983

[37] HUBERT KOLLING: STAHL, OTTO (1887–1945) In: Biographisches Lexikon zur Pflegegeschichte »Who was who in nursing history«. Band 9, HUBERT KOLLING (Hrsg.), hpsmedia, Hungen 2020

DIE VERHANDLUNGEN DER BERLINER MEDIZINISCHEN GESELLSCHAFT

Die Berichte über die Sitzungen der *Berliner Medizinischen Gesellschaft* sollten laut Statut von 1860 in der »Deutschen Klinik« und in der »Allgemeinen Medicinischen Central-Zeitung« publiziert werden. Ab 1864 kam die neu gegründete, im Verlag von AUGUST HIRSCHWALD erscheinende »Berliner medicinische Wochenschrift« dazu, die in den Folgejahren Hauptpublikationsorgan wurde.

Im April 1865 entschloss man sich dann, ein eigenes Journal herauszugeben.

»Laut Beschluss der Berliner medicinischen Gesellschaft wird dieselbe ihre Verhandlungen, welche bisher in der Berliner klinischen Wochenschrift und der Deutschen Klinik meistens nur auszugsweise erschienen, von nun an in einem selbständigen Organe veröffentlichen, welches den Titel: ›Verhandlungen der Berliner medicinischen Gesellschaft‹ führen, und sämmtliche in den Sitzungen gehaltenen Vorträge, so wie die an dieselben geknüpften Discussionen entweder in ausführlicher Mittheilung oder in Form kürzerer Referate enthalten wird. Die Verhandlungen werden in zwanglosen Heften von 3–6 Bogen etwa alle 4–8 Wochen erscheinen. Die Redactions-Commission.«[1]

Die Redaktionskommission, bestehend aus den Herren ERNST JULIUS GURLT (1825–1899), AUGUST HIRSCH (1817–1894) und LOUIS POSNER (1815–1868), fand nach einer kurzen Periode des Experimentierens zu einem

---

[1] Verhandlungen der Berliner medicinischen Gesellschaft. Herausgegeben im Auftrage der Gesellschaft unter Redaction von E. GURLT, A. HIRSCH, L. POSNER. Erstes Heft, Berlin, 1866, Verlag von AUGUST HIRSCHWALD

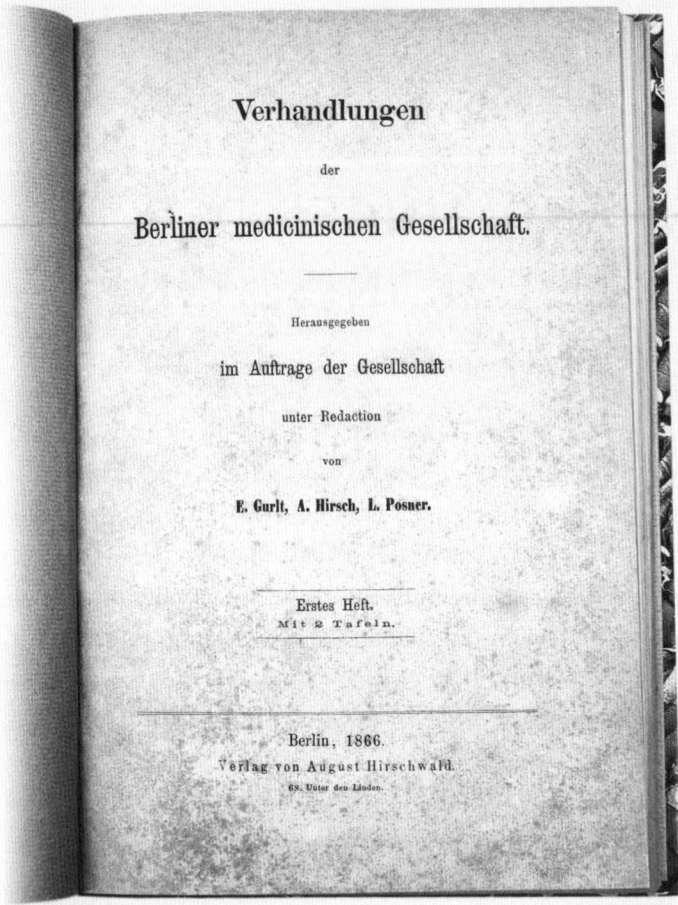

28
Titelblatt des ersten Heftes der »Verhandlungen der Berliner medicinischen Gesellschaft«, 1866.

Publikationsverfahren, das im Prinzip bis 1931 beibehalten wurde. Dementsprechend wurden Protokolle und Referate zeitnah in dem jeweiligen Gesellschaftsjournal veröffentlicht, sie waren damit sofort einem breiten Fachpublikum zugänglich. Am Ende des Gesellschaftsjahres wurden Separatabzüge der Originalartikel und der Sitzungsberichte zu einem Band zusammengestellt und vom Vorstand der Gesellschaft als »Verhandlungen der Berliner medicinischen Gesellschaft« herausgegeben. Druck und Herausgabe leitete der geschäftsführende Schriftführer. Jedes Mitglied hatte Anrecht auf einen Verhandlungsband.

Der erste Band erschien 1866 mit Beiträgen aus den Jahren 1865/66 (Abb. 28). Auch in den Bänden II, III und IV sind mehrere Jahre zusammengefasst. Ab Band V (1873/74) ist nur noch ein Gesellschaftsjahr enthalten.

Mit Band V ist auch die endgültige Form gefunden: Die »Verhandlungen« gliedern sich von da an in einen Teil I, der die Sitzungsberichte in chronologischer Reihenfolge enthält, und einen Teil II, in dem die publizierten Vorträge gesammelt sind.

Da das Gesellschaftsjahr bis einschließlich 1886 nicht mit dem Kalenderjahr übereinstimmte, ist dies auch bei den »Verhandlungen« nicht der Fall. Erst ab 1887 (Band XVIII) sind alle Sitzungen eines Kalenderjahrs in dem jeweiligen Verhandlungsband vereinigt. Von 1883/84 (Band XV) an wurde das aktuelle Mitgliederverzeichnis abgedruckt.

Die Protokolle sind von Anfang an ausführlich und umfassen auch die Diskussionsbeiträge. Wahrscheinlich wurde schon recht frühzeitig zumindest teilweise mitstenographiert. Mit den Jahren nähert sich der Text immer mehr dem gesprochenen Wort, bis in den 1880er Jahren eine nahezu wörtliche Wiedergabe der Sitzung erreicht ist. Die Gesellschaft beschäftigte inzwischen regelmäßig Ärzte als Stenographen. Diese Texte aus einer Periode, in der Berlin eine zentrale Rolle in der Entwicklung der modernen Medizin zukam, sind bedeutende medizinhistorische Dokumente – nicht nur wegen der dargestellten Sachverhalte, sondern auch, weil sie Einblick in das Miteinander der damaligen Spitzenwissenschaftler geben und uns die Protagonisten unmittelbar vor Augen führen.

Aus Kostengründen musste das Stenographieren der Redebeiträge nach dem Ersten Weltkrieg aufgegeben werden. Es wurde in den Folgejahren – trotz mehrfacher Anträge der Mitglieder – nicht wieder aufgenommen.

Von 1922 bis 1931 war die »Medizinische Klinik« (Urban & Schwarzenberg) das Gesellschaftsorgan, die »Verhandlungen« erschienen weiter im gewohnten Format. 1932 wechselte die Gesellschaft zur »Deutschen Medizinischen Wochenschrift«. Von da an enthalten die »Verhandlungen« nur noch die Vorträge. Die Sitzungsprotokolle wurden zwar ebenfalls in dieser Zeitschrift veröffentlicht, jedoch nicht mehr in die »Verhandlungen« aufgenommen.

Von den »Verhandlungen« existieren die Bände I (1865/66) bis LXXIII (1942).

1950–2023

VON DER WIEDERBELEBUNG
DER GESELLSCHAFT BIS HEUTE

DER NEUANFANG

Nach der Kapitulation waren Zusammenkünfte aller Art verboten. Vereine und Verbände durften ihre Tätigkeit zunächst nicht wieder aufnehmen. Die Neugründung bzw. die Reaktivierung einer Vereinigung musste von der Alliierten Kommandantur genehmigt sein.

In dieser Situation handelte MYLIUS, formal noch Schatzmeister der Gesellschaft, umsichtig und ließ sich vom Magistrat von Berlin die Treuhänderschaft übertragen. Das völlig unspektakuläre Dokument trägt das Datum 10. Juli 1945 und wurde vom Leiter des Hauptgesundheitsamtes, FRANZ REDEKER (1891–1962), unterzeichnet, einem erfahrenen Medizinalbeamten und Spezialisten für Tuberkulose. Die beiden waren alte Bekannte, denn REDEKER hatte sich lange um die Früherkennung der Tuberkulose bemüht und bei der Firma SIEMENS-REINIGER an der Entwicklung eines mobilen Durchleuchtungsgeräts mitgearbeitet; dabei lernte er MYLIUS kennen. REDEKER, der 1953–1956 Präsident des Bundesgesundheitsamtes war, wurde 1956 Ehrenmitglied der Gesellschaft.

Mit MYLIUS war ein Sachwalter benannt, der ein Auge auf die noch vorhandenen Vermögenswerte der Gesellschaft hatte. Die behördliche Erlaubnis für die Wiederbelebung der gesellschaftlichen Aktivitäten war schwieriger zu erlangen. Ein erster Versuch wurde Ende 1947 unternommen, nachdem am 22. März 1947 von der Alliierten Kommandantur per Anordnung ein Zulassungsverfahren für nichtpolitische Organisationen festgelegt worden war. Der Antrag ging am 8. Dezember 1947 beim Magistrat von Groß-Berlin ein und wurde – gemäß dem damaligen Verfahren – an die Alliierte Kommandantur zur Erteilung der Lizenz weitergeleitet. Dort erfolgte jedoch keine Entscheidung.

Ob dies sachliche Gründe hatte, wissen wir nicht. Es ist wahrscheinlicher, dass dieses Gremium mit der Regelung anderer Angelegenheiten ausgelastet war, zumal sich die Beziehungen zwischen den westlichen Siegermächten und den Sowjets verschlechtert hatten und es zunehmend zu Reibungsverlusten bei der gemeinsamen Arbeit kam.

Die offizielle Anschrift der Gesellschaft lautete damals Berlin SW 68, Lindenstraße 42 (heute Axel-Springer-Straße) in Kreuzberg. Das 1914/15 gebaute Haus gehörte dem Hartmann-Bund und ist heute denkmalgeschützt. Es stand später unmittelbar an der Mauer.

Nach längeren Verhandlungen mit dem Bezirksamt Kreuzberg wurde am 4. Januar 1950 von sieben Mitgliedern der Gesellschaft (»Gründer« im Sinne der Anordnung) ein neuer Antrag gestellt. Das Ansinnen, einen »alten« Verein fortzusetzen, bereitete dem zuständigen Beamten nicht geringe Kopfschmerzen, wohl weil konform zum Kontrollratsgesetz Nr. 2 (1945) – dem Verbot der NSDAP und aller von ihr abhängigen Organisationen – die Vergangenheit der Gesellschaft entsprechend überprüft werden musste. Wie damals üblich, hatten die Gründer nachzuweisen, dass sie nicht in der Partei gewesen bzw. entnazifiziert waren.

Außerdem war auch noch das Polizeipräsidium einzuschalten, da die Gesellschaft vor Inkrafttreten des Bürgerlichen Gesetzbuches (1900) durch kaiserliche Verfügung 1887 die Rechte einer juristischen Person erhalten hatte, deshalb als »altrechtlicher Verein« galt und nicht im Vereinsregister geführt wurde. Sie wurde erst 2004 aufgrund einer neuen Rechtslage ins Vereinsregister eingetragen und änderte dabei ihren Namen in die heutige Form:

Berliner Medizinische Gesellschaft gegründet 1860,
rechtsfähig durch königlich preußisches Dekret vom 6. Juli 1887 e. V.

Der damalige Gang durch die verschiedenen Zuständigkeiten, den Rechtsanwalt Clemens Bewer (1894–1972) für die Gründer erledigte, scheint verschlungen und nicht frei von Rückschlägen gewesen zu sein. Bewer sprach nämlich noch persönlich bei den zuständigen Stellen vor und hat deren genaue Verortung in seinen Schreiben festgehalten: »… *beim Polizeipräsidenten von Berlin, Friesenstr. (Eingang Columbiastr.) Haus 33, Zimmer 1, Abt. für Vereinsangelegenheiten (Sekretariat Zimmer 10).*« Soweit sich dies aus seiner Korrespondenz herauslesen lässt, waren die Mitarbeiter in den Behörden durchaus um Lösungen bemüht; andererseits bewegten sie sich rechtlich auf noch unzureichend definierten Pfaden und wollten keinesfalls etwas falsch machen.

Am 28. Juni 1950 unterzeichnete der Berliner Oberbürgermeister Ernst Reuter die Zulassungsurkunde der *Berliner Medizinischen Gesellschaft* als nichtpolitische Organisation (Abb. 29). Die Gesellschaft durfte damit wie-

29 Die von Oberbürgermeister ERNST REUTER unterzeichnete Urkunde zur Wiederzulassung der *Berliner Medizinischen Gesellschaft* als nichtpolitische Organisation.

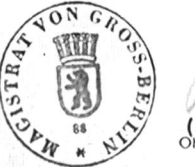

der ihre Tätigkeit aufnehmen. Die Gründer (Wolfgang Heubner, Georg Mylius, Walther Löhlein, Franz Josef Misgeld, Artur Pickhan, Robert Rössle, Albrecht Tietze) und eine Reihe ehemaliger Mitglieder traten am 12. Oktober 1950 in der Bibliothek des Pharmakologischen Instituts in Berlin-Dahlem zusammen, um einen vorläufigen Vorstand zwecks Einberufung einer Mitgliederversammlung zu wählen. Diese Vorgehensweise war mit den Behörden abgesprochen.

Als Bewer jedoch die Satzung beim Polizeipräsidium zur Genehmigung vorlegte, stellte sich im Nachhinein heraus, dass ein Notvorstand hätte bestellt werden müssen, da es sich nicht um eine Neugründung, sondern um die Fortsetzung einer alten Gesellschaft handelte. Hierzu waren zusätzliche Unterlagen vonnöten, so eine Reihe von Erklärungen von jedem einzelnen Vorstandsmitglied. Bewer, der sich endlich am Ziel gewähnt hatte, reagierte geistesgegenwärtig, stellte nur für den gewählten Vorsitzenden (Heubner) einen entsprechenden Antrag und gab die gewünschten Erklärungen in dessen Namen ab.

»Damit glaube ich, alles getan zu haben, um nunmehr endlich die Sache in Ordnung bringen zu können. Ich werde mir erlauben, in den nächsten Tagen beim Polizeipräsidium vorzusprechen und die Urkunde über die Bestallung des Vorstandes und, wie ich hoffe, die Genehmigung der Satzung abzuholen«, schließt er recht bestimmt seinen zweiseitigen, eng mit Schreibmaschine geschriebenen, formlosen Antrag vom 28. Dezember 1950.

»Was ich für Schwierigkeiten mit der Berliner medizinischen Gesellschaft gehabt habe, ist selbst mir als Juristen unverständlich. Ich bin hier in die Mühle eines Bürokratismus hereingekommen, der wirklich merkwürdige Formen gezeigt hat. Hinzu kamen die Gesetzesänderungen, erst einmal die Lizenz bei den Alliierten zu beantragen, dann beim Magistrat und dann fiel die Lizenzgeschichte überhaupt fort. Da hatte ich es dann nur mit dem Polizeipräsidium zu tun«, schrieb Bewer am 29. Dezember 1950 an Mylius.

Die Bestellungsurkunde für Professor Heubner wurde am 2. Januar 1951 ausgestellt! Die Verwaltungsgebühr betrug 3 DM. Rechtsanwalt Bewer wurde aus Dankbarkeit in die Gesellschaft aufgenommen und hat ihr bis 1959 angehört.

Am 15. Februar 1951 fand die erste Generalversammlung seit Kriegsende im Amerikahaus am Nollendorfplatz statt. Man hatte versucht, die alten

Mitglieder aufzufinden und zum Wiedereintritt zu bewegen. Dies war bei 171 Personen gelungen, zusätzlich konnten 123 Neuaufnahmen verzeichnet werden, so dass die Gesellschaft bei Wiederaufnahme ihrer Veranstaltungen fast 300 Mitglieder hatte. Wie spätere Statistiken zeigen, kam die überwiegende Mehrheit aus dem Westteil der Stadt. Der Jahresbeitrag wurde auf 10 DM für angestellte Ärzte festgesetzt, niedergelassene zahlten 20 DM.

In den Vorstand wurden für 4 Jahre gewählt: HEUBNER (Vorsitzender), LÖHLEIN, JOPPICH, HÜBNER (stellvertretende Vorsitzende), TIETZE (geschäftsführender Schriftführer), SZAGUNN, BORGMANN, SPECHT (stellvertretende Schriftführer), MYLIUS (Schatzmeister), P. MEYER, V. ROQUES (Bibliothekare).

GEORG MYLIUS (1873–1960)

MYLIUS war Ingenieur. Er arbeitete zuerst 15 Jahre lang für die Firma REINIGER, GEBBERT & SCHALL AG (Erlangen) als Reiseingenieur und wechselte 1913 nach Berlin zu SIEMENS & HALSKE. Dort übernahm er bald die Leitung des elektromedizinischen Ausstellungsraumes und wurde zum Oberingenieur ernannt. Nachdem SIEMENS & HALSKE 1925 den ehemaligen Arbeitgeber von MYLIUS übernommen hatte, wurde er Leiter der Abteilung für auswärtige Kunden. 1938 ging MYLIUS in den Ruhestand.[1]

Als die beiden Eigentümergesellschaften des LANGENBECK-VIRCHOW-Hauses 1923 durch die Inflation so sehr in finanzielle Bedrängnis gerieten, dass der ordnungsgemäße Betrieb des Hauses nicht mehr aufrechterhalten werden konnte und sogar der Verkauf schon erwogen wurde, pachtete die Firma SIEMENS & HALSKE das Gebäude und übernahm für 10 Jahre dessen Bewirtschaftung. SIEMENS & HALSKE stellte MYLIUS als – nebenberuflichen – Geschäftsführer ab. Das war für die beiden medizinischen Gesellschaften ein denkwürdiger Glücksfall.

Denn MYLIUS erwies sich als rechtschaffener, gewissenhafter Sachwalter der wirtschaftlichen Interessen der Eigentümer. Ihm gelang es innerhalb we-

---

[1] Schriftliche Auskunft SIEMENS Historical Institute, März 2023

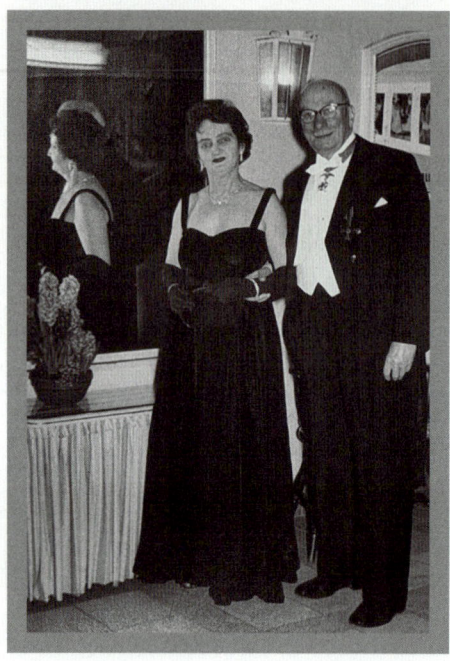

30 Konsul h.c. GEORG MYLIUS mit Gattin auf dem Presse- und Funkball am 16. Januar 1954 in der Festhalle am Funkturm.

niger Jahre, das Haus wieder in die Gewinnzone zu führen, so dass Überschüsse an die Gesellschaften ausgezahlt werden konnten. Noch viel bedeutender ist jedoch, dass MYLIUS eine starke innere Verbundenheit zu den medizinischen Gesellschaften entwickelte, deren Wohlergehen ihm zur Herzensangelegenheit wurde. Als HERMANN MELZER, seit vielen Jahren angestellter Geschäftsführer bei der *Berliner Medizinischen Gesellschaft*, ersetzt werden musste, hatte MYLIUS beim Vorstand bereits so viel Vertrauen gewonnen, dass dieser ihm die Position antrug.

Nachdem der Pachtvertrag mit SIEMENS im Frühjahr 1933 abgelaufen war, wurde MYLIUS von den beiden medizinischen Gesellschaften gebeten, das Haus jetzt für sie zu verwalten. Inzwischen war er in der Berliner Ärzteschaft bekannt und genoss großes Vertrauen, in vielen Sitzungen der *Berliner Medizinischen Gesellschaft* war er wohl auch anwesend. So mutet ganz natürlich an, was eigentlich sensationell war: Am 17. Juni 1942 ernannte der Vorsitzende UMBER den Ingenieur MYLIUS zum Mitglied und berief ihn noch in der gleichen Sitzung als Schatzmeister in den Vorstand.

Als Geschäftsführer des Hauses bewohnte MYLIUS eine Dienstwohnung im Souterrain. Hier wachte er über die materiellen Güter der Gesellschaft, bis er von der russischen Besatzung vertrieben wurde: Am 26. Juni 1945 verließ er das Haus in der Nacht mit 4 Koffern, einem Tisch und 4 Stühlen. Es gelang ihm noch, wenige wichtige Dokumente – außer seinen Finanzjournalen auch das Protokollbuch der Gesellschaft sowie das Manuskript des Geheimen Medizinalrats OTTO SOLBRIG[2] – in einer »Nacht-und-Nebel-Aktion« mithilfe zweier Sekretärinnen aus dem Hause zu schaffen. Allein für die Rettung des Manuskripts gebührt MYLIUS ewiger Dank. Sie zeigt, wie sehr er sich mit der Tradition der Gesellschaft identifizierte und auch, welch großer Wert dem Schriftstück offenbar im inneren Zirkel der Gesellschaft zugemessen wurde. »*... dieses Werk ist mir von Konsul Mylius gleichsam wie ein Vermächtnis persönlich übergeben worden, und es soll im Büro bis zur weiteren Verwendung aufgestellt werden*«, schrieb Schriftführer TRAUTMANN später im März 1961.

Sobald sich nach dem Zusammenbruch wieder leidlich geordnete Verhältnisse eingestellt hatten, ließ sich MYLIUS die Treuhänderschaft für die Gesellschaft übertragen, um deren Interessen wahren zu können. Die Zustände im LANGENBECK-VIRCHOW-Haus und dessen allmähliche Demontage während der sowjetischen Besetzung konnte er nur hilflos konstatieren. Auch hielt er zu den Behörden Kontakt, teils jedoch unfreiwillig, um Forderungen bezüglich Steuern und Abgaben abzuwehren. Zuletzt erstritt er 1951 in einem aufreibenden Schriftwechsel mit dem Hauptamt für Körperschaften für die LANGENBECK-VIRCHOW-Haus-Gesellschaft die Anerkennung der Gemeinnützigkeit und damit die Freistellung von Körperschafts-, Gewerbe- und Vermögenssteuer.

Inzwischen waren die Russen aus dem LANGENBECK-VIRCHOW-Haus ausgezogen. Die *Deutsche Gesellschaft für Chirurgie* sowie MYLIUS für die *Berliner Medizinische Gesellschaft* hatten das Haus im April 1950 an die DDR verpachtet. Das Gebäude wurde umgehend für den Einzug der Volkskammer umgebaut. Vom Bauführer erhielt MYLIUS die Genehmigung, die Marmorbüsten wegzuschaffen, die ehemals das Vestibül geziert hatten. Auf der Rückseite eines Bogens seines Briefpapiers hat MYLIUS vermerkt: »*Büsten berühmter Chirurgen vom Langenbeck-Virchow-Haus zur Chirurg. Klinik unter Obhut von Herrn JOSEPH SCHMID transportiert.*« Es folgen die Namen LANGENBECK, KÜSTER, THIERSCH, BRUNS, FRANZ KÖNIG, BILLROTH, VOLKMANN, VELTEN,

---

[2] Das Entstehen der modernen Medizin. Vorträge vor der Berliner Medizinischen Gesellschaft von 1860 bis 1935. Ausgewählt vom Geheimen Medizinalrat OTTO SOLBRIG, herausgegeben und kommentiert von GABRIELE LASCHINSKI und IVAR ROOTS. ABW Wissenschaftsverlag, 2018

SIMON, BUSCH, V. BERGMANN (in Bronze) sowie KAISERIN AUGUSTA, jeweils mit einer kurzen Notiz über vorhandene Beschädigungen.

Bei dem von MYLIUS angesprochenen JOSEPH SCHMID handelt es sich wohl um den legendären Pfleger in der Klinik von SAUERBRUCH, der von seinem Chef 1934 zur Pflege von HINDENBURG abgestellt wurde.[3] Wann die Rettungsaktion stattfand und was vereinbart war, geht aus den uns vorliegenden Unterlagen nicht hervor. Fest steht, dass die Büsten im Erdgeschoss der chirurgischen Klinik (Charité) eingemauert und bei Umbaumaßnahmen 1983 wiederentdeckt und später restauriert wurden.

Die Kunstwerke stammen aus dem Besitz der *Deutschen Gesellschaft für Chirurgie*. KAISERIN AUGUSTA hatte als Schirmherrin der Gesellschaft bereits im LANGENBECK-Haus einen Ehrenplatz, aber auch die anderen Büsten sind für die chirurgische Gesellschaft von historischem Wert. Durch beherztes Eingreifen von MYLIUS ist dem Haus dieser imposante Schmuck erhalten geblieben.

MYLIUS amtierte nach der Wiedergeburt der Gesellschaft bis zu seinem Tod als Schatzmeister. Er soll selten bei einer Sitzung gefehlt haben und beteiligte sich noch wenige Tage vor seinem Ableben an den Vorbereitungen zur 100-Jahr-Feier. Die Zeitzeugen bescheinigen ihm ein heiteres, gelassenes, liebenswürdiges Wesen, er lebte gern und verstand sich auf die Genüsse des Lebens und wusste mit seinem Charme die Menschen zu bezaubern – durchaus auch im wörtlichen Sinne, denn MYLIUS praktizierte die Zauberei als Steckenpferd und war Präsident des Zaubervereins *Magischer Zirkel*.

In der Sitzung am 4. März 1953 überreichte Prof. ERICH SCHRÖDER vom Landesgesundheitsamt im Namen des Senators für Gesundheit MYLIUS das Bundesverdienstkreuz. HEUBNER hatte MYLIUS anlässlich seines 80. Geburtstages für eine »kleine Dekoration« vorgeschlagen. So konnte sich die *Berliner Medizinische Gesellschaft* zumindest ein wenig für die von Herzen kommende Hingabe ihres guten Geistes revanchieren.

---

[3] CHRISTIAN HARDINGHAUS: FERDINAND SAUERBRUCH und die Charité. Europa Verlag, 2019, p. 101–107

DIE GESELLSCHAFT UNTER DEM VORSITZENDEN HEUBNER (1951–1954)

Die Gesellschaft wuchs anfangs schnell und hatte bereits 1953 fast 600 Mitglieder. Auf diesem Niveau hielt sie sich während der ersten Dekade. Etwa 20% der Mitglieder kamen aus dem sowjetischen Sektor. Als Geschäftsstelle fungierte das Büro von MYLIUS in Charlottenburg in der Meerscheidtstraße.

Die zur Verfügung stehenden finanziellen Mittel waren gering. Die Einnahmen, die sich hauptsächlich aus Mitgliedsbeiträgen und wenigen Spenden zusammensetzten, reichten aus, um die Kosten für Geschäftsführung und Veranstaltungen unter sehr bescheidenen Bedingungen mit einem kleinen Sicherheitspuffer zu bestreiten.

Die ersten Veranstaltungen 1950 fanden im Physiologischen Institut in Dahlem statt. Ab Januar 1951 tagte man für etliche Monate im großen Saal des Amerikahauses am Nollendorfplatz (Abb. 31), dann in der Kleiststraße 10–12 im Kleistsaal des Gebäudes, in dem die »Reichsanstalt für Film und Bild in Wissenschaft und Unterricht« untergebracht gewesen war. Doch bereits Ende 1951 zog die Gesellschaft, diesmal für längere Zeit, in den großen Hörsaal des Physikalischen Instituts der Technischen Universität in der Hardenbergstraße.

Das LANGENBECK-VIRCHOW-Haus, das schöne Stammhaus der Gesellschaft, lag im sowjetischen Sektor der Stadt und konnte nicht genutzt werden. Gleich nach Kriegsende war es von einer sowjetischen Behörde belegt worden. Als diese Ende 1949 auszog, blieben zweckentfremdende Einbauten zurück, dafür fehlte die ursprüngliche Inneneinrichtung (Bestuhlung, Projektionsanlage, Bilder, Wandtäfelung) fast vollständig. Das Haus hätte aufwändig wiederhergestellt werden müssen, hinzu kamen Betriebskosten und Abgaben. Im Einvernehmen mit der *Deutschen Gesellschaft für Chirurgie* verpachtete MYLIUS das Gebäude deshalb für 5 Jahre an die Deutsche Demokratische Republik. Die Pachtsumme war gering, wurde in »Ostmark« gezahlt und auf ein Sperrkonto überwiesen; finanziell konnten die Gesellschaften also nicht von dieser Regelung profitieren. Im Februar 1953 wurde das Haus seitens der DDR für Wiederaufbaumaßnahmen »in Anspruch genommen« und wenig später enteignet (s. S. 319–328).

31 Amerika-Haus am Nollendorfplatz in den 1950er Jahren.
Hier tagte die Gesellschaft Anfang 1951 für einige Monate.

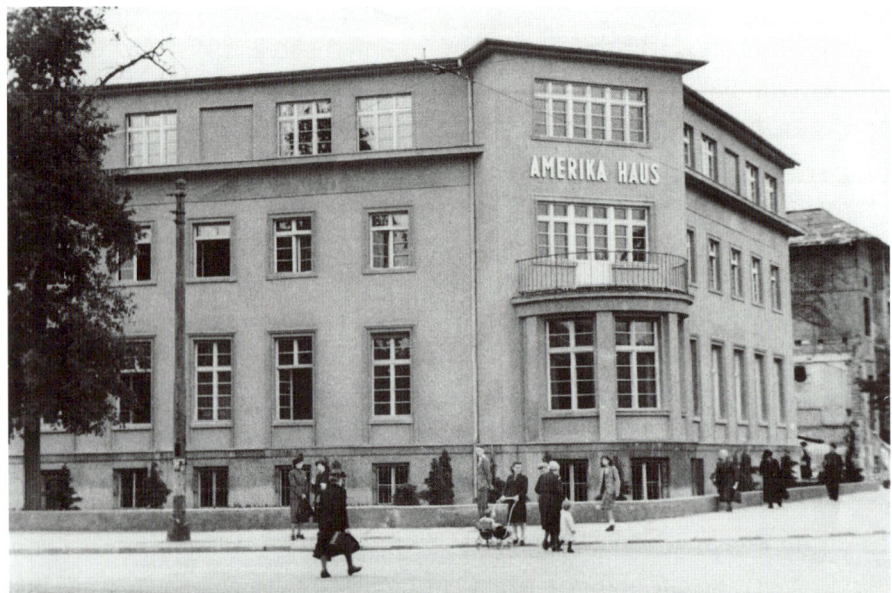

Bald nach ihrer Wiedergeburt feierte die Gesellschaft am 29. Oktober 1950, einem Sonntag, ihr 90-jähriges Bestehen mit einer Festsitzung im Physiologischen Institut. HEUBNER hielt eine kurze Rede, der Internist FRITZ MUNK (1879–1950) sprach über die Geschichte der Gesellschaft und HEINRICH GESENIUS (*1898), Leiter der Frauenabteilung im MARTIN-LUTHER-Krankenhaus, hielt einen wissenschaftlichen Vortrag über das Thema »Die Mißgeburtenzunahme in Berlin in den Nachkriegsjahren«.

Wissenschaftliche Veranstaltungen

Im ersten Jahr nach der Wiederzulassung wurden 22 Sitzungen abgehalten, in den Jahren 1952–1954 waren es 19, 17 bzw. 19. Noch waren genug Zeugen der ruhmreichen Vergangenheit vorhanden, an die man anzuknüpfen versuchte. Doch war sich der Vorstand bewusst, dass dieses hochgesteckte Ziel unter den gegebenen Umständen sehr ehrgeizig war. Die Situation der Gesellschaft hatte sich grundlegend geändert. So schrieb WALTER WILHELM

SCHELLWORTH (1900–1959) an Oberregierungsrat FRIEDRICH V. ZAHN im Bundesministerium für Gesamtdeutsche Fragen im September 1953:

»Als Schriftführer der Berliner Medizinischen Gesellschaft teile ich die Sorgen unseres Vorsitzenden, Professor HEUBNER, und vieler unserer Mitglieder hinsichtlich der Erhaltung ihres traditionellen hohen wissenschaftlichen Niveaus. Diese Sorge erwächst aus der Erfahrung, daß der Kreis der wissenschaftlich qualifizierten Ärzte und Forscher Westberlins nicht ausreicht, um die genügende Anzahl hervorragender Vortragender zu gewährleisten. Wenn die Gesellschaft ihr Ansehen wahren will, so ist sie auf Gastprofessoren angewiesen, die nicht nur aus Westdeutschland, sondern auch aus anderen europäischen Ländern und den Vereinigten Staaten eingeladen werden müssen. Dies durchzuführen, reichen aber die Mittel der Gesellschaft nicht aus.«

Spätestens beim letzten Satz ist klar, dass es sich hier um einen »Bettelbrief« handelt, und es sei auch schon vorausgeschickt, dass SCHELLWORTH erfolgreich sein wird: Die Gesellschaft bekam über einige Jahre vom Ministerium für Gesamtdeutsche Fragen einen Zuschuss von 1.500 DM jährlich für die Reisekosten auswärtiger Referenten. Zur finanziellen Situation der Gesellschaft heißt es weiter: *»Die Mitgliederbeiträge gehen schleppend ein und würden auch dann nicht ausreichen, wenn die mit Rücksicht auf die schlechte wirtschaftliche Lage vieler Ärzte (insbesondere unserer Ostzonenmitglieder) unterlassenen Mahnungen energisch bearbeitet würden.«*

Speziell zu den Hörern aus dem Ostteil der Stadt schreibt SCHELLWORTH in gleicher Angelegenheit an den Bevollmächtigten der Bundesrepublik Deutschland in Berlin: *»Wie ich oft höre, fürchten manche dort, daß man dem Beitritt eine politische Deutung geben könnte. Man zieht es daher vor, bei den Veranstaltungen der Gesellschaft von Fall zu Fall als Gast zu erscheinen. Demgemäß liegt der Prozentsatz der Vortragsteilnehmer aus dem Osten wesentlich höher, nämlich bei 50%.«*

Selbst wenn man unterstellt, dass die Probleme hier sehr pointiert dargestellt wurden, treffen die Kernaussagen zu. Danach war die Gesellschaft bereits 1953 durch die politischen Gegebenheiten überwiegend auf den Westteil der Stadt konzentriert. Der reichhaltige Fundus, aus dem sie fast ein Jahrhundert lang geschöpft hatte, war verschwunden, denn Berlin war nicht länger das Zentrum der medizinischen Spitzenforschung, dessen führende Wissenschaftler sich am Vortragspult der Gesellschaft drängten.

Auch war die Gesellschaft nicht länger ein Forum, vor dem aktuelle Forschungsergebnisse erstmalig bekanntgemacht und diskutiert wurden, kein Ort mehr, an dem wissenschaftliche Meinungsbildung stattfand und der Welt verkündet wurde. Die Konsensfindung in der Medizin ging inzwischen andere Wege. Das hatte sich bereits seit den 1920er Jahren angedeutet. Mit dem Ende des Zweiten Weltkriegs war der Bruch mit der Vergangenheit vollzogen, die deutsche Medizin hatte überdies teils den Anschluss verloren.

Dem Rückblickenden stellt sich diese Situation klar dar. Die nach dem Krieg Handelnden waren Zeugen der großen Tradition der Gesellschaft gewesen und dadurch in ihrer Wahrnehmung befangen. Sie wollten da weitermachen, wo ihre Vorgänger aufgehört hatten, ohne möglicherweise anfangs den großen Bedeutungsverlust, den die Gesellschaft erlitten hatte, zu realisieren. Anders ist auch die wohlgemeinte, aber unter den finanziellen Umständen der Nachkriegszeit völlig wirklichkeitsfremde Absicht, praktisch aus dem Nichts wieder eine große Bibliothek aufzubauen, nicht zu erklären. Der Versuch war zum Scheitern verurteilt, die Vorstandsposition des Bibliothekars wurde zu einem Amt ohne Geschäftsbereich.

Medizinische Themen

Das Programm war in den ersten Jahren pharmakologielastig. Das lag nicht nur daran, dass der Vorsitzende HEUBNER Pharmakologe war. Vielmehr waren in den Kriegsjahren und unmittelbar danach, also in einer Zeit, in der die deutschen Wissenschaftler vom Austausch mit dem Rest der Welt abgeschnitten waren, im Ausland wichtige Wirkstoffe entwickelt worden.

So konnten die beiden jüngst entdeckten Antibiotika, Penicillin und Streptomycin, in Deutschland nicht hergestellt werden, sie wurden in den ersten Nachkriegsjahren mithilfe der Amerikaner in begrenzter Menge eingeführt. Die knappe Ware wurde von Komitees verteilt. Die erste unstrittige Indikation für Penicillin waren die Geschlechtskrankheiten.

ERICH LANGER (1891–1957), Leiter der Dermatologischen Klinik am RUDOLF-VIRCHOW-Krankenhaus, sprach im Dezember 1950 über die Erfahrungen bei der Behandlung der Syphilis. Dosierung und Therapiedauer waren noch nicht etabliert, hinzu kamen Schwierigkeiten durch erhebliche Qualitätsunterschiede zwischen den Chargen. LANGER war ein jüdischer Arzt, der

1933 seine Chefarztposition im Britzer Krankenhaus verloren hatte, das NS-Regime in Berlin überlebte und 1945 wieder in seine frühere Stellung eingesetzt wurde.

In der zweiten Sitzung gab der Leiter der Kinderklinik der Freien Universität, GERHARD JOPPICH (1903–1992), einen Überblick über die neuen chemotherapeutischen Möglichkeiten in der Pädiatrie:

»Staunend erleben wir Ärzte heute die gewaltige Entwicklung der Therapie bakterieller Erkrankungen durch Sulfonamide und antibiotische Stoffe. Krankheiten, die uns noch in jüngster Vergangenheit als lebensbedrohend, ja infaust geschildert wurden, haben den Schrecken verloren, den sie verbreiteten; selbst die tuberkulöse Meningitis kann bereits den heilbaren Erkrankungen zugerechnet werden.«

JOPPICH hob besonders die Anwendung von Streptomycin und Aureomycin (Chlortetracyclin) bei schweren Säuglingsdyspepsien und die Therapie von Scharlach mit Penicillin hervor.[4] Allerdings befand man sich klinisch noch im Erprobungsstadium, wie der Kommentar eines vermutlich im Gesundheitsamt tätigen Arztes zur Scharlachbehandlung zeigt: »... *Vor zu grossem Optimismus wird gewarnt und zugleich betont, dass zur Zeit noch keinem Arzt ein Vorwurf daraus gemacht werden kann, wenn er das P. n i c h t anwendet.«*

Ein Durchbruch deutete sich in der Tuberkulosebehandlung an. Nach der Entdeckung von Streptomycin und p-Aminosalicylsäure folgte 1952 die Markteinführung von Isonikotinsäurehydrazid (INH). Damit war erstmals eine erfolgreiche Chemotherapie der Tuberkulose möglich. Die Dreierkombination kam allerdings erst Ende der 1950er Jahre in Gebrauch. Der Pharmakologe und Tuberkulosespezialist PAUL HÜBSCHMANN (1878–1960) reiste 1951 aus Bonn an, um der Berliner Ärzteschaft die Probleme der Streptomycinbehandlung nahezubringen. Anfang 1953 wurde ein ganzer Abend der Therapie mit INH gewidmet.

HEINRICH WIESENER (1918–2008), später Leiter der Kinderklinik Charlottenburg, berichtete 1951 über seine Untersuchungen zur Lebertoxizität des Tuberkulosemittels Conteben (Thiosemicarbazon). Es war von GERHARD

---

[4] GERHARD JOPPICH: Möglichkeiten und Probleme der antibakteriellen Therapie im Kindesalter. Vortrag am 15. 11. 1950. Archiv der Gesellschaft

Domagk (1894–1965) bei der Bayer AG während des Zweiten Weltkriegs entwickelt worden und ging 1947 in die klinische Erprobung.

Der Leiter der Dermatologie im Krankenhaus Spandau, Georg Alexander Rost (1877–1970), gab 1951 eine Einführung zu Antihistaminika. Wirkstoffe der ersten Generation waren seit einigen Jahren verfügbar.

»*Nach über dreijähriger Beschäftigung mit der Anwendung fast aller in Deutschland erhältlicher Präparate an vielen Hunderten von Fällen glaube ich nunmehr in der Lage zu sein, über den heutigen Stand, betreffend die Brauchbarkeit der Antihistaminika in Klinik und Praxis berichten zu können. Ich bin mir völlig bewußt, etwas abschließendes nicht bieten zu können.*«[5]

Gute Therapieresultate hatte Rost bei akuten Formen der Urticaria, Serumkrankheit, Bienen- oder Wespenstichen, Quincke-Ödem, akuten Dermatitiden und Ekzemen sowie Heuschnupfen gesehen. Der Wirkungsmechanismus war unklar.

Noch kaum erforscht war die Toxoplasmose, die der Bonner Parasitologe Gerhard Piekarski (1910–1992) Anfang 1951 darstellte. Der Erreger war erstmals 1938 beim Menschen festgestellt worden und zum Zeitpunkt des Vortrags gab es nur etwa 100 bestätigte Fälle. Hauptdiskussionspunkt war die pränatale Infektion mit noch vielen offenen Fragen.[6]

Im Oktober 1952 referierte die damals im Kaiserin-Auguste-Victoria-Haus tätige Leonore Ballowitz (1923–1994) über die neurologischen Spätfolgen des Neugeborenenikterus, ein Thema, welches zu ihrem Hauptforschungsgebiet werden sollte. Ballowitz wurde 1964 die erste Professorin der medizinischen Fakultät der Freien Universität Berlin.[7] Mit Joppich und Friedrich Hartmut Dost (1910–1985), dem Leiter der Kinderklinik der Charité, standen zwei hochkarätige Diskussionspartner zur Verfügung, fast wie in alten Zeiten.

Von den illustren Gästen, für deren Einladung Schellworth so warmherzig geworben hatte, sei hier zunächst der Psychiater Hans Bürger-Prinz (1897–1976) aus Hamburg genannt, der für seine ungewöhnliche Rednerga-

---

[5] G. A. Rost: Über die sogenannten Antihistamin-Mittel in Klinik und Praxis. Vortrag am 19. Sept. 1951. Archiv der Gesellschaft
[6] G. Piekarski: Über Toxoplasmose. Vortrag am 21. Februar 1951. Archiv der Gesellschaft
[7] L. Ballowitz: Untersuchungen zum Problem der neurologischen Spätschäden nach Icterus gravis mit und ohne Austauschtransfusionsbehandlung. Vortrag am 15. Oktober 1952. Archiv der Gesellschaft

be bekannt war. BÜRGER-PRINZ äußerte sich in seinem Referat »Grenzen der Therapie« kritisch zur Psychoanalyse. Mit CHARLES P. BAILEY (1910–1993) vom HAHNEMANN Medical College in Philadelphia, USA, sprach 1953 einer der Pioniere der Herzchirurgie. Der renommierte Hämatologe SVEN MOESCHLIN (1910–2005) aus Zürich stellte seine Arbeiten zur medikamentösen Agranulozytose vor. Am gleichen Abend berichtete ein Gast aus München, der Gerichtsmediziner WOLFGANG LAVES (1899–1982), über neue Korrelationsstudien am weißen Blutbild bei Stress und Anti-Stress.[8]

Statistische Trugschlüsse in der Medizin sind ein ewiges Thema. Der Vortragende, KARL FREUDENBERG (1892–1966), hatte neben Medizin auch Mathematik studiert und bei GROTJAHN habilitiert, war während der Weimarer Republik ein bedeutender Medizinstatistiker und unterrichtete die Gesellschaft wiederholt über den Gesundheitszustand der Berliner Bevölkerung. FREUDENBERG wurde aufgrund seiner jüdischen Herkunft während der Zeit des Nationalsozialismus seiner Ämter enthoben und verließ 1938 Deutschland, kam 1947 zurück und wurde 1949 Professor an der Freien Universität Berlin.

Das breite Themenspektrum umfasste natürlich auch Vorträge aus Chirurgie, Anatomie und Pathologie. So erläuterte HERBERT GARDEMIN (1904–1968), Chefarzt der Orthopädie im Spandauer Waldkrankenhaus, die operative Behandlung des kindlichen Plattfußes. WILLY SCHWARZ (1906–1982) vom Anatomischen Institut der Freien Universität zeigte seine elektronenmikroskopischen Untersuchungen über die Feinstrukturen der Interzellularsubstanz. Der Leiter der Pathologie im Krankenhaus Am Urban, ALFRED J. LINZBACH (1909–1984), sprach über die Endothelien der Blutgefäße. Die Therapie der Ischialgie beim Bandscheibenprolaps wurde von HELMUT PENZHOLZ (1913–1985) aus der Neurologisch-neurochirurgischen Klinik der Freien Universität Berlin dargestellt.

Die ausgewählten Themen und Namen mögen dem Leser helfen, sich medizingeschichtlich zu orientieren. Insgesamt wurden in der Periode HEUBNER mehr als 160 Vorträge und Demonstrationen gehalten.

---

8   LAVES musste nach dem Anschluss Österreichs seine Stellung am Institut für gerichtliche Medizin in Graz verlassen. Er arbeitete dann in der pharmazeutischen Industrie, zuletzt bei den Hamma-Werken in Ölmütz, die HITLERS Leibarzt THEODOR MORELL (1886–1948) gehörten. MORELL schickte ihm wiederholt Stuhlproben von HITLER zur Untersuchung.

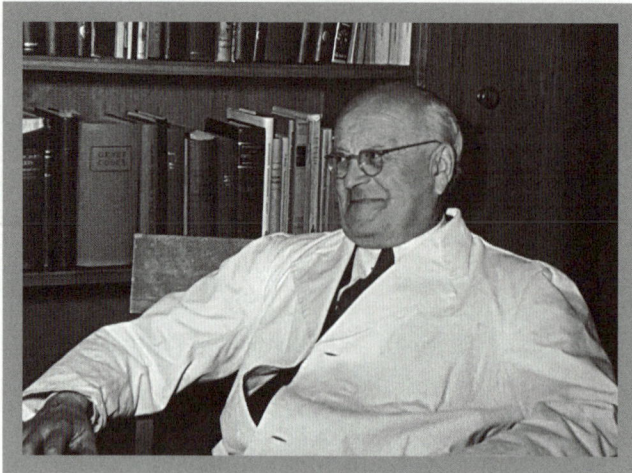

32
WOLFGANG HEUBNER
in seinem Dahlemer
Institut

WOLFGANG HEUBNER (1877–1957)

HEUBNER wurde in Leipzig geboren. Er war der Sohn des ersten deutschen Ordinarius für Pädiatrie, OTTO HEUBNER, einer zentralen Persönlichkeit auf der Rednerbühne der Gesellschaft um die Jahrhundertwende. Nach der Habilitation 1907 in Straßburg bei OSWALD SCHMIEDEBERG (1838–1921) war WOLFGANG HEUBNER kurz am Pharmakologischen Institut der FRIEDRICH-WILHELMS-Universität in Berlin tätig, bevor er 1908 einen Ruf nach Göttingen annahm. Es folgten Stationen in Düsseldorf und Heidelberg und schließlich, 1932, die Rückkehr nach Berlin als Nachfolger von PAUL TRENDELENBURG.[9]

HEUBNER stand dem nationalsozialistischen Regime kritisch gegenüber. Dem preußischen Kultusminister, BERNHARD RUST (1883–1945), hatte er 1933 schriftlich mitgeteilt, dass er den Nationalsozialismus nicht bejahen könne, und um seine Entlassung gebeten. Grund dafür wäre vorhanden gewesen, HEUBNER war Diabetiker. Doch ließ man ihn nicht gehen, und so blieb HEUBNER, trotz innerer Widerstände, während der Zeit des NS-Regimes Leiter des Pharmakologischen Instituts. 1949 wurde er an der HUMBOLDT-Universität emeritiert, nach Gründung der Freien Universität jedoch als Insti-

---

[9] IVAR ROOTS: WOLFGANG HEUBNER. Wissenschaftliche Biographie. In: Geschichte und Wirken der pharmakologischen, klinisch-pharmakologischen und toxikologischen Institute im deutschsprachigen Raum, Band V. PHILIPPU, ATHINEOS (Hrsg.), BERENKAMP, 2017, p. 227–234

tutsdirektor und Dekan in den Dienst zurückgeholt. Erst im September 1953 schied er endgültig aus dem Amt.

Möglicherweise angeregt durch seinen Vater, den Pädiater OTTO HEUBNER, trat er schon während seines ersten Berliner Aufenthalts der Gesellschaft bei und dann gleich wieder nach seiner Berufung nach Berlin 1932. Während der NS-Zeit hat er zwar nicht in den Gremien der Gesellschaft mitgewirkt, er beteiligte sich jedoch intensiv an deren wissenschaftlicher Arbeit.

Nach dem Zweiten Weltkrieg gehörte HEUBNER zu den Vertretern der universitären Führungsschicht, die sich durch ihr Verhalten während der Zeit des Nationalsozialismus nicht diskreditiert hatten. Auch war er als einer der Ältesten Repräsentant einer Generation, deren wissenschaftliche Prägung noch zu einer Zeit erfolgte, als das politische Umfeld intakt war. Hinter einer solchen Persönlichkeit konnte sich die Gesellschaft vertrauensvoll versammeln und zum Neuaufbau finden. Dass die Wiederbelebung überhaupt gelang, ist in hohem Maße HEUBNER zuzuschreiben. Aus Dankbarkeit machte ihn die Gesellschaft 1954 zu ihrem Ehrenmitglied.

DIE GESELLSCHAFT UNTER DEM VORSITZENDEN V. KRESS (1954–1973)

HEUBNER verließ Berlin 1954. An seiner Stelle wurde HANS FREIHERR V. KRESS (1902–1973), Chefarzt der I. Medizinischen Klinik im Krankenhaus Westend, zum Vorsitzenden gewählt. V. KRESS leitete die Gesellschaft fast so lange wie VIRCHOW. In seine Periode fielen die 100-Jahr-Feier und der Bau der Berliner Mauer.

Die Mitgliederzahl ging leicht zurück und lag Mitte der 1960er Jahre bei 550. Zwar wurden in fast jeder Sitzung Neuaufnahmen verkündet, es gab aber auch einen konstanten Aderlass durch die unsichere politische Lage der Stadt. »*Verzug nach Westdeutschland*« steht seit den frühen 1950er Jahren immer öfter hinter den Namen der Ausgetretenen, eine zweite Wanderbewegung trat nach dem Mauerbau auf.

Die Zahl der Mitglieder aus dem Ostteil lag im August 1961 noch bei ca. 60, also bei nicht viel mehr als 10 %. Von Mitgliedern, die sich nach der Wiedervereinigung bei der Gesellschaft meldeten, wissen wir, dass die Ärzte in Ostberlin über die Gesundheitsämter aufgefordert wurden, alle Kontakte zu westlichen Vereinigungen zu beenden und dies schriftlich zu bestätigen. Aus Angst vor Nachteilen sind fast alle dieser Aufforderung gefolgt. Es ist sogar ein Fall bekannt, in dem die weiter bestehende Mitgliedschaft Eingang in die Stasi-Akten des Kollegen fand.

Das Sekretariat war einige Jahre in Schöneberg und wurde dann nach Friedenau verlegt. Die Veranstaltungen fanden vorerst weiter im Hauptgebäude der Technischen Universität statt und ab Oktober 1959, nach einer Umfrage unter den Mitgliedern, im großen Hörsaal des Westendkrankenhauses. Man tagte 14- bis 16-mal im Jahr, von 1967 an nur noch ca. 11-mal.

Wenige Wochen, nachdem die Gesellschaft den 70. Geburtstag ihres Vorsitzenden am 31. Januar 1973 mit einer Festsitzung gefeiert und ihm die Ehrenmitgliedschaft verliehen hatte, verstarb v. KRESS unerwartet. Das Amt des Vorsitzenden wurde bis zur Neuwahl im Frühjahr 1974 von GEORG HENNEBERG (1908–1996), dem Präsidenten des Bundesgesundheitsamtes, wahrgenommen.

100-Jahr-Feier

Der 100. Geburtstag der Gesellschaft wurde am 26. Oktober 1960 in der neu erbauten Kongresshalle mit 1.200 geladenen Gästen in ganz großem Stil gefeiert. Anwesend war Gesundheitssenator HANS SCHMILJAN, der auch den – wegen anderer Verpflichtungen verhinderten – Regierenden Bürgermeister WILLY BRANDT vertrat. Abgeordnetenhaus, Freie Universität Berlin und Akademie für Ärztliche Fortbildung hatten Vertreter gesandt, die jeweils Begrüßungsworte sprachen.[10] Den Festvortrag hielt v. KRESS[11]. Zur Feier des Tages wurden acht Ehrenmitglieder ernannt. Die Veranstaltung erhielt durch Dar-

---

[10] Begrüßungsansprachen auf der Hundertjahrfeier der Berliner Medizinischen Gesellschaft. Berliner Medizin 1960, Vol. 11, p. 497–500

[11] HANS FRHR. V. KRESS: Über ärztliche Haltung und Handlung. Deutsches Medizinisches Journal 1960, Vol. 11, p. 545–551

bietungen des Berliner Ärzte- und Juristenorchesters einen musikalischen Rahmen.

Es folgte ein geselliges Beisammensein mit »kaltem Imbiß ohne Getränke«, letztere mussten die Gäste selbst zahlen. »*Wir haben nun kein Geld mehr. Ich bin am Ende. Es kostet alles so furchtbar viel, daß Sie staunen würden. Allein die Ehrenurkundenausfertigung verschlingt 300 Mark mindestens, die Musik 450 Mark usw. usw. vom Blumenschmuck bis zur Sardellensalatplatte oder was da angeboten werden soll*«, schrieb der Schriftführer, FRITZ TRAUTMANN (1910–1996), an seine Stellvertreterin ILSE SZAGUNN (1887–1971) am 10. Oktober. Denn trotz der Spenden, die für diesen Tag geflossen waren, verfügte die Gesellschaft nur über ein geringes finanzielles Polster, das selbst bei so bescheidenen kulinarischen Ansprüchen, wie sie in TRAUTMANNS Brief anklingen, schnell aufgebraucht war.

Als bleibende Erinnerung an diesen herausragenden Tag erschien eine mehr als 100-seitige Festschrift. Sie enthält Artikel der Medizinhistoriker HEINZ GOERKE (1917–2014) und MANFRED STÜRZBECHER (1928–2020) zur Geschichte der Gesellschaft. In einem zweiten Teil stellen unter der Überschrift »Die Berliner medizinische Gesellschaft als Spiegel der Medizin ihrer Zeit« Vertreter unterschiedlicher Fächer dar, wie sich der medizinische Fortschritt von 17 Spezialgebieten in den Vorträgen verfolgen lässt.[12]

Es war ein rauschendes Fest, doch scheint einigen Mitgliedern das Engagement von offizieller Seite zu gering gewesen zu sein. In der Korrespondenz der Gesellschaft findet sich die Abschrift des Briefes eines niedergelassenen Arztes an den Regierenden Bürgermeister vom 8. November 1960, in dem dessen mangelndes Interesse an der Gesellschaft beklagt wird. Zum Schluss heißt es:

»*Ich hoffe sehr, sehr geehrter Herr Regierender Bürgermeister, daß Ihnen dieses Blatt vor Augen kommt, und ich bedanke mich bei Ihnen für diesen Fall, daß Sie den Inhalt zur Kenntnis genommen haben und nunmehr über die Gedankengänge eines Arztes in Ihrer Stadt orientiert sind, der nicht dem Vorstand der Berliner Medizinischen Gesellschaft angehört und diesen Brief auch nicht mit Wissen, aber möglicherweise sogar gegen den Wunsch dieser Gesellschaft aufzusetzen für unumgänglich notwendig hielt.*«

---

[12] Festschrift: 100 Jahre Berliner Medizinische Gesellschaft 1860–1960. Deutsches Medizinisches Journal, Medicus Verlag GmbH, 1960.

33 HANS FREIHERR KRESS VON KRESSENSTEIN im großen Hörsaal des Klinikums Westend bei der Festsitzung am 31. Januar 1973 anlässlich seines 70. Geburtstags. Am rechten Bildrand der Regierende Bürgermeister von Berlin, KLAUS SCHÜTZ (1926–2012). Fotograf: Reinhard Friedrich/FU Berlin, UA, Foto-Slg., RF/0178–10.

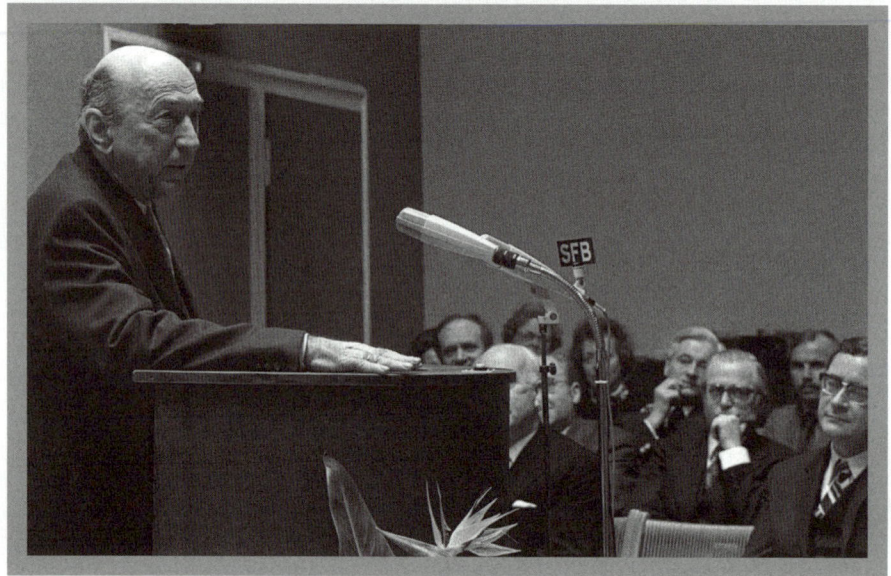

HANS FREIHERR KRESS VON KRESSENSTEIN
(1902–1973)

V. KRESS wurde in München geboren, wo er sich auch 1935 am Institut für Physikalische Therapie und Röntgenologie habilitierte. Im darauffolgenden Jahr wurde er Chef der Inneren Abteilung im Berliner LAZARUS-Krankenhaus. Von 1937 an unterrichtete er an der FRIEDRICH-WILHELMS-Universität.

Nach Kriegsende beteiligte sich v. KRESS an der Gründung der Freien Universität im Westsektor der Stadt, er wurde der erste Dekan der medizinischen Fakultät und hatte 1950–1952 das Rektorenamt inne. In seiner ärztlichen Funktion leitete er die 1. Medizinische Klinik des Universitätsklinikums Westend.

In die Gesellschaft wurde v. KRESS in der letzten Sitzung des Jahres 1935 aufgenommen. Er trat während der NS-Zeit nicht hervor, auch nicht nach dem Krieg unter dem Vorsitz von HEUBNER, bis er 1954 zu dessen Nachfolger gewählt wurde. Seine »Regierungszeit« dauerte bis zu seinem unerwarteten Tod 1973.

Als v. KRESS den Vorsitz übernahm, hatte sich die Gesellschaft aus der anfänglichen Findungsphase herausgearbeitet. Der neue Vorsitzende konnte sich deshalb darauf beschränken, die große Richtung vorzugeben, was er meisterhaft beherrschte. Denn mit v. KRESS kam ein Mann ins Amt, der auf der Höhe seiner beruflichen Karriere stand und von dessen vielfältigen Verbindungen die Gesellschaft profitieren konnte. Er war vor allem Kliniker und brachte die modernen Themen der Inneren Medizin mit. Als Person war er hoch geachtet, als Vorsitzender beliebt. Hinzu kam eine noble Wesensart, die beim Gegenüber einen bleibenden Eindruck hinterließ.

Die Gesellschaft feierte seinen 70. Geburtstag mit einer Festsitzung und verlieh ihm die Ehrenmitgliedschaft. Er verstarb nur wenige Wochen später.

Medizinische Themen

Unter der Ägide von Frh. v. KRESS gelang es, dem ärztlichen Publikum Berlins ein so breites und ausgewogenes Vortragsprogramm zu bieten wie unter kaum einem anderen Vorsitzenden nach dem Zweiten Weltkrieg. Die Vortragenden gehörten immer zu den führenden Köpfen auf ihrem Gebiet, und wenn solche in Berlin nicht zur Verfügung standen, wurden sie aus der Bundesrepublik oder dem Ausland eingeladen. Fast 30 % der Beiträge kamen von auswärtigen Gästen.

Gelegentlich fanden gemeinsame Sitzungen mit ärztlichen Fachgesellschaften statt, sei es, um ein Ereignis zu feiern – wie den 50. Jahrestag der Entdeckung von Treponema pallidum zusammen mit der *Berliner Dermatologischen Gesellschaft* – sei es, um einem illustren Gast einen größeren Hörerkreis zu verschaffen – wie dem bekannten Radiologen FRANÇOIS BACLESSE (1896–1967) aus Paris, den die *Berliner Röntgengesellschaft* 1963 eingeladen hatte – oder auch, um ein Thema fachlich zu vertiefen –, hier sei als Beispiel eine Veranstaltung mit der *Berliner Mikrobiologischen Gesellschaft* 1967 zur Cytomegalie angeführt. Der häufigste Veranstaltungspartner war allerdings die Akademie für Ärztliche Fortbildung in West-Berlin.

In der Regel wurden an einem Abend 2–3 Beiträge dargeboten, die nur an Schwerpunktabenden zum gleichen Themenkomplex gehörten. In Einzelfällen gab es, nachdem die Gesellschaft in den Hörsaal des Westend-Klinikums umgezogen war, kurze klinische Demonstrationen vor der Tagesordnung. Um den zeitlichen Rahmen von 90 Minuten nicht zu überschreiten, wurden die Vortragenden vom Schriftführer zur strikten Einhaltung der ihnen zugebilligten Vortragsdauer verpflichtet, was so mancher als ungebührliche Härte empfand. Der Pathologe WILHELM DOERR (1914–1996) schrieb anlässlich seines Vortrags über Arteriosklerose (1962) an den Schriftführer TRAUTMANN:

»Ich bitte Sie herzlich, falls dies möglich ist, mir eine Zeit von 40 Minuten zu gewähren. Ich weiß, daß dies etwas lang ist und im allgemeinen das übliche Maß der Redeauer in der Berliner Medizinischen Gesellschaft überschreitet, allein, ich habe einen Nachholbedarf und als ordentliches Mitglied der Gesellschaft jahrelang geschwiegen.« DOERR hatte 1956 Berlin den Rücken gekehrt und war auf einen Lehrstuhl nach Kiel gewechselt.

Die Häufigkeit der Veranstaltungen machte es möglich, auf aktuelle Fragen zeitnah zu reagieren. HENNEBERG, damals noch Direktor des ROBERT KOCH-Instituts, nutzte das Forum zur Verbreitung von Information, z. B. über die Indikation zur Schutzimpfung gegen Kinderlähmung (1956) oder, im Dezember 1957, über die Asiatische Grippe, die 1957/58 Ursache der zweitschlimmsten Grippeepidemie des 20. Jahrhunderts war.

Im Mai 1962 fand ein Abend zum Thema Contergan (Thalidomid) und Teratogenität statt, nachdem die Firma GRÜNENTHAL wenige Monate zuvor das Präparat vom Markt genommen hatte. Dies erfolgte aufgrund der Hinweise von WIDUKIND LENZ (1919–1995), Genetiker wie sein Vater FRITZ, von dem im Abschnitt über die nationalsozialistischen Jahre bereits die Rede war. Vertreter von GRÜNENTHAL waren nach Berlin gekommen und beteiligten sich an der Diskussion. Als interessantes Detail stellte sich heraus, dass der Verbrauch des Schlafmittels Contergan aus unbekannten Gründen in West-Berlin deutlich höher als im Bundesgebiet war.[13] Die Sitzung wurde von HANS HERKEN (1912–2003) geleitet, Direktor des Instituts für Pharmakologie der Freien Universität. Später war HERKEN Gutachter im Contergan-Prozess; er

---

[13] Verhandlungen der Berliner Medizinischen Gesellschaft, Sitzung vom 9. Mai 1962. Berliner Medizin 1962, Vol. 14, p. 98–103

hat sich auch intensiv an der Neufassung des Arzneimittelgesetzes beteiligt und den DFG-Sonderforschungsbereich »Störungen der Embryonalen Entwicklung durch Arzneimittel« nach Berlin geholt.

Im Sommer 1967 versetzten Berichte über ein schweres, bisher unbekanntes hämorrhagisches Fieber Deutschland in Aufregung. Wie sich herausstellte, war der mit dem Ebola-Virus verwandte Erreger mit Grünen Meerkatzen aus Uganda eingeschleppt worden. Die Tiere wurden in den BEHRINGwerken für die Herstellung von Impfstoffen benötigt. Anfang 1968 war ein Abend dem »Marburg-Fieber«, wie die Krankheit inzwischen hieß, gewidmet, an dem die behandelnden Ärzte (u.a. GUSTAV ADOLF MARTINI, 1916–2007) über die klinische Seite und DIETRICH PETERS (*1913) vom BERNHARD-NOCHT-Institut für Tropenmedizin (Hamburg) über die Charakterisierung des Erregers berichteten.

Zu den Gästen mit bekannten Namen gehörte der Hamburger Quantenphysiker PASCUAL JORDAN (1902–1980); er sprach 1954 direkt nach der Generalversammlung über den Wandel in der modernen Physik und dessen Einfluss auf die Biologie. Im gleichen Jahr trug der Bonner Hämatologe PAUL MARTINI (1889–1964) über ein methodenkritisches Thema vor: die Verschiedenheit der wissenschaftlichen und ärztlichen Aspekte in der Medizin. HANS NETTER (1899–1977), Leiter des Instituts für Physiologische Chemie in Kiel und eminenter Membranforscher, erläuterte bei einem VIRCHOW-Abend Anfang 1958 das zelluläre Prinzip in der heutigen Biochemie. Etwas näher an der Erfahrungswelt des Publikums war der Vortrag, den einer der Begründer der psychosomatischen Medizin, THURE V. UEXKÜLL (1908–2004) aus Gießen, 1959 über funktionelle Syndrome in der ärztlichen Praxis hielt.

Insgesamt waren »abstrakte« Themen, wie die im letzten Abschnitt genannten, jedoch selten. Meist ging es um so Konkretes wie die chirurgische Behandlung des Karzinoms, die 1955 von RUDOLF NISSEN (1896–1981, Basel), einem berühmten SAUERBRUCH-Schüler, der Berlin 1933 verlassen hatte, dargestellt wurde. Ebenfalls aus Deutschland emigriert war FRIEDRICH ELLINGER (1900–1962), seit 1948 Leiter der Abteilung für Pharmakologie und Strahlenbiologie am Naval Medical Research Institute in Bethesda; ELLINGER referierte 1957 über die Strahlenkrankheit. Sowohl NISSEN als auch ELLINGER waren vor ihrer Emigration Mitglieder der Gesellschaft gewesen. Ein alter Bekannter war auch ELIS BERVEN (1885–1966), der erste Lehrstuhlinhaber für Radiotherapie in Schweden; er hatte schon 1932 vor der Gesellschaft gesprochen und tat es 1955 wieder.

An die »gute alte Zeit«, in der vom Rednerpult der Gesellschaft noch wissenschaftliche Neuerungen verkündet wurden, erinnert der Vortrag von KARL JOACHIM FUCHS im März 1956. FUCHS' Vorgesetzter, der damals bereits verstorbene HANS FRANKE (1909–1955), Chefarzt der Inneren Abteilung im AUGUSTE-VICTORIA-Krankenhaus, hatte von der Firma BOEHRINGER ein Sulfonamid mit der Prüfbezeichnung BZ 55 zur Erprobung erhalten. Die beiden Ärzte beobachteten, dass die Substanz (Carbutamid) bei höheren Dosierungen blutzuckersenkend wirkte.[14,15]

Breit war die Herz-Kreislauf-Forschung vertreten, von der Diagnostik – hier sei stellvertretend KLAUS HOLLDACK (1912–1989, Heidelberg), Autor eines Standardwerks über Auskultation und Perkussion, genannt – bis zu Spezialisten wie dem Angiologen MAX RATSCHOW (1904–1963, Darmstadt) (Vortrag 1961) oder HUBERT POLIWODA (1927–2009, Hannover), der 1968 die Pathologie der Thrombenbildung darstellte. Hinzu kamen Kapazitäten wie der Hochdruckforscher FRANZ GROSS (1913–1984), dessen Arbeitsgruppe bei der Ciba AG in Basel Hydralazin und Dihydralazin für die Hochdrucktherapie entdeckt hatte (Vortrag 1963) sowie der Entdecker der Calciumantagonisten ALBRECHT FLECKENSTEIN (1917–1992) aus Freiburg, der 1967 über verschiedene Formen der Herzinsuffizienz sprach.

Andere hochwillkommene Gäste waren WALTER SANDRITTER (1920–1980), ein über die Grenzen Deutschlands bekannter Pathologe aus Frankfurt a. M. (Vortrag 1960), der Schwede ARVID WRETLIND (1919–2002), Entwickler der parenteralen Ernährung (Vortrag 1962), ERNST-FRIEDRICH PFEIFFER (1922–1997), Spezialist auf dem Gebiet Diabetes mellitus aus Frankfurt (Vortrag 1966) sowie THEODOR M. FLIEDNER (1929–2015) aus Ulm, ein Pionier der Stammzellforschung (Vortrag 1968).

Ein Höhepunkt, der sich erst im Nachhinein als solcher herausstellte, war 1970 das Referat des gerade habilitierten HARALD ZUR HAUSEN (1936–2023)

---

[14] Berliner Medizinische Gesellschaft, Sitzung vom 21. 3. 1956. Dr. J. FUCHS: Der gegenwärtige Stand der oralen Diabetes-Therapie. Berliner Medizin 1956, Vol. 7, p. 230–231

[15] H. FRANKE, J. FUCHS: Ein neues antidiabetisches Prinzip. Deutsche Medizinische Wochenschrift 1955, Vol. 80, p. 1449–1452

aus Würzburg über die Beziehung des Epstein-Barr-Virus zur infektiösen Mononukleose und zum Burkitt-Lymphom. Zur Hausen entdeckte später, dass Papillomaviren Zervixkarzinome verursachen und erhielt dafür 2008 den Nobelpreis für Medizin.

Die Gäste kamen gern nach Berlin, auch wenn die Anreise beschwerlich war, vor allem nach dem Mauerbau. Die Fahrt durch die »Zone«, ob mit der Bahn auf den schlecht erhaltenen Gleisen oder über die Transitautobahnen, war zeitraubend und wegen der schikanösen Kontrollen durch die DDR-Organe unangenehm. Die meisten kamen deshalb mit dem Flugzeug, was ebenfalls Risiken barg, wie die buchstäblich »wegen Nebel« ausgefallenen Vorträge belegen. Auch die Bedenken, die der Stoeckel-Schüler Hans Limburg (*1910), Direktor der Universitäts-Frauenklinik Homburg/Saar, im Mai 1963 in seinem Brief an Trautmann äußerte, waren gerechtfertigt:

»Hoffentlich wird das zufällige Zusammentreffen des Vortragstages mit dem Besuch von Herrn Kennedy in Berlin für mich keine Schwierigkeiten der Reise und der Übernachtung mit sich bringen.«

Wer den 26. Juni 1963 in Berlin erlebte, hat ihn nicht mehr vergessen. Welche historische Dimension dieses Ereignis hatte, wurde den meisten erst im Rückblick bewusst. Ob es allerdings eine gute Idee war, ausgerechnet an jenem Tag zusammen mit der *Gesellschaft für Gynäkologie und Geburtshilfe in Berlin* zu einem Vortragsabend einzuladen, werden sich die Veranstalter vermutlich selbst gefragt haben. Immerhin verzeichnet das Protokollbuch: *»Anwesend waren 98 Personen«*.

Doch auch Berlin hatte inzwischen wissenschaftlich wieder etwas zu bieten, sogar einen zukünftigen Nobelpreisträger: Ernst Ruska (1906–1988), Lehrstuhlinhaber an der Technischen Universität Berlin und Erfinder des Elektronenmikroskops, und sein Bruder, der Mediziner Helmut Ruska (1908–1973), gaben dem Publikum 1967 einen Überblick über die Entwicklung des Instruments und der dazugehörenden Präparationstechnik. Die beiden Forscher wurden im gleichen Jahr zu Ehrenmitgliedern ernannt. Ernst Ruska erhielt 1986 den Nobelpreis für Physik.

Zu den bedeutenden medizinischen Leistungen in West-Berlin gehörte die erste Nierentransplantation in Deutschland, die 1963 von Wilhelm Brosig (1913–2003) und Reinhard Nagel (1927–2009) im Klinikum Westend durchgeführt wurde. Der Vortrag der beiden Operateure fand im Januar

1965 statt. Ein anderer erfolgreicher Chirurg, Rudolf Häring (1928–1999), gerade an die Freie Universität berufen, referierte 1963 über seine Ergebnisse bei der Resektion des Cardia-Karzinoms. Anfang 1966, lange bevor er seinen Ruf als Begründer der Perinatalmedizin erlangte, erläuterte Erich Saling (1925–2021) die moderne Routineüberwachung des Kindes unter der Geburt durch Mikroblutentnahme.

Es ist eigentlich selbstverständlich, sei aber dennoch hier erwähnt, dass im Laufe der Jahre aus allen großen Berliner Kliniken Hervorragendes zum Programm beigesteuert wurde. Für die vielen in diesem Text Ungenannten stehen hier: Der Bakteriologe Hansjürgen Raettig (1911–1997), der 1954 vorführte, wie man Karteien und verschiedene Lochkartensysteme in Wissenschaft und Praxis zur Dokumentation verwenden kann, und H. Storz vom Krankenhaus Hubertus mit einem Vortrag über die individuell richtige Dosierung von Herzglykosiden, der dem Auditorium einiges abverlangte.[16]

Berichte über die Sitzungen und ein Teil der Vorträge wurden in einer Zeitschrift aus dem Grosse Verlag abgedruckt, die sich 1950–1955 »Berliner Gesundheitsblatt«, 1956–1965 »Berliner Medizin« und 1966–1968 »Forschung, Praxis, Fortbildung« nannte, dann jedoch eingestellt wurde. Auch die Deutsche Medizinische Wochenschrift druckte Sitzungsprotokolle ab, bis sie 1958 die Berichterstattung über lokale Vereinigungen aufgab. Weitere Publikationsorgane waren das »Berliner Ärzteblatt«, das »Deutsche Medizinische Journal« (Berlin Medicus-Verlag), die »Münchner Medizinische Wochenschrift«, die »Medizinische Klinik« (Springer-Verlag) sowie die »Ärztliche Wochenschrift« (Springer-Verlag).

Albrecht-von-Graefe-Vortrag

Im Dezember 1963 fand der erste Albrecht-von-Graefe-Vortrag statt, den die Gesellschaft von nun an jährlich zum Gedächtnis an ihren ersten Vorsitzenden ausrichtete. Er wurde auf der letzten Veranstaltung zum Jahresausklang gehalten, die üblicherweise gemeinsam mit der Akademie für Ärztliche Fortbildung abgehalten wurde. Die Themen waren in der Regel von übergeordnetem Interesse und richteten sich an das breite ärztliche Publikum.

---

[16] H. Storz: Quantitative Herz-Glykosidtherapie. Berliner Medizin 1959, Vol. 10, p. 514–519

Um einige Beispiele zu nennen: Heinz Goerke trug über Hippokratisches Arzttum vor (1964), Wolfgang Winkler (*1931), Direktor des Max-Planck-Instituts für Verhaltensforschung in Seewiesen, über den Menschen im Lichte der Verhaltensforschung (1966) und Gerhard Schramm (1910–1969), Direktor des Max-Planck-Instituts für Virusforschung in Tübingen, über experimentell erzeugtes Leben (1968). Es gelang sogar, Nobelpreisträger für diesen Vortrag nach Berlin zu holen: Max Ferdinand Perutz (1914–2002) aus Cambridge, Nobelpreisträger für Chemie 1962, der über Struktur und Funktion von Enzymen sprach (1970), und Feodor Lynen (1911–1979) aus München, Nobelpreisträger für Physiologie oder Medizin 1964; Lynen stellte Studien zur Regulation der Cholesterolsynthese vor (1972).

GEORG HENNEBERG (1908–1996)

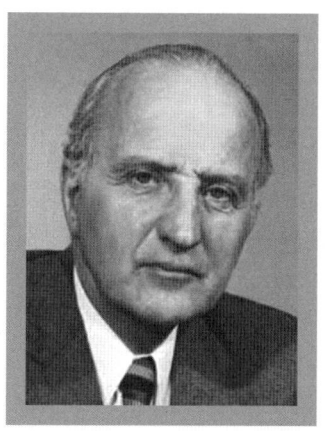

34 Georg Henneberg

Georg Henneberg wurde in Berlin geboren. Er studierte in Kiel und ging dann zur Schering AG nach Berlin, in deren bakteriologischer Abteilung er sich mit Impfstoff- und Antitoxinherstellung beschäftigte. Nach Kriegsende wurde er Leiter der virologischen Abteilung des Robert Koch-Instituts, war 1952–1969 Präsident des Instituts und 1969–1974 Präsident des Bundesgesundheitsamtes. Habilitiert hatte sich Henneberg 1950 an der Freien Universität Berlin.

Henneberg hatte einen jüdischen Urgroßvater. Deshalb erlangte er 1936 nur unter Schwierigkeiten die Approbation und erhielt im öffentlichen Dienst keine Anstellung. Er wurde jedoch im Februar 1939 in die Gesellschaft aufgenommen. Henneberg war seit 1963 stellvertretender Vorsitzender und führte nach dem plötzlichen Tod von v. Kress (1973) bis zur Wahl im Folgejahr den Vorsitz.

DIE GESELLSCHAFT UNTER DEM VORSITZENDEN HERKEN (1974–1981)

HANS HERKEN (1912–2003), Nachfolger von HEUBNER auf dem Lehrstuhl für Pharmakologie der Freien Universität, setzte die erfolgreiche Tätigkeit seines Vorgängers v. KRESS fort. Unter HERKENS Vorsitz hatte die Gesellschaft um 500 Mitglieder und tagte ca. 10-mal pro Jahr im Klinikum Westend. Die Referenten gehörten zu den Spitzen der Berliner Medizin – inzwischen war auch das Klinikum Steglitz (heute Klinikum BENJAMIN FRANKLIN der Charité) eröffnet worden – oder waren hervorragende auswärtige Gäste. Die Abende standen jetzt, bis auf wenige Ausnahmen, unter einer gemeinsamen Überschrift, was eine umfassendere Behandlung des Themas ermöglichte.

Neu war auch die stärkere Berücksichtigung der Molekularbiologie. Molekularbiologische Verfahren begannen, in die unterschiedlichen Felder der Medizin einzudringen, und als Vertreter eines Grundlagenfaches hatte HERKEN für deren zukünftiges Potential ein feines Gespür. Besonders deutlich wird diese Hinwendung zu moderneren Themen bei dem ALBRECHT-VON-GRAEFE-Gedächtnisvortrag, für den HERKEN eine beeindruckende Serie herausragender Forscherpersönlichkeiten verpflichten konnte:

1974 war der Nobelpreisträger MANFRED EIGEN (1927–2019) aus Göttingen zu Gast, er sprach über »Gesetz und Zufall bei der Entstehung des Lebens«. Im Jahr darauf kam NORBERT HILSCHMANN (1931–2012) vom MAX-PLANCK-Institut für experimentelle Medizin in Göttingen mit dem Thema »Das immunologische Gedächtnis«. Ihm folgte 1976 der Direktor des MAX-PLANCK-Instituts für Immunbiologie in Freiburg, OTTO WESTPHAL (1913–2004), um über neue Erkenntnisse zur Struktur und Wirkungsweise bakterieller Endotoxine zu berichten.

HEINZ-GÜNTER WITTMANN (1927–1990), Direktor des MAX-PLANCK-Instituts für Molekulare Genetik in Berlin, erörterte 1977 den Einfluss der Antibiotika auf die Proteinbiosynthese. Der in London tätige WILHELM FELDBERG (1900–1993) wählte sich die Neuroregulation der Körpertemperatur zum Thema; FELDBERG war 1933 als Jude aus Deutschland ausgewandert. HEINZ LUDWIG SÄNGER (1928–1910) vom MAX-PLANCK-Institut für Biochemie in München stellte 1979 eine neue Klasse molekularer Krankheitserreger vor: die Viroide. Der Vortrag des Molekularbiologen CHARLES WEISSMANN (*1931) aus Zürich im folgenden Jahr hatte den Titel »Die Bedeutung der Gentechnologie für die Medizin«. WEISSMANN war es als Erstem gelungen, ein menschliches Gen in das Erbgut von E. coli einzubringen und so Alpha-Interferon zu produzieren.

Hier einige weitere medizinische Meilenstein dieser Periode, die dem Leser die historische Orientierung erleichtern:

EMIL BÜCHERL (1919–2001), Ordinarius für Chirurgie an der Freien Universität, wurde später als Entwickler des künstlichen Herzens berühmt. Im November 1974 machten er und seine Mitarbeiter dem Publikum bewusst, welche Probleme Material, Energiequellen, Antrieb und Steuerung bei der Konstruktion von Blutpumpen darstellen.

Die chronische Hepatitis wurde Anfang 1975 von GUSTAV A. MARTINI, dem führenden deutschen Hepatologen aus Marburg, präsentiert. Bis zu diesem Zeitpunkt waren nur Hepatitis A und B bekannt, das Vorhandensein einer dritten Variante wurde wenige Monate später postuliert. Über die immunologische Diagnose sprach KARL-HERMANN MEYER ZUM BÜSCHENFELDE (1929–2019) aus Mainz, der später vier Jahre den Lehrstuhl für Innere Medizin an der Freien Universität Berlin innehatte.

Ebenfalls 1975 stellte KARL ZUM WINKEL (1920–2018), Professor für Klinische Radiologie an der Freien Universität Berlin, die Möglichkeiten einer neuen bildgebenden Methode vor, nämlich der Computertomographie. Bei der nächsten Sitzung gab es einen Film der amerikanischen Weltraumbehörde NASA zu sehen über die Experimente im Skylab-Weltraumlaboratorium, fachkundig erläutert von einem Spezialisten der Gravitationsphysiologie, dem Berliner Physiologen OTTO GAUER (1909–1979).

Um die Schwierigkeiten der Knochenmarkstransplantation ging es im März 1977. Dazu war HERMANN HEIMPEL (1930–2014), Direktor der Universitätsklinik für Innere Medizin in Ulm, mit drei weiteren Experten angereist, darunter der Pädiater DIETRICH NIETHAMMER (1939–2020). Man stand damals noch ganz am Anfang.

Ein Thema, welches die Gemüter erregte, war die In-vitro-Fertilisation, nachdem 1978 das erste »Retortenbaby« in England geboren worden war. Anfang 1979 stellten FRIEDHELM LÜBKE (1927–1994), Leiter der Gynäkologie im AUGUSTE-VICTORIA-Krankenhaus, und HORST SPIELMANN (*1942) aus dem

35 Albrecht-von-Graefe-Medaille der *Berliner Medizinischen Gesellschaft*

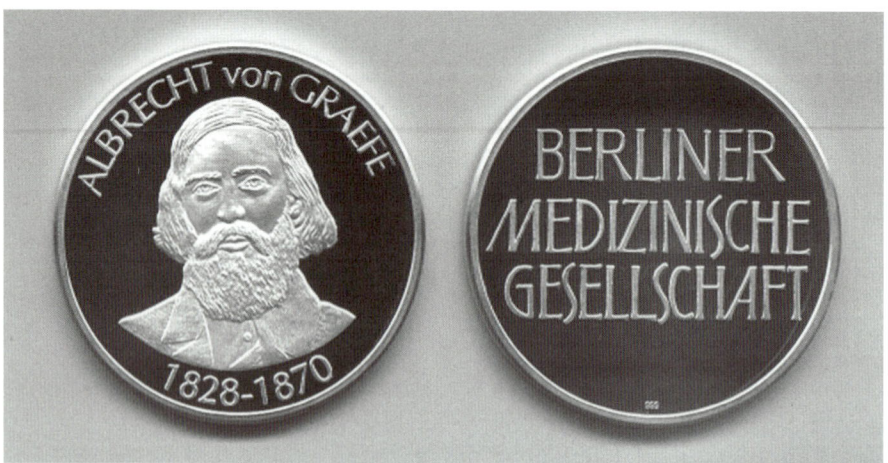

Institut für Embryonalpharmakologie die medizinischen und tierexperimentellen Grundlagen des Verfahrens dar.

Zwei ausgewiesene Experten für Bakteriengenetik, nämlich Naomi Datta (1922–2008) aus London und Peter Starlinger (1931–2017) aus Köln, erläuterten im Oktober 1980, wie sich in Bakterien durch Plasmidtransposition eine Antibiotikaresistenz entwickeln kann. Beide Wissenschaftler hatten entscheidend zur Aufdeckung des Mechanismus beigetragen.

Albrecht-von-Graefe-Medaille

Herken hat die Albrecht-von-Graefe-Medaille eingeführt, eine Auszeichnung für herausragende Leistungen in Wissenschaft, Forschung und Lehre, die von der Gesellschaft in Erinnerung an ihren ersten Vorsitzenden in unregelmäßigen Abständen verliehen wird (Abb. 35). Die ersten Medaillen wurden Ende 1979 geprägt dank einer Spende der Fa. Hoechst. Der erste Preisträger war 1980 David Nachmansohn (1899–1983). Kurzbiographien aller Preisträger werden publiziert.[17]

---

[17] Die Ehrenmitglieder sowie Träger der Albrecht-von-Graefe-Medaille der Berliner Medizinischen Gesellschaft. Gabriele Laschinski, Ivar Roots. In Vorbereitung

36 HANS HERKEN (links) auf der Terrasse des Clubhauses der Freien Universität Berlin am 24. Juni 1976. Neben ihm HELMUT KEWITZ, der später bei den Bemühungen um die Rückübertragung des LANGENBECK-VIRCHOW-Hauses als Beauftragter für die *Berliner Medizinische Gesellschaft* eine wichtige Rolle spielen wird.
Fotograf: Reinhard Friedrich/FU Berlin, UA, Foto-Slg., RF/0246–31

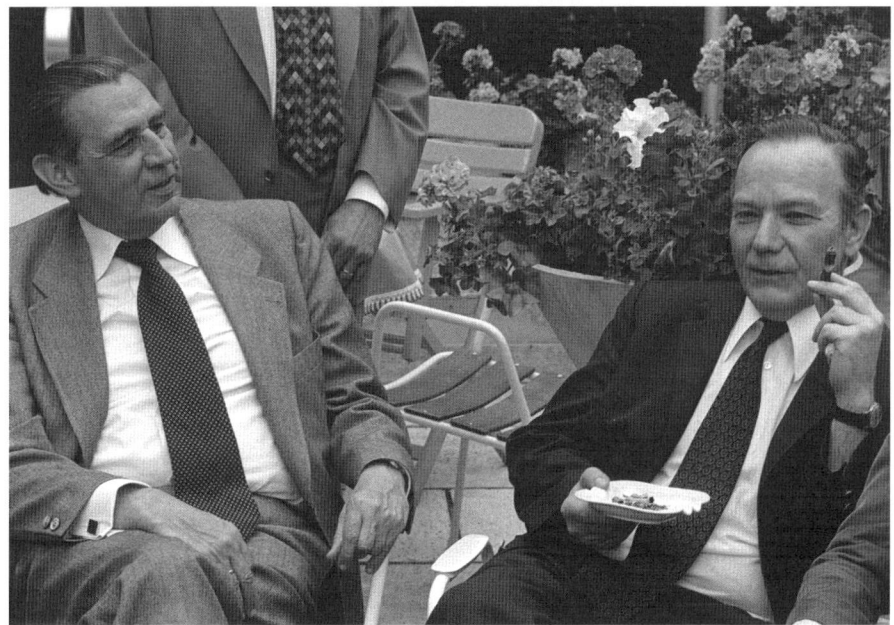

HANS HERKEN (1912–2003)

HANS HERKEN stammte aus Düsseldorf. Er kam 1937 als Mitarbeiter von WOLFGANG HEUBNER an das Pharmakologische Institut der FRIEDRICH-WILHELMS-Universität nach Berlin, wo er sich 1942 habilitierte. In Abwesenheit seines Chefs verlegte er die Pharmakologie nach Kriegsende aus dem zerstörten Institutsgebäude in Berlin-Mitte (russischer Sektor) in ein leerstehendes Haus der KAISER-WILHELM-Gesellschaft nach Berlin-Dahlem (amerikanischer Sektor) und schuf so die Voraussetzung dafür, dass das Institut 1949 der neu gegründeten Freien Universität Berlin eingegliedert wurde. HERKEN trat 1953 die Nachfolge von HEUBNER als Ordinarius für Pharmakologie an und wurde 1983 emeritiert. 1959–1960 war er Dekan der Medizinischen Fakultät der FU Berlin.[18]

In die Gesellschaft wurde HERKEN 1951 aufgenommen. 1959–1963 war er stellvertretender Vorsitzender, bevor er 1974–1981 das Amt des Vorsitzenden innehatte. Wie sein Vorgänger v. KRESS hatte HERKEN die Anfänge der medizinischen Fakultät der Freien Universität mitgestaltet. Er war ein tatkräftiger Mann mit einer Achtung gebietenden Persönlichkeit, von der eine richtungsweisende Kraft ausging. Als Vorsitzender sorgte er für eine stärkere Hinwendung der Gesellschaft zu den modernen, biomedizinischen Themen. Dabei halfen ihm seine vielseitigen Verbindungen zur internationalen Gelehrtenwelt, die der Gesellschaft zugutekamen. Obwohl noch beruflich aktiv, verzichtete HERKEN nach 8 Jahren auf eine Wiederwahl. Die Gesellschaft ernannte ihn 1981 zum Ehrenmitglied.

DIE GESELLSCHAFT UNTER DEM VORSITZENDEN HABERMEHL (1981–1994)

Den Vorsitz übernahm 1981 KARL-OTTO HABERMEHL (1927–2005), Ordinarius für Virologie an der Freien Universität Berlin. HABERMEHL war schon seit 1967 geschäftsführender Schriftführer gewesen, trat das Amt also gut vorbereitet an.

Während der Zeit seines Vorsitzes ging die Zahl der Mitglieder von ca. 500 langsam, aber stetig auf etwa 300 zurück. Auch die Wiedervereinigung konnte diese Entwicklung nicht aufhalten. Die Erklärung für die Abnahme des Interesses ist weder in der Person des Vorsitzenden noch in der Güte des Vortragsprogramms zu suchen. Denn inzwischen war es nicht allein die Akademie für Ärztliche Fortbildung, mit der sich die Gesellschaft bezüglich

---

[18] HANS HERKEN: Die Berliner Pharmakologie in der Nachkriegszeit: Erinnerungen an ein Stück bewegter Universitätsgeschichte der Jahre 1945–1960. SPRINGER Verlag, Berlin-Heidelberg, 1999

der Veranstaltungstermine ins Benehmen setzen musste, wie in den ersten Nachkriegsjahren. Vielmehr stand sie schon seit Jahren in Konkurrenz zu einer wachsenden Zahl von Veranstaltern, die die Zuhörer durch stärker auf die Fortbildung fokussierte Angebote abwarben.

Die am aktuellen Stand der Forschung orientierten Vorträge bei der *Berliner Medizinischen Gesellschaft* bieten dagegen häufig einen Blick in die Zukunft, oft noch Unfertiges, keine Handlungsanweisung für den nächsten Arbeitstag.

Der Zufall wollte es, dass mit HABERMEHL ein Experte der Gesellschaft vorstand, als Ende 1981 eine neue Erkrankung definiert wurde, die wir heute als Akquiriertes Immun-Defizienz-Syndrom (AIDS) kennen. AIDS wurde rasch zu einem der wichtigsten medizinischen Themen des ausgehenden 20. Jahrhunderts. Etwa ein Jahr, nachdem der erste Fall in Deutschland diagnostiziert worden war, berichtete CONSTANTIN ORFANOS (*1936), Chef der Hautklinik im Universitätsklinikum Steglitz, im Oktober 1983 über den Zusammenhang zwischen AIDS und KAPOSI-Sarkom.

AIDS stand im Januar 1985 erneut auf der Agenda: JAMES W. CURRAN, der Leiter der AIDS-Arbeitsgruppe der US-amerikanischen Gesundheitsbehörde, war zu Gast. REINHARD KURTH (1942–2014) vom PAUL-EHRLICH-Institut in Frankfurt stellte die Situation in der Bundesrepublik dar. Ein Jahr später sprach HABERMEHL selbst über neu entwickelte Tests zur Serodiagnostik. Die Arbeit seines Forscherteams machte es möglich, in Berlin Blutkonserven bereits Monate vor der Zulassung kommerzieller Tests auf HIV zu untersuchen.

Das nächste Update zu AIDS gab es im Januar 1988. Den Höhepunkt bildete 1991 der Vortrag von ROBERT GALLO (*1937), National Institutes of Health, Bethesda. GALLO hatte als Erster ein für den Menschen pathogenes Retrovirus entdeckt und war auch an der Identifizierung des HI-Virus beteiligt. Die Gesellschaft zeichnete ihn später (2002) mit der ALBRECHT-VON-GRAEFE-Medaille aus.

Große Fortschritte wurden in dieser Zeit in der Hepatitisforschung erzielt. REINER THOMSSEN (*1930), der Leiter der Medizinischen Mikrobiologie in Göttingen, konnte 1982 über die Entwicklung eines der ersten Impfstoffe gegen Hepatitis B berichten. Im gleichen Jahr war der Botaniker OTTO KANDLER (1920–2017) aus München mit einem Vortrag über Archaebakterien und Evolution der Organismen zu Gast. Ende der 1970er Jahre hatte man erkannt, dass es sich bei den Archaeen, wie man sie heute nennt, um eine von den Bakterien abzugrenzende Gruppe von Prokaryoten handelt. KANDLER hatte durch seine Analysen von Bakterienzellwänden zu dieser Erkenntnis beigetragen.

Eine weitere Infektionskrankheit, die die Welt in Atem hielt, war die bovine spongiforme Encephalopathie, der Rinderwahn. Im Dezember 1990 fand der erste Abend zu diesem Thema statt, auf dem u. a. R. BRADLEY vom Central Veterinary Laboratory in Weybridge (UK) Übertragungsversuche in England schilderte.

Im Dezember 1983 wurde der ALBRECHT-VON-GRAEFE-Gedächtnisvortrag von einem zukünftigen Nobelpreisträger gehalten: Der Immunologe ROLF ZINKERNAGEL (*1944) aus Zürich sprach über genetische Faktoren bei Infektionskrankheiten. Den Nobelpreis für Medizin erhielt er 1996 für die Entdeckung, wie das Immunsystem virusinfizierte Zellen erkennt. 1989 war GEORGE EMIL PALADE (1912–2008) von der Yale University Referent, ein bekannter Zellbiologe, der 1974 mit dem Nobelpreis ausgezeichnet worden war. PALADE hatte u. a. die Ribosomen als Erster beschrieben und deren Funktion als Ort der Proteinsynthese erkannt.

ERWIN NEHER (*1944), Direktor des MAX-PLANCK-Instituts für biophysikalische Chemie in Göttingen, erhielt 1991 für die Entwicklung einer Technik, mit der der Ionenfluss durch einzelne Kanäle in der Zellwand gemessen werden kann, den Nobelpreis. Im Dezember des Folgejahres hielt er den ALBRECHT-VON-GRAEFE-Gedächtnisvortrag.

Aus diesen Kostproben darf nicht geschlossen werden, dass sich die Gesellschaft unter HABERMEHLS Vorsitz ausschließlich mit Mikrobiologie, Immunologie und Molekularbiologie beschäftigte. Die Mehrzahl der Vorträge behandelte klinische Themen – maligne Hyperthermie, Coronarchirurgie, hepatoportale Encephalopathie, Implantation von Kunststofflinsen, Pankreastransplantation, Anwendung der Lasertechnik, Asbestrisiko, Thrombolyse beim Myokardinfarkt – um nur einige Beispiele zu nennen. Unter dem Titel »Blutgerinnungsstörungen unter der Therapie von Betalaktam-Antibiotika« richtete die Gesellschaft im Mai 1984 ein halbtägiges Symposium im Institut für Mikrobiologie aus. Im gleichen Jahr stellte ROLAND FELIX (*1938), Direktor der Klinik für Strahlenheilkunde im VIRCHOW-Klinikum der Freien Universität, die Möglichkeiten der Kernspintomographie vor. ROLAND HETZER (*1944), der in Berlin zu Weltruhm gelangen sollte, arbeitete zum Zeitpunkt seines Vortrags (1985) über den Stand der Herztransplantation noch in Hannover.

Langenbeck-Virchow-Haus

Auch wenn dem LANGENBECK-VIRCHOW-Haus ein separates Kapitel gewidmet wird, sei hier kurz auf die Entwicklung unter dem Vorsitzenden HABERMEHL eingegangen:

Nach der Wiedervereinigung stellte die Gesellschaft 1990 zusammen mit der Miteigentümerin, der *Deutschen Gesellschaft für Chirurgie*, einen Antrag auf Rückübertragung des LANGENBECK-VIRCHOW-Hauses. Wenn am Anfang der Eindruck bestanden hatte, es handele sich um eine reine Formsache, wurde man durch den ablehnenden Bescheid des Amtes zur Regelung offener Vermögensfragen im November 1994 eines anderen belehrt. Das Verfahren sollte sich zwölf Jahre hinziehen.

Die *Berliner Medizinische Gesellschaft* ernannte im Februar 1995 HELMUT KEWITZ (1920–2009), bis 1988 Direktor des Instituts für Klinische Pharmakologie der Freien Universität Berlin, zu ihrem Geschäftsführer bei der LANGENBECK-VIRCHOW-HAUS-Gesellschaft. Zusammen mit dem Generalsekretär der *Deutschen Gesellschaft für Chirurgie*, WILHELM HARTEL (*1930), koordinierte er die Bemühungen der ursprünglichen Eigentümer im Rechtsstreit um das Haus. Derweil versuchten der derzeitige Besitzer (Senatsverwaltung) bzw. Nutzer (Charité) des Gebäudes, durch Schaffung vollendeter Tatsachen die eigene Position zu stärken. Diese Situation zwang die Verantwortlichen der beiden Gesellschaften zu permanenter Wachsamkeit und machte mitunter ein schnelles Eingreifen erforderlich.

HABERMEHL trat Ende 1994 aufgrund von Meinungsverschiedenheiten, die im Vorstand über die Vorgehensweise bei der Rückgewinnung des LANGENBECK-VIRCHOW-Hauses aufgetreten waren, von seinem Amt zurück. Damit entstand – neben der personellen – auch eine erhebliche finanzielle Lücke. Die Gesellschaft konnte sich nämlich schon seit Jahren nicht mehr allein aus den Mitgliedsbeiträgen finanzieren. Eine wichtige Aufgabe des Vorsitzenden war das Einwerben von Spenden, worin HABERMEHL außerordentlich erfolgreich gewesen war. Nur so konnten überhaupt hochkarätige Gastredner nach Berlin geholt werden.

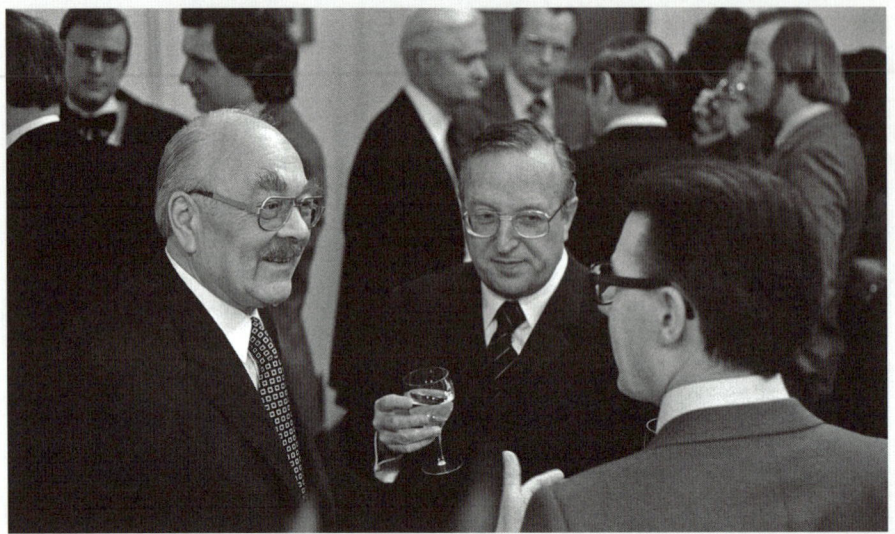

37 KARL-OTTO HABERMEHL (Mitte) bei einem Empfang zur Verabschiedung von HERBERT LÜERS (links) als Rektor der Freien Universität Berlin am 26. März 1976.
Fotograf: Reinhard Friedrich/FU Berlin, UA, Foto-Slg., RF/0235–15.

KARL-OTTO HABERMEHL (1927–2005)

Der in Pommern geborene KARL-OTTO HABERMEHL studierte an der Freien Universität Berlin Medizin. Er habilitierte sich 1964 und war anschließend an verschiedenen Forschungseinrichtungen in den Vereinigten Staaten tätig. Von 1970 an leitete er die neu eingerichtete Forschungseinheit für Virologie der Deutschen Forschungsgemeinschaft in Berlin. 1975 folgte er dem Ruf der Freien Universität Berlin auf den Lehrstuhl für Virologie. HABERMEHL war 1977–1978 Fachbereichsrats-Vorsitzender für klinisch-theoretische Medizin.

Der Gesellschaft gehörte HABERMEHL seit 1961 an. 1966 wurde er zum stellvertretenden und bereits im Folgejahr zum geschäftsführenden Schriftführer gewählt, 1981–1994 war er Vorsitzender. Mithin hat HABERMEHL 28 Jahre lang der Gesellschaft viel Energie und Kraft gewidmet. In Anerkennung seiner Leistungen hat sie ihn 2002 zu ihrem Ehrenmitglied ernannt.

Leicht ist ihm dieses Engagement sicher nicht immer gefallen, denn die Jahre als Vorsitzender gehörten zu den aufregendsten und erfolgreichsten seiner Karriere – doch das war nicht der *Berliner Medizinischen Gesellschaft* geschuldet, sondern der Entdeckung des HI-Virus in Paris, dessen Erforschung damals die wissenschaftliche Welt in ihren Bann zog. Insbesondere auf dem Gebiet der Diagnostik erarbeiteten sich HABERMEHL und sein Team in dieser Zeit internationale Reputation, was wiederum der Gesellschaft zugutekam, denn so gelang es ihm, Kapazitäten aus aller Welt als Referenten nach Berlin zu holen.

DIE GESELLSCHAFT UNTER DEN VORSITZENDEN RIECKEN (1995–1997) UND SCHULTHEISS (1997–2000)

Bei der Generalversammlung im Februar 1995 wurde der Internist ERNST-OTTO RIECKEN (*1932) zum neuen Vorsitzenden gewählt; er war Direktor der I. Medizinischen Klinik im Universitätsklinikum BENJAMIN FRANKLIN. RIECKEN trat nach zwei Jahren von seinem Amt zurück. Sein Nachfolger wurde 1997 HEINZ-PETER SCHULTHEISS (*1948), Direktor der Klinik für Kardiologie und Pulmologie ebenfalls am Standort BENJAMIN FRANKLIN.

Beide Vorsitzenden agierten unter erschwerten Bedingungen. Die Zahl der Veranstaltungen und deren Bewerbung mussten aufgrund des immer größer werdenden finanziellen Drucks reduziert werden, da die Bemühungen um das LANGENBECK-VIRCHOW-HAUS alle verfügbaren Mittel banden. Dies bedingte auch, dass die Redner nur noch aus dem Berliner Raum rekrutiert wurden.

Das Programm war von klinischen Themen dominiert. Zu den damals diskutierten Themen gehörte das peptische Ulcus, welches zunehmend als Infektionskrankheit gesehen wurde. Bei der Behandlung der Non-Hodgkin-Lymphome waren Fortschritte zu verzeichnen, genannt seien als Vortragende HARALD STEIN (*1942), Direktor der Pathologie im Universitätsklinikum BENJAMIN FRANKLIN, sowie WOLFRAM STERRY (1949–2020), Direktor der Charité-Hautklinik in Mitte. Die Genetik des Bluthochdrucks stand ganz am Anfang ihrer Erforschung (FRIEDRICH LUFT, *1942, Leiter der FRANZ-VOLHARD-Klinik für Herz-Kreislauf-Krankheiten der Charité in Berlin-Buch). Bei der Multiplen

Sklerose gab es erste vielversprechende Versuche mit Interferon. Über das Thromboserisiko oraler Kontrazeptiva wurde heftig gestritten. Die Lasertechnik erschloss immer neue Anwendungsgebiete, 1997 ging es speziell um die Verwendung im endovaskulären und HNO-Bereich. Auch über einen potentiellen Gentherapieansatz zur Heilung der Mukoviszidose wurde gesprochen.

1998 trat bei den Veranstaltungen eine Pause ein, denn innerhalb des Vorstands kam es zu Gegensätzen über die Frage, wie im Angesicht der stark geschwundenen Teilnehmerzahlen die Gesellschaft ihre Veranstaltungen wieder attraktiv machen könnte. Die Lähmung der Vereinsaktivität beseitigte das Amtsgericht Charlottenburg im November 2000 durch Berufung eines Notvorstands, dessen Aufgabe es war, eine Generalversammlung zwecks Neuwahlen einzuberufen. Vorsitzender des Notvorstands wurde der Mikrobiologe HELMUT HAHN (*1937).

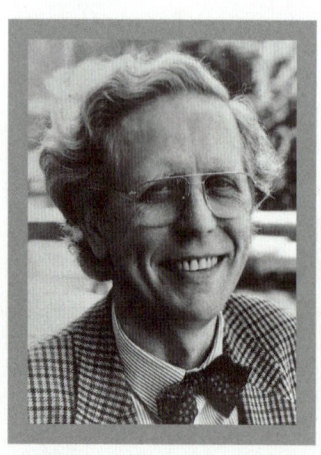

38 ERNST-OTTO RIECKEN, privat

ERNST-OTTO RIECKEN (*1932)

ERNST-OTTO RIECKEN stammt aus Kiel. Er habilitierte sich in Marburg bei GUSTAV ADOLF MARTINI und erhielt 1971 eine Professur an der dortigen Medizinischen Klinik. 1978 wechselte er auf den Lehrstuhl für Innere Medizin mit Schwerpunkt Gastroenterologie an das Berliner Universitätsklinikum Steglitz (heute Charité-Klinikum BENJAMIN FRANKLIN). 1980–1982 sowie 1993–1998 war er Geschäftsführender Direktor der Medizinischen Klinik, 1998–2000 Ärztlicher Direktor des Klinikums. Zu RIECKENS Forschungsgebieten gehörten die chronisch entzündlichen Darmerkrankungen und die gastrointestinalen HIV-Erkrankungen.

RIECKEN trat 1979 in die Gesellschaft ein. Von 1981 an war er stellvertretender Vorsitzender, 1995–1997 Vorsitzender.

HEINZ-PETER SCHULTHEISS (*1948)

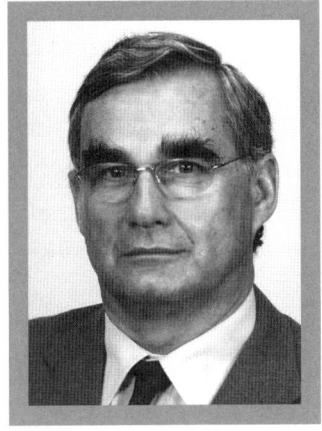

39 Heinz-Peter Schultheiss, privat

Heinz-Peter Schultheiss wurde in Wiesbaden geboren. Er begann seine Laufbahn am Universitätsklinikum München, wo er sich für Innere Medizin habilitierte. Anschließend war er am Universitätsklinikum Düsseldorf tätig, bevor er einen Ruf an das Charité-Klinikum Benjamin Franklin in Berlin erhielt. Schultheiss war 1994–2014 Direktor der Klinik für Kardiologie und Pneumologie. Im Mittelpunkt seiner wissenschaftlichen Tätigkeit standen die entzündlichen Herzmuskelerkrankungen.

Nach dem Rücktritt von Riecken 1997 war Schultheiss bis 2000 Vorsitzender der Gesellschaft.

DIE GESELLSCHAFT UNTER DEM VORSITZENDEN HAHN (2000–2014)

Im Februar 2001 wurde ein neuer Vorstand gewählt mit Helmut Hahn als Vorsitzendem. Er stand vor der anspruchsvollen Aufgabe, die Veranstaltungsaktivität der Gesellschaft wiederzubeleben. Gleichzeitig ging das zähe Verfahren um die Rückübertragung des Langenbeck-Virchow-Hauses in sein zweites Jahrzehnt. Beide Probleme mussten ohne einen soliden finanziellen Rückhalt bewältigt werden.

Mit großer Verve gelang es Hahn bereits als Vorsitzendem des Notvorstands, die Gesellschaft in das Bewusstsein der Berliner Ärzteschaft zurückzuholen. Dabei kam ihm ein »glücklicher« Umstand zugute: Nachdem Schnelltests zur Verfügung standen, war im November 2000 der erste Fall von boviner spongiformer Encephalopathie (Rinderwahn) bei einem deutschen Rind nachgewiesen worden, worauf mediale Aufmerksamkeit und die Besorgnis der Öffentlichkeit einen Höhepunkt erreichten. Als Mikrobiologe hat HAHN zeitnah einen Abend mit ausgewiesenen Sachkennern und Behördenvertretern organisiert. Die Veranstaltung am 3. Januar 2001 im KAISERIN-FRIEDRICH-Haus war so gut besucht, dass sie zweimal wiederholt wurde.

Im Herbst des gleichen Jahres stand ein Abend unter dem Titel: »Nutzen und Risiken der Statine zur Cholesterinsenkung«. Auch hierfür gab es einen aktuellen Anlass: Die Firma Bayer hatte das Präparat Lipobay im August weltweit vom Markt genommen, nachdem Fälle von schwerer Rhabdomyolyse mit Todesfolge aufgetreten waren. Redner waren u.a. die klinischen Pharmakologen KLAUS V. BERGMANN (1940–2022), Bonn, JOCHEN KUHLMANN (*1944), Bayer AG, IVAR ROOTS (*1942), Berlin, sowie REINHOLD KREUTZ (*1962), Berlin.

Nur zwei Monate später – es war ein ereignisreiches Jahr – informierten Experten aus London, Washington und Deutschland vor unserer Gesellschaft über Bioterrorismus. Kurz nach den Anschlägen auf das World Trade Center 2001 waren an US-amerikanische Politiker Briefe mit Anthrax-Sporen verschickt worden. Durch Kontakt mit den Erregern kam es zu Milzbrand-Infektionen, fünf Menschen starben. Auch in Europa tauchten verdächtige Briefe auf, die die Bevölkerung beunruhigten.

Im Mai 2003 stand erneut eine bedrohliche neue Infektionskrankheit auf dem Programm: Das aus Südchina stammende schwere akute Atemwegssyndrom (SARS). Nur wenige Wochen vorher war der Erreger, ein Coronavirus, identifiziert worden. Mitte März trat der erste Fall in Deutschland auf. Über die Besonderheiten des Erregers wurden die Zuhörer von HANS WILHELM DOERR (*1945), Direktor des Instituts für Medizinische Virologie an der Universität Frankfurt a.M., ins Bild gesetzt, während NORBERT SUTTORP (*1953), Direktor der Inneren Klinik mit Schwerpunkt Infektiologie, Charité, über die klinischen Aspekte informierte.

Der Ausbruch der Vogelgrippe H5N1 in Asien und Osteuropa und die geplanten Vorkehrungen in Deutschland und weltweit wurden im November 2005 von Vertretern des FRIEDRICH-LOEFFLER-Instituts, des ROBERT KOCH-Instituts und der WHO thematisiert. Menschliche Erkrankungen verliefen zu ca. 50% tödlich. Damals schlossen die Behörden nicht aus, dass es zu einer

40 Übergabe der ALBRECHT-VON-GRAEFE-Medaille am 4. Dezember 2002 durch HELMUT HAHN. Links der Preisträger, ROBERT GALLO.

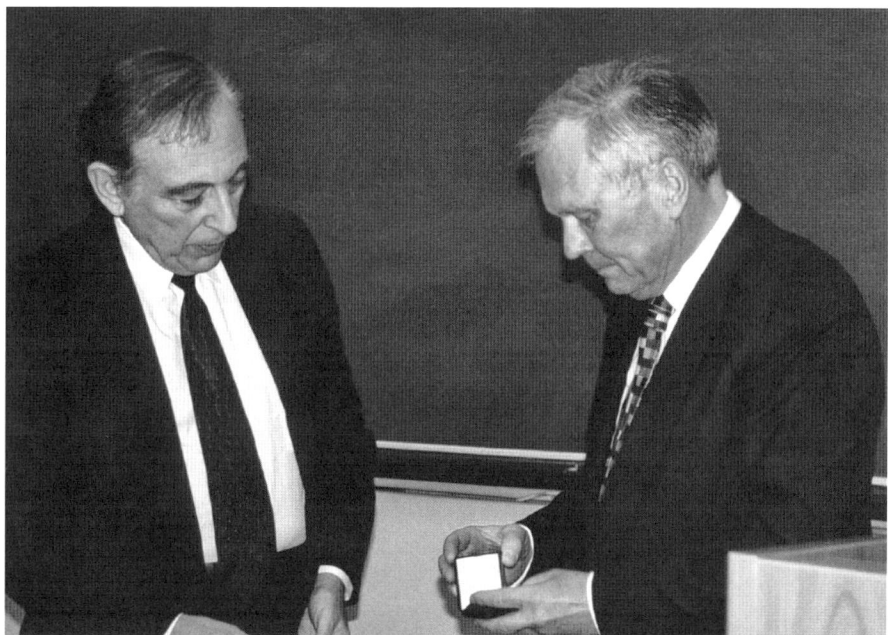

erhöhten Übertragbarkeit der Erreger und damit zu einer erheblichen Dynamisierung des Infektionsgeschehens kommen könne.

Andere am Zeitgeschehen orientierte Themen waren der durch Kontamination mit dem Herbizid Nitrofen ausgelöste Lebensmittelskandal (Juni 2002), gerichtsmedizinische Untersuchungen im Zusammenhang mit dem Untergang des russischen U-Bootes »Kursk« (2003), eine therapeutische Einordnung der selektiven COX-2-Inhibitoren, nachdem Studiendaten kardiovaskuläre Risiken befürchten ließen (Dezember 2004), die Diskussion über Brustamputation bei genetischer Prädisposition für Brustkrebs, die in der Öffentlichkeit durch die US-amerikanische Schauspielerin ANGELINA JOLIE angestoßen wurde (Oktober 2013), ferner die Ebola-Epidemie in Westafrika (Oktober 2014).

Erwähnt seien auch zwei herausragende Empfänger der ALBRECHT-VON-GRAEFE-Medaille, die anlässlich der Verleihung auch den Gedächtnisvortrag hielten: Im Dezember 2002 sprach ROBERT GALLO (*1937) aus Baltimore über die Möglichkeit einer HIV-Impfung (Abb. 40) und im Juni 2004 Günter Blobel (1936–2018) von der Rockefeller University, Nobelpreisträger für Medizin 1999, über den Dialog zwischen Zellkern und Zytoplasma.

Langenbeck-Virchow-Haus

In den ersten Jahren fanden die Veranstaltungen im Kaiserin-Friedrich-Haus statt. Später zog man in das Langenbeck-Virchow-Haus um. Nachdem das Stammhaus Ende 2002 nach einem langwierigen Gerichtsprozess für die beiden Gesellschaften zurückgewonnen war, herrschte große Freude, doch entstanden unmittelbar neue Probleme (s. S. 319–328). Der Betrieb des Hauses verursachte erhebliche Kosten. Der große Hörsaal, in dem die Volkskammer der DDR 1950–1970 getagt hatte, war aus Gründen des Brandschutzes gesperrt. Ohne umfangreiche Modernisierung ließ sich das Gebäude nicht wirtschaftlich betreiben. Die Kosten hierfür sollten sich nach dem Gutachten eines Architektenbüros auf ca. 18 Mio. DM belaufen.

Zwar fehlte es nicht an Vorschlägen, wie diese Summe herbeigeschafft werden könnte. Die beiden Eigentümergesellschaften ließen nichts unversucht. Doch alle Anfragen stießen auf freundliche Ablehnung, bis es der *Deutschen Gesellschaft für Chirurgie* gelang, die Firma B. Braun Melsungen, die für ihre Aesculap AG auf der Suche nach einem Berliner Standort war, für das Haus zu interessieren. Die Rolle des segensreichen Vermittlers spielte dabei der Vorstandsvorsitzende der Aesculap AG, Michael Ungethüm (1943–2022); er wurde 2007 Ehrenmitglied unserer Gesellschaft.

Zwischen der Eigentümergemeinschaft und der Firma Braun-Aesculap wurde im Oktober 2003 ein Vertrag geschlossen, der die Finanzierung der Renovierung ermöglichte. Im Gegenzug erhielt Braun-Aesculap das Recht, im fünften Stockwerk umfangreiche Mietereinbauten auf eigene Kosten vorzunehmen und dort die Aesculap-Akademie zu betreiben. Sämtliche Baumaßnahmen (Gesamtvolumen ca. 9 Mio. €) hatten die Zustimmung des Landeskonservators, denn das Gebäude ist denkmalgeschützt. Nach einer zwölfmonatigen Bauzeit wurde die Wiedereröffnung am 1. Oktober 2005 mit einer Festveranstaltung gefeiert.

Durch den Vertrag wurde die Fa. Braun-Aesculap nicht Miteigentümerin des Hauses. Er verpflichtete die beiden Eigentümergesellschaften jedoch, die für die Renovierung von der Saarländischen Landesbank vorgestreckte Summe aus den Erträgen der Bewirtschaftung (Vermietung von Büroräumen und Kongressbetrieb) über einen Zeitraum von 15 Jahren abzuzahlen. Für die *Berliner Medizinische Gesellschaft* bedeutete das eine lange Durststrecke. Der Prozess um das Haus hatte alle Reserven aufgebraucht und etliche Verbindlichkeiten zurückgelassen. Für ihre Geschäftsführung war die Gesellschaft deshalb nach wie vor allein auf die Mitgliedsbeiträge angewiesen.

Das »auf Kante« genähte Budget verlangte eiserne Ausgabendisziplin und ließ keinen Spielraum für Unvorhergesehenes. Diese Gratwanderung hätte gutgehen können, fand in diesem Falle jedoch ein jähes Ende: Die Notwendigkeit, zusätzliche Brandschutzvorkehrungen zu installieren, um die Vollauslastung des Hörsaals zu ermöglichen, stürzte die Gesellschaft Ende 2010 in eine existenzbedrohende Krise. Die Kosten sollten sich auf ca. 800.000 Euro belaufen, wovon jede Eigentümergesellschaft die Hälfte tragen musste. Für die Gesellschaft hätte dies die Insolvenz und den Zwangsverkauf ihres Hausanteils bedeutet.

In zähen Verhandlungen gelang es den Vertretern des Vorstands – hier seien neben Helmut Hahn die stellvertretenden Vorsitzenden Ivar Roots und Heinz Zeichhardt genannt – im Verein mit einem versierten wirtschaftlichen Berater (Dipl.-Kfm. Oliver Höppner) und einer kundigen Rechtsanwältin (Dr. Saskia Au), diesen Schaden von der Gesellschaft abzuwenden. Die Gesellschaft verkaufte 20 % ihres Hausanteils an die Aesculap AG und konnte mit dem Erlös ihren Part an den notwendigen Baumaßnahmen finanzieren sowie alle ausstehenden Verbindlichkeiten begleichen. Das komplizierte Vertragswerk, für dessen Entstehen auf Seiten der Fa. Braun-Aesculap deren Justiziar Dr. Volker Daum verantwortlich zeichnete, regelte das Verhältnis der drei Vertragspartner (*Berliner Medizinische Gesellschaft, Deutsche Gesellschaft für Chirurgie*, Fa. Braun-Aesculap) neu. Es wurde im Januar 2014 unterzeichnet. Der Teilverkauf und die Möglichkeit, künftig an den Erträgen der Bewirtschaftung zu partizipieren, führten zu einer Sanierung der Finanzen der Gesellschaft und beendeten die Abhängigkeit, in der sie sich durch ihre schwache wirtschaftliche Position gegenüber den anderen Vertragspartnern befunden hatte (s. S. 319–328).

Eingliederung der Dr.-Friedrich-Sasse-Stiftung

Dr. FRIEDRICH SASSE (1898–1981) entstammte einer alten westfälischen Apothekerfamilie. Er gründete 1943 ein pharmazeutisches Labor, aus dem 1948 die Dr. FRIEDRICH SASSE GmbH entstand. 1970 ging die Firma in die GÖDECKE AG ein, die heute zum PFIZER-Konzern gehört.

Dr. SASSE entwickelte schon früh Interesse für die Immunologie, insbesondere Immuntherapie. Dieses Interesse veranlasste ihn, auf Anraten von GÜNTER STÜTTGEN (1919–2003), 1976 die Dr.-FRIEDRICH-SASSE-Stiftung ins Leben zu rufen. Aus deren Erträgen wurden international angesehene Forscher durch die Verleihung eines Preises ausgezeichnet. Nach dem Tode des Stifters hat seine Witwe, Frau DOROTHEA SASSE, die Dr.-FRIEDRICH-SASSE-Gedenkmedaille gestiftet, die seit 1982 verliehen wurde. Aus 1,5 kg Gold wurden 30 Medaillen geprägt.

Die Zinseinnahmen reichten ab 2013 nicht mehr für die satzungsgemäßen Zwecke der Stiftung aus. Deren Kuratorium beschloss deshalb Ende 2013, das Vermögen der Stiftung auf die *Berliner Medizinische Gesellschaft* zu übertragen (ca. 220.000€ sowie 9 Medaillen). Der erste von unserer Gesellschaft ausgezeichnete Preisträger war 2011 GUNTHER HARTMANN (*1966), Direktor des Instituts für Klinische Chemie und Klinische Pharmakologie, Bonn.

150-Jahr-Feier

Die Gesellschaft feierte am 30. Oktober 2010 ihr 150-jähriges Bestehen mit einer großen Festveranstaltung im wiedergewonnenen eigenen Heim. Der Berliner Senator für Bildung, Wissenschaft und Forschung (JÜRGEN ZÖLLNER), die Dekanin der Charité (ANNETTE GRÜTERS-KIESLICH), ein Vertreter des Bundesgesundheitsministeriums, der Berliner Ärztekammerpräsident (GÜNTHER JONITZ), Vertreter der *Deutschen Gesellschaft für Chirurgie* (NORBERT HAAS, WILHELM HARTEL, HARTWIG BAUER) und der *Gesellschaft für Gynäkologie und Geburtshilfe in Berlin* (ANDREAS EBERT) sowie ein Vertreter der Firma BRAUN-AESCULAP (MICHAEL UNGETHÜM) sprachen Grußworte. Den Festvortrag (»Individualisierte Arzneitherapie«) hielt der stellvertretende Vorsitzende IVAR ROOTS.

41 Die drei anlässlich der 150-Jahr-Feier der *Berliner Medizinischen Gesellschaft* neu ernannten Ehrenmitglieder (von links) LOTHAR DE MAIZIÈRE, KARL MAX EINHÄUPL und LUDWIG GEORG BRAUN neben HANSJÜRGEN FREIHERR V. VILLIEZ (Ehrenmitglied 2005) und MICHAEL UNGETHÜM (Ehrenmitglied 2007).

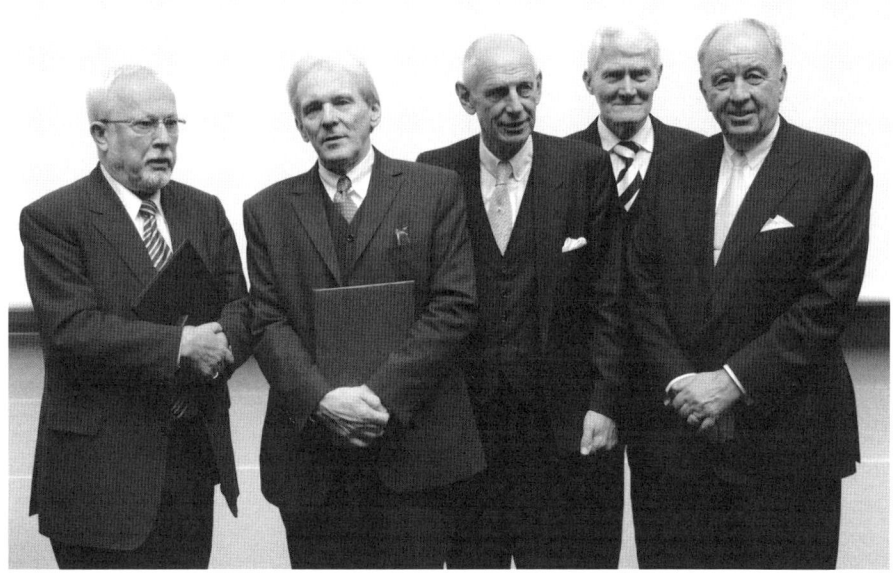

Einer alten Tradition folgend, wurden zur Feier des Tages drei Ehrenmitglieder ernannt (LUDWIG GEORG BRAUN, LOTHAR DE MAIZIÈRE, KARL MAX EINHÄUPL, Abb.41). Gleichfalls wurde eine Bronzetafel mit den Namen aller Ehrenmitglieder der Gesellschaft enthüllt. Die vorbereitenden Arbeiten lagen in der Hand des Schriftführers EBERHARD NEUMANN-REDLIN V. MEDING (*1941). Das von dem Potsdamer Bildhauer MARCUS GOLTER (*1966) gefertigte Werk schmückt die Wand am Übergang zwischen Eingangsbereich und Foyer im Erdgeschoss.

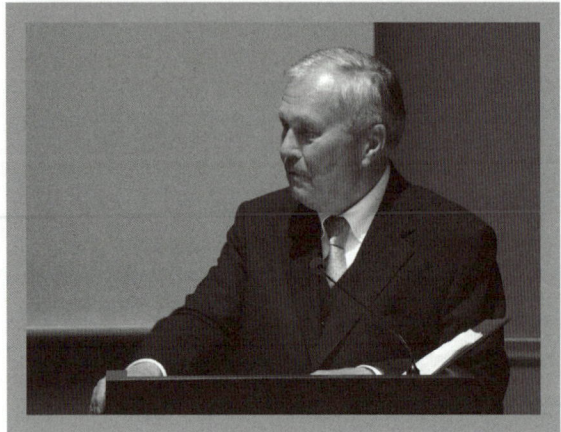

42 HELMUT HAHN eröffnet die Festsitzung zur 150-Jahr-Feier der *Berliner Medizinischen Gesellschaft* am 30. Oktober 2010.

HELMUT HAHN (*1937)

HELMUT HAHN wurde in Köln geboren. Nach dem Medizinstudium und einem siebenjährigen Forschungsaufenthalt, u. a. an der JOHNS HOPKINS University, in den Vereinigten Staat kam HAHN 1971 an das Institut für Medizinische Mikrobiologie in Mainz, wo er sich 1974 habilitierte. Im Jahr darauf erhielt er einen Ruf nach Bochum. 1977–2005 war er Lehrstuhlinhaber für das Fach Medizinische Mikrobiologie und Leiter des Instituts für Medizinische Mikrobiologie und Infektionsimmunologie der Freien Universität Berlin.[19]

HAHN war seit 1978 Mitglied der Gesellschaft. Als es 2000 darum ging, die Gesellschaft aus einem Stadium der Lähmung zu befreien, wurde er von KEWITZ für diese Aufgabe gewonnen. Durch eine Serie spektakulärer Veranstaltungen gelang es HAHN innerhalb kurzer Zeit, die Gesellschaft wieder in die öffentliche Wahrnehmung zu rücken, was in Anbetracht des vielfältigen Angebots, das dem wissensdurstigen Mediziner in Berlin allabendlich zur Verfügung steht, keine geringe Leistung war.

Auch bei den schwierigen Verhandlungen nach der Wiedergewinnung des LANGENBECK-VIRCHOW-Hauses, deren Ergebnis die Schaffung eines modernen Büro- und Kongressgebäudes war, hat HAHN sich zugunsten der Gesellschaft erfolgreich eingesetzt. Diese verlieh ihm 2015 in Anerkennung seiner Verdienste die Ehrenmitgliedschaft.

---

[19] I. ROOTS: HELMUT HAHN zum 80. Geburtstag. In: Berliner Ärzte 5/2017, S. 37

DIE GESELLSCHAFT UNTER DEM VORSITZENDEN ROOTS (2014–2023)

Nach der Neuregelung der vertraglichen Bedingungen im Hause waren die ersten Jahre unter dem Vorsitzenden IVAR ROOTS von einer regelmäßigen Veranstaltungsaktivität geprägt, in der viele wichtige medizinische Fächer zum Zuge kamen und ihre Erfolge präsentieren konnten.

Anlässlich der Verleihung der ALBRECHT-V.-GRAEFE-Medaille 2015 an GERD-RÜDIGER BURMESTER (*1953) sprachen ANDREAS RADBRUCH (*1952, »Das immunologische Gedächtnis«), FALK HIEPE sowie BURMESTER selbst (»Moderne antirheumatische Therapie«). Im selben Jahr fand eine Festveranstaltung zusammen mit der *Deutsch-Japanischen-Gesellschaft* über deutsch-japanische Medizingeschichte mit Gästen aus Japan statt. Den ersten Festvortrag hielt unser Vorstandsmitglied REINHARD BURGER (*1949). Ihm folgten drei japanische Redner. Der 100-jährige Geburtstag des LANGENBECK-VIRCHOW-Hauses wurde von den Eigentümern im September 2015 festlich begangen.

Gelegentlich bot die Gesellschaft Neuberufenen einen würdigen Rahmen für ihre Antrittsvorlesung, so 2016 dem Chirurgen JOHANN PRATSCHKE (*1965) mit dem Thema: »Innovation, Qualität, Ökonomie – Herausforderungen in der universitären Chirurgie«. Ein Jahr darauf sprachen der Virologe CHRISTIAN DROSTEN (*1972) über »MERS: Zoonose oder pandemische Gefahr?« sowie der Mikrobiologe ANDREAS DIEFENBACH (*1965) über »Herausforderungen der Mikrobiologie im 21. Jahrhundert.«

Einzigartig war das 2016 von unserem Vorstandsmitglied CLAUS KÖPPEL (*1949) im Berliner Musikinstrumentenmuseum organisierte Symposium: »Kastraten, Falsettisten«. Unter den hochkarätigen Rednern referierte VOLKER HESSE (*1942) über »Hormone und Stimme«. Das abendliche Abschlusskonzert bot venezianische Musik um 1600.

Die ALBRECHT-V.-GRAEFE-Medaille erhielt 2017 unser Vorstandsmitglied MICHAEL FOERSTER (*1943). Zum Thema »Ophthalmologie und Onkologie« sprachen Gäste aus Tübingen. Herausgehoben werden soll im gleichen Jahr die außerordentlich gut besuchte Veranstaltung der Klinik für Anästhesiologie der Charité, bei der es um die Folgen der Anästhesie für Herz und Hirn ging. Die Direktorin der Klinik, CLAUDIA SPIES, referierte über das postoperative Delir.

Gleichfalls 2017 standen »Neue Konzepte für Pathogenese, Diagnostik und Therapie von Immunkrankheiten« mit drei Referenten aus der Charité (ULRICH WAHN, HANS-DIETER VOLK und PETRA REINKE) auf dem Programm. Die Innere Klinik für Nephrologie am Campus BENJAMIN FRANKLIN präsentierte aktuelle therapeutische Entwicklungen; der Direktor der Klinik, WALTER ZIDEK (*1953), informierte die Zuhörerschaft über neue Dialyseverfahren. Beeindruckende Fortschritte auf dem Wege zur personalisierten Therapie kindlicher Tumoren wurden von ANGELIKA EGGERT (*1967), Direktorin der Charité-Kinderklinik für Onkologie und Hämatologie, vorgestellt.

Im Rahmen einer Veranstaltung zum Mikrobiom referierte die Virologin KARIN MÖLLING (*1943) vor einem staunenden Publikum über »Phagen als Retter bei schwierigen Infektionen« (2018).

Im Folgejahr präsentierten unter der verheißungsvollen Überschrift »Klinische Bedeutung der erweiterten Genanalyse in der Onkologie« DAVID HORST (*1978), Direktor des Instituts für Pathologie, Charité, und SEBASTIAN STINTZING, Direktor der Inneren Klinik für Hämatologie, Onkologie und Tumorimmunologie, Charité, die derzeitigen Möglichkeiten der Präzisionsonkologie auf molekularpathologischem Niveau.

DETLEV GANTEN (*1941, Präsident des World Health Summit) gab 2016 die Anregung, mit dem »Nobel Viewing« einen gemeinsamen neuen Veranstaltungstyp zu schaffen: Am ersten Montag im Oktober, dem Tag der Bekanntgabe der Nobelpreisträger für Physiologie oder Medizin, waren herausragende Berliner Wissenschaftler sowie Pressevertreter eingeladen, die Bekanntgabe in Stockholm per Direktübertragung am Bildschirm zu verfolgen. Anschließend wurden die mit dem Nobelpreis belohnten Leistungen von kundiger Seite erläutert.

Corona-Epidemie

Die Veranstaltungsfolge der Gesellschaft wurde jäh für einen längeren Zeitraum durch die Corona-Epidemie gestört. Es war gerade noch gelungen, am 26. Februar 2020 einen Abend unter dem Titel »Coronavirus-Epidemie – Informationen aus erster Hand« zu organisieren und mit dem Virologen der Charité, CHRISTIAN DROSTEN, einen der führenden Wissenschaftler auf diesem Gebiet als Referenten zu gewinnen. Vertreter des ROBERT KOCH-Instituts und der

Senatsverwaltung für Gesundheit gaben eine Einschätzung der aktuellen Situation. Zu diesem Zeitpunkt waren die ersten Infektionen im Süden Deutschlands bekannt geworden. Der Zuspruch führte das Haus an die Grenzen seiner Kapazität: Es waren etwa 700 Zuhörer anwesend, einige Interessierte wurden wegen Überfüllung des Hauses an der Pforte abgewiesen (s. Abb. 49).

Mitte März 2020 traten die Einschränkungen der Corona-Maßnahmen in Kraft und machten weitere Präsenzveranstaltungen unmöglich. In dieser Situation wurden – in Zusammenarbeit mit der Firma Bayer, vermittelt durch unser Vorstandsmitglied Wolf Sittner (*1955) – drei internationale Video-Konferenzen in englischer Sprache über spezielle Aspekte der COVID-19-Erkrankung abgehalten: Im April 2020 trugen prominente chinesische Ärzte aus Shanghai (Zhang Wenhong) und Peking (Cao Bin) über ihre klinischen Erfahrungen vor (wir hatten 20.000 permanente Teilnehmer), im Juni 2020 ging es um kardiovaskuläre und thromboembolische Risiken der Erkrankung, und im März 2021 wurde über die Erfahrungen mit den erst seit wenigen Monaten verfügbaren Impfstoffen diskutiert. Die Vorträge wurden jeweils durch Fragen und Beiträge eines Boards internationaler Sachverständiger, auch aus der Charité, ergänzt.

Mit diesen Videokonferenzen hat die Gesellschaft eine moderne Kommunikationsform erfolgreich aufgegriffen. Eine weitere Konferenz fand im März 2022 zum Thema »Fortgeschrittenes Prostatakarzinom« statt, an der sieben internationale Redner teilnahmen. Geleitet wurde die Diskussion von Thorsten Schlomm, Direktor der Klinik für Urologie, Charité, und Gero Kramer, Leiter der Prostatakarzinom-Ambulanz der Wiener Universitätsklinik für Urologie.

Mit Abklingen der Corona-Epidemie wurden Ende 2021 die Präsenzveranstaltungen wieder aufgenommen. Der erste Abend war bezeichnenderweise den eben erhobenen neuesten Erkenntnissen zum immunologischen Geschehen in der Lunge bei einer COVID-Infektion gewidmet (u. a. Norbert Suttorp, Charité). Von den folgenden Veranstaltungen sei – pars pro toto – der Vortragsabend über neue, hochmoderne Verfahren zur Therapie peripherer arterieller Verschlusskrankheiten im Oktober 2022 herausgestellt. Beeindruckend waren auch die Vorträge zum Thema »Focus Niere« von Kai-Uwe Eckardt (*1960) und anderen aus der Inneren Klinik für Nephrologie und Internistische Intensivmedizin der Charité.

Für ihre herausragende Rolle bei der Bekämpfung der Corona-Epidemie verliehen wir im März 2021 die ALBRECHT-VON-GRAEFE-Medaille an LOTHAR WIELER (*1961), Präsident des ROBERT KOCH-Instituts, sowie an CHRISTIAN DROSTEN, Direktor des Instituts für Virologie der Charité. DETLEV GANTEN erhielt diese Auszeichnung für die Gründung des World Health Summit.

Virchow-Jubiläum

Der 200. Geburtstag von RUDOLF VIRCHOW am 13. Oktober 2021 bot der Charité und unserer Gesellschaft Anlass zu einer gemeinsamen Feier im LANGENBECK-VIRCHOW-Haus, an der Stätte also, deren Errichtung VIRCHOW 1901 zu seinem 80. Geburtstag von der Gesellschaft versprochen worden war. Das Programm würdigte sowohl den historischen VIRCHOW als auch sein wissenschaftliches Erbe in so modernen Feldern wie zellbasierter Krebsmedizin und Paläogenetik. Sicherlich hätte der Jubilar, weilte er heute noch unter uns, sich inzwischen verziehen, den Neandertaler nicht richtig eingeordnet zu haben, und wäre den Ausführungen von SVANTE PÄÄBO (*1955, Nobelpreis für Physiologie/Medizin 2022) vom Leipziger MAX-PLANCK-Institut für Evolutionäre Anthropologie über die genetische Ausstattung unseres ausgestorbenen Verwandten mit großem Interesse gefolgt. In diesem festlichen Rahmen erhielt PETER-ANDRÉ ALT (*1960) die Ehrenmitgliedschaft der Gesellschaft (Abb. 43). Der Regierende Bürgermeister MICHAEL MÜLLER (*1964) beehrte die Veranstaltung mit seiner Anwesenheit und einer Rede. Allerdings musste wegen der immer noch anhaltenden Corona-Epidemie die Teilnehmerzahl auf ca. 150 begrenzt werden.

Dr.-Friedrich-Sasse-Medaille

Die Medaille wurde 2021 NIKOLAUS RAJEWSKY (*1968) zuerkannt, Direktor des Berliner Instituts für Medizinische Systembiologie im MAX-DELBRÜCK-Center. Gewürdigt wurden hiermit seine brillanten Erfolge bei der Erforschung der Funktion von mikroRNAs sowie seine konzeptionellen Arbeiten zur Einzelzellgenomik. Es folgte 2023 der ehemalige Direktor der Inneren Klinik mit Schwerpunkt Infektiologie und Pulmologie der Charité, NORBERT SUTTORP. Er wurde für seine bahnbrechenden Arbeiten bei der Erforschung von Reaktionen des angeborenen pulmonalen Immunsystems geehrt.

VON DER WIEDERBELEBUNG DER GESELLSCHAFT BIS HEUTE | 315

43 Übergabe der Urkunde zur Ehrenmitgliedschaft an PETER-ANDRÉ ALT (links), damals Präsident der Hochschulrektorenkonferenz, bei der Feier zum 200. Geburtstag von RUDOLF VIRCHOW am 13. Oktober 2021 durch IVAR ROOTS. Bronzeabguss der 1882 gefertigten VIRCHOW-Büste von BERNHARD AFINGER (1813–1882).

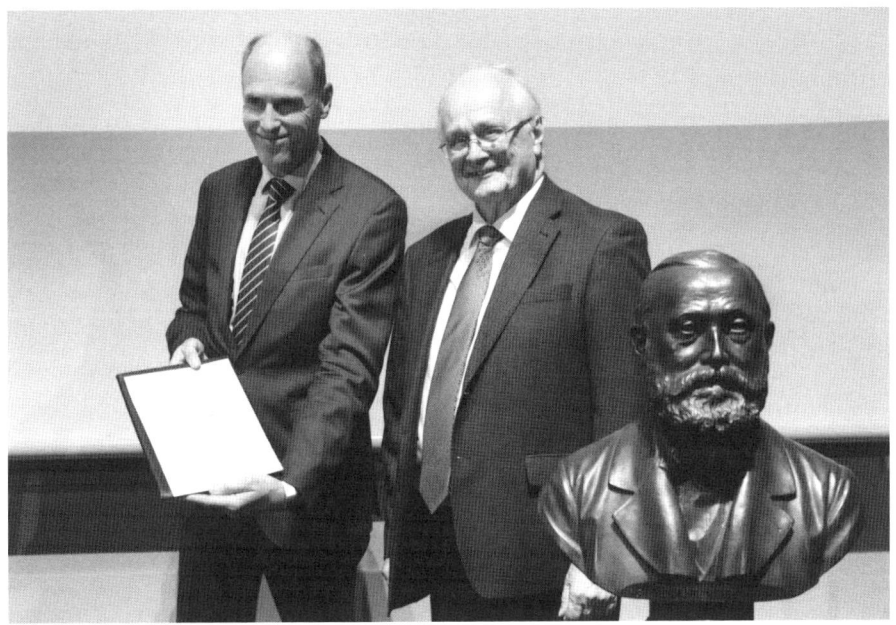

Darstellung der Geschichte der Berliner Medizinischen Gesellschaft

Unter der Ägide von ROOTS entstand eine Reihe von Publikationen über die Geschichte der *Berliner Medizinischen Gesellschaft*, hauptsächlich verfasst von GABRIELE LASCHINSKI (*1955), die 2020 dafür die Ehrenmitgliedschaft erhielt. Die Schriften basieren zum großen Teil auf den publizierten Protokollen und Vorträgen, mit denen die Gesellschaft an die Öffentlichkeit getreten ist. Nahezu alle Aufzeichnungen und Dokumente über die interne Gesellschaftsaktivität vor 1945 gingen durch Kriegseinwirkung verloren.

Eine rühmliche Ausnahme ist das Manuskript des Geheimen Medizinalrats OTTO SOLBRIG, welches vermutlich für die 75-Jahr-Feier in Auftrag gegeben wurde. Es war wohl der erste Versuch, die Geschichte der Gesellschaft umfassend darzustellen. Das Werk umfasst mehr als 250, in feiner Handschrift eng beschriebene Seiten. Der Text stellt die wissenschaftlichen Veranstaltungen in den Mittelpunkt und wurde als medizinhistorisches Dokument 2018 mit reichlich Anmerkungen von der Gesellschaft als Buch herausgegeben.[20]

Es folgten – neben dem vorliegenden Werk – die gesammelten Biographien der Ehrenmitglieder und Preisträger der Gesellschaft und weitere Publikationen.[21] Angeregt durch diese Arbeiten wurde die Tafel der Ehrenmitglieder im Foyer des LANGENBECK-VIRCHOW-Hauses ergänzt um die Ehrenmitglieder der 1844 gegründeten *Gesellschaft für wissenschaftliche Medizin* sowie die Neuernennungen und von den Bildhauern MARCUS GOLTER und MARTIN ROEDEL (*1975) neu gestaltet.

Die Amtsperiode von ROOTS endet mit dem Symposium: »Von der Berliner Schule der Medizin zur Globalen Gesundheit, ein Markenkern Europäischer Politik«. In Kooperation mit DETLEV GANTEN und der von ihm initiierten VIRCHOW *Foundation für Globale Gesundheit* sowie dem *World Health Summit* wurden Public- und Global-Health-Konzepte dargelegt, die von den Nachhaltigkeitszielen der *Vereinten Nationen* geprägt sind. Die in- und ausländischen Redner kamen aus Politik und Wissenschaft.

---

[20] Das Entstehen der modernen Medizin. Vorträge vor der Berliner Medizinischen Gesellschaft von 1860 bis 1935. Ausgewählt vom Geheimen Medizinalrat OTTO SOLBRIG, herausgegeben und kommentiert von GABRIELE LASCHINSKI und IVAR ROOTS. ABW Wissenschaftsverlag, 2018

[21] GABRIELE LASCHINSKI, IVAR ROOTS: RUDOLF VIRCHOW und die Berliner Medizinische Gesellschaft. In: RUDOLF VIRCHOW & HERMANN VON HELMHOLTZ: Ihr Wirken in und für Berlin – Impulse für die Gesundheitsstadt Berlin. GERHARD BANSE (Hrsg.). Abhandlungen der LEIBNIZ-Sozietät der Wissenschaften Band 73, trafo Wissenschaftsverlag Berlin, 2022, p. 99–110
Sowie IVAR ROOTS: Begrüßung im LANGENBECK-VIRCHOW-Haus, p. 21–23
Sowie GABRIELE LASCHINSKI, ROMAN M. MAREK, IVAR ROOTS: Das Entstehen der modernen Medizin – und ein neues Verständnis von Gesundheit und Krankheit: RUDOLF VIRCHOW und die Berliner Medizinische Gesellschaft. In: Was ist Gesundheit? PHILIP VAN DER EIJK, DETLEV GANTEN und ROMAN MAREK (Hrsg.), DE GRUYTER Berlin, 2021, p. 221–235

IVAR ROOTS (*1942)

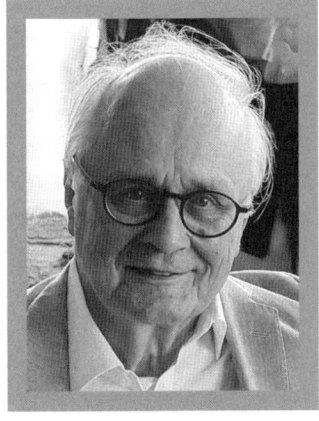

44 IVAR ROOTS

IVAR ROOTS wurde in Berlin geboren, verlebte seine Jugend allerdings in Gießen. Nach dem Staatsexamen ging er 1970 an das neu gegründete Institut für Klinische Pharmakologie der Freien Universität Berlin am Klinikum BENJAMIN FRANKLIN, wo er sich 1981 habilitierte und 1985 eine Professur erlangte. 1993–2009 war er Direktor des Instituts für Klinische Pharmakologie und Toxikologie, Campus Charité Mitte. Er befasste sich hauptsächlich mit den genetischen Grundlagen des Arzneimittelstoffwechsels, mit dem Ziel einer Individualisierung der Arzneitherapie.

In die Gesellschaft trat ROOTS 1975 ein, zum stellvertretenden Vorsitzenden wurde er erstmals 1995 gewählt, 2014–2023 war er Vorsitzender. Als stellvertretender Vorsitzender setzte er sich für den – durchaus schmerzhaften – Verkauf von Anteilen am LANGENBECK-VIRCHOW-Haus ein, womit der Gesellschaft eine Konsolidierung der Finanzen gelang.

Damit wurden die Voraussetzungen dafür geschaffen, dass die *Berliner Medizinische Gesellschaft* eine Aufgabe im medizinischen Berlin übernehmen kann, die an ihre ruhmreiche Vergangenheit anknüpft. ROOTS hat auch dafür gesorgt, dass die Historie der Gesellschaft einem breiteren Publikum bekannt wird: Das historische Manuskript des Geheimen Medizinalrats OTTO SOLBRIG, die Geschichte der Gesellschaft und die gesammelten Biographien der Ehrenmitglieder und Preisträger der Gesellschaft werden unter seiner Federführung herausgegeben.

DIE GESELLSCHAFT UNTER DER VORSITZENDEN SPIES (2023–)

Im Juni 2023 übernahm CLAUDIA SPIES (*1961) den Vorsitz. Ihre erste Veranstaltung befasste sich mit dem Post-Intensive-Care-Syndrom, vorgetragen von leitenden Mitarbeitern ihrer Klinik.

CLAUDIA SPIES (*1961)

CLAUDIA SPIES wurde in Würzburg geboren. Sie wechselte 1991 an das Universitätsklinikum BENJAMIN FRANKLIN der Freien Universität Berlin und leitet seit 2005 die Klinik für Anästhesiologie und operative Intensivmedizin der Charité am Campus Mitte und auch Campus VIRCHOW-Klinikum. Wissenschaftlich befasst sie sich u.a. mit postnarkotischen kognitiven Störungen und dem postoperativen Delirium. Auch hat sie eine »Intensivstation der Zukunft« entwickelt, die den Genesungsprozess unterstützen soll. Sie ist seit 2011 Mitglied der Nationalen Akademie der Wissenschaften Leopoldina.

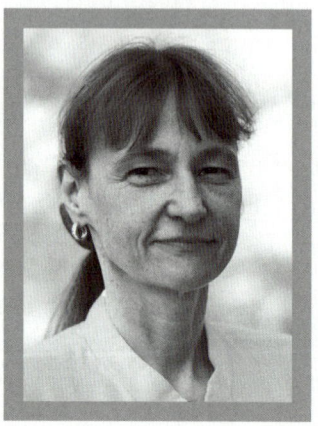

45 CLAUDIA SPIES

In den Vorstand der Berliner Medizinischen Gesellschaft wurde CLAUDIA SPIES 2015 erstmalig als stellvertretende Schriftführerin gewählt, 2021 wurde sie stellvertretende Vorsitzende. Im Juni 2023 übernahm sie – als erste Frau – den Vorsitz.

DAS LANGENBECK-VIRCHOW-HAUS NACH DEM ZWEITEN WELTKRIEG

Das LANGENBECK-VIRCHOW-Haus lag im sowjetischen Sektor. Zwei Häuser weiter, im Verwaltungsgebäude der Tierärztlichen Hochschule, hatte die sowjetische Militärregierung ihren Sitz genommen. Auch das Stammhaus der Gesellschaft war von einer sowjetischen Behörde belegt. Als diese Ende 1949 auszog, konnte GEORG MYLIUS als Treuhänder der Gesellschaft das Gebäude besichtigen und musste feststellen, dass das Gestühl aus den Sälen, die Bilder, Kino- und Projektionsanlage, ja sogar die Täfelung aus dem kleinen Saal entfernt sowie störende Einbauten vorgenommen worden waren. Die Kunstwerke, die die Gesellschaft besaß, sind seitdem verschwunden – darunter ein Porträt von VIRCHOW aus dem Jahre 1891 von FRANZ V. LENBACH sowie ein Porträt von IGNAZ SEMMELWEIS (1930) von MANFRED PRAGER, Berlin.[1]

Die Gesellschaft hatte fast ihr ganzes Kapitalvermögen verloren, an die Wiederherstellung der Inneneinrichtung war deshalb nicht zu denken. Hinzu kamen die laufenden Kosten. Aber vor allem lag das Haus jetzt im »falschen« Teil der Stadt, eine Wiederinbesitznahme zur eigenen Verwendung war damit praktisch unmöglich; nicht einmal die Verwaltung hätte vom Westteil aus erfolgen können. Andererseits kam der Verkauf auch nicht in Frage.

Doch wie das Haus in seinem bisherigen Charakter erhalten, damit es später, beim Anbruch »besserer Zeiten«, von den beiden Eigentümergesellschaf-

---

[1] ADOLF KRONFELD: IGNAZ PHILIPP SEMMELWEIS. Wiener Medizinische Wochenschrift, 1931, Vol. 81, p. 179

ten wieder genutzt werden konnte? Mylius gab ein Gutachten in Auftrag und erhielt die dezidierte Empfehlung: verpachten, und zwar an eine Behörde.

Die Argumente des juristischen Gutachters (Egon A. v. Preyss) werfen ein bezeichnendes Licht auf die Verhältnisse in der geteilten Stadt. V. Preyss führt aus, dass die Vermietung vermutlich eine Person vollständig in Anspruch nehmen würde, ohne dass die Erhaltung des Hauses gewährleistet wäre. Die Miete wäre nämlich auf ein Sperrkonto gezahlt worden, von dem nur mit besonderer Genehmigung Beträge für Aufwendungen, die ausschließlich mit dem Mietobjekt in Zusammenhang standen, hätten entnommen werden dürfen. Doch damit nicht genug: Material für Instandsetzungen war im Ostsektor nicht leicht zu bekommen; die Erlangung einer Freigabe erforderte Zeit und »einiges Spicken«, wie es im damaligen Jargon hieß. Die Verwaltung wäre somit aufwändig und schwierig gewesen.

Bei einer Verpachtung hingegen könne der Vertrag so gestaltet werden, dass der Pächter die Sorge für die Erhaltung des gepachteten Objekts übernimmt. Zum Ausgleich sollte der verlangte Pachtzins gering sein. Ist der Pächter obendrein eine Regierungsstelle – so die Spekulation des Gutachters – wird es ihm leichter und schneller möglich sein, Materialfreigaben für Reparaturen zu erwirken. Auf diese Weise werde der entgangene Mietzins wertbeständig in Haus und Grundstück angelegt.

Nach diesem Vorschlag wurde verfahren. Im April 1950 verpachteten die *Deutsche Gesellschaft für Chirurgie* und Mylius als Treuhänder der *Berliner Medizinischen Gesellschaft* das Haus für 5 Jahre an die Deutsche Demokratische Republik. Die Pächterin zahlte dafür 5400 Ostmark pro Jahr. Zum Vergleich: Das Amt für Kriegsschäden und Besatzungskosten hatte von der sowjetischen Behörde zuletzt eine Jahresmiete von 72.000 DM kassiert! Der lächerlich kleine Betrag wurde auf ein Sperrkonto gezahlt und kam den beiden Eigentümergesellschaften praktisch nicht zugute.

Doch bereits im Juni 1953 kam vom Rat des Stadtbezirks Mitte folgende Mitteilung:

»*Das Grundstück ist auf Grund des § 9 der Aufbauverordnung des Magistrats von Groß-Berlin vom 18. Dezember 1950 (VOBl. I. S. 379) und deren Durchführungsverordnung vom 16. August 1951 (VOBl. I. S. 401) mit Wirkung vom 1.2.1953 in Anspruch genommen. Die Inanspruchnahme beschränkt das Eigentum in der Weise, daß die sich aus dem Eigentum ergebenden Befugnisse bis zur endgültigen Regelung auf den Träger der Aufbaumaßnahme übergehen. Zu Gunsten der Regierung der Deutschen Demokratischen Republik, Regierungskanzlei als Träger der Aufbaumaßnahme auf Grund des Ersuchens vom 21. April 1953 eingetragen am 9. Juni 1953.«*

Damit war den beiden Eigentümergesellschaften die Verfügung entzogen. Die formale Enteignung erfolgte bald darauf und überführte das Haus in das Eigentum des Volkes. Eine Entschädigung wurde nicht gezahlt. Ab 1950 tagte im großen Hörsaal die Volkskammer der Deutschen Demokratischen Republik. Das Haus war für diesen Zweck umfangreich umgebaut worden. In den 1960er Jahren wurden dann die Schmuckelemente an der Straßenfassade beseitigt. 1976 ging das Gebäude in die Nutzung der Akademie der Künste der DDR über.

Bei so manchem alten Mitglied mögen die Fernsehbilder, die bisweilen von diesem Ort kamen, wehmütige Erinnerungen wachgerufen haben. Der Gesellschaft war klar, dass sie die Hoffnung auf das Haus aufgeben musste. In den Generalversammlungen wurde kaum mehr ein Wort darüber verloren.

Die Situation änderte sich erst nach der »Wende«, zu einem Zeitpunkt also, als nur noch wenige Zeugen vorhanden waren, die das Haus in seiner ursprünglichen Nutzung erlebt hatten. Sobald der rechtliche Rahmen geschaffen war, stellten die beiden Eigentümergesellschaften 1990 einen Antrag auf Rückübertragung. Der Vorgang erhielt die Registriernummer 37314, und da die Restitutionsanträge der Reihe nach abgearbeitet wurden, erfolgte der Bescheid vom Amt zur Regelung offener Vermögensfragen Mitte-Prenzlauer Berg erst im November 1994: *Er war negativ.*

In der Begründung heißt es, dass die Gesellschaften keinen Anspruch auf Restitution hätten, da sie nicht entschädigungslos enteignet wurden. Für diese Auffassung ist allein ausschlaggebend, dass die Rechtsgrundlage, auf der die Enteignung beruht, eine Entschädigung vorsieht – was bei der Aufbauverordnung der DDR von 1950 der Fall war; es kommt nicht darauf an, ob eine Zahlung erfolgt ist. Weiterhin lehnte das Amt die Sichtweise der Anwälte ab, die DDR-Behörde hätte sich durch »unlautere Machenschaften«, also Machtmissbrauch, in den Besitz des Grundstückes gesetzt.

Der Widerspruch gegen diesen Bescheid wurde im Mai 1995 zurückgewiesen. Inzwischen hatten die angespannte Situation und Meinungsverschiedenheiten innerhalb des Vorstands 1994 zum Rücktritt von HABERMEHL vom Vorsitz geführt. Die Position des Geschäftsführers für die *Berliner Medizinische Gesellschaft* in der Langenbeck-Virchow-Haus-Gesellschaft b. R. übernahm im Februar 1995 Helmut Kewitz; Jürgen Hammerstein (1925–2024) wurde sein Stellvertreter.

Gegen den Bescheid des Amtes wurde Mitte 1995 Klage beim Verwaltungsgericht Berlin eingereicht, die im Wesentlichen mit Verfahrensfehlern bei der Enteignung begründet wurde. Die Anwälte veranschlagten die Erfolgsaussicht allerdings nur mit 50 % – Grund genug, auch andere Möglichkeiten zum Wiedererwerb des Hauses auszuloten, wie z. B. den Kauf. Für den damaligen Nutzer, die Charité, war das Gebäude nämlich keine Quelle ungetrübter Freude; es verursachte hohe Kosten und konnte aufgrund des laufenden Verfahrens bezüglich der Eigentumsverhältnisse nicht nach den eigenen Bedürfnissen umgebaut werden. Versuche, einen für alle tragbaren Kompromiss auszuhandeln, scheiterten jedoch an der sich auf der Gegenseite immer mehr durchsetzenden Überzeugung, die ursprünglichen Eigentümer würden nicht wieder in den Besitz des Hauses gelangen.

Danach sah es jetzt auch aus. Zwar hatte der Wechsel zu einem anderen Anwaltsbüro auch neue Argumente ins Verfahren gebracht, dennoch wies das Verwaltungsgericht die Klage im Mai 2001 ab und ließ eine Revision nicht zu. Der einzige noch verbliebene Rechtsweg, die Nichtzulassungsbeschwerde vor dem Bundesverwaltungsgericht, wurde umgehend beschritten und mit einem Verfahrensfehler begründet: Das Gericht wäre seiner Verpflichtung nicht nachgekommen, unklare, streitentscheidende Tatsachen selbst aufzuklären bzw. die Parteien dazu aufzufordern. Im Rückblick war dies die entscheidende Wende. Das Bundesverwaltungsgericht gab der Klage am 9. November 2001 statt und wies das Verfahren an das Verwaltungsgericht Berlin zurück.

Was waren das für »streitentscheidende Tatsachen«, die geklärt werden mussten? Die DDR hatte die »Inanspruchnahme« des Grundstücks 1953 mit Baumaßnahmen gemäß der Aufbauverordnung begründet. Der *Berliner Medizinischen Gesellschaft* war jedoch bekannt, dass bereits für den Einzug der Volkskammer 1950 umfangreiche Umbauten vorgenommen wurden. In der Generalversammlung am 15. Februar 1951 hatte der Chirurg Arthur Hübner (1887–1961), der die Interessen der *Deutschen Gesellschaft für Chirurgie* bezüglich des Langenbeck-Virchow-Hauses wahrnahm, darüber berichtet:

»Augenblicklich befindet sich in unserem Hause der Volksrat der Deutschen demokratischen Republik. Es wurde der große Hörsaal nach der Hofseite hin erweitert und ein neues Gestühl mit bequemen Sesseln wieder eingebaut. Die Heizung, die ständig von Grundwasser bedroht war, ist auf gut isoliertem Untergrund wieder aufgebaut. Einige Heizkessel sind ebenfalls erneuert, sodaß die Heizung auch für das Nebenhaus, welches unserem Hause angegliedert wurde, ausreicht.«

Es bestand somit die Möglichkeit, dass die Baumaßnahmen, die zur Begründung der Enteignung gedient hatten, zum Zeitpunkt der »Inanspruchnahme« bereits abgeschlossen waren. Sie wären damit nur vorgeschoben gewesen, um in den Besitz des Grundstücks zu gelangen und die Investitionen, die bereits in das Gebäude geflossen waren, nachträglich abzusichern. Denn zum Zeitpunkt der Bautätigkeit, die die Verantwortlichen der LANGENBECK-VIRCHOW-Haus Gesellschaft 1950 beobachteten, hatte es in der DDR für eine Enteignung keine Rechtsgrundlage gegeben, die Aufbauverordnung wurde erst am 30. Dezember 1950 verkündet. Damit wäre die Enteignung zum Zwecke der Aufbaumaßnahme »Volkskammer« eine unlautere Machenschaft im Sinne des Gesetzes und die ursprünglichen Besitzer hätten Anrecht auf Restitution.

Nun ging es darum, die Historie der Umbauten im LANGENBECK-VIRCHOW-Haus anhand alter Akten zu rekonstruieren, die in verschiedenen amtlichen Archiven Berlins schlummerten. An der Indizienjagd beteiligten sich alle Prozessparteien: die ursprünglichen Eigentümer, das Landesamt zur Regelung offener Vermögensfragen für das Land Berlin und auch das Verwaltungsgericht, das für seine fehlende Sorgfalt vom Bundesverwaltungsgericht gerügt worden war. KEWITZ und HAHN engagierten eine Spezialistin für wissenschaftliche Recherchen, die nach den entscheidenden Schriftstücken fahndete. Schließlich gelang es mit vereinten Kräften, das Puzzle mit hinreichender Genauigkeit zusammenzusetzen. Danach waren die Hauptarbeiten im LANGENBECK-VIRCHOW-Haus tatsächlich bereits 1950 abgeschlossen. Am 10. September 2002 ordnete das Verwaltungsgericht die Rückübertragung an!

Entschieden wurde dieser Prozess durch die profunden Kenntnisse unseres gemeinsamen Anwalts (JOST V. TROTT ZU SOLZ, 1944–2009). Doch hatte es in den fast 12 Jahren, die zwischen Antragstellung und Urteilsspruch vergingen, in und zwischen den beiden Gesellschaften genug Hindernisse, Meinungsverschiedenheiten und Missverständnisse gegeben, die auch ein Scheitern hätten herbeiführen können. Wenn trotzdem ein Aufgeben nie ernsthaft zur Diskussion stand, war dies vor allem der streitbaren Unbeirrbarkeit von KEWITZ und der Stetigkeit und finanziellen Solidität, die die *Deutsche Gesellschaft für Chirurgie* durch die Person ihres Generalsekretärs, WILHELM HARTEL (*1930), beisteuerte, zu danken. Insofern hatte dieser Erfolg tatsächlich viele Väter – hinzu kam noch eine gehörige Portion Glück.

Im Rahmen der Rückübertragung wurde eine alte Schuld beglichen. Der aufmerksame Leser wird sich an die Hypothek von 1 Mio. Mark erinnern, die die Stadt Berlin 1913 für den Bau des LANGENBECK-VIRCHOW-Hauses bewilligt hatte. Durch Währungsreform und Aufwertungsgesetz wurde diese Schuld 1925 auf 250.000 Reichsmark reduziert, wovon noch 125.000 Mark im Grundbuch standen, die jetzt – in Euro umgerechnet – abgelöst wurden.

Lange bevor die Rückübertragung des Hauses am 13. Februar 2003 mit einer Festveranstaltung gebührend gefeiert wurde, waren Überlegungen in Gang gesetzt worden, wie dessen Bewirtschaftung zum Vorteil der beiden Eigentümergesellschaften in Zukunft erfolgen könne. Hierfür musste das Gebäude durch eine umfassende Modernisierung auf einen zeitgemäßen Standard gebracht werden. Schon der Zustand des historischen Hörsaals war symptomatisch – er war baupolizeilich gesperrt. Die notwendigen Sanierungsmaßnahmen gingen also über eine Renovierung weit hinaus.

Bereits Mitte der 1990er Jahre hatte die *Deutsche Gesellschaft für Chirurgie* beim Architektenbüro NETHING (Neu-Ulm) ein Planungskonzept in Auftrag gegeben. Die Architekten bezifferten die Kosten für das Bauvorhaben auf ca. 18 Mio. DM – ein Betrag, der von den beiden Gesellschaften nicht aufgebracht werden konnte. Dem Generalsekretär der chirurgischen Gesellschaft, WILHELM HARTEL, gelang es jedoch, MICHAEL UNGETHÜM (1943–2022), den Vorstandsvorsitzenden der AESCULAP AG, für das Haus zu interessieren. UNGETHÜM suchte für die AESCULAP Akademie, eine Fortbildungseinrichtung für Ärzte, in Berlin ein geeignetes Gebäude. Er erkannte den Wert des Standortes in unmittelbarer Nähe zur Charité. Die AESCULAP AG ihrerseits ist Teil des Unternehmens B. BRAUN SE. Dessen Vorstandsvorsitzender, LUDWIG GEORG BRAUN (*1943), konnte als Mäzen gewonnen werden. Diese Zusammenarbeit gab die Möglichkeit zu einem völligen Neubeginn.

Am 2. Oktober 2003 unterzeichneten die Eigentümergemeinschaft (GbR) und Fa. BRAUN-AESCULAP einen Vertrag, der die Finanzierung der Reno-

46 Unterzeichnung des Vertrages am 2. Oktober 2003 zwischen der LANGENBECK-
VIRCHOW-Haus GbR und Firma B. BRAUN-AESCULAP in der Bibliothek der
Deutschen Gesellschaft für Chirurgie – DGCH.
1. Reihe von links nach rechts: H. HAHN (Vorsitzender *Berliner Medizinische Gesellschaft* –
BMG, Geschäftsführer der LANGENBECK-VIRCHOW-Haus GbR für die BMG),
L.-G. BRAUN (Vorstandsvorsitzender B. BRAUN AG), M. UNGETHÜM (Vorsitzender
Geschäftsleitung AESCULAP AG), W. HARTEL (Geschäftsführer LANGENBECK-VIRCHOW-
Haus GbR für die DGCH). 2. Reihe von links nach rechts: I. ROOTS (Stellvertretender
Vorsitzender BMG), K. JUNGHANS (Schatzmeister DGCH), B. ULRICH (Präsident DGCH),
H. BAUER (Generalsekretär DGCH).
Aus: Mitteilungen der DGCH 2004, Heft 1, p.14

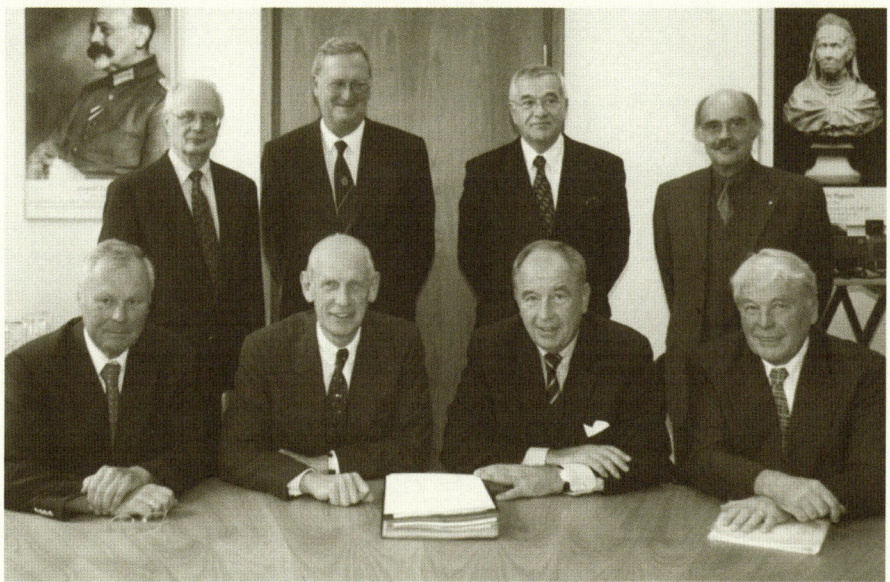

vierungs- und Sanierungsarbeiten durch B. BRAUN-AESCULAP sicherstellte (Abb.46).[2] Als Gegenleistung wurden B. BRAUN-AESCULAP langfristig Räume zur Verfügung gestellt, um sie umfänglich auszubauen und darin die AESCULAP Akademie zu betreiben. Die Baumaßnahmen, die durch das Architektenbüro NETHING geleitet wurden, begannen im Herbst 2004.

Das Haus, wohl eines der letzten neoklassizistischen Bauwerke in Berlin, steht unter Denkmalschutz, was die Möglichkeiten der baulichen Restruktu-

---

[2] W. HARTEL: Das Projekt LANGENBECK-VIRCHOW-Haus in Berlin. Sachstand. Deutsche Gesellschaft für Chirurgie – Mitteilungen Heft 1, 2004, p. 14–17

47 Langenbeck-Virchow-Haus, Wandelgang im 1. Stock mit Blick ins Treppenhaus. Links das Gründungsbild der *Deutschen Gesellschaft für Chirurgie*, rechts, auf dem Treppenabsatz, die Büste von Kaiserin Augusta.

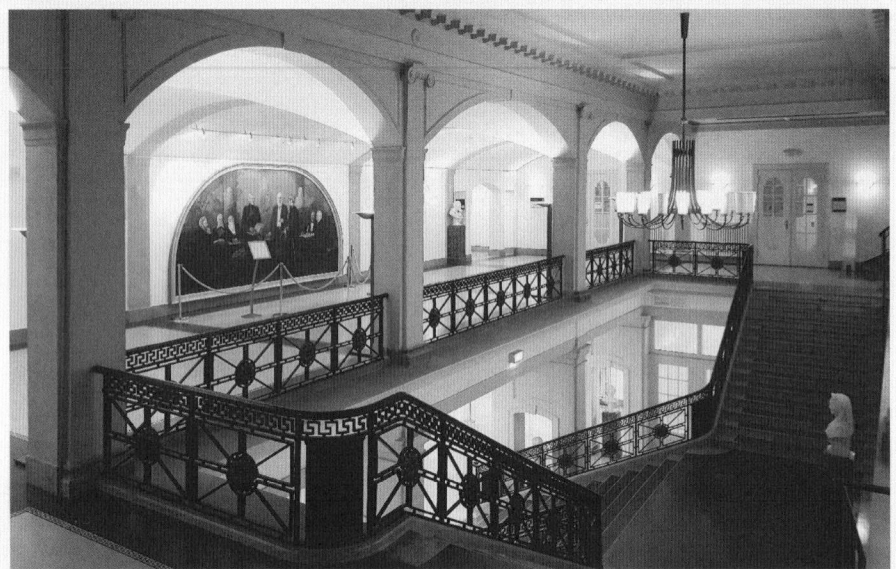

rierung stark einschränkt (Abb. 47). Durch Überbauung des linken Innenhofs und der Durchfahrt fanden aber doch ein Aufzug sowie zusätzliche Sanitärräume Platz. Der Hörsaal wurde durch Abriss der für die Volkskammer eingebauten Bühne in seiner alten Dimension wiederhergestellt und erhielt die für den Kongressbetrieb nötige technische Ausstattung. Nicht rekonstruiert wurde aus Gründen des Komforts und der Sicherheit die ursprüngliche, dichte Bestuhlung; das Auditorium fasst heute nur noch 527 Sitze (anstelle von 900).

Auch das Glasoberlicht, das den Hörsaal mit Tageslicht versorgte, musste einer Beleuchtungsanlage weichen. Denn über dem Hörsaal wurde ein 5. Obergeschoss für die Veranstaltungsräume der Aesculap Akademie aufgesetzt. Die Konstruktion fügt sich unauffällig in die Frontalansicht des Hauses ein. An der Fassade wurden die Büsten von v. Langenbeck und Virchow angebracht, ausgeführt von dem Potsdamer Bildhauer Marcus Golter (*1966) und gestiftet von Veronika Hahn und Michael Ungethüm (Abb. 48).

Die feierliche Eröffnung fand am 1. Oktober 2005 statt. Heute ist das Langenbeck-Virchow-Haus ein modernes Kongresszentrum für wissenschaft-

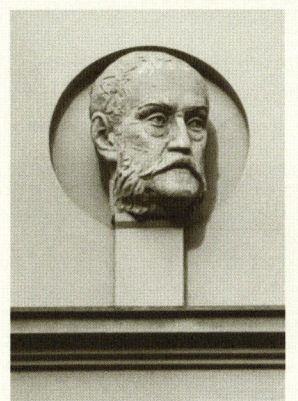 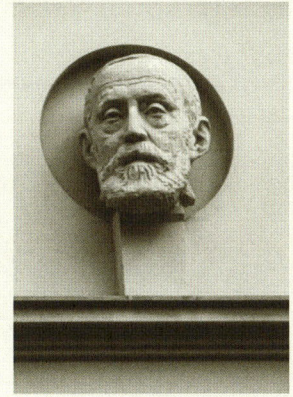

48 Die Köpfe von v. LANGENBECK und VIRCHOW an der Fassade des LANGENBECK-VIRCHOW-Hauses, gefertigt von MARCUS GOLTER 2005.

liche und kulturelle Veranstaltungen. Das oberste Stockwerk beherbergt die AESCULAP Akademie mit ihrem regelmäßigen Fortbildungsangebot. Auch die beiden Trägergesellschaften, die *Deutsche Gesellschaft für Chirurgie* und die *Berliner Medizinische Gesellschaft*, sind mit ihren Büros im Haus vertreten. Ein wichtiger Aspekt aus Sicht der *Berliner Medizinischen Gesellschaft* war 2013 die Neuverhandlung der vertraglichen Beziehung zwischen den beiden Gesellschaftern der GbR gegenüber Fa. BRAUN MELSUNGEN (s. S. 306–307).

Als die *Berliner Medizinische Gesellschaft* 1901 den Entschluss fasste, ihrem verehrten Vorsitzenden VIRCHOW durch den Bau eines Hauses ein würdiges Denkmal zu setzen, stand sie auf dem Höhepunkt ihrer Entwicklung. Sie war weltbekannt, ihr Urteil hatte Gewicht. Selbstbewusst und optimistisch blickte sie in die Zukunft. Damals schien vieles möglich, auch ein ambitioniertes Bauvorhaben. Heute wissen wir, dass für dessen Realisierung nur noch ein schmales Zeitfenster existierte.

Denn der Ausbruch des Ersten Weltkriegs drohte, die wohldurchdachten Pläne für immer zum Scheitern zu bringen. Es ist als Glücksfall anzusehen, dass die Fertigstellung des Gebäudes durch Entgegenkommen der Militärbehörden und des Fiskus doch noch im ersten Kriegsjahr ermöglicht wurde. Nach dem Krieg hätten stark gestiegene Kosten und die schlechte wirtschaftlichen Situation ein solches Vorhaben vereitelt.

Doch auch der Besitz des Hauses war wiederholt gefährdet. Während der Hyperinflation 1923 stand der finanzielle Ruin unmittelbar bevor und konnte nur durch den Pachtvertrag mit SIEMENS & HALSKE abgewendet werden. Später hätten HITLERS gigantische Baupläne für die Reichshauptstadt den Ver-

49 Blick in den großen Saal des Langenbeck-Virchow-Hauses am 26. Februar 2020, kurz vor der Veranstaltung »Coronavirus-Epidemie – Informationen aus erster Hand« (s. S. 313).

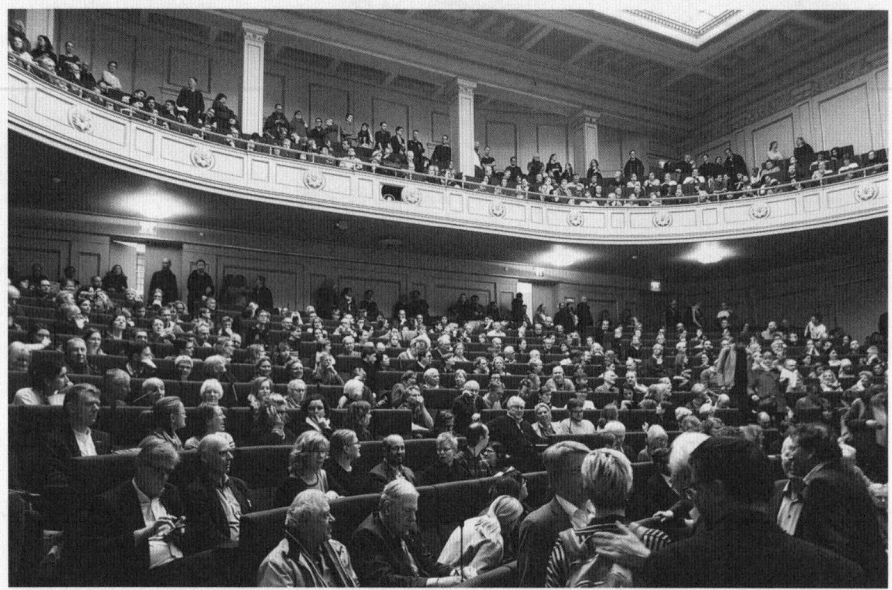

kauf zugunsten eines zentralisierten Ärztehauses erzwungen, wäre nicht der Zweite Weltkrieg dazwischengekommen. Das schwere Bombardement des Berliner Zentrums überstand das Gebäude fast unbeschädigt, ein Geschenk des Schicksals. Schließlich wurden die beiden medizinischen Gesellschaften durch die Enteignungsmaßnahme der DDR für annähernd 50 Jahre aus ihren Rechten verdrängt, die Rückübertragung stand auf Messers Schneide und wurde nur mit viel Fortune erstritten.

Unterdessen hat sich die *Berliner Medizinische Gesellschaft* grundlegend gewandelt. Über hundert Jahre nach der Einweihung des Langenbeck-Virchow-Hauses scheint sich jedoch Virchows Einschätzung zu bewahrheiten, ein eigenes Heim würde für die Gesellschaft »... *ein sehr wesentliches Fundament für eine ... dauerhafte Organisation und Thätigkeit sein*«.[3]

---

[3] Fest-Sitzung vom 28. October 1885. Ansprache des Vorsitzenden, Rudolf Virchow. Verhandlungen der Berliner medicinischen Gesellschaft 1884/85, Band XVI, Teil I, p. 218–223

ANHANG

VORSTAND

VORSTAND GESELLSCHAFT FÜR WISSENSCHAFTLICHE MEDIZIN 1844–1860

	Vorsitzender	Stellvertretender Vorsitzender	Schriftführer	Stellvertretender Schriftführer	Kassenwart
Dez. 1844	Körte, Fr.		Münter		
8. Jan. 1849	Körte, Fr.		Münter		
12. Mär. 1849			Krieger	Liman	
8. Apr. 1850	Körte, Fr.	Schütz	Krieger	Liman	Hesse
17. Nov. 1851	Körte, Fr.	Schütz	Krieger	Liman	Reimer
29. Nov. 1852	Körte, Fr.	Schütz	Krieger	Liman	Reimer
21. Nov. 1853	Körte, Fr.	Schütz	Krieger	Liman	Reimer
8. Jan. 1855	Körte, Fr.	Schütz	Krieger	Liman	Reimer
17. Sep. 1856	Körte, Fr.	Traube	Krieger	Liman	Reimer
16. Nov. 1857	Virchow	Körte, Fr.	Hecker	Oppert	Reimer
15. Feb. 1858			Hoppe		
15. Nov. 1858	Virchow	Körte, Fr.	Hoppe	Oppert	Reimer
18. Apr. 1859				Siegmund	
21. Nov. 1859	Virchow	Körte, Fr.	Hoppe	Siegmund	Reimer

VORSTAND VEREIN BERLINER ÄRZTE 1858–1860

	Vorsitzender	2. Vorsitzender	Schriftführer	2. Schriftführer	Kassenführer
März 1858	v. Graefe	Krieger	Posner	Ries	Klein
13. Apr. 1859	v. Graefe	Krieger	Posner	Ries	Klein

VORSTAND BERLINER MEDIZINISCHE GESELLSCHAFT

	Vorsitzender	Stellvertretende Vorsitzende			Schatzmeister
3. Okt. 1860	v. Graefe	v. Langenbeck	Körte, Fr.		Klein
6. Nov. 1861	v. Graefe	v. Langenbeck	Körte, Fr.		Klein
14. Jan. 1863	v. Graefe	v. Langenbeck	Körte, Fr.		Klein
10. Feb. 1864	v. Graefe	v. Langenbeck	Körte, Fr.		Klein
22. Mär. 1865	v. Graefe	v. Langenbeck	Körte, Fr.		Klein
28. Mär. 1866	v. Graefe	v. Langenbeck	Körte, Fr.		Klein
19. Jun. 1867	v. Graefe	v. Langenbeck	Körte, Fr.		Klein
29. Apr. 1868	v. Graefe	v. Langenbeck	Körte, Fr.		Klein
2. Jun. 1869	v. Graefe	v. Langenbeck	Bardeleben		Klein
18. Mai 1870	v. Graefe	v. Langenbeck	Bardeleben		Klein
12. Jul. 1871	v. Langenbeck	Traube	Bardeleben		Klein
29. Mai 1872	v. Langenbeck	Traube	Bardeleben		Klein
14. Mai 1873	v. Langenbeck	Henoch	Bardeleben		Klein
11. Jun. 1873					
5. Nov. 1873					
10. Jun. 1874	v. Langenbeck	Henoch	Bardeleben		Klein
2. Jun. 1875	v. Langenbeck	Henoch	Bardeleben		Klein
31. Mai 1876	v. Langenbeck	Henoch	Bardeleben		Klein
30. Mai 1877	v. Langenbeck	Henoch	Bardeleben		Klein
5. Jun. 1878	v. Langenbeck	Henoch	Bardeleben		Klein
28. Mai 1879	v. Langenbeck	Henoch	Bardeleben		Klein
30. Jun. 1880	v. Langenbeck	Siegmund	Bardeleben		Klein
1. Jun. 1881	v. Langenbeck	Henoch	Bardeleben		Klein
18. Okt. 1882	Virchow	Henoch	Bardeleben	Siegmund	Klein
31. Okt. 1883	Virchow	Henoch	Bardeleben	Siegmund	Klein
12. Nov. 1884	Virchow	Henoch	Bardeleben	Siegmund	Klein
2. Dez. 1885	Virchow	Henoch	Bardeleben	Siegmund	Klein
12. Jan. 1887	Virchow	Henoch	v. Bergmann	Siegmund	Klein
11. Jan. 1888	Virchow	Henoch	v. Bergmann	Siegmund	Bartels
9. Jan. 1889	Virchow	Henoch	v. Bergmann	Siegmund	Bartels

1860–1889

Schriftführer				Bibliothekar	
Posner	Schweigger	Gurlt	Siegmund	Epenstein	3. Okt. 1860
Posner	Schweigger	Gurlt	Siegmund	Epenstein	6. Nov. 1861
Posner	Schweigger	Gurlt	Siegmund	Meyer, M.	14. Jan. 1863
Posner	Schweigger	Gurlt	Siegmund	Hirsch	10. Feb. 1864
Posner	Rosenstein, S.	Gurlt	Siegmund	Hirsch	22. Mär. 1865
Posner	Schweigger	Gurlt	Siegmund	Hirsch	28. Mär. 1866
Posner	Schweigger	Gurlt	Siegmund	Hirsch	19. Jun. 1867
Posner	Fränkel	Gurlt	Siegmund	Hirsch	29. Apr. 1868
Ries	Fränkel	Gurlt	Siegmund	Hirsch	2. Jun. 1869
Ries	Fränkel	Liebreich	Siegmund	Falk	18. Mai 1870
Ries	Fränkel	Liebreich	Siegmund	Falk	12. Juli 1871
Ries	Fränkel	Liebreich	Senator	Falk	29. Mai 1872
Ries	Fränkel		Senator	Falk	14. Mai 1873
		Ponfick			11. Jun. 1873
		Eulenburg, A.			5. Nov. 1873
Ries	Fränkel	Küster	Senator	Falk	10. Jun. 1874
Ries	Fränkel	Küster	Senator	Falk	2. Jun. 1875
Ries	Fränkel	Küster	Senator	Falk	31. Mai 1876
Ries	Fränkel	Küster	Senator	Falk	30. Mai 1877
Ries	Fränkel	Küster	Senator	Falk	5. Jun. 1878
Ries	Fränkel	Küster	Senator	Falk	28. Mai 1879
Abraham	Fränkel	Küster	Senator	Falk	30. Jun. 1880
Abraham	Fränkel	Küster	Senator	Falk	1. Jun. 1881
Abraham	Fränkel	Küster	Senator	Falk	18. Okt. 1882
Abraham	Fränkel	Küster	Senator	Falk	31. Okt. 1883
Abraham	Fränkel	Küster	Senator	Falk	12. Nov. 1884
Abraham	Fränkel	Küster	Senator	Falk	2. Dez. 1885
Abraham	Fränkel	Küster	Senator	Falk	12. Jan. 1887
Abraham	Fränkel	Küster	Senator	Falk	11. Jan. 1888
Abraham	Fränkel	Küster	Senator	Falk	9. Jan. 1889

VORSTAND BERLINER MEDIZINISCHE GESELLSCHAFT

	Vorsitzender	Stellvertretende Vorsitzende			Schatzmeister
8. Jan. 1890	Virchow	Henoch	v. Bergmann	Siegmund	Bartels
7. Jan. 1891	Virchow	Henoch	v. Bergmann	Siegmund	Bartels
13. Jan. 1892	Virchow	Henoch	v. Bergmann	Siegmund	Bartels
11. Jan. 1893	Virchow	Henoch	v. Bergmann	Siegmund	Bartels
10. Jan. 1894	Virchow	Senator	v. Bergmann	Siegmund	Bartels
9. Jan. 1895	Virchow	Senator	v. Bergmann	Siegmund	Bartels
1. Mai 1895				Abraham	
8. Jan. 1896	Virchow	Senator	v. Bergmann	Abraham	Bartels
6. Jan. 1897	Virchow	Senator	v. Bergmann	Abraham	Bartels
12. Jan. 1898	Virchow	Senator	v. Bergmann	Abraham	Bartels
4. Jan. 1899	Virchow	Senator	v. Bergmann	Abraham	Bartels
10. Jan. 1900	Virchow	Senator	v. Bergmann	Abraham	Bartels
9. Jan. 1901	Virchow	Senator	v. Bergmann	Abraham	Stadelmann
8. Jan. 1902	Virchow	Senator	v. Bergmann	Abraham	Stadelmann
14. Mai 1902		Waldeyer zusätzlicher stellv. Vorsitzender			
12. Nov. 1902					
14. Jan. 1903	v. Bergmann	Senator	Waldeyer	Abraham	Stadelmann
13. Jan. 1904	v. Bergmann	Senator	Orth	Abraham	Stadelmann
9. Nov. 1904				Wiesenthal	
18. Jan. 1905	v. Bergmann	Senator	Orth	Wiesenthal	Stadelmann
8. Nov. 1905				Koch, R.	
17. Jan. 1906	v. Bergmann	Senator	Orth	Koch, R.	Stadelmann
23. Mai 1906				Freund	
16. Jan. 1907	v. Bergmann	Senator	Orth	Mendel	Stadelmann
1. Mai 1907	Senator				
15. Mai 1907		Volborth			
3. Jul. 1907				Landau	
10. Jul. 1907					
15. Jan. 1908	Senator	Volborth	Orth	Landau	Stadelmann
20. Jan. 1909	Senator	Volborth	Orth	Landau	Stadelmann
1. Dez. 1909	Senator				
9. Feb. 1910	Senator	Volborth	Orth	Landau	Stadelmann
25. Mai 1910			Henius		
1. Feb. 1911	Orth	Kraus	Henius	Landau	Stadelmann
7. Feb. 1912	Orth	Kraus	Henius	Landau	Stadelmann
26. Feb. 1913	Orth	Kraus	Henius	Landau	Stadelmann
4. Feb. 1914	Orth	Kraus	Henius	Landau	Stadelmann
17. Feb. 1915	Orth	Kraus	Henius	Landau	Stadelmann
22. Feb. 1916	Orth	Kraus	Henius	Landau	Stadelmann
14. Feb. 1917	Orth	Kraus	Henius	Landau	Stadelmann
20. Feb. 1918	Orth	Kraus	Henius	Landau	Stadelmann
26. Feb. 1919	Orth	Kraus	Henius	Landau	Stadelmann
25. Feb. 1920	Orth	Kraus	Henius	Israel	Stadelmann

1890–1921

Schriftführer				Bibliothekar	
Abraham	Fränkel	Küster	Senator	Falk	**8. Jan. 1890**
Abraham	Fränkel	Körte, W.	Senator	Falk	**7. Jan. 1891**
Abraham	Fränkel	Körte, W.	Senator	Falk	**13. Jan. 1892**
Abraham	Fränkel	Hahn, E.	Senator	Falk	**11. Jan. 1893**
Abraham	Landau	Hahn, E.	Mendel	Ewald	**10. Jan. 1894**
Abraham	Landau	Hahn, E.	Mendel	Ewald	**9. Jan. 1895**
Ruge					1. Mai 1895
Ruge	Landau	Hahn, E.	Mendel	Ewald	**8. Jan. 1896**
Ruge	Landau	Hahn, E.	Mendel	Ewald	**6. Jan. 1897**
Ruge	Landau	Hahn, E.	Mendel	Ewald	**12. Jan. 1898**
Israel	Landau	Hahn, E.	Mendel	Ewald	**4. Jan. 1899**
Israel	Landau	Hahn, E.	Mendel	Ewald	**10. Jan. 1900**
Israel	Landau	Hahn, E.	Mendel	Ewald	**9. Jan. 1901**
Israel	Landau	Hahn, E.	Mendel	Ewald	**8. Jan. 1902**
		v. Hansemann			12. Nov. 1902
Israel	Landau	v. Hansemann	Mendel	Ewald	**14. Jan. 1903**
Israel	Landau	v. Hansemann	Mendel	Ewald	**13. Jan. 1904**
					9. Nov. 1904
Israel	Landau	v. Hansemann	Mendel	Ewald	**18. Jan. 1905**
					8. Nov. 1905
Israel	Landau	v. Hansemann	Mendel	Ewald	**17. Jan. 1906**
					23. Mai 1906
Israel	Landau	v. Hansemann	Lassar	Ewald	**16. Jan. 1907**
					1. Mai 1907
					15. Mai 1907
					3. Jul. 1907
	Westenhoeffer				10. Jul. 1907
Israel	Krause	v. Hansemann	Rotter	Ewald	**15. Jan. 1908**
Israel	Krause	v. Hansemann	Rotter	Ewald	**20. Jan. 1909**
				Pagel	1. Dez. 1909
Israel	Krause	v. Hansemann	Rotter	Pagel	**9. Feb. 1910**
					25. Mai 1910
Israel	Krause	v. Hansemann	Rotter	Pagel	**1. Feb. 1911**
Israel	Krause	v. Hansemann	Rotter	Kohn	**7. Feb. 1912**
Israel	Krause	v. Hansemann	Rotter	Kohn	**26. Feb. 1913**
Israel	Krause	v. Hansemann	Rotter	Kohn	**4. Feb. 1914**
Israel	Krause	v. Hansemann	Rotter	Kohn	**17. Feb. 1915**
Israel	Genzmer	v. Hansemann	Benda	Kohn	**22. Feb. 1916**
Israel	Genzmer	Virchow, Hans	Benda	Kohn	**14. Feb. 1917**
Israel	Genzmer	Virchow, Hans	Benda	Kohn	**20. Feb. 1918**
Israel	Krause	Virchow, Hans	Benda	Kohn	**26. Feb. 1919**
Umber	Krause	Morgenroth	Benda	Kohn	**25. Feb. 1920**

VORSTAND BERLINER MEDIZINISCHE GESELLSCHAFT

	Vorsitzender	Stellvertretende Vorsitzende			Schatzmeister
22. Feb. 1922	Kraus	Bumm	Henius	Krause	Unger
15. Nov. 1922					
28. Feb. 1923	Kraus	Bumm	Henius	Krause	Unger
27. Feb. 1924	Kraus	Bumm	Krause	Alexander	Unger
4. Mrz. 1925	Kraus	Franz	Umber	Alexander	Unger
17. Feb. 1926	Kraus	Franz	Umber	Lennhoff	Unger
9. Mrz. 1927	Kraus	Goldscheider	Umber	Lennhoff	Unger
7. Mrz. 1928	Kraus	Goldscheider	Krause	Lennhoff	Unger
6. Mrz. 1929	Kraus	Goldscheider	Krause	Ritter	Unger
19. Feb. 1930	Goldscheider	v. Bergmann, G.	Krause	Ritter	Unger
18. Feb. 1931	Goldscheider	v. Bergmann, G.	Rössle	Ritter	Unger
17. Feb. 1932	Goldscheider	v. Bergmann, G.	Rössle	Lennhoff	Unger
22. Feb. 1933	Goldscheider	Borchardt	Rössle	Lennhoff	Unger
15. Nov. 1933	v. Eicken	Stoeckel	Gocht	Schlayer	Zinn
13. Dez. 1933					Werr
21. Feb. 1934	v. Eicken				
9. Feb. 1938	Siebeck				
16. Feb. 1938		Zinn	Reiter	Löhlein	Werr
11. Mai 1938					
12. Mrz. 1941					
19. Nov. 1941	Umber				
25. Feb. 1942		Koch, W.	Reiter	Löhlein	Werr
17. Jun. 1942					Mylius
19. Mai 1943					

Fett und gold: turnusmäßige Vorstandswahl bzw. in der nationalsozialistischen Periode Wahl des Vorsitzenden und Bekanntgabe des Vorstands

1922–1945

Geschäftsführender Schriftführer	Schriftführer			Bibliothekar	
Benda	Umber	Borchardt	Morgenroth	Kohn	**22. Feb. 1922**
			v. Eicken		15. Nov. 1922
Benda	Umber	Borchardt	Morgenroth*	Kohn	**28. Feb. 1923**
Benda	Umber	Borchardt	Morgenroth	Kohn	**27. Feb. 1924**
Benda	Hahn, M.	Axhausen	v. Eicken	Kohn	**4. Mrz. 1925**
Benda	Hahn, M.	Axhausen	v. Eicken	Kohn	**17. Feb. 1926**
Benda	Hahn, M.	Axhausen	v. Eicken	Kohn	**9. Mrz. 1927**
Benda	Adam	Martens	Fleck	Kohn	**7. Mrz. 1928**
Benda	Adam	Martens	Fleck	Kohn	**6. Mrz. 1929**
Adam	Benda	Borchardt	Trendelenburg, P.	Kohn	**19. Feb. 1930**
Adam	Benda	Borchardt	v. Eicken	Kohn	**18. Feb. 1931**
Adam	Benda	Borchardt	v. Eicken	Kohn	**17. Feb. 1932**
Adam	Umber	Wagner	v. Eicken	Kohn	**22. Feb. 1933**
Adam	Pickhan		Schumacher	Stahl	**15. Nov. 1933**
		Zinn			13. Dez. 1933
					21. Feb. 1934
					9. Feb. 1938
Adam	Pickhan	Kreuz		Stahl	**16. Feb. 1938**
			Hofmeier		11. Mai 1938
Pütz					12. Mrz. 1941
					19. Nov. 1941
Pütz	Pickhan	Kreuz	Maier	Stahl	**25. Feb. 1942**
					17. Jun. 1942
		Retzlaff			19. Mai 1943

* zusätzlicher Schriftführer: v. Eicken

VORSTAND BERLINER MEDIZINISCHE GESELLSCHAFT

	Vor-sitzender	Stellvertretende Vorsitzende		Schatz-meister	Stellvertretender Schatzmeister
12. Okt. 1950[1]	Heubner	Munk	Rössle	Hübner	Mylius	
15. Feb. 1951	Heubner	Löhlein	Joppich	Hübner	Mylius	
20. Feb. 1952						
18. Feb. 1953						
17. Feb. 1954	v. Kress	Schultz	Block	Bracht		
23. Feb. 1955	v. Kress	Schultz	Block	Bracht	Mylius	
18. Feb. 1959	v. Kress	Schultz	Herken	Höring	Mylius	
9. Nov. 1960					Freudenberg	
27. Feb. 1963	v. Kress	Masshoff	Henneberg	Höring	Freudenberg	
24. Feb. 1965						
23. Feb. 1966					v. Bramann	
22. Feb. 1967	v. Kress	Masshoff	Henneberg	Szagunn	v. Bramann	
3. Feb. 1971	v. Kress	Masshoff	Henneberg	Szagunn	v. Bramann	
23. Feb. 1972				Manitz		
27. Feb. 1974	Herken				Merker	
19. Feb. 1975	Herken	Schwab	Henneberg	Manitz	Merker	
2. Mai 1979	Herken	Meyer z. Büsch.	Henneberg	Manitz	Merker	
11. Feb. 1981	Habermehl		Riecken			
17. Feb. 1982		Diefenthal				
23. Feb. 1983	Habermehl	Diefenthal	Riecken	Manitz	Merker	
4. Mrz. 1987	Habermehl	Diefenthal	Riecken	Helmchen	Merker	
9. Mrz. 1988						
24. Mai 1989	*					
19. Jun. 1991	Habermehl	Diefenthal	Riecken	Helmchen	Merker	
18. Mrz. 1992					Stüttgen	
21. Apr. 1993						
22. Feb. 1995	Riecken	Helge	Roots	Foerster	Übelhack	
19. Feb. 1997	Schultheiss					
13. Nov. 2000[2]	Hahn, H.	Helge	Roots	Foerster	Übelhack	
7. Feb. 2001	Hahn, H.	Kewitz	Roots	Zeichhardt	Übelhack	
13. Feb. 2002						
30. Apr. 2003		Berlien				Grote
2. Feb. 2005	Hahn, H.	Berlien	Roots	Zeichhardt	Übelhack	Grote
20. Mai 2009	Hahn, H.	Berlien	Roots	Zeichhardt	Sittner	
23. Aug. 2011					Zidek	
25. Nov. 2014	Roots	Burger	Krüger	Zeichhardt	Zidek	Köppel
3. Dez. 2015						
17. Jan. 2019	Roots	Burger	Krüger	Zeichhardt	Zidek	Köppel
16. Nov. 2021			Spies			
20. Jun. 2023	Spies	Burger	Horst	Zeichhardt	Sittner	Balzer

* Wahl von 4 zusätzlichen Mitgliedern ohne definierte Position: Roland Felix, Hans Helge, Werner Reutter, Josef Wollensak; [1] Vorläufiger Vorstand; [2] Gerichtlich eingesetzter Notvorstand

1950–2023

Schriftführer	Stellvertretende Schriftführer			Bibliothekar	Stellvertretender Bibliothekar	
Tietze	Joppich	Specht	Misgeld	Meyer, P.		12. Okt. 1950
Tietze	Szagunn	Specht	Borgmann	Meyer, P.	v. Roques	**15. Feb. 1951**
Retzlaff						20. Feb. 1952
Schellworth						18. Feb. 1953
						17. Feb. 1954
Schellworth	Szagunn	Specht	Borgmann	Meyer, P.	v. Roques	**23. Feb. 1955**
Trautmann	Szagunn	Penzholz	v. Bramann	Meyer, P.	v. Roques	**18. Feb. 1959**
						9. Nov. 1960
Trautmann	Szagunn	Epping	v. Bramann	Meyer, P.		**27. Feb. 1963**
				Muth		24. Feb. 1965
Szagunn	Habermehl		Pfeffer			23. Feb. 1966
Habermehl	Pribilla	Epping	Pfeffer	Muth		**22. Feb. 1967**
Habermehl	Pribilla	Stüttgen	Stück	Muth		**3. Feb. 1971**
						23. Feb. 1972
						27. Feb. 1974
Habermehl	Pribilla	Stüttgen	Stück	Muth		**19. Feb. 1975**
Habermehl	Pribilla	Stüttgen	Stück	Häring		**2. Mai 1979**
Stück	Kewitz		Altenähr			11. Feb. 1981
						17. Feb. 1982
Stück	Kewitz	Stüttgen	Kazner	Häring		**23. Feb. 1983**
Stück	Kewitz	Stüttgen	Kazner	Häring		**4. Mrz. 1987**
			Stein			9. Mrz. 1988
						24. Mai 1989
Stück	Kewitz	Stüttgen	Stein	Häring		**19. Jun. 1991**
						18. Mrz. 1992
		Helge				21. Apr. 1993
Einhäupl	Kewitz	Konradt	Hellriegel	Albrecht		**22. Feb. 1995**
						19. Feb. 1997
Brand	Kewitz	Konradt	Hellriegel	Albrecht		13. Nov. 2000
Brand	Foerster	Jonitz	Zidek	Kleeberg		**7. Feb. 2001**
Miksits						13. Feb. 2002
					Conrad	30. Apr. 2003
Miksits	Foerster	Jonitz	Zidek	Kleeberg	Conrad	**2. Feb. 2005**
Neumann	Foerster	Jonitz	Zidek	Conrad		**20. Mai 2009**
			Sittner			23. Aug. 2011
Neumann	Foerster		Sittner	Conrad		**25. Nov. 2014**
		Spies				3. Dez. 2015
Neumann	Foerster	Spies	Sittner	Conrad		**17. Jan. 2019**
		vakant				16. Nov. 2021
Kreutz	Foerster	Eggert	Tacke	Landgraf		**20. Jun. 2023**

Fett und gold: turnusmäßige Wahl des gesamten Vorstands

VORSTAND, BIOGRAPHISCHE DATEN

ABRAHAM, *Adolf (1826–1904)*,
Dr., Geheimer Sanitätsrat –
niedergelassener Arzt in Berlin

ADAM, *Curt, auch Kurt (1875–1941)*,
Prof. Dr. – Augenarzt, 1913 Direktor
des Kaiserin-Friedrich-Hauses für das
ärztliche Fortbildungswesen in Berlin

ALBRECHT, *Gisela (*1944)*,
Dr. – Chefärztin, Abteilung für
Dermatologie, Klinikum Spandau

ALEXANDER, *Salomon (1852–1928)*,
Dr., Geheimer Sanitätsrat –
niedergelassener Arzt in Berlin

ALTENÄHR, *Eberhard (1940–1981)*,
Prof. Dr. – Direktor, Institut für Pathologie
im Universitätsklinikum Steglitz, Freie
Universität Berlin

AXHAUSEN, *Georg (1877–1960)*,
Prof. Dr. – 1928 Direktor Abt. Chirurgie,
Zahnärztliches Universitätsinstitut,
nach dem Krieg Lehrverpflichtung an
der Freien Universität Berlin

BALZER, *Felix (*1981)*,
Prof. Dr. Dr. – Direktor, Institut für
Medizinische Informatik, Charité

V. BARDELEBEN, *Heinrich Adolf
(1819–1895)*,
Prof. Dr., Geheimer Obermedizinalrat –
1868 Direktor Chirurgische Klinik
der Charité

BARTELS, *Maximilian (1843–1904)*,
Prof. Dr., Geheimer Sanitätsrat –
niedergelassener Arzt in Berlin

BENDA, *Carl (1857–1932)*,
Prof. Dr., Geheimer Sanitätsrat –
Prosektor, Krankenhaus Am Urban,
1908–1921 Leiter Pathologisches Institut
Krankenhaus Moabit

V. BERGMANN, *Ernst (1836–1907)*,
Wirklicher Geheimer Rat, Exzellenz –
1882–1907 Direktor der Chirurgischen
Universitätsklinik Berlin,
1888–1890, 1896 und 1900 Präsident der
Deutschen Gesellschaft für Chirurgie

V. BERGMANN, *Gustav (1878–1955)*,
Prof. Dr. – 1927 Direktor, II. Med. Klinik
der Charité, Sohn von Ernst v. Bergmann

BERLIEN, *Hans-Peter (*1950)*,
Prof. Dr. – Chefarzt, Abteilung Laser-
medizin, Elisabeth-Klinik

BLOCK, *Werner (1893–1976)*,
Prof. Dr. – Chefarzt, chirurgische
Abteilung, St. Gertrauden-Krankenhaus

BORCHARDT, *Moritz (1868–1948)*,
Prof. Dr., Geheimer Medizinalrat –
1919 Ärztlicher Direktor, Chirurgie,
Krankenhaus Moabit, 1939 Emigration
nach Argentinien

BORGMANN, *Werner (1912–1990)*,
Prof. Dr. – Bundesgesundheitsamt,
Max-von-Pettenkofer-Institut

BRACHT, *Erich (1882–1969)*,
Prof. Dr. – Direktor, Städtische Frauenklinik Neukölln

V. BRAMANN, *Constantin (1899–1989)*,
Dr. – Chirurg, Ärztlicher Direktor und
Chefarzt, Städtisches Krankenhaus
Neukölln

BRAND, *Eva (*1966),*
Priv.-Doz. – Klinik für Endokrinologie und Nephrologie, Klinikum Benjamin Franklin

BUMM, *Ernst (1858–1925),*
Prof. Dr., Geheimer Medizinalrat – 1904–1910 Leiter Frauenklinik der Charité, 1910–1924 Leiter Universitätsfrauenklinik

BURGER, *Reinhard (*1949),*
Prof. Dr. – Mikrobiologe, bis 2015 Präsident des Robert Koch-Instituts

CONRAD, *Hella (*1940),*
Dr. – ehem. Chefärztin der Anästhesieabteilung im DRK-Krankenhaus Westend

DIEFENTHAL, *Wolfgang (1927–1998 oder 1999),*
Prof. Dr. – Chefarzt der 2. Inneren Abteilung, Wenckebach-Krankenhaus

EGGERT, *Angelika (*1967),*
Prof. Dr. – Direktorin, Klinik für Pädiatrie mit Schwerpunkt Onkologie und Hämatologie, Charité

V. EICKEN, *Carl Otto (1873–1960),*
Prof. Dr. – 1926–1950 Direktor, Klinik für Hals-, Nasen- und Ohrenkranke, Charité

EINHÄUPL, *Karl Max (*1947),*
Prof. Dr. – 1993–2008 Direktor, Klinik für Neurologie der Charité, 2008–2019 Vorstandsvorsitzender der Charité

EPENSTEIN, *Hermann Louis Traugott (1821–1892),*
Dr., Sanitätsrat – niedergelassener Arzt in Berlin, Spezialgebiet Hautkrankheiten und Syphilis

EPPING, *Heinrich (1915–1998),*
Dr. – Chefarzt, Abt. für Innere Medizin, St. Gertrauden-Krankenhaus

EULENBURG, *Albert (1840–1917),*
Prof. Dr., Geheimer Medizinalrat – Inhaber einer Privatklinik für Innere Medizin, 1873 Prof. der Pharmakologie in Greifswald, 1882 Rückkehr nach Berlin

EWALD, *Carl Anton (1845–1915),*
Prof. Dr., Geheimer Medizinalrat – 1876 dirigierender Arzt der Frauensiechenanstalt, 1886 dirigierender Arzt Innere Abt. Kaiserin-Augusta-Hospital

FALK, *Friedrich (1840–1893),*
Prof. Dr., Kreisphysikus – Dozent für Gerichtliche Medizin und Medizingeschichte

FELIX, *Roland (*1938)*
Prof. Dr. – Direktor, Klinik für Strahlenheilkunde, Klinikum Rudolf Virchow, Freie Universität Berlin bzw. Charité

FLECK, *Albert (1861–1943),*
Dr., Sanitätsrat – niedergelassener Arzt in Berlin, Mathematiker

FOERSTER, *Michael (*1943),*
Prof. Dr. – 1990–2010 Direktor der Universitätsaugenklinik, Freie Universität Berlin bzw. Charité

FRÄNKEL, *Bernhard (1836–1911),*
Prof. Dr., Geheimer Medizinalrat – Direktor, Klinik für Hals- und Nasenkranke, Charité

FRANZ, *Karl (1870–1926),*
Prof. Dr. – ab 1910 Leiter der Frauenklinik der Charité

FREUDENBERG, *Karl (1892–1966),*
Prof. Dr. med. et phil. – Mathematiker der deutschen Ärzteversicherung, Priv.-Doz. für Hygiene und Medizinalstatistik, 1949–1961 Prof. für Medizinalstatistik, Freie Universität Berlin

FREUND, *Wilhelm Alexander (1833–1917),*
Prof. Dr. – 1879–1901 Direktor geburtshilflich-gynäkologische Klinik Straßburg, 1901 Emeritierung, Umzug nach Berlin

GENZMER, *Hans (1855–1937),*
Dr., Geheimer Sanitätsrat – praktischer Arzt in Berlin

GOCHT, *Hermann (1869–1938),*
Prof. Dr. – Leiter orthopädische Abt. der Charité, Direktor Oskar-Helene-Heim

GOLDSCHEIDER, *Alfred (1858–1935),*
Prof. Dr., Geheimer Medizinalrat –
1911–1933 Leiter der Universitätspoliklinik
bzw. III. Medizinischen Universitätsklinik

V. GRAEFE, *Albrecht (1828–1870),*
Prof. Dr., Geheimer Medizinalrat –
Leiter einer privaten Augenklinik,
1866 Direktor der augenärztlichen Abt.
der Charité

GROTE, *Ilona (*1952),*
Dr. – Oberärztin, Klinik für Psychiatrie,
Charité

GURLT, *Ernst Julius (1825–1899),*
Prof. Dr., Geheimer Medizinalrat –
Prof. der Chirurgie an der militärärztlichen
Akademie in Berlin

HABERMEHL, *Karl-Otto (1927–2005),*
Prof. Dr. – 1975–1997 Direktor, Institut für
Klinische und Experimentelle Virologie,
Freie Universität Berlin

HAHN, *Eugen (1841–1902),*
Prof. Dr., Geheimer Sanitätsrat –
Direktor, chirurgische Abteilung,
Städtisches Krankenhaus Im Friedrichshain

HAHN, *Helmut (*1937),*
Prof. Dr. – 1977–2005 Direktor, Institut für
Medizinische Mikrobiologie und Infektions-
immunologie, Freie Universität Berlin bzw.
Charité

HAHN, *Martin (1865–1934),*
Prof. Dr., Geheimer Medizinalrat –
Leiter, Hygieneinstitut der
Friedrich-Wilhelms-Universität

V. HANSEMANN, *David Paul (1858–1920),*
Prof. Dr., Geheimer Medizinalrat –
9 Jahre Assistent von Virchow,
1897 Prosektor Krankenhaus
Im Friedrichshain

HÄRING, *Rudolf (1928–1998),*
Prof. Dr. – 1979 Direktor, Chirurgische
Klinik Universitätsklinikum Benjamin
Franklin, Freie Universität Berlin

HECKER, *Karl (1827–1882),*
Prof. Dr. – Assistent, geburtshilfliche Klinik
der Charité, 1858 Ruf nach Marburg

HELGE, *Hans (1930–2014),*
Prof. Dr. – Leiter der Kinderklinik der
Freien Universität Berlin

HELLRIEGEL, *Klaus-Peter (*1939),*
Prof. Dr. – Chefarzt, Innere Abteilung,
Krankenhaus Moabit

HELMCHEN, *Hanfried (*1933),*
Prof. Dr. – Direktor, Psychiatrische Klinik,
Freie Universität Berlin

HENNEBERG, *Georg (1908–1996),*
Prof. Dr. – 1952–1969 Leiter Robert Koch-
Institut, 1969–1974 Präsident des
Bundesgesundheitsamtes

HENOCH, *Eduard (1820–1910),*
Prof. Dr., Geheimer Medizinalrat –
1872–1893 Direktor, Klinik und Poliklinik
für Kinderkrankheiten der Charité

HENIUS, *Leopold (1847–1924),*
Dr., Geheimer Sanitätsrat –
niedergelassener Arzt in Berlin

HERKEN, *Hans (1912–2003),*
Prof. Dr. – 1953–1983 Direktor, Institut für
Pharmakologie der Freien Universität Berlin,
1959–1960 Dekan

HESSE, *wahrscheinlich Julius (1813–1885),*
Dr., Geheimer Sanitätsrat – praktischer
Arzt in Berlin und einer der ersten
Zahnärzte

HEUBNER, *Wolfgang (1877–1957),*
Prof. Dr. – 1932–1949 Direktor, Pharmakologisches Institut, Friedrich-Wilhelms-
bzw. Humboldt-Universität,
1949–1953 Direktor Pharmakologisches
Institut, Freie Universität Berlin

HIRSCH, *August (1817–1894),*
Prof. Dr., Geheimer Medizinalrat –
1863 Prof. für Pathologie, medizinische
Geschichte und Literatur,
Friedrich-Wilhelms-Universität Berlin

HOFMEIER, *Kurt (1896–1989)*,
Prof. Dr. – Kinderarzt, leitende Positionen am Kaiser-und-Kaiserin-Friedrich-Kinderkrankenhaus, Städtischen Kinderkrankenhaus Charlottenburg und Kaiserin-Auguste-Viktoria-Haus

HOPPE, *Felix, ab 1864 Hoppe-Seyler (1825–1895)*,
Prof. Dr. – Leiter des physiologisch-chemischen Labors am Pathologischen Institut der Charité unter Virchow, 1861 Ruf nach Tübingen

HÖRING, *Felix Otto (1902–1984)*,
Prof. Dr. – Infektiologe und Tropenmediziner, 1954–1968 Leiter klinische Abteilung des ehem. Preußischen Instituts für Infektionskrankheiten

HORST, *David (*1978)*,
Prof. Dr. – Direktor, Institut für Pathologie, Charité

HÜBNER, *Arthur (1887–1961)*,
Prof. Dr. – Chirurgischer Chefarzt Krankenhaus Heerstraße

ISRAEL, *James (1848–1926)*,
Prof. Dr. – 1880–1917 Leiter, Chirurgische Abteilung im Jüdischen Krankenhaus Berlin

JONITZ, *Günter (*1958)*,
Dr. – Chirurg, Präsident der Ärztekammer Berlin 1999–2021

JOPPICH, *Gerhard (1903–1992)*,
Prof. Dr. – 1941–1954 Ärztlicher Direktor Kaiserin-Auguste-Viktoria-Haus in Berlin, 1954–1972 Direktor Universitäts-Kinderklinik Göttingen

KAZNER, *Ekkehard (1935–1987)*,
Prof. Dr. – 1979 Leiter der Abt. Neurologie/Neurochirurgie, Universitätsklinikum Westend, Freie Universität Berlin

KEWITZ, *Helmut (1920–2009)*,
Prof. Dr. – 1969–1988 Direktor, Institut für Klinische Pharmakologie, Freie Universität Berlin, 1978–1988 Ärztlicher Direktor, Universitätsklinikum Benjamin Franklin

KLEEBERG, *Ullrich (*1943)*,
Prof. Dr. – Bundesamt für Verbraucherschutz und Lebensmittelsicherheit Berlin

KLEIN, *Leo (1815 oder 1816–1896)*,
Dr., Geheimer Sanitätsrat – niedergelassener Arzt in Berlin

KOCH, *Robert (1843–1910)*,
Prof. Dr., Wirklicher Geheimer Rat, Exzellenz – Prof. für Hygiene an der Friedrich-Wilhelms-Universität Berlin, 1891–1894 Direktor, Institut für Infektionskrankheiten, 1905 Nobelpreis für Medizin

KOCH, *Walter (1880–1962)*,
Prof. Dr. – seit Mitte der 1920er Jahre Leiter der Pathologie im Krankenhaus Westend, erster Ordinarius für Pathologie der Freien Universität Berlin

KOHN, *Hans (1866–1935)*,
Prof. Dr. – Pathologe, Krankenhaus Am Urban, Jüdisches Krankenhaus und III. Medizinische Universitätsklinik

KONRADT, *Jochen (1941–2015)*,
Prof. Dr. – Leiter Chirurgie, Städtisches Krankenhaus Zehlendorf, 1999–2002 Ärztlicher Direktor Klinikum Emil von Behring

KÖPPEL, *Claus (*1949)*,
Priv.-Doz. Dr. Dr. – langjähriger Chefarzt Zentrum für Altersmedizin Wenckebach-Klinikum

KÖRTE, *Friedrich (1818–1914)*,
Dr., Geheimer Sanitätsrat – niedergelassener Arzt in Berlin, 1844 Gründungsvorsitzender der Gesellschaft für wissenschaftliche Medizin, 1888 Gründungsvorsitzender der Ärztekammer Berlin-Brandenburg

KÖRTE, *Werner (1853–1937)*,
Prof. Dr. – Leiter Chirurgie, Städtisches Krankenhaus Am Urban

KRAUS, *Friedrich (1859–1936)*,
Prof. Dr., Geheimer Medizinalrat – 1902–1927 Direktor II. Medizinische Klinik der Charité

KRAUSE, *Fedor (1857–1937)*,
Prof. Dr., Geheimer Medizinalrat – 1900–1931 Chefarzt, Chirurgische Abteilung Augusta-Hospital in Berlin

KRESS VON KRESSENSTEIN, *Hans Freiherr (1902–1973)*,
Prof. Dr. – erster Dekan der Medizinischen Fakultät der Freien Universität Berlin, Direktor der 1. Med. Klinik im Universitätsklinikum Westend, 1950–1952 Rektor der Freien Universität Berlin

KREUTZ, *Reinhold (*1962)*,
Prof. Dr. – Direktor, Institut für Klinische Pharmakologie und Toxikologie, Charité

KREUZ, *Lothar (1888–1969)*,
Prof. Dr. – Professor für Orthopädie, Leiter Oskar-Helene-Heim, 1939–1942 Dekan der Medizinischen Fakultät, 1942–1945 Rektor der Friedrich-Wilhelms-Universität Berlin

KRIEGER, *Georg Sigismund Eduard (1816–1870)*,
Dr., Geheimer Medizinalrat – niedergelassener Arzt in Berlin

KRÜGER, *Detlev (*1950)*,
Prof. Dr. – bis 2016 Direktor des Instituts für Medizinische Virologie der Charité

KÜSTER, *Ernst (1839–1930)*,
Prof. Dr., Geheimer Medizinalrat – 1871 Leiter Chirurgische Abteilung Kaiserin-Augusta-Hospital, Berlin, 1890–1907 Direktor Chirurgische Klinik Marburg

LANDAU, *Leopold (1848–1920)*,
Prof. Dr., Geheimer Medizinalrat – niedergelassener Gynäkologe

LANDGRAF, *Irmgard (*1953)*,
Dr. – niedergelassene Internistin in Berlin

V. LANGENBECK, *Bernhard (1810–1887)*,
Prof. Dr., Wirklicher Geheimer Rat – 1848–1882 Direktor, Chirurgische Universitätsklinik Berlin

LASSAR, *Oskar (1849–1907)*,
Prof. Dr. – Leiter einer Privatklinik für Dermatologie und Syphilis in Berlin, Professor an der Friedrich-Wilhelms-Universität Berlin

LENNHOFF, *Rudolf (1866–1933)*,
Prof. Dr., Oberregierungs-Medizinalrat – Sozialhygieniker

LIEBREICH, *Oskar (1839–1908)*,
Prof. Dr., Geheimer Medizinalrat – 1872–1908 Ordinarius am Pharmakologischen Institut der Friedrich-Wilhelms-Universität Berlin

LIMAN, *Karl (1818–1891)*,
Prof. Dr., Geheimer Medizinalrat – niedergelassener Arzt, 1861 Dozent für gerichtliche Medizin und Staatsarzneikunde, Friedrich-Wilhelms-Universität Berlin

LÖHLEIN, *Walther (1882–1954)*,
Prof. Dr. – 1934 Professor für Augenheilkunde an der Friedrich-Wilhelms-Universität Berlin, Augenarzt von Hitler

MAIER, *Friedrich* –
Oberregierungsrat im Reichsministerium des Inneren

MANITZ, *Hanns (1904–1995)*,
Dr. – niedergelassener Arzt in Berlin

MARTENS, *Max (1869–1932)*,
Prof. Dr., Geheimer Sanitätsrat – Chefarzt, Chirurgische Abteilung, Krankenhaus Bethanien

MASSHOFF, *Johann Wilhelm (1908–1975)*,
Prof. Dr. – 1959–1969 Leiter, Institut für Pathologie, Universitätsklinikum Westend, Freie Universität Berlin

MENDEL, *Emanuel (1839–1907)*,
Prof. Dr., Geheimer Medizinalrat –
1868 Leiter einer privaten Klinik für
Nervenkranke, ab 1884 a. o. Prof. für
Neurologie und Psychiatrie,
Friedrich-Wilhelms-Universität Berlin

MERKER, *Hans-Joachim (1929–2014)*,
Prof. Dr. – Professor für Anatomie,
Anatomisches Institut der
Freien Universität Berlin

MEYER, *Moritz (1821–1893)*,
Dr., Geheimer Sanitätsrat –
niedergelassener Arzt in Berlin

MEYER, *Paul (1879–1966)*,
Dr. – Chefarzt, gynäkol.-geburtshilfliche
Abteilung, Auguste-Viktoria-Krankenhaus

MEYER ZUM BÜSCHENFELDE,
Karl-Hermann (1929–2019),
Prof. Dr. Dr. – 1977–1981 Leiter, Abteilung
Innere Medizin, Universitätsklinikum
Charlottenburg, zeitweise Ärztlicher
Direktor, Dekan

MIKSITS, *Klaus (1961–2018)*,
Dr. – Assistent, Institut für Medizinische
Mikrobiologie, Freie Universität Berlin

MISGELD, *Franz Josef (1900–1960)*,
Dr. – Ärztlicher Direktor, Auguste-Viktoria-
Krankenhaus, Mitbegründer der Akademie
für ärztliche Fortbildung

MORGENROTH, *Julius (1871–1924)*,
Prof. Dr., Geheimer Medizinalrat –
1906–1919 Direktor Bakteriologische
Abteilung des Pathologischen Instituts der
Charité, 1919 Leiter Abteilung Chemo-
therapie Institut für Infektionskrankheiten

MUNK, *Fritz (1879–1950)*,
Prof. Dr. – 1930 Chefarzt, Innere Abteilung
Martin-Luther-Krankenhaus Berlin

MÜNTER, *Julius (1815–1885)*,
Prof. Dr., Geheimer Regierungsrat –
dirigierender Arzt an der Charité,
1849 Professor für Botanik,
Universität Greifswald

MUTH, *Hans-Werner (1914–1980)*,
Dr. – Chefarzt, II. Innere Abteilung,
Auguste-Viktoria-Krankenhaus bis 1979

MYLIUS, *Georg (1873–1960)*,
Konsul h. c. – Oberingenieur bei der
Firma Siemens, seit 1923 für die Verwaltung des Langenbeck-Virchow-Hauses
verantwortlich

NEUMANN-REDLIN VON MEDING,
*Eberhard (*1941)* – Gynäkologe,
ehem. Chefarzt

OPPERT, *Franz (1828–1873)*,
Dr. – niedergelassener Arzt, Assistent an
der königl. Universitätspoliklinik Berlin

ORTH, *Johannes (1847–1923)*,
Prof. Dr., Geheimer Medizinalrat –
1902–1918 Direktor Pathologisches
Institut der Charité

PAGEL, *Julius (1851–1912)*,
Prof. Dr. – niedergelassener Arzt in Berlin,
Habilitation für Medizingeschichte,
a. o. Prof. an der Friedrich-Wilhelms-
Universität

PENZHOLZ, *Helmut (1913–1985)*,
Priv.-Doz. Dr. – Neurochirurg im Krankenhaus Westend

PFEFFER, *Karl-Heinz (1912–1975)*,
Prof. Dr. – Chefarzt I. Innere Abteilung
Auguste-Viktoria-Krankenhaus, Ärztlicher
Direktor

PICKHAN, *Artur (1887–1969)*,
Prof. Dr. – Leiter der Röntgenabteilung im
Cecilienhaus

PONFICK, *Emil (1844–1913)*,
Prof. Dr., Geheimer Medizinalrat –
Assistent am Pathologischen Institut der
Charité bei Virchow

POSNER, *Louis (1815–1868)*,
Dr., Geheimer Sanitätsrat – niedergelassener Arzt in Berlin, 1849 Redaktion
der „Allgemeinen medicinischen Central-
Zeitung", 1864 Gründung „Berliner
klinische Wochenschrift"

PRIBILLA, *Walter (1916–1990),*
Prof. Dr. – Internist,
1964–1981 leitender Arzt im Krankenhaus Moabit

PÜTZ, *Franz (1894–1945),*
Dr. – Nachfolger von Curt Adam als Direktor des Kaiserin-Friedrich-Hauses für das ärztliche Fortbildungswesen

REIMER, *Siegfried (1815–1860),*
Dr. – niedergelassener Arzt in Berlin

REITER, *Hans (1881–1969),*
Prof. Dr. – 1921–1933 a. o. Professor für Sozialhygiene in Rostock, 1933 Präsident des Reichsgesundheitsamts

RETZLAFF, *Karl (1882–1953),*
Prof. Dr. – Chefarzt, Innere Abteilung Stubenrauch-Kreiskrankenhaus

REUTTER, *Werner (1937–2016),*
Prof. Dr. – Professor am Institut für Molekularbiologie und Biochemie der Freien Universität Berlin

RIECKEN, *Ernst-Otto (*1932),*
Prof. Dr. – 1993–1998 Geschäftsführender Direktor der Medizinischen Klinik, 1998–2000 Ärztlicher Direktor, Universitätsklinikum Benjamin Franklin

RIES, *Michael (1822 oder 1823–1880),*
Dr., Sanitätsrat – praktischer Arzt in Berlin

RITTER, *Gustav (1875–1945),*
Dr. – niedergelassener Hals-Nasen-Ohrenarzt in Berlin

ROOTS, *Ivar (*1942),*
Prof. Dr. – bis 2009 Direktor Institut für Klinische Pharmakologie und Toxikologie, Charité Campus Mitte

V. ROQUES, *Kurt-Rüdiger (1890–1966),*
Dr. – niedergelassener Arzt in Berlin, Mitbegründer der Akademie für ärztliche Fortbildung

ROSENSTEIN, *Samuel Sigmund (1832–1906),*
Priv.-Doz. Dr. – niedergelassener Arzt in Berlin, ab 1865 Professor der Medizin, Pathologie und Rechtsmedizin in Groningen

RÖSSLE, *Robert (1876–1956),*
Prof. Dr. – 1929–1948 Direktor, Pathologisches Institut der Charité

ROTTER, *Joseph (1857–1924),*
Prof. Dr., Geheimer Sanitätsrat – 1890–1922 Chefarzt Chirurgische Abteilung St. Hedwig-Krankenhaus, Berlin

RUGE, *Richard Arnold (1835–1905),*
Dr., Geheimer Sanitätsrat – niedergelassener Arzt in Berlin, Stadtverordneter

SCHELLWORTH, *Walter (1900–1959),*
Dr. Dr. – Facharzt für Neurologie und Psychiatrie, Spezialgebiet Gutachten in Versicherungsfragen

SCHLAYER, *Carl Robert (1875–1937),*
Prof. Dr. – Chefarzt, Kaiserin-Augusta-Hospital

SCHULTHEISS, *Heinz-Peter (*1948),*
Prof. Dr. – 1994–2014 Direktor Klinik für Kardiologie und Pneumologie, Charité-Klinikum Benjamin Franklin

SCHULTZ, *Johannes Heinrich (1884–1970),*
Prof. Dr. – niedergelassener Nervenarzt in Berlin, Erfinder des „Autogenen Trainings"

SCHUMACHER, *Josef (1885–1968),*
Dr. – 1934–1946 Leiter des bakteriologisch-serologischen Instituts im Krankenhaus Moabit

SCHÜTZ, *Wilhelm (1808–1857),*
Dr., Geheimer Medizinalrat – niedergelassener Arzt in Berlin

SCHWAB, *Max (1917–1979),*
Prof. Dr. – Direktor, II. Med. Klinik und Poliklinik der Freien Universität Berlin

SCHWEIGGER, *Karl (1830–1905)*,
Prof. Dr., Geheimer Medizinalrat –
1857–1864 bei Albrecht v. Graefe in Berlin,
1868–1871 Direktor der Augenklinik
Göttingen, 1871 Nachfolger von v. Graefe
in Berlin

SENATOR, *Hermann (1834–1911)*,
Prof. Dr., Geheimer Medizinalrat –
1888–1910 Direktor der Medizinischen
Poliklinik, Friedrich-Wilhelms-Universität
Berlin

SIEBECK, *Richard (1883–1965)*,
Prof. Dr. – Professor für Innere Medizin
und Klinikdirektor in Bonn, Heidelberg,
1934–1941 Direktor der I. Medizinischen
Klinik der Charité in Berlin

SIEGMUND, *Gustav August (1820–1902)*,
Dr., Geheimer Sanitätsrat – niedergelassener Arzt in Berlin

SITTNER, *Wolf (*1955)*,
Dr. – klinischer Pharmakologe,
bis 2021 Abteilungsleiter bei der Firma
Bayer AG

SPECHT, *Otto (1886–1961)*,
Prof. Dr. – Unfallambulanz Krankenhaus
Spandau, Chefarzt II. chirurgische Klinik
Krankenhaus Westend 1948–1961

SPIES, *Claudia (*1961)*,
Prof. Dr. – Direktorin, Klinik für
Anästhesiologie mit Schwerpunkt
operative Intensivmedizin, Charité

STADELMANN, *Ernst (1853–1941)*,
Prof. Dr., Hofrat, Geheimer Sanitätsrat –
Internist, leitender Arzt, Krankenhaus Am
Urban und Krankenhaus Im Friedrichshain
in Berlin

STAHL, *Otto (1887–1945)*,
Prof. Dr. – 1933–1945 Leiter der Chirurgie
Auguste-Viktoria-Krankenhaus

STEIN, *Harald (*1942)*,
Prof. Dr. – Direktor, Institut für Pathologie,
Universitätsklinikum Benjamin Franklin

STOECKEL, *Walter (1871–1961)*,
Prof. Dr., Geheimer Medizinalrat –
1926–1951 Direktor der Universitätsfrauenklinik Berlin

STÜCK, *Burkhard (1929–2008)*,
Prof. Dr. – 1974–1994 Chefarzt der Inneren
und Infektionsabteilung, Städtische
Kinderklinik Wedding, später Kinderklinik
im Universitätsklinikum Rudolf Virchow

STÜTTGEN, *Günter (1919–2003)*,
Prof. Dr. – 1968–1988 Direktor, Hautklinik
der Freien Universität Berlin im Rudolf-
Virchow-Krankenhaus

SZAGUNN, *Ilse (1887–1971)*,
Dr. – überwiegend im öffentlichen
Gesundheitswesen tätige Ärztin,
1918 erste Berufsschulärztin in Deutschland, 1953–1963 praktische Ärztin in
Berlin

TACKE, *Frank (*1973)*,
Prof. Dr. – Direktor, Medizinische Klinik
mit Schwerpunkt Hepatologie und
Gastroenterologie, Charité

TIETZE, *Albrecht (1901–1968)*,
Dr. – 1946–1951 Chefarzt II. Innere Klinik
Krankenhaus Westend

TRAUBE, *Ludwig (1818–1876)*,
Prof. Dr., Geheimer Medizinalrat –
1853 dirigierender Arzt Abteilung für
Lungenkranke der Charité, Leiter der
propädeutischen Klinik (spätere II. Med.
Klinik der Charité), Leiter Innere Abteilung
Jüdisches Krankenhaus

TRAUTMANN, *Fritz (1910–1996)*,
Prof. Dr. – 1953–1958 Oberarzt 1. Med.
Klinik Freie Universität Berlin,
1956 apl. Professor, Chefarzt,
Innere Abteilung Krankenhaus Neukölln

TRENDELENBURG, *Paul (1884–1931)*,
Prof. Dr. – 1927 Ordinarius für Pharmakologie in Berlin

UEBELHACK, *Ralf (*1944),*
Prof. Dr. – 1989–2002 komm. Leiter, Klinik für Psychiatrie und Psychotherapie, Charité Campus Mitte

UMBER, *Friedrich (1871–1946),*
Prof. Dr. – 1911 Direktor, I. Innere Abt. Krankenhaus Westend in Berlin

UNGER, *Ernst (1875–1938),*
Prof. Dr. – 1920–1933 Leiter II. Chirurgische Abteilung Rudolf-Virchow-Krankenhaus

VIRCHOW, *Hans (1852–1940),*
Prof. Dr., Geheimer Medizinalrat – 1884–1920 Prosektor am Anatomischen Institut, Friedrich-Wilhelms-Universität, Dozent für Anatomie an der Hochschule für Bildende Künste, Sohn von Rudolf Virchow

VIRCHOW, *Rudolf (1821–1902),*
Prof. Dr. –1856–1902 Direktor Institut für Pathologie, Friedrich-Wilhelms-Universität

VOLBORTH, *Franz (1841 oder 1842–1910),*
Dr., Geheimer Sanitätsrat – niedergelassener Arzt in Berlin

WAGNER, *Georg August (1873–1947),*
Prof. Dr. –1928 Leiter der Charité-Frauenklinik

V. WALDEYER-HARTZ, *Wilhelm (1836–1921),*
Prof. Dr., Geheimer Medizinalrat – 1883–1917 Direktor, Anatomisches Institut, Friedrich-Wilhelms-Universität Berlin

WERR, *Florian (1888–1948)* – Dermatologe, Leiter der Reichsarbeitsgemeinschaft zur Bekämpfung der Geschlechtskrankheiten sowie Geschäftsführer des Reichsausschusses für Erbgesundheitsdienst im Reichsinnenministerium

WESTENHOEFFER, *Georg (1880–1928),*
Prof. Dr. – III. Med. Klinik Charité Berlin, später Leiter Abt. Innere Krankheiten Behringkrankenhaus

WIESENTHAL, *Moritz (1826–1905),*
Dr., Geheimer Sanitätsrat – niedergelassener Arzt in Berlin

WOLLENSAK, *Josef (1928–2002),*
Prof. Dr. – Leiter, Augenklinik im Universitätsklinikum Westend bzw. Klinikum Rudolf Virchow, Freie Universität Berlin

ZEICHHARDT, *Heinz (*1950),*
Prof. Dr. rer. nat. – bis 2015 Prof. am Institut für Infektionsmedizin, Universitätsklinikum Benjamin Franklin, dann Leiter Institut für Qualitätssicherung in der Virusdiagnostik

ZIDEK, *Walter (*1953),*
Prof. Dr. – 2000–2019 Direktor, Medizinische Klinik IV, Universitätsklinikum Benjamin Franklin, Charité

ZINN, *Wilhelm (1869–1943),*
Prof. Dr., Geheimer Sanitätsrat – 1909–1935 Chefarzt Innere Abteilung Krankenhaus Moabit

NAMENSINDEX

Aber, Albert 114, 226
Abraham, Adolf 333–335, 340
Adam, Curt 175–177, 179–180, 182, 187, 190–191, 202, 214, 337, 340
Adlon, Lorenz 254
Afinger, Bernhard 315
Albrecht, Gisela 339–340
Albu, Albert 122
Alexander, Salomon 138, 227–228, 336, 340
Alt, Konrad 124
Alt, Peter-André 314–315
Altenähr, Eberhard 339–340
Arnim, H. v. 247
Aronson, Hans 76–77
Aschheim, Selmar 166
Aschoff, Ludwig 191, 220
Au, Saskia 307
Augusta v. Sachsen-Weimar-Eisenach 102–103, 272, 326
Auzoux, Louis 26
Axhausen, Georg 163, 165, 337, 340

Baclesse, François 285
Baetzner, Wilhelm 163, 194, 196
Baginsky, Adolf 79, 135
Bailey, Charles P. 279
Ballowitz, Leonore 278
Balzer, Felix 338, 340
Bansi, Wilhelm 222
Bardeleben, Heinrich Adolf v. 42, 46, 53, 59, 83–84, 89, 332, 340
Bartels, Maximilian 112, 332, 334, 340
Basedow, Carl v. 70
Bauer, Hartwig 308, 325
Becherer, Walter 177, 181
Becker-Freyseng, Hermann 211
Behrend, Gustav Wolff 92–93
Behring, Emil v. 72, 76–80
Benda, Carl 69, 128, 143–144, 154, 156, 335, 337, 340
Beninde, Max 146
Berend, Heimann Wolff 41

Bergmann, Ernst v. 62, 73, 82, 84, 86–89, 96, 101, 104, 107–109, 111, 119–123, 130, 135, 137, 171, 196, 214–215, 223–224, 246, 257, 272, 332, 334, 340
Bergmann, Gustav v. 129, 201, 204, 336, 340
Bergmann, Klaus v. 304
Bergson, Joseph 29
Berlien, Hans-Peter 338, 340
Bernstein, Felix 169–170
Berven, Elis 287–288
Bessau, Georg 211, 222
Bewer, Clemens 266, 268
Bickel, Adolf 127, 219
Bier, August 125–126, 138, 171, 215, 227–228
Billroth, Theodor 25, 271
Bin, Cao 313
Bircher-Benner, Max 218
Blaschko, Alfred 91, 124
Blobel, Günter 306
Block, Werner 338, 340
Blume, Ethel 110
Blumenthal, Ferdinand 123, 128, 165
Blumenthal, Franz 124
Boas, Ismar 69, 128
Boeters, Gustav 209–210
Bois-Reymond, Emil du 44
Borchardt, August 242
Borchardt, Moritz 175, 179, 337, 340
Borgmann, Werner 269, 339, 340
Bracht, Erich 338, 340
Bradley, R. 298
Bramann, Constantin v. 338, 339–340
Brand, Eva 339, 341
Brandt, Willy 282
Braun, Ludwig Georg 309, 324–325
Braun, Wilhelm 177
Brieger, Ludwig 129
Brogsitter, Adam Maria 194, 196
Brosig, Wilhelm 289
Bruck, Carl 123
Brugsch, Theodor 198

Bruns, Victor v. 271
Bücherl, Emil 293
Büchner, Franz 213
Bülow, Bernhard v. 135
Bumm, Ernst 117, 130, 336, 341
Burger, Reinhard 311, 338, 341
Bürger-Prinz, Hans 278–279
Burmester, Gerd-Rüdiger 311
Busch, Carl David Wilhelm 272
Butenandt, Adolf 215–216

Casper, Leopold 85
Chagas, Carlos 169
Charcot, Jean-Martin 81
Clamann, Hans-Georg 217
Claus, Martin 184, 194–195
Cohn, Max 129–130, 145
Conrad, Hella 339, 341
Conti, Leonardo 177, 180, 183, 191–195, 206
Cornet, Georg 146
Crinis, Max de 190, 205, 210–211
Cramer, Carl 167
Cramer, Heinrich 242
Curran, James W. 297
Czerny, Adalbert 146
Czerny, Vincenz 186

Datta, Naomi 294
Daum, Volker 307
Denker, Hans 184, 195
Dernburg, Hermann 225, 229, 231
Diefenbach, Andreas 311
Diefenthal, Wolfgang 338, 341
Dieffenbach, Johann Friedrich 58, 171
Diepgen, Paul 194, 197
Dittmer, Ludwig 113–114, 226
Doederlein, Gustav 195–196
Domagk, Gerhard 215, 277–278
Dörbeck, Franz 194, 196–197
Doerr, Hans Wilhelm 304
Doerr, Wilhelm 286
Dorendorf, Hans 196
Dost, Friedrich Hartmut 278
Doyen, Eugène-Louis 214
Drosten, Christian 311–312, 314
Dührssen, Alfred 80
Dupuytren, Guillaume 26

Ebert, Andreas 308
Ebert, Friedrich 165
Eckardt, Kai-Uwe 313
Eckstein, Hugo 133
Eggert, Angelika 312, 339, 341
Ehrlich, Paul 72, 124, 134, 161
Eicken, Carl Otto v. 175–182, 184, 186–187, 194, 199–201, 241, 336–337, 341
Eigen, Manfred 292
Einhäupl, Karl Max 309, 339, 341
Ellinger, Friedrich 287
Elsner, Hans 129, 162
Enke, Major 205
Epenstein, Hermann 30, 244, 254–255, 333, 341
Epenstein, Hermann jun. 254–255
Epping, Heinrich 339, 341
Esmarch, Friedrich v. 19, 41
Esser, Johannes 164
Eulenburg, Albert 333, 341
Eulenburg, Michael Moritz 41, 65–66, 103–104, 113, 226
Euler-Chelpin, Hans v. 219
Ewald, Arnold 257
Ewald, Karl Anton 69–71, 131, 137, 247, 257–258, 335, 341

Falk, Friedrich 245–246, 257, 333, 335, 341
Feldberg, Wilhelm 292
Felix, Roland 298, 338, 341
Fleck, Albert 337, 341
Fleckenstein, Albrecht 288
Fliedner, Theodor M. 288
Fischer, Emil 133–134
Foerster, Michael 311, 338–339, 341
Foller, Ferdinand v. 110
Förster, Wilhelm 95
Frank, Erwin 140
Franke, Hans 288
Fränkel, Albert 131
Fränkel, Bernhard 14, 50, 51, 54, 61, 72–73, 89, 95–98, 102, 333, 335, 341
Franz Joseph I. 254
Franz, Karl 336, 341
Frerichs, Friedrich Theodor v. 35
Freudenberg, Karl 279, 338, 341
Freund, Wilhelm Alexander 334, 341
Friedmann, Friedrich Franz 125–126
Friedrich v. Preußen 85, 89

Friedrich, Walter 218
Fritsch, Gustav Theodor 40
Fuchs, Karl Joachim 288
Fürbringer, Paul 74

Gallo, Robert 297, 305
Ganten, Detlev 312, 314, 316
Gardemin, Herbert 279
Gauer, Otto 293
Gebhardt, Karl 211
Genzmer, Hans 143, 335, 341
Gerbis, Hermann 218
Gerhardt, Carl 88, 96, 192
Gesenius, Heinrich 221–222, 274
Gildemeister, Eugen 211
Gluck, Themistokles 42, 82
Gocht, Hermann 179, 182–183, 188, 336, 341
Goerke, Heinz 283, 291
Gohrbandt, Erwin 161, 209
Goldscheider, Alfred 149, 160, 171–173, 175, 177, 179, 201–203, 336, 342
Goldstein, Kurt 167
Golgi, Camillo 69
Goltdammer, Eduard 84
Golter, Marcus 309, 316, 326–327
Göring, Franziska 254
Göring, Hermann 254–255
Göschen, Alexander 17
Goßler, Gustav v. 102, 104
Gottron, Heinrich 197–198
Graefe, Albrecht v. 9, 18, 20, 25–26, 28–29, 36, 42–46, 48, 59, 98, 331–332, 342
Graefe, Carl Ferdinand v. 44, 171
Gräfenberg, Ernst 221–222
Grawitz, Ernst 126
Griesinger, Wilhelm 53
Gropius, Martin 46
Gross, Franz 288
Großcurth, Georg 213
Grosser, Eugen 113
Grote, Ilona 338, 342
Grotjahn, Alfred 155, 207, 279
Groux, Eugène 26
Grüters-Kieslich, Annette 308
Gurlt, Ernst Julius 30, 54, 261, 333, 342
Gusserow, Adolf 48
Güterbock, Ludwig 247
Güterbock, Robert 157

Guttmann, Paul 39
Gutzmann, Hermann sen. 248

Haagen, Eugen 211
Haas, Norbert 308
Habermehl, Karl-Otto 296–301, 321, 338–339, 342
Haertl, Paul 220
Hahn, Eugen 335, 342
Hahn, Helmut 302–305, 307, 310, 323, 325, 338, 342
Hahn, Martin 201, 337, 342
Hahn, Veronika 326
Hamburger, Carl 81, 155
Hamel, Carl 146
Hammerstein, Jürgen 322
Hansemann, David Paul v. 78–80, 119, 127–128, 139, 143, 228, 335, 342
Häring, Rudolf 290, 339, 342
Hartel, Wilhelm 299, 308, 324–325
Hartmann, Gunther 308
Hattingberg, Hans v. 168
Hausen, Harald zur 288–289
Hecker, Karl 331, 342
Heffter, Arthur 160
Heimpel, Hermann 293
Helge, Hans 338–339, 342
Hellriegel, Klaus-Peter 339, 342
Helmchen, Hanfried 338, 342
Helmholtz, Hermann v. 42
Henius, Leopold 228, 233–237, 334, 336, 342
Henneberg, Georg 282, 291, 338, 342
Henoch, Eduard 56, 75, 113–114, 226, 332, 334, 342
Herken, Hans 151–152, 286–287, 292, 294–296, 338, 342
Herzberg, Alexander 168
Hesse, wahrscheinlich Julius 331, 342
Hesse, Volker 311
Hetzer, Roland 298
Heubner, Otto 280–281
Heubner, Wolfgang 198, 210, 212, 216, 268–269, 272, 274–276, 280–281, 284, 292, 338, 342
Heymann, Emil 201
Heymann, Felix 140
Heymann, Paul 89
Hiepe, Falk 311
Hildebrand, Ernst 22

Hildebrand, Otto 228
Hilschmann, Norbert 292
Hindenburg, Paul v. 272
Hintze, Arthur 205
Hirsch, August 38, 56, 244, 255–256, 258, 261, 333, 342
Hirsch, Rahel 110
Hirschberg, Julius 43, 45
Hirschfeld, Felix 127
Hirschfeld, Julius 140
His, Wilhelm jun. 145–146
Hitler, Adolf 186, 188, 213, 215, 242, 279 (Fußnote), 327
Hitzig, Eduard 40
Hobrecht, James 74
Höppner, Oliver 307
Höring, Felix Otto 338, 343
Hoesslin, Heinrich v. 194, 197
Hoff, Ferdinand 204
Hoffmann, Erich 123
Hofmeier, Kurt 182, 187–188, 191, 337, 343
Holländer, Eugen 91–92, 164–165
Holldack, Klaus 288
Hoppe, Felix 331, 343
Horst, David 312, 338, 343
Horst, George D. 251
Horsters, Hans 198
Hovell, Mark 89
Hübner, Arthur 269, 322, 338, 343
Hübschmann, Paul 277
Hufeland, Christoph Wilhelm 12
Hüter, Carl 38

Immelmann, Max 129
Israel, James 42, 85, 143, 334–335, 343

Jochmann, Georg 146
Joëls, Ernst 168
Jolie, Angelina 305
Jolly, Friedrich 133
Jonitz, Günter 308, 339, 343
Joppich, Gerhard 269, 277–278, 338–339, 343
Jordan, Pascual 287
Joseph, Jacques 133, 164, 201
Joseph, Max 118
Junghans, K. 325
Jürgens, Rudolf 217

Kalk, Heinz 162
Kandler, Otto 297–298
Katz, Otto 77
Kaufmann, Carl 215
Kausch, Walter 131
Kazner, Ekkehard 339, 343
Kennedy, John F. 289
Kewitz, Helmut 295, 299, 310, 322–324, 338–339, 343
Killian, Gustav 186
Kirstein, Alfred 89–90
Kitasato, Shibasaburo 76
Klebs, Edwin 37, 54
Kleeberg, Ullrich 339, 343
Klein, Leo 14, 30, 112, 331–332, 343
Kleine, Friedrich Karl 169
Kleinschmidt, Hans 222
Klemperer, Felix 125
Klemperer, Georg 127, 193
Klimsch, Fritz 110–111
Koch, Robert 36, 39, 40, 72–73, 134, 146, 334, 343
Koch, Walter 182, 190–191, 336, 343
Kocher, Theodor 70
Köhler, Albert 228
Kohn, Hans 175, 177, 179, 201, 249–252, 259–260, 335, 337, 343
Kollath, Werner 218–219
Kolle, Wilhelm 160–161
Koller, Karl 90
Kölliker, Albert v. 69
König, Franz 92, 271
Konradt, Werner 339, 343
Köppel, Claus 311, 338, 343
Kornfeld, J. 247
Körte, Friedrich 14, 19–20, 22–23, 28, 30, 94, 99, 331–332, 343
Körte, Werner 23, 84, 131, 227–228, 236–237, 335, 343
Kramer, Gero 313
Kraus, Friedrich 127, 138, 144, 146, 149, 157–160, 163, 172–173, 192, 237, 334, 336, 344
Krause, Fedor 132, 143, 163–164, 227, 228, 335–336, 344
Krause, Friedrich 205
Krayer, Otto 212
Krehl, Ludolf v. 189

Kress, Hans Freiherr v. 281–282, 284–285, 291–292, 296, 338, 344
Kreutz, Reinhold 304, 339, 344
Kreuz, Lothar 182, 187, 188, 337, 344
Krieger, Georg Sigismund Eduard 21, 331, 344
Krüger, Detlev 338, 344
Kuhlmann, Jochen 304
Kümmell, Hermann 227, 228
Kurth, Reinhard 297
Küster, Ernst 271, 333, 335, 344
Kuttner, Leopold 146

Landau, Leopold 71, 107, 113, 118, 224–232, 334–335, 344
Landgraf, Irmgard 339, 344
Langenbeck, Bernhard v. 9, 18, 25, 30, 35–36, 41–42, 45–46, 48–49, 53, 57–59, 67, 98, 100, 102–105, 171, 230, 271, 326–327, 332, 344
Langenbuch, Carl 83
Langer, Erich 276–277
Langstein, Leopold 161
Laschinski, Gabriele 315
Lassalle, Ferdinand 44
Lassar, Oskar 92, 113, 118–119, 130, 226, 247, 335, 344
Laves, Wolfgang 279
Lazarus, Paul 155
Lederer, Hugo 159
Lemercier, François-Germain 26
Lenbach, Franz v. 319
Lender, Constantin 57–58
Lennhoff, Rudolf 175, 336, 344
Lenz, Fritz 208, 286
Lenz, Widukind 286
Lesser, Edmund 124
Lesser, Fritz 124
Leubuscher, Rudolf 16–17
Levy-Dorn, Max 92, 129–130
Lewisson, M. 247
Lexer, Erich 236
Leyden, Ernst v. 35, 128, 137, 172
Lichtenberg, Alexander v. 167
Lichtenstein, Eduard 74
Liebreich, Oskar 49, 56–57, 90, 93, 96, 333, 344
Liebreich, Richard 43
Lilienfeld, Albert 133

Liman, Karl 331, 344
Limburg, Hans 289
Lindenberg, Richard 217
Linzbach, Alfred J. 279
Lister, Joseph 36, 42, 44, 58
Litten, Moritz 113, 226
Loewe, Wilhelm 52
Loewenstein, Adolf 140
Löffler, Friedrich 76
Löhlein, Walther 182, 187–188, 268–269, 336, 338, 344
Lohmann, Johannes 184, 194–195
Lohmann, Karl 217–218
Löllke, Hans 206
Lubarsch, Otto 159–160, 165
Lübke, Friedhelm 293
Lublinski, Wilhelm 89
Lüers, Herbert 300
Luft, Friedrich 301–302
Lynen, Feodor 291

Maass, Johanna 110
Mackenzie, Morell 86–89
Magnus-Levy, Adolf 127
Maier, Friedrich 182, 191, 337, 344
Maizière, Lothar de 309
Manitz, Hanns 338, 344
March, Otto 225
Marcuse, Ernst 247
Martens, Max 161–162, 337, 344
Martin, Eduard 47–48, 53, 56
Martini, Gustav Adolf 287, 293, 302
Martini, Paul 287
Masshoff, Johann Wilhelm 338, 344
Matzner, Hans-Joachim 209
Mayet, Paul 138
Meissner, Paul 117
Melzer, Hermann 233, 270
Mendel, Emanuel 38, 75, 81, 334–335, 345
Merker, Hans-Joachim 338, 345
Meyer, Arthur Woldemar 162
Meyer, Moritz 244, 255, 333, 345
Meyer, Paul 269, 339, 345
Meyer z. Büschenfelde, Karl-Hermann 293, 338, 345
Michaelis, Leonor 128
Miksits, Klaus 339, 345
Misgeld, Franz Josef 268, 339, 345
Mjøen, Jon Alfred 209

Moeschlin, Sven 279
Moll, Alfred 81–82, 168
Mölling, Karin 312
Moon, Virgil Holland 219
Morell, Theodor 279 (Fußnote)
Morgenroth, Julius 145, 168–169, 186, 335, 337, 345
Mosse, Rudolf 114, 226
Mühler, Heinrich v. 256
Mühsam, Richard 162
Müller, Friedrich v. 196
Müller, Hans Karl 218
Müller, Johannes 37, 40, 44
Müller, Michael 314
Munk, Fritz 158–159, 274, 338, 345
Münter, Julius 14, 331, 345
Muth, Hans-Werner 339, 345
Mylius, Georg 182, 185, 191, 238, 253, 265, 268–273, 319–320, 336, 338, 345

Nachmansohn, David 167–168, 294
Nagel, Reinhard 289
Naunyn, Bernhard 37, 192
Neher, Erwin 298
Neisser, Albert 124
Netter, Hans 287
Neumann Redlin-von Meding, Eberhard 309, 339, 345
Nicolai, Georg Friedrich 127
Niethammer, Dietrich 293
Nissen, Rudolf 181, 287
Nitze, Max 85
Nordmann, Martin 222
Nordmann, Otto 185, 213, 239

Obermeier, Otto 49–50
Olshausen, Robert v. 80
Oppert, Franz 331, 345
Orfanos, Constantin 297
Orth, Johannes 39, 109, 114–117, 127–128, 137, 142, 144, 147–149, 230, 334, 345
Ostertag, Berthold 181, 211–212
Ostertag, Robert v. 211
Ottow, Benno 209

Pääbo, Svante 314
Paasch, Alexander 54
Pagel, Julius 258–259, 335, 345
Palade, George Emil 298

Pappenheim, Arthur 126, 146
Passow, Adolf 186
Pasteur, Louis 100–101
Peltesohn, Siegfried 132
Pende, Nicola 215
Penfield, Wilder 40
Penzholz, Helmut 279, 339, 345
Perl, Leopold 56
Perutz, Max Ferdinand 291
Peters, Dietrich 287
Peyser, Alfred 139
Pfeffer, Karl-Heinz 339, 345
Pfeiffer, Ernst-Friedrich 288
Philipp, Ernst 195–196
Pick, Ludwig 128
Pickhan, Arthur 179, 182–183, 187, 268, 337, 345
Piekarski, Gerhard 278
Pirquet, Clemens v. 125
Plesch, Johann 158
Poliwoda, Hubert 288
Poll, Heinrich 155
Ponfick, Emil 333, 345
Posner, Carl 137
Posner, Louis 14, 17, 30, 261, 331, 333, 345
Posoreck, Wilhelm 144
Prager, Manfred 319
Pratschke, Johann 311
Preyss, Egon A. v. 320
Pribilla, Walter 339, 346
Pribram, Bruno 162
Profé, Alice 110
Pütz, Franz 182, 190–191, 193, 222, 337, 346

Rabinowitsch-Kempner, Lydia 183–184, 201
Radbruch, Andreas 311
Raettig, Hansjürgen 290
Rajewsky, Nikolaus 314
Ramon y Cajal, Santiago 69
Ratschow, Max 288
Recklinghausen, Friedrich v. 54
Redeker, Franz 265
Reimer, Siegfried 14, 21, 331, 346
Reinhardt, Max 33
Reinke, Petra 312
Reiter, Hans 182, 187–188, 206, 222, 336, 346
Remak, Robert 25, 40, 54, 69
Retzlaff, Karl 182, 191, 195, 205, 253, 337, 339, 346

Reuter, Ernst 266–267
Reutter, Werner 338, 346
Riecken, Ernst-Otto 301–303, 338, 346
Riedel, Theodor 53–54
Ries, Michael 331, 333, 346
Ritter, Gustav 336, 346
Ritter, Robert 210
Roedel, Martin 316
Romberg, Moritz Heinrich 40
Röntgen, Wilhelm Conrad 92
Roosevelt, Franklin D. 220
Roots, Ivar 304, 307–308, 311, 315–317, 325, 338, 346
Roques, Kurt-Rüdiger v. (269, 339, 346
Rosenberg, Albert 89
Rosenberg, Siegfried 71
Rosenheim, Theodor 118
Rosenstein, Paul 132, 165
Rosenstein, Samuel Sigmund 333, 346
Rosenthal, Oskar 163
Rössle, Robert 175, 268, 336, 338, 346
Rost, Georg Alexander 278
Rotter, Joseph 122, 143, 335, 346
Roux, Émile 76
Rubner, Max 138, 146
Ruge, Richard 78, 335, 346
Ruhemann, Jacob 139–140
Ruska, Ernst 216–217, 289
Ruska, Helmut 216–217, 289
Rust, Bernhard 280

Saling, Erich 290
Sandritter, Walter 288
Sänger, Heinz Ludwig 292–293
Sasse, Dorothea 308
Sasse, Friedrich 308
Sauerbruch, Ferdinand 131, 149, 157, 181, 204, 213–215, 260, 272, 287
Schaudinn, Fritz 123
Schellworth, Walter Wilhelm 274–275, 278, 339, 346
Schilling, Claus 211
Schilling, Viktor 161, 197, 198
Schlayer, Carl Robert 179, 182–183, 187, 336, 346
Schlegel, August 209
Schleich, Carl 93
Schleiden, Matthias 220
Schliephake, Erwin 219

Schlomm, Thorsten 313
Schmid, Joseph 271–272
Schmiedeberg, Oswald 280
Schmieden, Heino 46–47
Schmiljan, Hans 282
Schöller, Julius Viktor 48
Schöneberg, O. H. 140
Schönlein, Johann Lukas 37, 40, 44
Schramm, Gerhard 216, 291
Schröder, Erich 272
Schröder, Karl 48
Schück, Franz 164
Schultheiss, Heinz-Peter 301, 303, 338, 346
Schultz, Johannes Heinrich 168, 216, 218, 338, 346
Schultz, Werner 160
Schultze, Max 18
Schumacher, Josef 179, 181–185, 337, 346
Schütz, Klaus 284
Schütz, Wilhelm 331, 346
Schwab, Max 338, 346
Schwann, Theodor 220
Schwarz, Willy 279
Schweigger, Karl 30, 43, 90, 333, 347
Seelig, M. G. 258–259
Selbach, Helmut 216
Semmelweis, Ignaz 36, 48, 319
Senator, Hermann 37, 64, 71, 83, 109, 121, 124, 136–139, 147, 202, 224, 257, 333–335, 347
Siebeck, Richard 178–179, 182, 187, 189–190, 192, 199, 336, 347
Siegmund, Gustav August 30, 57–58, 331–334, 347
Siemens, Wilhelm v. 167
Siemering, Rudolf 47, 59
Simon, Gustav 272
Sittner, Wolf 313, 338–339, 347
Skaller, Max 128
Skrzeczka, Karl Friedrich 53
Solbrig, Otto 203, 271, 315, 317
Specht, Otto 269, 339, 347
Spielmann, Horst 293–294
Spies, Claudia 311, 318, 338–339, 347
Stabel, Heinz 171
Stadelmann, Ernst 112–113, 150, 152, 228, 334, 347
Stahl, Otto 179, 182, 185, 187, 197, 252–253, 260, 337, 347

Starlinger, Peter 294
Stein, Harald 301, 339, 347
Stelzner, Helenefriederike 110
Sterry, Wolfram 301
Stieve, Hermann 212
Stintzing, Sebastian 312
Stoeckel, Walter 166, 179, 182, 195, 204, 336, 347
Storz, H. 290
Stosch, August Wilhelm von 13
Stöter, Carl 140
Strahl, Sanitätsrat 23
Strassmann, Heinrich 113, 226
Strassmann, Paul 201
Strauss, Hermann 127, 129
Stromeyer, Louis 19
Strughold, Hubertus 217
Stück, Burghard 339, 347
Stürzbecher, Manfred 283
Stüttgen, Günter 308, 338–339, 347
Suttorp, Norbert 304, 313, 314
Szagunn, Ilse 269, 283, 338–339, 347

Tacke, Frank 339, 347
Teichmann, M. 140
Terry, Benjamin Taylor 165–166
Thiersch, Carl 271
Thomssen, Reiner 297
Tietze, Albrecht 213, 268–269, 339, 347
Titz, Eduard 33
Traube, Ludwig 14, 18, 25, 37, 331–332, 347
Trautmann, Fritz 271, 283, 286, 289, 339, 347
Trendelenburg, Friedrich 228
Trendelenburg, Paul 169, 280, 337, 347
Trendelenburg, Wilhelm 218
Trott zu Solz, August v. 139
Trott zu Solz, Jost v. 323

Uebelhack, Ralf 338, 348
Uexküll, Thure v. 287
Ulrich, B. 325
Ulrici, Hellmuth 218
Umber, Friedrich 157, 175, 179, 182, 190, 192–193, 199, 203–204, 216, 270, 335–337, 348
Unger, Ernst 153, 165, 175, 177, 179, 201, 336, 348
Ungethüm, Michael 306, 308–309, 324–326

Velden, Reinhard von den 166
Velten, Carl 271
Verschuer, Otmar v. 156, 181, 208–209
Victoria I 86
Villemin, Jean-Antoine 39
Villiez, Hansjürgen Freiherr v. 309
Virchow, Hans 335, 348
Virchow, Rudolf 9, 14–18, 20–22, 28–29, 36–37, 39, 42, 44, 48–54, 59, 61–62, 65, 67–71, 73–82, 86–88, 95–101, 103–105, 107–115, 118–121, 147, 148, 150, 163, 183, 190, 202, 217, 223–224, 230, 247, 255–257, 285, 314–315, 319, 326–327, 331–332, 334, 348
Volborth, Franz 334, 348
Volhard, Franz 220
Volk, Hans-Dieter 312
Volkmann, Richard v. 271

Wagner, Georg August 166, 175, 337, 348
Wagner, Richard 205
Wahn, Ulrich 312
Wähnelt, Johannes 231
Waldeck, Eduard 29
Waldenburg, Louis 39
Waldeyer, Wilhelm v. 69, 334, 348
Warburg, Otto 165
Wassermann, August v. 123–124
Weber, A. 146
Wechselmann, Wilhelm 124
Wegscheider, Gustav 14
Weissmann, Charles 293
Wenhong, Zhang 313
Werner, Heinrich 145–146
Wernicke, Carl 39–40
Werr, Florian 179, 182, 184–185, 187, 191, 336, 348
Westenhoeffer, Max 134, 335, 348
Westphal, Carl Friedrich Otto 39–40
Westphal, Carl Friedrich Otto sen. 247
Westphal, Otto 292
Wieler, Lothar 314
Wiesener, Heinrich 277
Wiesenthal, Moritz 113, 226, 334, 348
Wilhelm I. 66, 102
Wilms, Robert 25, 247
Winkel, Karl zum 293
Winkler, Wolfgang 291
Wittmann, Heinz-Günter 292

Wolff, Bruno 169
Wolff, Julius 41, 82–83, 85
Wolff, Max 130
Wolff-Eisner, Alfred 124
Wollensak, Josef 338, 348
Wretlind, Arvid 288
Wurm, Emanuel 146
Wygodzinski, Martha 109–110

Yersin, Alexandre 76

Zadek, Ignaz 135
Zahn, Friedrich v. 275
Zeichhardt, Heinz 307, 338, 348
Zeiss, Heinrich 194, 198, 210
Zenker, Friedrich Albrecht v. 54
Zidek, Walter 312, 338–339, 348
Ziehen, Theodor 138
Zinkernagel, Rolf 298
Zinn, Wilhelm 177, 179, 182–183, 187, 190, 336–337, 348
Zöllner, Jürgen 308
Zondek, Bernhard 166
Zutt, Jürg 210

ABBILDUNGSNACHWEIS

Akg-images
Abb. 27

Ärztekammer Berlin
Abb. 34

Berliner Medizinische Gesellschaft
Abb. 1, Abb. 6, Abb. 8, Abb. 11, Abb. 14, Abb. 18, Abb. 28, Abb. 29, Abb. 30, Abb. 35, Abb. 40, Abb. 41, Abb. 42, Abb. 43, Abb. 47, Abb. 48, Abb. 49

bpk-Agentur
Abb. 19

Charité – Universitätsmedizin Berlin
Abb. 10, Aus: Der Zellenstaat. Rudolf Virchow und die Charité der Zukunft. Herausgegeben von S. Gehr, J. Hahn, T. Schnalke und J. Steinbrink. Fotografie H. Rudolphy, Reproduktion: T. Bruns, Berlin

Deutsche Medizinische Wochenschrift 1965, Vol. 90, p. 1443
Abb. 20

Freie Universität Berlin, Universitätsarchiv
Abb. 33, Abb. 36, Abb. 37

National Library of Medicine
Abb. 9 (ID: 101431215), Abb. 24 (ID:101418661), Abb. 26 (ID: 101425845)

Privatfoto Dr. Gabriele Kewitz
Abb. 32

Schleswig-Holsteinische Landesbibliothek, Landesgeschichtliche Sammlung, Kiel
Abb. 7

Stadtmuseum Berlin
Abb. 3, Reproduktion: Oliver Ziebe, Berlin. Ernst Hildebrand, Bildnis Friedrich Körte, Berlin 1875. Öl auf Leinwand, 70 × 54 cm, Inv.-Nr.: GEM 65/11, Sammlung Stiftung Stadtmuseum Berlin
Abb. 4, Reproduktion: F. Albert Schwartz (Fotografisches Atelier), Unter den Linden – Nordseite, Berlin, 1885. Fototechniken, Papier auf Karton, 16 × 21 cm, Inv.-Nr.: IV 87/435 V, Sammlung Stiftung Stadtmuseum Berlin

Ullstein Bild, Axel Springer Syndication GmbH
Abb. 16, Abb. 17, Abb. 25, Abb. 31

Wellcome Collection
Abb. 5 (ID: 12822i), Abb. 13 (ID: 8501i), Abb. 15 (ID: 13315i)